R. Schmid (Hrsg.)

Viel zu viel und doch zu wenig

Über- und Unterversorgung in der Medizin

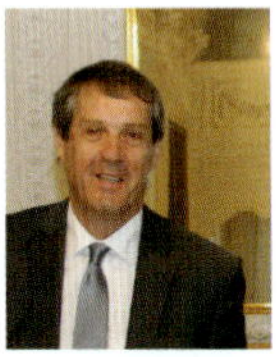

Raimund Schmid ist Diplom-Volkswirt und arbeitet als selbständiger Fachjournalist, Buchautor, Moderator und Medientrainer. Er beschäftigt sich vor allem mit gesundheits- und sozialpolitischen Themen, wobei die Berichterstattung über Versorgungsmängel für Kinder, Jugendliche und junge Menschen im Fokus steht. Im Oktober 2020 ist Raimund Schmid für sein Wirken in Sachen Kindergesundheit mit dem Bundesverdienstkreuz am Bande ausgezeichnet worden.

Raimund Schmid (Hrsg.)

Viel zu viel und doch zu wenig

Über- und Unterversorgung in der Medizin

1. Auflage

Mit einem Geleitwort von Prof. Dr. med. Ferdinand M. Gerlach, MPH

Mit Beiträgen von Dorit Abiry, Hamburg; Boris Augurzky, Essen; Erika Baum, Biebertal; Elke Berger, Berlin; Matthias Brockstedt, Berlin; Uwe Büsching, Bielefeld; Reinhard Busse, Berlin; Hanna Christiansen, Marburg; Jan Dorr, Aschaffenburg; Günther Egidi, Bremen; Ulrich Fegeler, Berlin und Oranienburg; Reinhold Feldmann, Drensteinfurt; Jana Findorff, Berlin; Andreas Fritsche, Tübingen; Rainer Glöckl, Schönau am Königssee; Armin Grau, Ludwigshafen; Wolfram Hartmann, Kreuztal; Alfred Haug, Bremen; Elke Jäger-Roman, Berlin; Inga Jarosch, Schönau am Königssee; Kateryna Karimova, Frankfurt am Main; Klaus Kenn, Schönau am Königssee; Hanns-Georg Klein, Martinsried; Andreas Rembert Koczulla, Schönau am Königssee; Ingo Kolodziej, Essen und Düsseldorf; Thomas Kühlein, Erlangen; Raphael Kunisch, Erlangen; Thomas Meinertz, Frankfurt am Main; Cathleen Muche-Borowski, Hamburg; Silvia Müther, Berlin; Stephan Heinrich Nolte, Marburg; Johannes Oepen, Bad Kreuznach; Michaela Olm, München; Jean Paul, Innsbruck; Frank W. Paulus, Homburg an der Saar; Heike Philippi, Frankfurt am Main; Marco Roos, Erlangen; Olga A. Sawicki, Frankfurt am Main; Martin Scherer, Hamburg; Raimund Schmid, Aschaffenburg; Ronald G. Schmid, Altötting; Tessa Schneeberger, Schönau am Königssee; Antonius Schneider, München; Christopher J. Schwarzbach, Ludwigshafen; Bernhard Stier, Hamburg; Hans Michael Straßburg, Gerbrunn; Cornelia Tigges-Zuzok, Essen; Gabriele Trost-Brinkhues, Aachen; Gesine Friederike C. Weckmann, Rostock; Raphael Weißgerber, Regensburg; Klaus-Peter Zimmer, Gießen

ELSEVIER

Elsevier GmbH, Hackerbrücke 6, 80335 München, Deutschland
Wir freuen uns über Ihr Feedback und Ihre Anregungen an kundendienst@elsevier.com

ISBN 978-3-437-24061-4
eISBN 978-3-437-06100-4

Wichtiger Hinweis für den Benutzer
Ärzte / Praktiker und Forscher müssen sich bei der Bewertung und Anwendung aller hier beschriebenen Informationen, Methoden, Wirkstoffe oder Experimente stets auf ihre eigenen Erfahrungen und Kenntnisse verlassen. Bedingt durch den schnellen Wissenszuwachs insbesondere in den medizinischen Wissenschaften sollte eine unabhängige Überprüfung von Diagnosen und Arzneimitteldosierungen erfolgen. Im größtmöglichen Umfang des Gesetzes wird von Elsevier, den Autoren, Redakteuren oder Beitragenden keinerlei Haftung in Bezug auf jegliche Verletzung und / oder Schäden an Personen oder Eigentum, im Rahmen von Produkthaftung, Fahrlässigkeit oder anderweitig, übernommen. Dies gilt gleichermaßen für jegliche Anwendung oder Bedienung der in diesem Werk aufgeführten Methoden, Produkte, Anweisungen oder Konzepte.

Für die Vollständigkeit und Auswahl der aufgeführten Medikamente übernimmt der Verlag keine Gewähr.
Geschützte Warennamen (Warenzeichen) werden in der Regel besonders kenntlich gemacht (®). Aus dem Fehlen eines solchen Hinweises kann jedoch nicht automatisch geschlossen werden, dass es sich um einen freien Warennamen handelt.

Bibliografische Information der Deutschen Nationalbibliothek
Die Deutsche Nationalbibliothek verzeichnet diese Publikation in der Deutschen Nationalbibliografie; detaillierte bibliografische Daten sind im Internet über https://www.dnb.de abrufbar.

21 22 23 24 25 5 4 3 2 1

In ihren Veröffentlichungen verfolgt die Elsevier GmbH das Ziel, genderneutrale Formulierungen für Personengruppen zu verwenden. Um jedoch den Textfluss nicht zu stören sowie die gestalterische Freiheit nicht einzuschränken, wurden bisweilen Kompromisse eingegangen. Selbstverständlich sind **immer alle Geschlechter** gemeint.

Planung: Ursula Jahn, München
Projektmanagement: Martha Kürzl-Harrison, München
Redaktion: Karin Beifuss, Ohmden
Bildredaktion und Rechteklärung: Andreas Rumpf, Adelsdorf
Satz: Thomson Digital, Noida / Indien
Druck und Bindung: Drukarnia Dimograf Sp. z o. o., Bielsko-Biała / Polen
Umschlaggestaltung: HildenDesign, München; SpieszDesign, Neu-Ulm

Aktuelle Informationen finden Sie im Internet unter **www.elsevier.de.**

Geleitwort

Der Titel des Buches ist gut gewählt: Im deutschen Gesundheitssystem wird nur allzu oft zu viel vom Falschen und – zugleich – zu wenig vom Richtigen gemacht. Manchmal wird auch grundsätzlich Richtiges schlecht umgesetzt. Der Sachverständigenrat zur Begutachtung der Entwicklung im Gesundheitswesen spricht daher seit Langem von einem ungesunden Nebeneinander von gesundheitlicher Über-, Unter- und Fehlversorgung.

Raimund Schmid zeigt in seinem Buch auf, wo unser Gesundheitssystem Schwächen hat, wo etwas schiefläuft und was sich ändern muss. Es wird deutlich, dass wir alle betroffen sind – egal ob als Patient, Angehöriger oder Beschäftigter im Gesundheitswesen. Und die Beispiele zeigen, dass es dabei nicht nur um theoretische Erwägungen und akademische Betrachtungen geht, sondern um unsere konkrete Gesundheit, zum Teil sogar sprichwörtlich um Leben und Tod.

So erfährt der Leser nicht nur, warum eine Übertherapie mit unnötig verordneten Antibiotika oder unkoordinierte Medikamentencocktails schaden können, sondern – etwa am Beispiel von Screening- oder Linksherzkatheteruntersuchungen – warum auch unnötige oder ungezielte Überdiagnostik mit erheblichen Nachteilen oder Schädigungen verbunden sein kann.

Ein Verdienst des Buches ist es, dass neben Überversorgungsthemen auch bestehende Unterversorgungen – etwa bei der Behandlung der Osteoporose oder beim Einsatz nichtmedikamentöser Therapiemethoden – ausgeleuchtet werden.

Die renommierten Autoren, die Raimund Schmid gewonnen hat, sind äußerst sachkundig und repräsentieren ein breites Spektrum unterschiedlicher Disziplinen. Eine Besonderheit des Buches ist es, dass die sehr gut ausgewählten Beispiele für Über- und Unterversorgung sowohl für die Erwachsenenmedizin als auch für die Kinder- und Jugendmedizin dargestellt werden. Auch gelingt es jeweils nicht nur einzelne, unmittelbar diagnosebezogene Aspekte aufzugreifen, sondern auch auf systembedingte Defizite wie mangelhafte Patientensteuerung, fehlende sektorenübergreifende Vernetzung oder unzureichende spezialisierte Schwerpunktangebote aufmerksam zu machen.

Die von der Deutschen Gesellschaft für Allgemeinmedizin und Familienmedizin entwickelte Leitlinie zum Schutz vor Über- und Unterversorgung, an der mehrere Autoren aktiv mitgearbeitet haben, wird als wichtige Bezugsquelle sehr gut integriert. Auch die besonderen Bedingungen und spezifischen Probleme der gesundheitlichen Versorgung von Kindern und Jugendlichen werden fachkundig und thematisch breit analysiert.

Raimund Schmid hat als kundiger Kenner unseres Gesundheitssystems und langjähriger Beobachter der gesundheitspolitischen Entwicklung ein wichtiges Buch geschaffen. Das Buch ist eine Bereicherung: Es füllt eine empfindliche Lücke, ermöglicht wichtige Einsichten, provoziert ein Nachdenken und an der einen oder anderen Stelle sicher auch eine kritische Diskussion. Ich wünsche ihm eine weite Verbreitung.

Frankfurt am Main, im März 2020
Prof. Dr. med. Ferdinand M. Gerlach, MPH

Vorwort

Leitlinie „Schutz vor Über- und Unterversorgung – gemeinsam entscheiden" bisher einzigartig in Deutschland und wegweisend

Lange hat es gedauert, bis man sich auch in Deutschland erstmals dazu durchgerungen hat, eine Leitlinie „Schutz vor Über- und Unterversorgung – gemeinsam entscheiden" zu verabschieden. Viele Gesundheitsexperten meinen gar, dass es viel zu lange gedauert hat, weil Überversorgung und Unterversorgung im Gesundheitswesen längst weit verbreitet sind. Das belegen ja nachdrücklich die vielen Beispiele in diesem von Raimund Schmid herausgegebenen und von mir als Präsident der Deutschen Gesellschaft für Allgemeinmedizin und Familienmedizin (DEGAM) und Direktor des Instituts und Poliklinik für Allgemeinmedizin am Universitätsklinikum Hamburg-Eppendorf ausdrücklich unterstützten Buch.

In den USA hat man dieses in den folgenden Kapiteln so eindrücklich dargestellte und an vielen Stellen offenkundige Dilemma schon viel früher erkannt. Dort sind schon seit Langem Guidelines wie etwa *Choosing Wisely* (Behutsam und klug entscheiden) publiziert und weit verbreitet. Doch die *Choosing-Wisely*-Kampagne hat einige Nachteile, weil sie nicht auch die Unterversorgung mit abdeckt. Zudem ist *Choosing Wisely* nicht besonders evidenzbasiert, von der Methodik her eher ein informeller Konsens. In Deutschland hat sich hierfür die Formulierung „Gemeinsam klug entscheiden" durchgesetzt, mit der auch eine Ad-hoc-Kommission der Arbeitsgemeinschaft der Wissenschaftlichen Medizinischen Fachgesellschaften (AWMF) arbeitet. In dieser Kommission versammeln sich Repräsentanten unterschiedlicher Fachgesellschaften, die eine Plattform bilden, auf der sich die jeweiligen Experten begegnen und austauschen können.

Zur Formulierung einer Leitlinie zu dieser drängenden Problematik hat sich die Kommission aber nie durchringen können. Dieses Manko hat die DEGAM erkannt und sich bereits 2014 auf den Weg gemacht, erste Ideen und Konzepte einer Leitlinie zu sammeln. Erst Mitte 2019 jedoch konnte dieser Prozess abgeschlossen und die Leitlinie „Schutz vor Über- und Unterversorgung – gemeinsam entscheiden" erstmals veröffentlicht werden. Dafür liegt nun sozusagen eine Meta-Leitlinie vor, die bisher in dieser Weise einzigartig für Deutschland und damit wegweisend ist.

Warum hat sich dieser Prozess über gut 5 Jahre hingezogen? Oberste Devise zur Erstellung dieser Leitlinie war es gewesen, ausschließlich auf gut fundiertes Material aus wissenschaftlichen Studien und Evaluationen zurückzugreifen. In erster Linie waren dies sog. evidenz- und konsensbasierte S3-Leitlinien.

S3-Leitlinien erfüllen alle Anforderungen an höchstmögliche Evidenz und Wissenschaftlichkeit: Die Leitliniengruppe hierfür ist fachlich interdisziplinär besetzt, das Wissen wird systematisch gesammelt und bewertet. Und es gibt ein geregeltes Verfahren, um bei verschiedenen Einschätzungen innerhalb der Kommission zu einer einheitlichen Empfehlung aller relevanten Experten zu kommen. S3-Leitlinien sind am verlässlichsten, aber auch am aufwendigsten zu erstellen. Im weiteren Verlauf entschieden wir uns, unsere Leitlinie zu einer „Living-Guideline" weiterzuentwickeln. Das bedeutet, dass sie nicht alle 5 Jahre aktualisiert wird, sondern einem kontinuierlichen Aktualisierungsprozess unterliegt. Somit bleibt sie immer „up-to-date" und kann tagesaktuell an neue wissenschaftliche Erkenntnisse oder Versorgungsprobleme angepasst werden. Der Nachteil dabei ist, dass aus der interdisziplinären Leitliniengruppe eine „ständige Leitliniengruppe" hätte werden müssen. Die einzelnen Fachgesellschaften hätten sich somit im Dauereinsatz befunden. Wir haben uns daher schweren Herzens entschieden, die „Living Guideline" „Schutz vor Über- und Unterversorgung – gemeinsam entscheiden" als S2e-Leitlinie weiterzuführen. Aber immerhin sind wir interdisziplinär gestartet, wie im folgenden Abschnitt beschrieben wird.

Für die Leitlinie „Schutz vor Über- und Unterversorgung – gemeinsam entscheiden" wurden zunächst alle Empfehlungen im Originalwortlaut aus acht DEGAM S3-Leitlinien und aus neun Nationalen VersorgungsLeitlinien (NVL) extrahiert. Die Sondierung hinsichtlich ihrer Relevanz für Über- und Unterversorgung erfolgte anhand eines Kriterienkatalogs, der systematisch mit anderen Fachgesellschaften konsentiert wurde.

Diese weit über 900 Empfehlungen wurden von einem sog. Naiven Panel bewertet. Dieses ist mit Allgemeinärzten bestückt, die nichts mit Leitlinienerstellung zu tun haben und die nach 11 Priorisierungskriterien auf einer Rating-Skala von 1–9 ihre Bewertung abgaben.

Bewertet wurden die Empfehlungen zudem von einem weiteren Panel, das aus Mandatsträgern und Autoren besteht, die tief in der Leitlinienarbeit stecken. Und dann wurden diese Bewertungen wiederum allesamt zusammengeführt und nochmals von der Leitlinienkommission der DEGAM begutachtet. Daraus sind schließlich die derzeit 25 Empfehlungen entstanden, die zur Vermeidung von Über- und Unterversorgung am relevantesten sind.

Diese Empfehlungen sind aber nicht endgültig, sondern werden in dieser „Living-Guideline“ mit der Zeit aufgrund der Aktualisierungen der zugrunde liegenden Leitlinien (DEGAM und NVL) immer wieder ergänzt oder aufgrund des fortlaufenden medizinischen Fortschritts möglicherweise modifiziert. Das hat zur Folge, dass manche Leitlinienempfehlungen auch umformuliert oder in ihrer Empfehlungsstärke verändert werden können. Leitlinienempfehlungen können sogar ganz neu hinzukommen oder auch gestrichen werden, wenn neue Erkenntnisse zur Über- oder Unterversorgung vorliegen. Unser Ziel ist die Tagesaktualität. Auch dies gab es – zumindest für hausärztliche Leitlinien – in Deutschland bislang nicht.

Um den gesamten Prozess deutlicher zu machen, soll hier ein Beispiel aus dem Bereich Überversorgung dienen: Zu Kreuzschmerzen heißt es in der Leitlinie, dass in akuten und rezidivierenden Fällen ohne relevante Hinweise auf gefährlichere Verläufe oder andere ernst zu nehmende Pathologien in der Anamnese oder der körperlichen Untersuchung keine bildgebende Diagnostik durchgeführt werden soll. Diese Empfehlung hilft dem erstbehandelnden Hausarzt, sich besser als bisher der weitverbreiteten Diagnostik- und Bildgebungsflut bei Rückenschmerzen entgegenstemmen zu können. Denn der Hausarzt muss auch ganz im Sinne von „Weniger ist oft mehr“ ein Schützer der Patienten vor Fehlversorgung – in diesem Fall einer diagnostischen Überversorgung – sein. Dabei muss er allerdings oft schwierige Diskussionen z. B. mit Fachspezialisten führen und sehr viel Überzeugungsarbeit beim Patienten leisten. Und genau hier setzen die klaren Botschaften aus dieser Leitlinie an, um Überversorgung künftig zu vermeiden.

Dabei handelt es sich beim Thema Kreuzschmerzen tatsächlich um eine gravierende Problematik. Denn das Übermaß an apparativer Überdiagnostik wird im Kapitel Bildgebung der Leitlinie klar beziffert. In den Jahren 2009–2015 wurde in Deutschland beim Beratungsanlass Rückenschmerzen 6 Millionen Mal eine Bildgebung (Röntgen, CT oder MRT) veranlasst. Vielen Patienten wurde dabei viel zu früh eine Bildgebung verordnet, etwa jedem fünften mit neu aufgetretenen Rückenschmerzen bereits im Quartal der Erstdiagnose. Ein solches Vorgehen ist nicht evidenzbasiert. Oft wurde zuvor noch nicht einmal ein konservativer Therapieversuch unternommen – von der Einleitung nachhaltiger multimodaler Therapien, die trotz starker Evidenz eindeutig viel zu selten eingesetzt werden, ganz zu schweigen.

Darin liegt viel politischer Zündstoff, da manche Orthopäden hier eine ganz andere Meinung vertreten. Gleiches gilt für die Urologen, die bezüglich des Prostatakarzinoms nicht mit den Aussagen zum Prostatakrebs-Screening in der Leitlinie einverstanden sind. Denn darin heißt es, dass Männer, die den Wunsch nach einer Früherkennungsuntersuchung mittels PSA in der Hausarztpraxis nicht von sich aus äußern, darauf nicht konkret angesprochen werden sollten. Wer aktiv nachfragt, sollte dagegen ergebnisoffen über Vor- und Nachteile aufgeklärt werden. Das sehen die Urologen ganz anders …

Von einigen Fachgesellschaften wurde die Leitlinie als „politisch“ kritisiert. Die Kritik ist einerseits gerechtfertigt, kann aber andererseits zugleich entkräftet werden. Denn das Thema Über- und Unterversorgung kann überhaupt gar nicht unpolitisch betrachtet werden. Deshalb hat die Leitlinie einen sehr starken evidenzbasierten Teil und einen Meinungsteil. Der Meinungsteil enthält Kommentierungen für den Leser, warum die DEGAM es z. B. wichtig findet, dass bei einem verantwortlichen Arzt alle Fäden zusammenlaufen müssen, um den Patienten eben vor Unter- oder Überversorgung zu schützen.

Deshalb wird in der Leitlinie – zumindest indirekt – für ein hausärztliches Primärarztsystem geworben. In einem solchen System muss der betreuende

Haus- oder Allgemeinarzt bei Gesundheitsproblemen immer der erste Ansprechpartner für den Patienten sein. Warum ist das so wichtig? Nicht deshalb, weil es das Fach Allgemeinmedizin generell und die Hausärzte speziell aufwertet, wie immer wieder unterstellt wird. Ein hausärztliches Primärarztsystem, das in der Hausarztzentrierten Versorgung (HZV) schon umgesetzt ist, verbessert die Versorgung. Es erleichtert die Arbeit der hausärztlichen Kolleginnen und Kollegen, weil sie tagtäglich bei Fragen der Über – wie auch der Unterversorgung einen systembedingt oft aussichtslosen Kampf gegen Windmühlen führen müssen. Denn in dem Moment, in dem der Patient im Rahmen der vollkommen freien Arztwahl weitere Ärzte auf allen möglichen Versorgungsebenen aufsucht, wird alles bisher Gesagte und Erreichte mit einem Mal wieder über den Haufen geworfen. Da landet der Patient wieder mit drei Medikamenten und zwei weiteren apparativen Untersuchungen mehr beim Hausarzt, was dann wiederum einen ganzen Rattenschwanz von Maßnahmen nach sich zieht und wieder neu sortiert und bewertet werden muss.

Die unkoordinierte Steuerung kann aber auch zur Unterversorgung führen, wenn ein Patient direkt beim Fachspezialisten landet, dort fachspezifisch ohne den Blick auf den „ganzen Menschen“ organfokussiert behandelt wird und dabei andere – möglicherweise noch ernsthaftere gesundheitliche Probleme oder manifeste Erkrankungen an anderen Organen – außerhalb des Blickfelds bleiben.

Deshalb hilft nur eins: die völlig ungesteuerte Inanspruchnahme anderer Ärzte zu vermeiden. Dabei ist es aber gar nicht erforderlich, die freie Arztwahl komplett einzuschränken, um diese Fehlversorgung künftig zu vermeiden oder zumindest zu reduzieren. Innerhalb einer Versorgungsebene – etwa im orthopädischen Bereich, um das Fallbeispiel des Kreuzschmerzes noch mal aufzunehmen – sollte sich immer jeder den oder die Ärzte seiner Wahl jederzeit selbst aussuchen dürfen. Zur Facharztebene selbst – also zum Orthopäden hin – müsste aber grundsätzlich (von wenigen Ausnahmen abgesehen) immer nur der Hausarzt überweisen dürfen.

Nur so werden sich auf Dauer das weitverbreitete Ärztehopping und Gefährdungen durch nicht aufeinander abgestimmte Medikationen sowie Fehlleitungen in der Patientenkarriere eindämmen lassen.

Das von dem sehr erfahrenen und fachkundigen Journalisten Raimund Schmid herausgegebene Buch zeigt anhand von 39 Beispielen eindrucksvoll, wo genau im Bereich der Erwachsenen- wie auch der Kinder- und Jugendmedizin zu viel oder auch zu wenig diagnostiziert, behandelt oder ganz generell interveniert wird. Besonders deutlich wird dabei die Problematik an den Fallbeispielen dargestellt, mit dem jedes einzelne Kapitel eingeleitet wird. Gerade dort, aber auch im weiteren Verlauf der jeweils gleich strukturierten Fachbeiträge wird die neue Leitlinie anschaulich mit Leben und konkreten Inhalten gefüllt.

Das ist das große Verdienst dieses Buches, zumal insbesondere beschrieben wird, wo Handlungsbedarf besteht und was passieren muss, um den Fehlsteuerungen im System politisch entgegenzuwirken. Vor allem aber untermauern die Fachbeiträge im Buch von ausnahmslos renommierten Autorinnen und Autoren nachdrücklich, wie stark Über- und Unterversorgung das gesamte Gesundheitssystem bereits erfasst haben – zum Nachteil aller daran beteiligten Akteure und zum Schaden der Patientinnen und Patienten in Deutschland.

Hamburg, im Dezember 2020

Prof. Dr. Martin Scherer
Universitätsklinikum Hamburg-Eppendorf
Direktor des Instituts und Poliklinik für Allgemeinmedizin
Präsident der Deutschen Gesellschaft für Allgemeinmedizin und Familienmedizin (DEGAM)

Dank an die Autoren und alle Experten …

Die qualitative Messlatte in diesem Buch haben alle Autorinnen und Autoren mit ihrem Fachwissen und auch ihrer großen Kompetenz hoch angesetzt. Ihnen allen sei an allererster Stelle gedankt, weil sie nicht nur auf ein Honorar für ihre Textbeiträge verzichtet, sondern ihre Positionen auch mit unglaublich viel Überzeugungskraft und Empathie vertreten haben.

Für die Unterstützung möchte ich mich zudem auch bei Prof. Dr. Martin Scherer, Präsident der Deutschen Gesellschaft für Allgemeinmedizin und Familienmedizin (DEGAM) und Direktor des Instituts und der Poliklinik für Allgemeinmedizin am Universitätsklinikum Hamburg-Eppendorf herzlich bedanken. Er hat das Buchvorhaben schon in der Projektionsphase in jeder Weise unterstützt und zusammen mit seinen Mitarbeitern in diversen Beiträgen auch wesentliche inhaltliche Akzente gesetzt. Besonders gefreut habe ich mich zudem über die lobenden Worte im Geleitwort von Prof. Ferdinand M. Gerlach, dem renommierten Direktor des Instituts für Allgemeinmedizin am Universitätsklinikum Frankfurt. Denn nicht jedes Buch kann von sich behaupten, vom Vorsitzenden des Sachverständigenrats zur Begutachtung der Entwicklung im Gesundheitswesen als „Bereicherung" eingestuft worden zu sein, dem es mit der Veröffentlichung gelingt, eine „empfindliche Lücke" zu schließen und ein „Nachdenken zu provozieren".

… und die Akteure im Elsevier-Verlag

Mein Dank gilt zudem Martha Kürzl-Harrison, die als *Content Project Manager* im Elsevier Verlag das Buchprojekt in den einzelnen Phasen betreut und immer wieder vorangetrieben hat. Viele ihrer guten Ideen konnten aufgegriffen und sinnvoll eingebunden werden.

Ganz vorzügliche Arbeit hat auch die Redakteurin Karin Beifuss geleistet, die alle Textbeiträge so lange bearbeitet und an Formulierungen gefeilt hat, bis alles inhaltlich und formal gepasst hat. Trotz völlig unterschiedlicher Rohmanuskripte hat sie alle Beiträge in bewundernswerter Weise in Form gebracht und dabei stets die notwendige Ruhe bewahrt.

Am meisten zu Dank verpflichtet bin ich aber Uschi Jahn, die im Elsevier Verlag als *Senior Content Strategist* im Lektorat Medizin tätig ist. Ohne sie wäre dieses Buch niemals zustande gekommen! Uschi Jahn war vom ersten Konzept bis hin zum Druck Feuer und Flamme für das Thema und damit für dieses besondere und zugleich anspruchsvolle Buchvorhaben; sie hat damit alle Beteiligten immer wieder mitgerissen. Bleibt jetzt nur noch zu hoffen, dass ihre Überzeugungskraft für das Thema Fehlversorgung und damit für dieses Buch nun auch auf die Leser überspringt!

Aschaffenburg, im Dezember 2020
Raimund Schmid

Adressen

Dr. Dorit Abiry
Universitätsklinikum Hamburg-Eppendorf
Institut und Poliklinik für Allgemeinmedizin
Zentrum für Psychosoziale Medizin
Martinistr. 52
20251 Hamburg

Prof. Dr. Boris Augurzky
RWI – Leibniz-Institut für Wirtschaftsforschung
Hohenzollernstr. 1–3
45128 Essen

Prof. Dr. Erika Baum
Dresdener Str. 34
35444 Biebertal

Elke Berger, MPH
Technische Universität Berlin
FG Management für Gesundheitswesen
Sekr. H 80
Straße des 17. Juni 135
10623 Berlin

Dr. Matthias Brockstedt
Kinder- und Jugendarzt, Allgemeinmediziner
Kinder- und Jugendgesundheitsdienst
Reinickendorfer Str. 60 B
13347 Berlin

Dr. Uwe Büsching
Kinder- und Jugendarzt
Beckhausstr. 171
33611 Bielefeld

Prof. Dr. Reinhard Busse, MPH, FFPH
Technische Universität Berlin
FG Management für Gesundheitswesen
Sekr. H 80
Straße des 17. Juni 135
10623 Berlin

Prof. Dr. Hanna Christiansen
Philipps-Universität Marburg
Fachbereich Psychologie, AG Kinder- und Jugendpsychologie
Gutenbergstr. 18
35032 Marburg

Dr. Jan Dorr
Klinikum Aschaffenburg-Alzenau
Standort Aschaffenburg / Geriatrie
Am Hasenkopf 1
63739 Aschaffenburg

Dr. Günther Egidi
Huchtinger Heerstr. 24
28259 Bremen

Dr. Ulrich Fegeler
Kinder- und Jugendarzt
Pichelsdorfer Str. 61
13595 Berlin
und
Deutsches Kinderbulletin
Bäkeweg 37
16515 Oranienburg

Dr. Reinhold Feldmann
Tagesklinik Walstedde GmbH
Dorfstr. 9
48317 Drensteinfurt

Jana Findorff, B. Sc.
DRK Kliniken Westend
Berliner TransitionsProgramm
Spandauer Damm 130
14050 Berlin

Prof. Dr. Andreas Fritsche
Universitätsklinikum Tübingen
Lehrstuhl für Ernährungsmedizin und Prävention, Innere Medizin IV
und

Institut für Diabetesforschung und Metabolische Erkrankungen des Helmholtz-Zentrums München an der Universität Tübingen
Abt. Prävention und Therapie des Diabetes mellitus
Otfried-Müller-Str. 10
72076 Tübingen

Dr. Rainer Glöckl
Schön Klinik Berchtesgadener Land
Forschungsinstitut für Pneumologische Rehabilitation
Malterhöh 1
83471 Schönau am Königssee
und
Philipps-Universität Marburg
Pneumologische Rehabilitation
Standort Schönau am Königssee

Prof. Dr. Armin Grau
Klinikum der Stadt Ludwigshafen am Rhein
Neurologische Klinik
Bremserstr. 79
67063 Ludwigshafen

Dr. Wolfram Hartmann
Im Wenigen Bruch 5
57223 Kreuztal

Dr. Alfred Haug
Arzt für Allgemeinmedizin
Max-Säume-Str. 1
28327 Bremen

Dr. Elke Jäger-Roman
Kinder- und Jugendärztin
Köhlerstr. 23
12205 Berlin

Dr. Inga Jarosch
Schön Klinik Berchtesgadener Land
Forschungsinstitut für Pneumologische Rehabilitation
Malterhöh 1
83471 Schönau am Königssee
und
Philipps-Universität Marburg
Pneumologische Rehabilitation
Standort Schönau am Königssee

Dr. Kateryna Karimova, MSE
Institut für Allgemeinmedizin
Goethe-Universität
Theodor-Stern-Kai 7
60590 Frankfurt am Main

Prof. Dr. Klaus Kenn
Schön Klinik Berchtesgadener Land
Forschungsinstitut für Pneumologische Rehabilitation
Malterhöh 1
83471 Schönau am Königssee
und
Philipps-Universität Marburg
Pneumologische Rehabilitation
Standort Schönau am Königssee

Dr. Hanns-Georg Klein
Zentrum für Humangenetik und Laboratoriumsdiagnostik Dr. Klein, Dr. Rost und Kollegen
Medizinisches Versorgungszentrum Martinsried GmbH
Lochhamer Str. 29
82152 Martinsried

Prof. Dr. Andreas Rembert Koczulla
Schön Klinik Berchtesgadener Land
Forschungsinstitut für Pneumologische Rehabilitation
Malterhöh 1
83471 Schönau am Königssee
und
Philipps-Universität Marburg
Pneumologische Rehabilitation
Standort Schönau am Königssee

Dr. Ingo Kolodziej
RWI – Leibniz-Institut für Wirtschaftsforschung
Hohenzollernstr. 1–3
45128 Essen
und
Hochschule Fresenius
Platz der Ideen 2
40476 Düsseldorf

Prof. Dr. Thomas Kühlein
Universitätsklinikum Erlangen Allgemeinmedizinisches Institut
Universitätsstr. 29
91054 Erlangen

Raphael Kunisch
Universitätsklinikum Erlangen
Allgemeinmedizinisches Institut
Universitätsstr. 29
91054 Erlangen

Prof. Dr. Thomas Meinertz
Deutsche Herzstiftung e. V.
Bockenheimer Landstr. 94-96
60323 Frankfurt am Main

Dr. Cathleen Muche-Borowski, MPH
Universitätsklinikum Hamburg-Eppendorf
Institut und Poliklinik für Allgemeinmedizin
Zentrum für Psychosoziale Medizin
Martinistr. 52
20251 Hamburg

Dr. Silvia Müther
DRK Kliniken Westend
Diabeteszentrum für Kinder und Jugendliche
Spandauer Damm 130
14050 Berlin

Dr. Stephan Heinrich Nolte
Facharzt für Kinder- und Jugendmedizin
Alter Kirchhainer Weg 5
35039 Marburg

Dr. Johannes Oepen
Klinik Viktoriastift
Cecilienhöhe 3
55543 Bad Kreuznach

Michaela Olm
Klinikum rechts der Isar der TU München
Institut für Allgemeinmedizin und Versorgungsforschung
Orleansstr. 47
81667 München

Dr. Jean Paul, PhD, BASc, BSc (Hons)
Forschungsgruppe Village der LBG GmbH
c / o MedUni Innsbruck
Tirol Kliniken GmbH
Schöpfstr. 23a
A-6020 Innsbruck

Dr. Dipl.-Psych. Frank W. Paulus
Universitätsklinikum des Saarlandes
Klinik für Kinder- und Jugendpsychiatrie, Psychosomatik und Psychotherapie
Gebäude 90.2
Kirrberger Str. 100
66421 Homburg an der Saar

Priv.-Doz. Dr. Heike Philippi
Sozialpädiatrisches Zentrum (SPZ)
Ärztliche Leitung des SPZ Frankfurt-Mitte
Fachärztin für Kinder- und Jugendmedizin | Neuropädiatrie
Theobald-Christ-Str. 16
60316 Frankfurt am Main

Dr. Marco Roos
Universitätsklinikum Erlangen
Allgemeinmedizinisches Institut
Universitätsstr. 29
91054 Erlangen

Dr. Olga A. Sawicki, MPH
Institut für Allgemeinmedizin
Goethe-Universität
Theodor-Stern-Kai 7
60590 Frankfurt am Main

Prof. Dr. Martin Scherer
Universitätsklinikum Hamburg-Eppendorf
Institut und Poliklinik für Allgemeinmedizin
Zentrum für Psychosoziale Medizin
Martinistr. 52
20251 Hamburg

Dipl.-Volkswirt Raimund Schmid
Medienbüro / Fachjournalist / Buchautor
Ziegelbergstr. 17
63739 Aschaffenburg

Prof. Dr. Ronald G. Schmid
Kinder- und Jugendarzt
Josef-Neumeier-Str. 18
84503 Altötting

Tessa Schneeberger
Schön Klinik Berchtesgadener Land
Forschungsinstitut für Pneumologische Rehabilitation
Malterhöh 1
83471 Schönau am Königssee
und
Philipps-Universität Marburg
Pneumologische Rehabilitation
Standort Schönau am Königssee

Prof. Dr. Antonius Schneider
Klinikum rechts der Isar der TU München
Institut für Allgemeinmedizin und Versorgungsforschung
Orleansstr. 47
81667 München

Dr. Christopher J. Schwarzbach
Klinikum der Stadt Ludwigshafen am Rhein
Neurologische Klinik
Bremserstr. 79
67063 Ludwigshafen

Dr. Bernhard Stier
Kinder- und Jugendarzt
Beauftragter für Jungenmedizin/Jungengesundheit des BVKJ e.V.
Willhöden 68
22587 Hamburg

Prof. i. R. Dr. Hans Michael Straßburg
Arzt für Kinder- und Jugendmedizin mit Schwerpunkt Neuropädiatrie und Arzt für Sozialmedizin
Emil von Behringweg 8
97218 Gerbrunn

Dr. Cornelia Tigges-Zuzok
audiente Institut
Ahornstr. 5
45134 Essen

Dr. Gabriele Trost-Brinkhues
Fachärztin für Kinder- und Jugendmedizin, Medizinische Genetik
An der Rast 47
52072 Aachen

Prof. Dr. Gesine Friederike C. Weckmann
Professur für Gesundheitsbildung und Prävention
Europäische Fachhochschule
FB Angewandte Gesundheitswissenschaften
Werftstr. 5
18057 Rostock

Dr. Raphael Weißgerber
Facharzt für Innere Medizin
Bromberger Str. 22
93057 Regensburg

Prof. Dr. Klaus-Peter Zimmer
Justus-Liebig-Universität
Zentrum für Kinderheilkunde und Jugendmedizin
Abt. Allgemeine Pädiatrie & Neonatologie
Feulgenstr. 12
35392 Gießen

Abkürzungen

ADHS	Aufmerksamkeitsdefizit-/ Hyperaktivitätsstörung
AECOPD	akut exazerbierte COPD
AHB	Anschlussheilbehandlung
AKdÄ	Arzneimittelkommission der deutschen Ärzteschaft
AOK	Allgemeine Ortskrankenkasse
ARND	Entwicklungsstörung nach vorgeburtlicher Alkoholexposition
ASS	Autismus-Spektrum-Störungen
BÄK	Bundesärztekammer
BIP	Bruttoinlandprodukt
BMI	Body-Mass-Index
BSG	Blut(körperchen)senkungsgeschwindigkeit
BTHG	Bundesteilhabegesetz
BVKJ	Berufsverband der Kinder- und Jugendärzte
CED	chronisch entzündliche Darmerkrankungen
CKD	chronic kidney disease (chronische Nierenerkrankung)
COPD	chronic obstructive pulmonary disease (chronisch-obstruktive Lungenerkrankung)
CRP	C-reaktives Protein
CT	Computertomografie
DAKJ	Deutsche Akademie für Kinder- und Jugendmedizin
DEGAM	Deutsche Gesellschaft für Allgemeinmedizin und Familienmedizin
DEGIM	Deutsche Gesellschaft für Innere Medizin
DGKJ	Deutsche Gesellschaft für Kinder- und Jugendmedizin
DGKJP	Deutsche Gesellschaft für Kinder- und Jugendpsychiatrie
DMP	Disease-Management-Programm
DNA	deoxyribonucleic acid (Desoxyribonukleinsäure)
DRG	Disease-Related Group
DRV	Deutsche Rentenversicherung
DSM	Diagnostic and Statistical Manual of Mental Disorders
DXA	dual X-ray absorptiometry
EBM	Einheitlicher Bewertungsmaßstab
EEG	Elektroenzephalografie / -gramm
EKG	Elektrokardiografie / -gramm
EMAH	Erwachsene mit angeborenen Herzfehlern
EU	Europäische Union
FAS	fetales Alkoholsyndrom
FASD	fetal alcohol spectrum disorder (fetale Alkoholspektrumstörung)
FaZ	Familienzentren
FH	Frühe Hilfen
G-BA	Gemeinsamer Bundesausschuss
GFR	glomeruläre Filtrationsrate
GG	Grundgesetz
GGT	Gamma-Glutamyl-Transferase
GKV	Gesetzliche Krankenversicherung
gLQ	gesundheitsbezogene Lebensqualität
GOLD	Global Initiative for Chronic Obstructive Lung Disease
GPT	Glutamat-Pyruvat-Transaminase
HNO	Hals-Nasen-Ohren
H-SES	höherer sozioökonomischer Status
HZ CKD V	Hausarztzentrierte Versorgung
i. d. R.	in der Regel
ICD	Internationale statistische Klassifikation der Krankheiten und verwandter Gesundheitsprobleme
ICF	Internationale Klassifikation für Funktionsfähigkeit, Behinderung und Gesundheit
IE	Internationale Einheiten
IGeL	individuelle Gesundheitsleistung
IQWiG	Institut für Qualität und Wirtschaftlichkeit im Gesundheitswesen
JA	Jugendamt
JIA	juvenile idiopathische Arthritis
KBV	Kassenärztliche Bundesvereinigung
KHK	koronare Herzkrankheit
KiGGS	Kinder- und Jugendgesundheitssurvey
Kita	Kindertagesstätte
KJÄ	Kinder- und Jugendärzte
KJÄD	Kinder- und Jugendärztlicher Dienst
KJGD	Kinder- und Jugendgesundheitsdienst
KV	Kassenärztliche Vereinigung
LDL	low-density lipoprotein
LT	Lebenstag
LWS	Lendenwirbelsäule
MBS	Mehrdimensionale Bereichsdiagnostik der Sozialpädiatrie
MDK	Medizinischer Dienst der Krankenkassen
MFA	Medizinische Fachangestellte
Mio.	Million
Mrd.	Milliarde
MRGN	multiresistente gramnegative (Bakterien)

MRT	Magnetresonanztomografie (Kernspintomografie)
NNH	Number needed to harm
NNT	Number needed to treat
NRW	Nordrhein-Westfalen
NVL	Nationale VersorgungsLeitlinie
NZFH	Nationales Zentrum Frühe Hilfen
OECD	Organization for Economic Cooperation and Development (Organisation für wirtschaftliche Zusammenarbeit und Entwicklung)
ÖGD	Öffentlicher Gesundheitsdienst
OP	Operation
OPS	Operationsschlüssel
PCI	percutaneous coronary intervention (perkutane Koronarintervention)
PCT	Procalcitonin
PR	Pneumologische Rehabilitation
PSA	prostataspezifisches Antigen
Reha	Rehabilitation
RKI	Robert Koch-Institut
SES	sozioökonomischer Status
SGB	Sozialgesetzbuch
SPZ	Sozialpädiatrisches Zentrum
SVR	Sachverständigenrat zur Begutachtung der Entwicklung im Gesundheitswesen
TSH	Thyreoidea-stimulierendes Hormon
UN	United Nations (Vereinte Nationen)
U-SES	unterer sozioökonomischer Status
VERAH	Versorgungsassistentinnen in der Hausarztpraxis
VK KiJu	Versorgungskoordination für Familien mit versorgungsintensiven Kindern und Jugendlichen
WHO	World Health Organisation (Weltgesundheitsorganisation)
WISC	Wechsler Intelligence Scale for Children
z. T.	zum Teil

Abbildungsnachweis

Der Verweis auf die jeweilige Abbildungsquelle befindet sich bei allen Abbildungen im Werk am Ende des Legendentextes in eckigen Klammern.

A400	Reihe Pflege konkret. Elsevier / Urban & Fischer.
G791-002	Schwabe, U. / et al.: Arzneiverordnungs-Report 2018. Springer, 2018.
G866	Waltersbacher, A.: Heilmittelbericht 2018. Wissenschaftliches Institut der AOK, 2018.
G867	Augurzky B., S. Krolop, A. Mensen, A. Pilny, C. M. Schmidt und C. Wuckel. Krankenhaus Rating Report 2018: Personal-Krankenhäuser zwischen Wunsch und Wirklichkeit. Heidelberg: medhochzwei Verlag 2018.
G868	Seitz, W. / Rausche, A.: PFK 9–14 – Persönlichkeitsfragebogen für Kinder zwischen 9 und 14 Jahren. Hogrefe, 5. Aufl. 2019.
J787	Colourbox.com
J787-028	Colourbox.com / PetraD
J787-068	Colourbox.com / Poprotskiy Alexey
J787-069	Colourbox.com / Aleksandr
J787-070	Colourbox.com / Giovanni
L231	Stefan Dangl, München.
M478	Prof. Dr. Wolfgang A. Weber, Universitätsklinikum Freiburg, Abteilung für Nuklearmedizin.
P065	Prof. Dr. A, Rembert Koczulla, Prien am Chiemsee.
P714	Prof. Dr. K.-P. Zimmer, Gießen.
P715	Dr. med. Alfred Haug, Bremen.
P716	Prof. Dr. Thomas Kühlein, Erlangen.
P717	Dr. Cornelia Tigges-Zuzok, audiente institut, Essen.
P718	Dr. med. Stephan Heinrich Nolte, Marburg.
P719	Prof. Dr. Armin Grau, Ludwigshafen.
P720	Dr. Bernhard Stier, Hamburg.
P721	Dr. Jean Lillian Paul, Innsbruck.
P781	Dr. phil. Rainer Glöckl, Schönau am Königssee.
P782	Prof. Dr. med. Klaus Kenn, Schönau am Königssee.
P783	Dr. med. Ingra Jarosch, Schönau am Königssee.
P784	Tessa Schneeberger, Schönau am Königssee.
T1085	Anastasiya Glushan, Institut für Allgemeinmedizin, Johann Wolfgang Goethe-Universität, Frankfurt a. M.
T1092	M. Wabitsch, 2004. Nach IOTF. org / groups / phago / causalweb.htm
W860	Deutsche Herzstiftung e. V.
W1122	Berliner Transitions Programm.
W1123	Kontexte Frankfurt gGmbH.
W1127	Deutsche Gesellschaft für Allgemeinmedizin und Familienmedizin (DEGAM), Berlin.
X221-018	Krebs in Deutschland für 2013 / 2014, 11. Ausgabe, Robert Koch-Institut, Berlin 2017.

Inhaltsverzeichnis

Raimund Schmid

Vom Richtigen zu wenig und vom Falschen zu viel

Sicherlich wünschen auch Sie sich – nicht nur in Zeiten wie der Coronakrise, sondern auch im ganz normalen Alltag – im Krankheitsfall die bestmögliche medizinische und gesundheitliche Versorgung. Doch beschleicht Sie nicht auch häufig – wie viele andere Patienten – das Gefühl, beim Arzt in der Praxis oder in der Klinik nur suboptimal behandelt und damit unzureichend versorgt zu werden?

Und schon stecken wir mitten drin im Thema Fehlversorgung. Der Titel dieses Buches geht also uns alle an! Fachleute wie Mediziner, Pharmazeuten, Therapeuten oder Pflegekräfte, die tagtäglich gegen die vielfältigen Formen von Unter- und Überversorgung in unserem so hochgelobten Gesundheitssystem kämpfen müssen, und die Patienten selbst oder – stellvertretend für ihre Kinder – die Eltern, die ebenfalls tagtäglich hautnah erleben, wie viel in der medizinischen Versorgung schief läuft, weil vom Richtigen zu wenig und vom Falschen zu viel veranlasst wird. Deshalb richtet sich dieses Buch mit dem passenden Titel „Viel zu viel und doch zu wenig" auch ganz bewusst gleichermaßen an Fachleute wie an Patienten, weil alle unter dieser Fehlversorgung leiden.

Viele Schwachpunkte im System

In Zeiten einer Pandemie, wie wir sie jetzt gerade mit Covid-19 erleben, wird dies besonders deutlich. Wenn beispielsweise in einem Pflegeheim 16 Hausärzte und zusätzlich noch eine Reihe von Fachärzten ein- und ausgehen, dann war das schon vor der Coronakrise ein Musterbeispiel für eine fehlgesteuerte Versorgung. In einem Ausbruchsfall wird es aber für alle Beteiligte geradezu gefährlich, weil neben einer schlecht koordinierten Versorgung mit so vielen nebeneinander her agierenden Medizinern noch ein hohes Infektionsrisiko hinzukommt. An diesem Beispiel mit Hochrisikopatienten kann man besonders gut erkennen, wo die Schwachpunkte unseres Systems liegen.

Zum einen ist eine völlig unzureichende Vernetzung zu beklagen, zum einen bereits innerhalb der einzelnen medizinischen Fachdisziplinen, so etwa im Hausärztebereich (➤ Kap. 21) oder in der Pädiatrie (➤ Kap. 29). Darüber hinaus manifestiert sie sich weiter aber auch durch die mangelnde Zusammenarbeit von Ärzten mit einerseits Kollegen aus anderen Fachrichtungen (Fachärzte und Kliniken und Gesundheitsämter) und andererseits mit relevanten nichtärztlichen Berufsgruppen (Apotheker, Therapeuten). Die fehlende Kooperationsbereitschaft endet damit, dass hochkompetente Fachkräfte aus der Pflege, der Krankengymnastik oder auch aus der Selbsthilfe zu wenig Verantwortung übertragen wird (➤ Kap. 7), womit ein enormes Wissenspotenzial zum Nutzen des Patienten auf der Strecke bleibt. Verantwortlich hierfür sind die Sicherung von Pfründen, finanzielle Grenzen und das fehlende Wissen und Kompetenzgerangel darüber, wer die richtigen Rezepte hat. Das Ergebnis: Fehlsteuerungen in fast allen Bereichen der Medizin und Gesundheitsversorgung!

Betroffen von diesen Fehlsteuerungen sind insbesondere Patienten, die eigentlich länger zu Hause betreut werden könnten und stattdessen häufig viel zu früh im Krankenhaus oder gar im Pflegeheim landen. Doch Krankenhausaufenthalte sind gerade für Pflegebedürftige besonders prekär, weil die dort auftretenden nosokomialen Infektionen ein ganz großes Risiko darstellen. 10.000 bis 20.000 Patienten sterben allein pro Jahr an den Folgen multiresistenter Krankenhauskeime.

Viel zu viele Diagnosen und Arztkontakte

Deshalb sollte eigentlich der ambulante Sektor – in der Medizin und bei der Pflege – massiv gestärkt werden. Doch auch dort wimmelt es geradezu vor Fehlsteuerungen – ein Trend, der sich mit den folgenden, für Deutschland vom Sachverständigenrat zur Begutachtung der Entwicklung im Gesundheitswesen in den vergangenen Jahren zusammengetragenen Daten untermauern lässt:

- 17,9 Arztkontakte pro Jahr, davon 7,1 Kontakte mit Allgemeinärzten
- An Spitzentagen suchen an einem Tag bis zu 9,7 Mio. Patienten eine Arztpraxis auf.
- 25,8 (ICD)-Abrechnungsdiagnosen pro Person und Jahr
- 9,3 abklärungs- und behandlungsbedürftige Diagnosen pro Person (nach Bereinigung)

Doch auch der gesellschaftlich ausgeübte Behandlungsdruck trägt mit zur Fehlversorgung bei. So wird vielfach die Perfektionserwartung in unserer Gesellschaft beklagt, alles schnell reparieren zu müssen, sollte es nicht der Norm entsprechen. Da spielen sich viele Laien als Experten und – mit Dr. Google im Hintergrund – auf und raten schon beim geringsten Abweichen von der Norm dazu, sofort zu handeln und medizinisch zu intervenieren, anstatt vielleicht erst einmal abzuwarten oder gar zu hinterfragen, ob das vorhandene Problem überhaupt medizinisch gelöst werden kann (➤ Vorwort).

Wie sich diese Fehlversorgung konkret in der Praxis widerspiegelt, wird in 39 Einzelkapiteln in diesem Buch veranschaulicht. Beleuchtet werden dabei Beispiele aus dem Bereich der Unter- wie der Überversorgung sowohl bei Erwachsenen als auch bei Kindern.

Unterversorgung: Nichts an Brisanz verloren

Dabei stand bisher hierzulande eher die Unterversorgung im Fokus. Diese Form der Fehlversorgung hat viele Ursachen: begrenzte finanzielle Ressourcen und mitunter viel zu knappe Budgets mit daraus resultierenden Regressgefahren z. B. für Ärzte. Hinzu kommt der rasante medizinische Fortschritt, der immer mehr und immer aufwendigere und teurere und mitunter kaum mehr bezahlbare medizinische Optionen ermöglicht, und natürlich der Fachkräftemangel, der zu einem solchen Ausmaß an personeller Unterbesetzung geführt hat, dass sogar vorhandene Kapazitäten auf der Kippe stehen oder schon gekippt worden sind.

Das Thema Unterversorgung hat damit nichts an Brisanz verloren. Dies bekräftigt auch der Generalsekretär der Deutschen Gesellschaft für Innere Medizin (DEGIM), Professor Ulrich Fölsch. Bei einer Tagung der Bertelsmann Stiftung Ende 2019 in Berlin wies er darauf hin, dass von bislang 149 „Klug entscheiden"-Empfehlungen der internistischen Fachgruppen 85 (57 %) dem bewussten Weglassen von ärztlichen Maßnahmen, deren wissenschaftlicher Nutzen allerdings belegt sei, zugeordnet werden müssten (Ärzte Zeitung online, 5.11.2019). Dies zeigt, wie sehr die Gesundheitsakteure und damit auch die Patienten mit dem Thema Unterversorgung in der Medizin konfrontiert werden. In der Praxis bedeutet das, eine bewusste Entscheidung gegen eine medizinische Maßnahme zu treffen, deren Nutzen belegt und für Patienten medizinisch eigentlich sinnvoll oder gar notwendig ist.

Überversorgung hat vielfältige Gründe

64 der DEGIM-Empfehlungen betreffen dagegen den Bereich der Überversorgung. Und das ist nun ein Bereich der Fehlversorgung, der hierzulande erst jetzt so richtig an Fahrt gewinnt. Ganz im Gegensatz zu den USA beispielsweise, wo mit der seit 2011 in Gang gekommenen Kampagne „Choosing Wisely" schon seit Langem das „Zuviel in der Medizin" thematisiert wird – verbunden mit dem Ziel, unnötige medizinische Leistungen zu reduzieren. Dabei ist die Thematik auch hierzulande längst präsent und akut. 70 % der gut 4.000 befragten Ärzte aus Klinik und Praxis (Internisten und Allgemeininternisten) räumten im Rahmen der DEGIM-Umfrage ein, ein- bis zehnmal am Tag eine überflüssige Leistung zu verordnen oder

zu veranlassen. 80 % der befragten Ärzte wollen so mögliche Behandlungsfehler vermeiden. Fast zwei Drittel räumen ein, damit dem Druck der Patienten nachzugeben, die häufig auf einer nicht notwendigen Überweisung, Bildgebung, Labordiagnostik oder alternativmedizinischen Maßnahme bestehen anstatt eine nachgewiesen wirksame Therapie einzuleiten oder schlichtweg erst mal abzuwarten.

Nirgendwo tritt dieses Dilemma deutlicher zutage als bei der *practica*, dem größten Seminarkongress für Hausärzte in Europa. Bei diesem Kongress, der jeweils im Herbst im südhessischen Bad Orb stattfindet, bewegte gerade zuletzt das Thema „Überversorgung" die teilnehmenden Ärzte in ganz besonderer Weise. Heftige Kritik wurde dabei insbesondere an der unabgestimmten Versorgung von Patienten geübt, die einerseits mit einer Doppel- und Dreifachdiagnostik einhergeht, andererseits aber ohne jegliche rote Linie oder koordinierte Steuerung erfolgt.

Schutz vor Überversorgung – dazu sprudelte es bei den Veranstaltungen zu dieser Thematik unter der Federführung von Prof. Martin Scherer, dem Präsidenten der Deutschen Gesellschaft für Allgemeinmedizin und Familienmedizin (DEGAM), geradezu aus den teilnehmenden Allgemeinmedizinern heraus!

Hausärzte kritisieren Diagnostikspirale

Eine Allgemeinärztin klagte beispielsweise darüber, dass jüngere Patienten mit einer Bänderdehnung ihre Praxis am Montagmorgen nur deshalb aufsuchen, um sich eine Überweisung für eine Magnetresonanztomografie (MRT) abzuholen. Dabei ließe sich eine solche Dehnung in der Regel problemlos auch von einem qualifizierten Allgemeinarzt behandeln.

Über die gleichen Erfahrungen berichtete ein anderer Allgemeinarzt, der eigentlich den Großteil seiner Patienten mit orthopädischen Beschwerden selbst – konservativ und ressourcenschonend – behandeln könnte. Das herauszufinden und dem Patienten zu vermitteln erfordere aber weit mehr Zeit als „schnell mal eine Überweisung" auszustellen. Diese Zeit hierfür können sich aber heute viele Hausärzte nicht mehr nehmen, und viele Patienten wollen das auch gar nicht. Seit 30 Jahren muss sich der Allgemeinmediziner daher damit herumschlagen, dass seine Patienten bei dauerhaften Schmerzen an der Wirbelsäule – häufig befördert durch Fachärzte oder Dr. Google – auf invasiven Maßnahmen oder gar Operationen bestehen. Dabei durchlaufen sie dann die gesamte orthopädische „Diagnostikspirale", bei der der Weg hin zu operativen Eingriffen, einem damit verbundenen Klinikaufenthalt, der sich anschließenden Reha und weiteren Nachsorgemaßnahmen vorgezeichnet ist. Das sieht auch Martin Scherer so, der das daraus entstehende Dilemma so beschreibt: „Wer den Hammer in der Hand hält, sieht überall Nägel."

Viele Allgemeinärzte räumen daher ein, an dieser Spirale gar nicht drehen zu wollen, weil sie sich sonst ständig rechtfertigen und viel erklären müssten, um dem enormen Druck der Patienten standhalten zu können. Denn häufig machen sie die Erfahrung, dass Patienten sich beklagen, wenn sie kein Rezept oder keine Überweisung erhalten, auch wenn gar keine behandlungswürdigen Symptome vorliegen. Andere reagieren geradezu erbost, wenn keine Behandlung in Gang kommt, weil sie genau mit dieser Erwartungshaltung in die Praxis gekommen sind.

Kommen die Hausärzte diesem Wunsch ihrer Patienten nicht nach, dreht sich die Fehlversorgungsspirale noch viel schneller weiter. Dann wenden diese sich erst einmal von ihrem Hausarzt ab und suchen oft direkt einen Facharzt auf und geraten dann erst recht in die apparativen und operativen Mühlen (➤ Kap. 21). Zugleich beginnt dann auch das Werben um die vielfach fragwürdigen sogenannten Individuellen Gesundheitsleistungen (IGeL), die aufgrund fehlender wissenschaftlicher Evidenz selbst vom Patienten bezahlt werden müssen. Hier wird z. T. massiv Druck auf die Patienten ausgeübt, wobei das „Zuviel an Medizin" dann sogar schädliche Formen (Falsch-Positiv-Befunde, unnötige Operationen) annehmen kann (➤ Kap. 10). Die Überversorgung kann aber auch vom Patienten selbst ausgehen, wenn er einen banalen Infekt zusätzlich zu den vom Arzt verordneten Medikamenten mit 3 bis 4 OTC-Präparaten (Over-the-Counter-Mittel, die in der Apotheke ohne Rezept gekauft werden können) selbst in den Griff zu bekommen versucht.

Neue Leitlinie „Schutz vor Über- und Unterversorgung"

„Die medizinische Bedarfslage und das, was ärztlich getan wird, klaffen eklatant auseinander", analysiert daher Martin Scherer folgerichtig. Diesen eklatanten Fehlsteuerungen im System müsse nun entgegengesteuert werden.

Hierzu wird die von ihm geleitete neue im Frühjahr 2019 erschienene S2e-Leitlinie der Deutschen Gesellschaft für Allgemeinmedizin und Familienmedizin (DEGAM) „Schutz vor Über- und Unterversorgung" vor (➤ Vorwort) in Zukunft sehr hilfreich sein.

Die Veröffentlichung dieser von der DEGAM herausgegebenen Leitlinie, an der insgesamt 5 Jahre lang gefeilt wurde, war auch eine entscheidende Initialzündung für die Herausgabe dieses Buches. Ziel dabei war es gewesen, die Botschaften dieser Leitlinie konkret mit Inhalten und anschaulichen Beispielen aus dem Alltag in Praxen und Kliniken und anderen Sektoren des bundesdeutschen Gesundheitssystems zu füllen.

Themen erheben keinen Anspruch auf Vollständigkeit

Die Beispiele in diesem Buch sind authentisch und auch aufrüttelnd, erheben aber in keiner Weise den Anspruch auf Vollständigkeit. Sie bieten zwar eine breite Themenpalette mit gesellschaftlich-politisch und medizinisch weitreichenden Inhalten, spiegeln aber nur einen Auszug aus dem Gesamtbereich Fehlversorgung wider. Ansonsten hätte dieses Buch um ein Mehrfaches dicker ausfallen müssen.

Zudem geben die Texte der einzelnen Verfasser allein die Meinungen der Autoren wider. Bei manchen Themen ist die Datenlage recht eindeutig: Unbestritten ist etwa, dass viel zu viele Antibiotika verschrieben werden, obwohl bekannt ist, dass bei viralen Infekten Bettruhe und Inhalationen die geeigneteren Mittel wären (➤ Kap. 8). Doch in der Praxis wird dann doch häufig nicht nur bei bakteriellen Erkrankungen sehr schnell – etwa im ärztlichen Bereitschaftsdienst – auf Antibiotika zurückgegriffen, z. B. bei stark hustenden Patienten, bei schwer abschätzbarem Krankheitsverlauf, bei Sprach- und Verständnisproblemen oder wenn Patienten entsprechenden Druck ausüben („möchte schnell gesund werden").

Eindeutig ist sicher auch, dass die Ökonomisierung in der Medizin zu unzureichenden Versorgungsstrukturen und damit tendenziell zur Unterversorgung führt (siehe z. B. ➤ Kap. 4). Wenig Kritik wird auch aufkommen, wenn in einem Beitrag des Buches die häufig völlig unkoordinierte Verabreichung von Medikamentencocktails an alte Patienten zu einer medikamentösen Überversorgung führt (➤ Kap. 2), auch wenn partiell mitunter – etwa bei Schmerzmitteln – zu wenig verordnet wird.

Klare Aussagen, aber keine absoluten Wahrheiten

Doch trotz der fundierten Argumentationen aller Autoren in diesem Buch gibt es zu vielen der behandelten Themen durchaus höchst unterschiedliche Sichtweisen. Die z. B. in diesem Buch erhobene Forderung, einen Teil der 2.000 Krankenhäuser zu schließen und stattdessen die Expertise und Kräfte zu bündeln und auf weniger, dafür aber gut ausgestattete Krankenhäuser zu konzentrieren (➤ Kap. 1) wird nicht erst seit der Coronakrise von manchen infrage gestellt. Auch die Kritik an der Sinnhaftigkeit der Prostatafrüherkennungen (➤ Kap. 9) oder der unzähligen Ultraschalluntersuchungen der Schilddrüse (➤ Kap. 14), wie sie zurzeit praktiziert werden, rufen – auch bei durchaus ernst zu nehmenden Experten – Widerspruch hervor. Selbst die im Grunde einleuchtende Begründung, dass Patienten in unserem Gesundheitssystem vom Hausarzt künftig strikter gesteuert werden müssten, um Fehlsteuerungen zu reduzieren (➤ Kap. 21), stößt bei manchen Politikern und bei noch mehr Fachärzten auf wenig Resonanz. Ein Hausarzt könne heute überhaupt nicht mehr alles überblicken, um als Lotse für alles und jeden fungieren und so eine Fehlversorgung vermeiden zu können, lautet z. B. ein Einwand zu dem in diesem Buch mehrfach postulierten Plädoyer für ein verbindliches lotsenorientiertes Primärarztsystem (z. B. ➤ Kap. 16).

Fließende Übergänge zwischen Unter- und Überversorgung

Hinzu kommt: Unter- und Überversorgung können z. T. ineinander übergehen. Insofern ist die Eingruppierung in diesem Buch nicht absolut, sondern relativ zu sehen.

Das Paradebeispiel hierfür ist das Thema der überbordenden Ökonomisierung in Kinderkrankenhäusern und die daraus entstehende Fehl- und Mangelversorgung chronisch kranker Kinder. Je mehr Überversorgung auf der einen Seite herrscht (viel zu viele starre Wirtschaftlichkeitsvorgaben und zu große finanzielle Restriktionen), desto größer ist die Unterversorgung etwa von stationär zu versorgenden chronisch kranken Kindern. Deshalb hätte man dieses und viele weitere Kapitel auch anders zuordnen können. Denn ein Thema, das eigentlich der Überversorgung zuzuordnen ist, kann in Teilen mitunter auch fast genauso viele unterversorgende Elemente enthalten, wie die beiden weiteren Beispiele Müdigkeit und Osteoporose deutlich zeigen:

- So werden bei unspezifischen Beschwerden wie Müdigkeit oft zu viele Labor- und technische Untersuchungen durchgeführt mit der Gefahr der Fehlleitung des Patienten (➤ Kap. 11). Deshalb wird dieses Thema in diesem Buch unter der Rubrik Überversorgung eingruppiert. Andererseits darf aber beim Thema Müdigkeit auch nicht außer Acht gelassen werden, dass psychische oder psychosoziale Probleme oder der Missbrauch von Substanzen nicht hinreichend oder oft auch verspätet berücksichtigt werden, hier dann also partiell auch eine Unterversorgung von Patienten vorliegen kann.
- Bei der Osteoporose könnten mit entsprechender differenzierter Diagnostik bei vielen Menschen vor allem gravierende Folgefrakturen verhindert werden (➤ Kap. 32). Deshalb sind Patienten hier tendenziell zumeist unterversorgt. Insbesondere bei Frauen in der frühen Postmenopause oder unter antihormoneller Therapie kommt mitunter aber auch eine überzogene Diagnostik oder inadäquate Therapie vor. Auch das Absetzen von Medikamenten bei Wegfall von Risiken oder geänderter Prioritätensetzung wird leicht vergessen, sodass diese Patienten dann mitunter durchaus auch als überversorgt gelten.

Das Thema Fehlversorgung kann zudem auch nicht unpolitisch angepackt werden, weil sich die Autoren mit ihren wissenschaftlich-fachlichen Argumentationen letztlich auf eine Seite schlagen müssen, um die Fehlversorgung und die darin auch implizit enthaltenen politischen Fehlsteuerungen deutlich machen zu können. Wichtig war es daher, gerade bei strittigen Themen die Inhalte am Ende der Buchbeiträge mit z. T. detaillierten Literaturnachweisen zu hinterlegen.

Was bietet das Buch dem Leser konkret?

Zunächst einmal ein fest vorgegebenes und weitgehend einheitliches formales Raster, das dem Leser hilft, die Übersicht zu bewahren. Und so sieht die Struktur der Kapitel (grob) aus:

- Einstieg mit einem Fallbeispiel: Fehlversorgung konkret
- Was lief hier schief?
- Wo liegt das Problem? Was fehlt?
- Wie oft kommt das vor?
- Was muss sich ändern? Was brauchen wir?
- Gibt es Vorbilder oder modellhafte Versorgungsansätze?
- Ausstieg mit einem Fallbeispiel: So müsste / sollte es laufen

Die Autoren haben dabei jeweils den Versuch unternommen, ihre eigene Thematik mit anschaulichen Textbeiträgen aus der Praxis für die Praxis von der eher abstrakten Ebene der Fehlversorgung transparent herunterzubrechen. In jedem einzelnen Kapitel wird daher zunächst mit einem prägenden Fallbeispiel aus dem Alltag nachdrücklich untermauert, wie fatal sich eine Fehlversorgung auf den einzelnen Patienten auswirkt. Das zunächst recht abstrakt anmutende Thema Über- und Unterversorgung wird so jeweils am Anfang (Was lief schief?) und am Ende (Wie hätte es besser laufen können?) lebendig und authentisch aufbereitet.

Anschließend gehen die einzelnen Autorinnen und Autoren den Ursachen für die Fehlversorgung in ihrem Themenbereich mit einer fundierten Problemanalyse auf den Grund. In jedem Textbeitrag wird im Folgenden dann aufgezeigt, an welchen Stellschrauben wer drehen müsste, um die Behandlung und Betreuung von Patienten zu verbessern. Der wesentliche Benefit für Fachleute und Patienten ist dabei, solche Modelle überhaupt erst einmal kennen zu lernen und so auch dann auch für sich reklamieren und ggf. anwenden zu können.

Viele Autoren zeigen klare Kante, damit die Weichen in Zukunft in die aus ihrer Sicht richtige Richtung gestellt werden, um Fehlversorgung künftig zu vermeiden oder erst gar nicht entstehen zu lassen. Auf diese Weise sollen neue und vor allem kontroverse Diskussionsprozesse in Gang gesetzt werden, wobei einiges an politischem Zündstoff durch dieses Buch vorprogrammiert wäre.

Systemrelevant und dennoch systematisch beschnitten

Doch nicht nur das: Das Buch soll auch einen Beitrag dazu leisten, die mit Über- und Unterversorgung zusammenhängende stetig abnehmende Qualität der Arzt-Patient-Beziehung wieder stärker in den Fokus zu rücken. Dazu gehört auch eine bessere Arbeitsteilung, gerade auch der Zuständigkeiten in der Gesundheitsversorgung (z. B. ➤ Kap. 2, ➤ Kap. 31). Warum dürfen kompetente Fachkräfte wie Medizinische Fachangestellte (MFA), Versorgungsassistentinnen in der Hausarztpraxis (VERAH), Krankengymnasten oder sogar Pharmazeuten künftig nicht mehr Verantwortung übernehmen? Und warum muss erst eine Pandemie wie die Coronakrise kommen, um festzustellen, dass Teile des Gesundheitssystems unterfinanziert und alle Gesundheitsberufe zwar systemrelevant sind, bisher aber systematisch – strukturell wie finanziell – beschnitten worden sind?

Und schließlich soll mit der Herausgabe dieses Buches ein Vakuum ausgefüllt werden, um den Behandlungsdruck, dem die Akteure wie auch die Patienten zunehmend ausgesetzt sind, zu nehmen. Mangels Alternativen kommt so oft eine – zumeist von Hausärzten eingeleitete – moderate Überversorgung aus Schutz vor noch mehr Überversorgung an anderen Stellen zustande. Dies liegt daran, dass in der Gesellschaft hierzulande bislang kein „übergeordneter und gesellschaftlich anerkannter Konsens" erzielt werden konnte, was eine „gute Gesundheitsversorgung" ausmacht.

Die Lehren aus der Coronakrise

Die Coronakrise hat z. B. gezeigt, dass die Potenziale, die das digitale Zeitalter bietet, bislang bei Weitem nicht genutzt worden sind. Angebote wie die Telemedizin, die Nutzung von wertvollen Daten aus der „sektorübergreifenden elektronischen Patientenakte" oder auch Methoden wie z. B. das „Telemonitoring" oder die Televisite müssen massiv ausgebaut werden (➤ Kap. 2). Das sind alles Dinge, die man nicht nur in Zeiten der Coronakrise, sondern auch danach sehr gut für eine zeitgemäße und dennoch fachlich qualifizierte Betreuung von Patienten in den Pflegeheimen (aber auch zu Hause) nutzen könnte. Dies könnte – um das Beispiel Pflegeheim wieder aufzugreifen – auch hilfreich sein, um die Zahl der Hausärzte künftig auf ein oder zwei je Heim zu begrenzen. So jedenfalls hat es die Kassenärztliche Vereinigung Westfalen-Lippe während der akuten Phase der Coronakrise für die 1.100 Pflegeheime in Westfalen-Lippe beschlossen (Ärzte Zeitung vom 22.4.2020, S. 8).

Doch das ist nur einer von vielen Vorschlägen, die in diesem Buch unterbreitet werden. Diese Empfehlungen und die daraus resultierenden politischen Implikationen, die durch die Corona-Pandemie vielfach noch verstärkt worden sind, stellen somit eine praxisrelevante und somit ideale Ergänzung zur Leitlinie „Schutz vor Über- und Unterversorgung“ dar. Die in diesem Buch unterbreiteten Konzepte sollen damit alle Beteiligten und Betroffenen unterstützen, künftig bei gesellschaftlich relevanten Erkrankungen oder Prozessen gemeinsam klüger zu entscheiden, als dies in der Vergangenheit allzu häufig der Fall gewesen ist.

Neue Balance zwischen Über- und Unterversorgung finden

Dies könnte dann tatsächlich zu weniger Über- und Unterversorgung führen. In Schweden beispielsweise scheint dies – trotz nicht vollständig möglicher Übertragbarkeit der Ergebnisse in unser Gesundheitssystem – gelungen zu sein. Von Überversorgung in größerem Ausmaß kann dort keine Rede sein. Während hierzulande 255 Krankenhausfälle pro Jahr und 1.000 Einwohner registriert werden, sind es in Schweden gerade mal 131. Auch die Zahl der Arztbesuche ist dreieinhalb Mal niedriger als bei uns, was – fast logischerweise – auch zur Verordnung von fast einem Drittel weniger Arzneimitteln pro Einwohner und Jahr führt. Und neue Kniegelenke gibt's für Patienten in dem skandinavischen Land nur 132 anstatt wie bei uns 223 pro 100.000 Einwohner. Und all das geht nicht einmal zulasten einer schlechteren Versorgung: Die Todesfälle aufgrund vermeidbarer Erkrankungen wie Diabetes und Übergewicht liegen in Schweden bei 93 pro 100.000 Einwohner, hierzulande bewegen sie sich dagegen um 120 / 100.000. Und dennoch liegt die Lebenserwartung in Schweden mit 82,5 Jahren um 1,4 Jahre höher als in Deutschland (sämtliche Daten: Frankfurter Allgemeine Sonntagszeitung, 26.4.2020, S. 22).

Daraus lassen sich am Ende doch nur zwei logische Schlussfolgerungen ableiten:

1. Weniger veranlasste Gesundheitsleistungen bei überversorgten Patientengruppen führen nicht zwangsläufig zu mehr Krankheiten, sondern können sich sogar positiv auf die Gesundheit einer Bevölkerung auswirken.
2. Würden die eingesparten Ausgaben für unnötige Gesundheitsleistungen den in diesem Buch so zahlreich aufgeführten unterversorgten Bevölkerungsgruppen (vor allem einem Großteil der Kinder und den geriatrischen sowie pflegebedürftigen Patienten) zugutekommen, wäre endlich eine Balance hergestellt, von der alle Patienten und Gesundheitsakteure hierzulande auf Dauer stark profitieren würden.

Von unerwünschten und falschen medizinischen Interventionen hätten wir damit weniger und von den erwünschten richtigen mehr. Es wäre schön, wenn dieses Buch hierzu seinen Beitrag leisten könnte.

A ÜBERVERSORGUNG

I Krankheitsübergreifende systembedingte Fehlversorgung

KAPITEL

1

Elke Berger und Reinhard Busse

Zu viele Patienten werden im falschen Krankenhaus behandelt: Wie muss die stationäre Versorgung künftig aussehen?

Fallbeispiel

Was läuft hier schief?

60 % der Krankenhäuser, die Herzinfarktpatienten behandeln, haben kein dafür notwendiges Herzkatheterlabor. 23 % der Krankenhäuser, die Schlaganfallpatienten behandeln, haben kein CT und sogar 51 % kein MRT. 37 % der Krankenhäuser, die Traumapatienten behandeln, halten kein spezialisiertes Traumazentrum vor. 66 % der Lungenkrebspatienten werden nicht in einem spezialisierten Zentrum behandelt. Es gibt also unzählige Fallbeispiele zu dieser Thematik.

Fest steht allerdings, dass Patienten, die ins falsche Krankenhaus kommen, mit schlechteren Behandlungsergebnissen rechnen müssen. In gleicher Weise gilt dies für Patienten, die am Wochenende oder in der Nacht ins Krankenhaus kommen. Hier läuft also einiges schief.

1.1 Stellenwert der Thematik in der Gesundheitsversorgung

Für die stationäre Behandlung der jährlich rund 19 Mio. Patienten gibt es in Deutschland über 1.300 Universitäts- und allgemeine Plankrankenhäuser, die flächendeckend für eine sehr gute Erreichbarkeit sorgen. Rechnerisch versorgt jedes dieser Krankenhäuser eine Bevölkerung von rund 60.000 Einwohnern und ein Gebiet von 260 km^2, was einem Kreis mit einem Radius von 9 km entspricht.

So erreichen bundesweit auch etwa 95 % der Bevölkerung das nächste Krankenhaus in max. 20 min. Bei einer Fahrzeit von 25 min sind es sogar fast 99 % (BBSR 2018). Demnach werden die gesetzlichen Vorgaben im Hinblick auf die Fahrtzeit übererfüllt, da diese eine Erreichbarkeit von Krankenhäusern der Grundversorgung innerhalb von 30 min vorsehen (G-BA 2016).

Daraus kann nun durchaus der Eindruck entstehen, es gäbe keinen Verbesserungsbedarf bei der Krankenhausversorgung in Deutschland. Zwei Beobachtungen stechen dabei hervor, die das widerlegen:

- Unsere Fallzahlen liegen 50 % oberhalb des Schnitts der EU15-Länder, d. h., ein Drittel unserer Patienten würde in anderen Ländern nicht stationär behandelt. Auf Deutschland übertragen wären dies 6,5 Mio. Fälle bzw. die gesamte Kapazität von fast 500 durchschnittlich großen allgemeinen Krankenhäusern.
- Fallzahlen und die immer noch überdurchschnittliche Verweildauer führen dazu, dass wir seit Jahren kontinuierlich 1,7 Betten- bzw. Pflegetage pro Einwohner haben, Dänemark jedoch nur 0,7. Hohe und steigende Fallzahlen dienen manchen immer noch als Zeichen des „steigenden Bedarfs" (Demografie, chronische Erkrankungen, …).

Damit lässt sich jedoch schwerlich erklären, warum es im EU12-Schnitt (EU15-Länder ohne Deutschland sowie ohne Griechenland und die Niederlande wegen unzureichender Daten) 68 % weniger stationäre Fälle aufgrund von Augen-, 58 % bei Ohren- und 54 % bei Hauterkrankungen gibt als hierzulande (IGES 2019) – und das trotz unseres großen ambulanten Sektors.

Auch bei Erkrankungen des Bewegungsapparats, psychischen Störungen sowie Herz-Kreislauf- und Krebserkrankungen sind es nur halb so viele; bei vier weiteren Krankheitsgruppen sind es im EU12-Schnitt noch über 40 % weniger stationäre Fälle als in Deutschland.

Zusätzlich verteilen sich in Deutschland die stationären Fälle auf eine hohe Anzahl von (oftmals kleinen) Krankenhäusern, von denen viele für bestimmte Patienten, auch mit häufigen und unbestrittenen Aufnahmeanlässen, **weder technisch noch personell adäquat ausgestattet** sind.

Dies resultiert in **großen Qualitätsunterschieden** zwischen Krankenhäusern mit hohen Fallzahlen pro Indikation vs. solchen mit niedrigen, und zwar nicht nur bei den wenigen Indikationen, für die es in Deutschland Mindestmengen gibt.

Eine 2017 publizierte Auswertung der Krankenhaussterblichkeit von mehr als 13 Mio. Patienten in den Jahren 2009–2014 (Nimptsch und Mansky 2017), die wegen 25 häufigen Indikationen stationär behandelt wurden, ergab einen deutlichen Zusammenhang zwischen der Fallzahl pro Krankenhaus und der risikoadjustierten Sterblichkeit. Für diese Analyse wurden die jeweils behandelnden Krankenhäuser in fünf Gruppen eingeteilt. Dabei zeigte sich, dass in Krankenhäusern mit den meisten Patienten (Gruppe 4 bzw. 5) gegenüber den Krankenhäusern mit den wenigsten Patienten (Gruppe 1) im Schnitt 17 bzw. 26 % weniger Patienten versterben (bei Herzinfarkt 27 bzw. 31 %, bei Dickdarmkrebs 20 bzw. 26 % und bei Bauchspeicheldrüsenkrebs sogar 46 bzw. 54 %).

Statistisch signifikant ist dieser Zusammenhang bei 18 bzw. 19 der 25 Indikationen. Gruppe 1 umfasst übrigens beim Herzinfarkt 65 % aller die jeweiligen Patienten behandelnden Krankenhäuser, bei Dickdarmkrebs 47 % – und beim Schlaganfall sogar über 70 %. Diese Verteilung dürfte auch **Deutschlands nur mittelmäßige Position bei den international vorliegenden Mortalitätsvergleichen** erklären: Im neuesten OECD-Vergleich (OECD 2019) liegt Deutschland beim Herzinfarkt auf Platz 27 (von 32; konkret: Deutschland 8,5 %, Dänemark 3,2 %) und beim Schlaganfall auf Platz 12 (von 33).

Das heißt, dass unser „guter Zugang" auf einer „Milchmädchenrechnung" beruht, denn es sollte nicht die Erreichbarkeit des *nächsten* Krankenhauses zählen, sondern die des *nächsten geeigneten* Krankenhauses (SVR 2014).

Daran, dass zu wenige stationäre Behandlungen stattfinden, kann es, wie bereits angedeutet, nicht liegen, denn diese Zahlen sind doppelt so hoch wie der EU-Schnitt (d. h. 4 statt 2 pro Primärfall). Dass diese Behandlungen dann auch noch allzu häufig außerhalb spezialisierter Zentren stattfinden, ist ein echtes Problem, das in ➤ Kap. 1.2 am Beispiel der Krebsbehandlung näher dargestellt wird.

Zudem sind fast alle deutschen Krankenhäuser von einem **Mangel an Pflegefachkräften** betroffen (DKI 2019). Dieser Aspekt wird normalerweise nicht im Zusammenhang mit den hohen Fallzahlen diskutiert. Eine genauere Betrachtung zeigt aber: Wir haben pro 1.000 Einwohner *mehr* Pflegekräfte als im europäischen Schnitt, d. h., die Aussage, wir hätten „zu wenig" Pflegepersonal, trifft nur auf die Betrachtung pro Fall bzw. Bettentag zu. Aber durch die hohen und steigenden stationären Fallzahlen führt dies bei der Betrachtung pro Fall zu einem quantitativ sehr schlechten Betreuungsverhältnis (nicht nur beim Pflegepersonal, sondern auch bei Ärzten).

Die pauschale Forderung nach „mehr Pflegepersonal" verkennt den engen Zusammenhang mit

- der mangelnden Attraktivität von Krankenhäusern mit wenigen Fällen pro Indikation und den damit einhergehenden mangelnden Qualifizierungsmöglichkeiten sowie
- den zu vielen Fällen.

Schließlich binden die hohen und steigenden stationären Fallzahlen natürlich auch Pflegepersonal; unser quantitativ schlechtes Patient-Pflegekraft-Betreuungsverhältnis liegt hierin begründet.

Der Haupthebel zur Verbesserung des Pflegepersonal-Patienten-Betreuungsverhältnisses muss also die Verringerung der Betten- und damit der Fallzahlen sein; dass die Pflegepersonaluntergrenzen zu Bettenschließungen führen, sollte nicht als unerwünschte Nebenwirkung betrachtet werden, sondern als intendierter (Teil-)Effekt.

1

1.2 Wo liegen die Probleme?

Die Analyse der Ursachen führt zu eindeutigen Ergebnissen: In der deutschen Krankenhaus- und allgemein in der Versorgungslandschaft mangelt es an einer **gezielten Versorgungssteuerung** und an (der Einhaltung von) gesetzlichen Vorgaben, z. B. im Hinblick auf Mindestmengen oder auf eine notwendige, aber fehlende Beschränkung komplexer Behandlungen auf zertifizierte / ausgewiesene Zentren. Dies könnte die für die Krebsbehandlung notwendige sektorenübergreifende, interdisziplinäre Versorgung und so ggf. auch die ambulanten Strukturen stärken. Stattdessen werden selbst die komplexesten Eingriffe in viel zu vielen (kleinen) Krankenhäusern durchgeführt und abgerechnet.

Dass das so ist, liegt jedenfalls nicht an fehlenden Krebszentren, wie ➤ Tab. 1.1 für ausgewählte Entitäten zeigt.

Dass die Abdeckung mit Krebszentren in Deutschland flächendeckend sogar sehr hoch ist, zeigen auch die Ergebnisse einer Erreichbarkeitsanalyse, denen zufolge Patienten nur wenige Kilometer mehr auf sich nehmen müssten, um ein Krankenhaus mit zertifiziertem Zentrum zu erreichen (Wesselmann et al. 2015). So sind z. B. Brustkrebszentren für 84 % der über 18-jährigen Frauen innerhalb von 30 min erreichbar (Lewers und Geraedts 2015).

Hier muss diskutiert werden, ob es sinnvoll ist, bei der Erreichbarkeit spezialisierter Krebszentren die gleichen Maßstäbe anzusetzen wie bei Krankenhäusern der Grundversorgung. Betrachtet man das etwa für die jährlich rund 18.000 an Bauchspeicheldrüsenkrebs neu erkrankten Patienten, dann wird deutlich, dass die dafür vorhandenen 112 Zentren nicht an der Häufigkeit der Erkrankung (bzw. dem Behandlungsaufkommen) ausgerichtet, sondern willkürlich sind. Die auf Krebserkrankungen der Bauchspeicheldrüse (Pankreas) spezialisierten Zentren behandeln jährlich insgesamt rund 5.400 Patienten. Das sind im Schnitt 48 Patienten im Jahr, d. h., nicht einmal ein Patient pro Woche. Dabei liegt das schon über der von der Deutschen Krebsgesellschaft (DKG) geforderten Mindestmenge von 25 Primärfällen im Jahr (DKG 2019). Würden alle neu erkrankten Patienten konsequent auf die vorhandenen Zentren verteilt, wären es in jedem Zentrum rund 3 neue Patienten pro Woche.

Inwiefern dafür das Vorhalten solch spezialisierter Strukturen tatsächlich angemessen ist und ob die Verteilung von zertifizierten Krebszentren nicht besser am Versorgungsbedarf ausgerichtet werden sollte, muss auch in Anbetracht der jährlichen Mehrkosten im Vergleich zur nicht zertifizierten Standardbehandlung zwischen 200.000 Euro für ein Organkrebszentrum und 10 – 11 Mio. Euro für ein onkologisches Spitzenzentrum (Prognos 2017) thematisiert werden.

Viele Krebspatienten nehmen für ihre stationäre Behandlung in einem Krankenhaus mit zertifizierten Zentrum schon jetzt einen deutlich weiteren Weg als zum nächstgelegenen in Kauf (Wesselmann et al. 2015). Dennoch werden immer noch allzu viele Patienten außerhalb spezialisierter Zentren behandelt. Das resultiert möglicherweise aus der Unwissenheit von Patienten (und Einweisern), was die **Auswahl des geeigneten Krankenhauses** angeht.

Tab. 1.1 Anzahl von Krebszentren für ausgewählte Krebsarten in Deutschland und Dänemark

Krebsart	Lunge	Darm	Bauchspeicheldrüse	Brust
Deutschland				
(Zertifizierte) Krebszentren*	52	283	112	237
Anzahl Einwohner je Zentrum	1.596.000	293.000	741.000	350.000
Dänemark				
Krebszentren	4	11	4	13
Anzahl Einwohner je Zentrum	1.450.000	527.000	1.450.000	446.000
Deutschland, wenn dänische Verhältnisse übertragen werden				
(Zertifizierte) Krebszentren	57	157	57	186

Quelle: Eigene Darstellung (nach DKG 2019; Sundhedsstyrelsen 2018a, b, 2019b)
* Darunter auch wenige Standorte im Ausland; da die Anzahl der Zentren im Ausland jedoch unklar ist, können diese nicht herausgerechnet werden.

So zeigen diverse Studien, dass öffentlich berichtete Qualitätsdaten von Krankenhäusern nur selten zur Auswahl des geeigneten Krankenhauses genutzt werden, was u. a. auch mit einer Überforderung angesichts der Masse an Qualitätsinitiativen mit z. T. widersprüchlichen Aussagen zusammenhängt (Cacace et al. 2019).

Weitere Reisen zu entsprechend spezialisierten (Spitzen-)Zentren sind z. B. wegen fehlender Fahrtkostenerstattung für viele Patienten, insbesondere solchen mit seltenen Tumorerkrankungen, und deren Angehörige schon jetzt eine Hürde (Prognos 2017). Auch hier könnte durchaus nachgebessert werden. Ein **Vorbild dafür könnte etwa Dänemark sein,** wo Patienten- und Besucherhotels sowie Einzelzimmer mit Übernachtungsmöglichkeit für Angehörige eher der Standard als die Ausnahme sind und die Erstattung von Fahrtkosten weniger bürokratisch erfolgt.

Bei der Auswahl des geeigneten Krankenhauses kommt in Deutschland als entscheidender Punkt erschwerend hinzu, dass jedes Krankenhaus Krebspatienten behandeln darf – auch, wenn es die personellen oder technischen Voraussetzungen dafür nicht erfüllt. Dass eine im ganzen Bundesgebiet **vergleichbare Behandlungsqualität für alle Krebspatienten** so nicht sichergestellt werden kann, ist augenscheinlich. Hier muss der Gesetzgeber zwingend nachbessern und **die Behandlung komplexer Krankheitsbilder auf spezialisierte Zentren beschränken.** Auch den Patienten würde es helfen, wenn sie sich in der ohnehin schon belastenden Situation ohne lange Recherchen darauf verlassen können, die bestmögliche Behandlung im nächstgelegen spezialisierten Zentrum zu erhalten.

Viele dieser Aspekte mündeten bereits 2008 in die Formulierung des **Nationalen Krebsplanes (NKP),** der 13 Ziele in vier Handlungsfeldern umfasst (➤ Box 1.1).

Box 1.1

Handlungsfelder und Ziele des Nationalen Krebsplanes (eigene Darstellung nach BMG 2019)

Handlungsfeld 1: Weiterentwicklung der Krebsfrüherkennung

- Ziel 1: Verbesserung der Information und Teilnahme an der Krebsfrüherkennung
- Ziel 2: Weiterentwicklung der Krebsfrüherkennungsprogramme
- Ziel 3: Evaluation der Krebsfrüherkennungsprogramme

Handlungsfeld 2: Weiterentwicklung der onkologischen Versorgungsstrukturen

- Ziel 4: Qualitativ hochwertige Versorgung
- Ziel 5: Einheitliche Konzepte und Bezeichnungen für Qualitätssicherung und -förderung sowie Zertifizierung
- Ziel 6: Evidenzbasierte Leitlinien für die Krebsbehandlung

Handlungsfeld 3: Sicherstellung einer effizienten onkologischen Behandlung

- Ziel 10: Fairer und schneller Zugang zu innovativen Krebstherapien

Handlungsfeld 4: Stärkung der Patientenorientierung

- Ziele 11a und 11b: Qualitätsgesicherte Informations-, Beratungs- und Hilfsangebote
- Ziele 12a und 12 b: Kommunikative Kompetenz der Leistungserbringer und Patientenkompetenz
- Ziel 13: Partizipative Entscheidungsfindung

2011 wurden durch Steuerungsgruppen formulierte erste Umsetzungsempfehlungen veröffentlicht. Aus einem Bericht zum aktuellen Stand des Nationalen Krebsplanes aus 2017 geht hervor, dass es für die meisten Ziele „bereits" Umsetzungsempfehlungen gibt. Vereinzelt konnten auch schon Ergebnisse erzielt werden, wie z. B. für das Ziel 5, bei dem es um die Vereinheitlichung existierender Zertifizierungsverfahren ging.

So wurde erstmals definiert, was ein zertifiziertes Zentrum eigentlich ist, nämlich ein Netzwerk qualifizierter, gemeinsam zertifizierter, multi- und interdisziplinärer, transsektoraler und u. U. standortübergreifender Einrichtungen (Krankenhäuser, Ärzte, Rehabilitationseinrichtungen), von denen bestenfalls die gesamte Versorgungskette abgedeckt wird (BMG 2019). In dem Zusammenhang wurde auch ein dreistufiges Versorgungsmodell festgelegt, das sich in Organkrebszentren, onkologische Zentren und onkologische Spitzenzentren unterteilen lässt.

Auch wenn über die Wichtigkeit spezialisierter Versorgungsstrukturen also durchaus Einigkeit besteht, konnte man sich nicht auf **geeignete Vergütungs-**

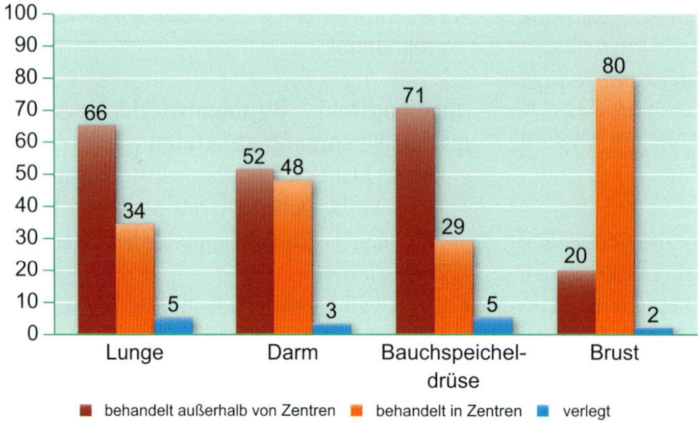

Abb. 1.1 Anteil behandelter, neu diagnostizierter Patienten innerhalb und außerhalb von Zentren sowie Verlegungen (in %); Daten zu Krebszentren und Verlegungen aus dem Datenjahr 2017; Inzidenz aus dem Jahr 2016 (Quellen: aktualisierte Darstellung nach Busse und Berger 2018; Destatis 2020; DKG 2019; Zentrum für Krebsregisterdaten und Gesellschaft der epidemiologischen Krebsregister in Deutschland e.V. 2019) [L231]

instrumente verständigen, weshalb sich die Anforderungen an die Zentren und deren Leistungen bisher nicht systematisch in der Finanzierung widerspiegeln (ebd.). Das steht dem wünschenswerten Qualitätswettbewerb jedoch leider entgegen und sollte von den politischen Entscheidungsträgern dringend noch einmal überdacht werden.

Zusammenfassend ist zu sagen, dass es einiges an Handlungsbedarf gibt, um die Krebsversorgung in Deutschland zu verbessern. Wie das gelingen kann, soll in ➤ Kap. 1.5 am Beispiel von Dänemark aufgezeigt werden, wo es ganz ähnliche Probleme gab.

1.3 Was läuft hier schief? Defizite in der Versorgung von Krebspatienten

Was bisher beschrieben wurde, trifft ganz besonders auch auf die Behandlung von Krebserkrankungen zu. In der Konsequenz zeigt sich hier eine deutlich **höhere bevölkerungsbezogene Sterblichkeit von Krebspatienten** als im Durchschnitt westeuropäischer Länder (IHME 2019), und das, obwohl es in Deutschland Früherkennungsuntersuchungen und **spezielle Zentren für die Versorgung von Krebspatienten** gibt. Diese sind von der Deutschen Krebsgesellschaft (DKG) zertifiziert, wofür sie bestimmte Anforderungen erfüllen müssen (➤ Box 1.2).

Wie ➤ Abb. 1.1 zeigt, werden allerdings längst nicht alle Krebspatienten in solchen Zentren behandelt. Am besten sieht das noch bei Brustkrebs aus, wo „nur" ein Fünftel der Patienten außerhalb eines Zentrums behandelt wird. Bei Bauchspeicheldrüsenkrebs sind es sogar ganze 71 %, und das, obwohl es sich hierbei um einen sehr anspruchsvollen Eingriff mit entsprechenden Folgen handelt, wenn er nicht von einem erfahrenen Team durchgeführt wird. Ungeachtet dieser Tatsache ist der Anteil an Verlegungen vergleichsweise gering. Selbst bei einer so komplexen Indikation wie Pankreaskrebs, wo ohnehin die Mehrheit der Behandlungen außerhalb von Zentren stattfindet, werden nur knapp 5 % der Patienten (weiter-)verlegt, also allzu oft auch **im falschen Krankenhaus weiterbehandelt.**

Nun kann man sich natürlich fragen, ob das denn tatsächlich einen so großen Unterschied für die Patienten macht. Wie zwei aktuelle Übersichtsarbeiten des Instituts für Qualität und Wirtschaftlichkeit im Gesundheitswesen gezeigt haben, wirkt sich die Leistungsmenge etwa bei Lungen- und Brustkrebsoperationen auf die Ergebnisqualität aus, d. h., je erfahrener der Operateur und sein Behandlungsteam sind, desto weniger Patienten versterben an der Krebserkrankung (IQWiG 2019, 2020).

Spezialisierte Krebszentren werden in Deutschland nur unzureichend genutzt, und zu viele Patienten werden außerhalb von Krebszentren behandelt. Das schadet den Patienten und führt auch im internationalen Vergleich zu einer schlechten Ergebnisqualität.

Ob sich die Behandlung in einem zertifizierten Zentrum an sich – also unabhängig von der Erfahrung des Operateurs – positiv auf die Ergebnisqualität auswirkt, lässt sich aufgrund der Studienlage nicht eindeutig beantworten. Es gibt viele Studien, die für eine höhere Ergebnisqualität sprechen (Wesselmann et al. 2015; Prognos 2017), allerdings auch solche mit uneindeutigen Ergebnissen (Prognos 2017). Dass das u. a. auf die fehlende Datengrundlage zum Vergleich von Krankenhäusern mit und ohne zertifiziertes Krebszentrum zurückgeführt werden kann, stellt ein weiteres Defizit der Krebsversorgung bzw. ihrer Erforschung dar (ebd.). Darüber hinaus bleibt festzustellen, dass ambulante Versorgungs- und Beratungsstrukturen für Krebspatienten und ihre Angehörigen deutlich ausbaufähig sind (BMG 2019).

1.4 Wie eine gute Versorgung aussehen muss

Eigentlich wie in den Krebszentren! Denn dort ist die Versorgung bereits **leitliniengerecht und qualitätsgesichert.** Das kann man etwa an der Einhaltung von **evidenzbasierten Qualitätsindikatoren** sehen, die in den Krebszentren zumeist auf konstant hohem oder sich im Zeitverlauf gesteigertem Niveau bewegen. Zu den Qualitätsindikatoren gehört etwa das brusterhaltende Vorgehen bei Brustkrebs (DKG 2016). Werden in den jährlich stattfindenden Audits Abweichungen von den Vorgaben entdeckt, müssen die Zentren diese begründen und ggf. zum nächsten Audit Abläufe verbessern, um die Vorgaben zu erfüllen und rezertifiziert zu werden. Daneben sind weitere Anforderungen an zertifizierte Krebszentren formuliert, deren Einhaltung ebenfalls überprüft wird. Eine Übersicht zu einigen dieser Anforderungen ist ➢ Box 1.2 zu entnehmen.

Box 1.2

Anforderungen an zertifizierte Krebszentren* (eigene Darstellung in Anlehnung an OnkoZert 2019 und Prognos 2017)

- (Mindest-)Fallvolumen
- Onkologische Fachpflege
- Qualifikation der Ärzte (je nach Tumorentität)
- Aus-, Fort- und Weiterbildung von Personal
- Qualitätsgesicherte Diagnose- und Therapieverläufe
- Interdisziplinäre und intersektorale Behandlung, z. B. durch prä- und posttherapeutische Tumorkonferenzen und Netzwerkbildung
- Studienaktivität (insb. onkologische Spitzenzentren)
- Tumordokumentation
- Personalisierte Medizin und Molekulardiagnostik (insb. onkologische Spitzenzentren)
- Spezialsprechstunden / Zweitmeinungen (insb. onkologische Spitzenzentren)
- Koordinierung palliativmedizinischer Versorgung
- Psychoonkologische Versorgung
- Sozialberatung
- Patienteninformation und -einbindung

* Eine detaillierte, differenzierte Darstellung der drei Versorgungsstufen erfolgte hier aus Platzgründen nicht; stattdessen wurde auf die Basiskriterien bzw. Module der Organkrebszentren fokussiert.

Anhand dieser Kriterien wird deutlich, dass nicht nur der Operateur spezialisiert sein muss, sondern auch das Team. So ist etwa festgelegt, dass neben speziell für die jeweilige Krebsbehandlung geschultem pflegerischem und medizinischem Personal auch andere Disziplinen wie Psychoonkologen und Sozialarbeiter integrativer Bestandteil der Behandlung sind. Dass die Behandlung interdisziplinär und sektorenübergreifend erfolgt, ist ein Kernelement im Konzept der Krebszentren. Davon können alle Beteiligten nur profitieren. Das bestätigt auch ein Bericht (Prognos 2017) zur Abwägung von Kosten und Nutzen, der von einem deutlichen Nutzengewinn in der Krebsbehandlung spricht (selbst wenn dies in Studien nicht immer eindeutig nachgewiesen werden kann).

Warum die Versorgung von Krebspatienten in Deutschland jedoch nicht für alle Patienten so aussieht und welche Lösungsansätze es dafür gibt, wird am Bespiel des Nachbarlandes Dänemark deutlich.

1.5 Vorbild Dänemark

Als Konsequenz aus einer im internationalen Vergleich schlecht abschneidenden Krebsversorgung und aus einer starken Qualitätsvariation innerhalb des Landes

Tab. 1.2 Übersicht über die Krebspläne in Dänemark (eigene Darstellung nach Sundhedsstyrelsen 2020b)

Krebsplan Nr.	Schwerpunkte	Jahr
I	Epidemiologie im Vergleich zu anderen nordischen Ländern, Kapazitätsausbau und Zentralisierung (je nach Stand)	2000
II	Tabakprävention, Stärkung Krebschirurgie, bessere Kohärenz im Behandlungsverlauf, z. B. durch Einführung von 34 Krebspaketen in 2008	2005
III	Überprüfung der Krebspakete, Verbesserung der Behandlungspfade, insb. hinsichtlich vor- und nachstationärer Inhalte wie Rehabilitation und Palliativversorgung	2010
IV	Überprüfung der Krebspakete, Prävention und Patienteninformation sowie Patientenbeteiligung	2016

hat Dänemark im Jahr 2000 sogenannte **Krebspläne** implementiert und kontinuierlich weiterentwickelt, um die Versorgung zu verbessern (➤ Tab. 1.2). Darin ist u. a. festgelegt, **dass nicht jedes Krankenhaus Krebspatienten behandeln darf.** Welche Krankenhäuser dafür zugelassen sind, ist wiederum in Spezialisierungsplänen festgelegt, die es auch für andere Leistungsbereiche wie z. B. die Pädiatrie gibt.

Trotz – oder wegen (!) – dieser starken **Zentralisierung** zeigen sich in Dänemark im Zeitverlauf **kontinuierlich verbesserte Behandlungsergebnisse,** z. B. im Hinblick auf die Sterblichkeit der Patienten. Hier hat Dänemark deutlich aufgeholt und erreicht bei einigen Krebsarten bereits bessere Ergebnisse als Deutschland (Allemani et al. 2018), und das, obwohl (oder weil) es in Deutschland – abgesehen von den für Lungenkrebs spezialisierten Zentren – eine höhere Zahl an Krebszentren gibt als in Dänemark.

Würde man das Einzugsgebiet der Krebszentren wie in Dänemark auf Deutschland übertragen, so würde sich die Anzahl der Zentren für die meisten Krebsarten deutlich reduzieren (➤ Tab. 1.1).

Dänemarks Erfolg mag neben der Zentralisierung auch dadurch befördert worden sein, dass dort im Jahr 2008 **„Krebspakete“** eingeführt wurden, an denen sich alle an der Behandlung Beteiligten orientieren müssen. Die Krebspakete basieren auf Leitlinien und steuern den Versorgungsprozess der Patienten, auch hinsichtlich der maximalen Wartezeit zwischen einzelnen Schritten von Diagnostik und Behandlung. Die wichtigsten Punkte aus den Krebspaketen, die eine Art Fast-Track für Diagnostik und Behandlung darstellen, sind in ➤ Box 1.3 zusammengefasst.

Ihre Einhaltung wird auf Krankenhaus- und regionaler Ebene überwacht und transparent gemacht. Im Durchschnitt wurden diese Regelungen im Jahr 2018 bei fast 80 % der Krebspatienten eingehalten (Sundhedsstyrelsen 2019a).

Box 1.3
„Krebspakete" in Dänemark – ein Überblick (eigene Darstellung nach Sundhedsstyrelsen 2020a)

- Für insgesamt 29 Krebsarten gibt es Krebspakete.
- In den Krebspaketen sind Verdachtssymptome definiert.
- Liegen Verdachtssymptome vor, kann der Hausarzt das Krebspaket aktivieren und den Patienten direkt an die Diagnostik überweisen.
- Um lange Wartezeiten zu vermeiden, werden dafür in den entsprechenden Abteilungen (z. B. Radiologie) Kapazitäten freigehalten.
- Der Patient bekommt ein Merkblatt vom Hausarzt, auf dem alle wichtigen Daten und Ansprüche aufgeführt sind.
- Zwischen den Diagnose- und Behandlungsschritten sind auf der Basis von Leitlinien empfohlene Zeiten definiert, deren Einhaltung überwacht und veröffentlicht wird.
- Für bildgebende Verfahren, Laborbefunde und Tumorkonferenzen sind ebenfalls Zeiten auf der Basis von Leitlinien definiert.
- Jedes Krebspaket umfasst Regelungen zu folgenden Aspekten: Verdacht, Diagnostik, Behandlung, Nachsorge, Rehabilitation und Palliativversorgung.
- Über den **kompletten Behandlungspfad** ist die Benennung eines Koordinators vorgesehen.

In Deutschland hingegen gibt es außerhalb zertifizierter Zentren kaum Daten dazu, wie lang Wartezeiten sind oder wie viele Patienten leitliniengerecht behandelt werden. Allein das ist schon ein Grund dafür, die ausschließliche Behandlung in solchen Zentren zu befürworten.

1.6 Ausblick

Deutschland hat mit den vorhandenen Krebszentren bereits so gute Strukturen, dass eine flächendeckend gute Krebsbehandlung aller Betroffenen möglich wäre. **Das Problem ist, dass diese nur unzureichend genutzt werden.**

Was wir also in diesem Punkt von Dänemark lernen können ist: Statt schlechte Ergebnisqualität einfach zu akzeptieren, kann und sollte diese durch eine **aktive Gestaltung der Strukturen** deutlich verbessert werden. Das erfordert jedoch auch gezielte Maßnahmen vom Gesetzgeber und deren zügige wie konsequente Umsetzung. Der Nationale Krebsplan und die darin enthaltenen Empfehlungen scheinen durchaus dafür geeignet, die Versorgung von Krebspatienten zu verbessern. Doch auch hier kann Dänemark insbesondere im Hinblick auf die **Zügigkeit der Umsetzung** als Vorbild fungieren. Dänemark hat zwar früher mit der Formulierung der Krebspläne begonnen, aber die dort enthaltenen Empfehlungen sind auch sehr viel schneller bei Betroffenen, Angehörigen und allen an der Versorgung beteiligten Professionen angekommen. Das kann man sich auch für Deutschland nur wünschen.

Fallbeispiel

So müsste es laufen

Alle Herzinfarktpatienten werden in einem Krankenhaus mit Herzkatheter und alle Schlaganfallpatienten nicht nur in einem Krankenhaus mit CT / MRT, sondern auch mit Stroke Unit behandelt. Alle Lungenkrebspatienten werden, wie andere Krebspatienten, in einem spezialisierten Zentrum und alle Traumapatienten in spezialisierten Traumazentren behandelt. Patienten werden rund um die Uhr und in jedem Krankenhaus mit der entsprechenden Qualifikation gleich gut behandelt, weil immer ein Facharzt vor Ort ist.

LITERATUR

Allemani C, Matsuda T, Di Carlo V, Harewood R, Matz M, Nikšić M, et al. (2018). Global surveillance of trends in cancer survival 2000–14 (CONCORD-3): analysis of individual records for 37,513,025 patients diagnosed with one of 18 cancers from 322 population-based registries in 71 countries. Lancet 391(10125): 1023–1075.

BBSR – Bundesinstitut für Bau-, Stadt- und Raumforschung im Bundesamt für Bauwesen und Raumordnung (2018). Raumordnungsbericht 2017. Daseinsvorsorge sichern. Bonn; www.bbsr.bund.de/BBSR/DE/Veroeffentlichungen/Sonderveroeffentlichungen/2017/rob-2017-final-dl.pdf?__blob = publicationFile&v = 7 (letzter Zugriff: 24.1.2020).

Bundesministerium für Gesundheit (BMG) (2019). Nationaler Krebsplan. Handlungsfelder, Ziele, Umsetzungsempfehlungen und Ergebnisse. Bonn; https://www.bundesgesundheitsministerium.de/fileadmin/Dateien/3_Downloads/N/Nationaler_Krebsplan/Informationspapier_Nationaler_Krebsplan.pdf (letzter Zugriff: 15.4.2020).

Busse R, Berger E (2018). Weniger (Standorte, Betten und Fälle) ist mehr (Zugang, Qualität und Ergebnisse): Standpunkte der Gesundheitsökonomie. In: Janssen D, Augurzky B (Hrsg.). Krankenhauslandschaft in Deutschland. Zukunftsperspektiven – Entwicklungstendenzen – Handlungsstrategien. Stuttgart: Kohlhammer, S. 99–113.

Busse R, Klazinga N, Panteli D, Quentin W (Hrsg.) (2019). Improving Quality of Care in Europe: A systematic overview of quality strategies. Copenhagen: World Health Organization and OECD.

Cacace M, Geraedts M, Berger E (2019). Public reporting as a quality strategy. In: Busse R, Klazinga N, Panteli D, Quentin W (eds.). Improving Quality of Care in Europe: A systematic overview of quality strategies. Copenhagen: World Health Organization and OECD, pp. 331–355.

Destatis (2020). Sonderauswertung DRG Statistik. Datenjahr 2016.

DKG – Deutsche Krebsgesellschaft (2016). Jahresbericht 2016 der zertifizierten Onkologischen Zentren; www.krebsgesellschaft.de/jahresberichte.html (letzter Zugriff: 15.4.2020).

DKG – Deutsche Krebsgesellschaft (2019). Jahresbericht 2019 der zertifizierten Onkologischen Zentren; www.krebsgesellschaft.de/jahresberichte.html (letzter Zugriff: 15.4.2020).

DKI – Deutsches Krankenhausinstitut (2019). Krankenhaus Barometer. Düsseldorf; www.dki.de/sites/default/files/2019-12/2019_Bericht %20KH %20Barometer_final.pdf (letzter Zugriff: 15.4.2020).

G-BA – Gemeinsamer Bundesausschuss (2016). Tragende Gründe zum Beschluss des Gemeinsamen Bundesausschusses über die Erstfassung der Regelungen für die Vereinbarung von Sicherstellungszuschlägen gemäß § 136c Absatz 3 SGB V; www.g-ba.de/downloads/40-268-4082/2016-11-24_SiZu-R_Sicherstellungszuschlaege_Erstfassung_TrG.pdf (letzter Zugriff: 15.4.2020).
IGES (2019). Zukunftsfähige Krankenhausversorgung. Simulation und Analyse einer Neustrukturierung der Krankenhausversorgung am Beispiel einer Versorgungsregion in Nordrhein-Westfalen. Ergebnisbericht für die Bertelsmann Stiftung. Berlin.
IQWiG – Institut für Qualität und Wirtschaftlichkeit im Gesundheitswesen (2019). Zusammenhang Leistungsmenge und Qualität beim Lungenkarzinom. Rapid Report. V18 – 03 Version 1.0 (IQWiG-Berichte, 824); www.iqwig.de/de/projekte-ergebnisse/projekte/versorgung/v18-03-zusammenhang-zwischen-leistungsmenge-und-qualitaet-des-behandlungsergebnisses-bei-lungenkarzinom-rapid-report.10698.html (letzter Zugriff: 15.4.2020).
IQWiG – Institut für Qualität und Wirtschaftlichkeit im Gesundheitswesen (2020). Zusammenhang zwischen Leistungsmenge und Qualität des Behandlungsergebnisses bei chirurgischen Behandlungen des Brustkrebses – Rapid Report. V18 – 05 Version 1.0 (IQWiG-Berichte, 869); www.iqwig.de/de/projekte-ergebnisse/projekte/versorgung/v18-05-zusammenhang-zwischen-leistungsmenge-und-qualitaet-des-behandlungsergebnisses-bei-chirurgischen-behandlungen-des-brustkrebses-rapid-report.11730.html (letzter Zugriff: 15.4.2020).
IHME – Institute for Health Metrics and Evaluation (2019). GBD Compare Data Visualization. IHME, University of Washington. Seattle, WA; http://vizhub.healthdata.org/gbd-compare (letzter Zugriff: 15.4.2020).
Janssen D, Augurzky B (Hrsg.) (2018). Krankenhauslandschaft in Deutschland. Zukunftsperspektiven – Entwicklungstendenzen – Handlungsstrategien. Stuttgart: Kohlhammer.
Klauber J, Geraedts M, Friedrich J, Wasem J (Hrsg.) (2015). Krankenhaus-Report 2015. Stuttgart: Schattauer.
Lewers D, Geraedts M (2015). Erreichbarkeit von Organkrebszentren: Existiert bereits ein flächendeckendes Angebot in Deutschland? Gesundheitswesen 77: 24 – 30.
Nimptsch U, Mansky T (2017). Hospital volume and mortality for 25 types of inpatient treatment in German hospitals: observational study using complete national data from 2009 to 2014. BMJ open 7(9).
OECD (2019). Health at a Glance. OECD Indicators. Paris: OECD Publishing; www.oecd.org/health/health-systems/health-at-a-glance-19991312.htm (letzter Zugriff: 15.4.2020).
OnkoZert (2019). Erhebungsbogen Brustkrebszentren. Deutsch. Stand 23.8.2019 (Version J1); www.onkozert.de/organ/brust/ (letzter Zugriff: 15.4.2020).
Prognos (2017). Endbericht. Nutzen, Mehraufwand und Finanzierung von Onkologischen Spitzenzentren, Onkologischen Zentren und Organkrebszentren. Berlin / Düsseldorf; www.krebshilfe.de/fileadmin/Downloads/PDFs/Stellungnahmen/Prognos_Endbericht_Deutsche_Krebshilfe.pdf (letzter Zugriff: 15.4.2020).
Sundhedsstyrelsen (2018a). Specialeplan for Plastikkirurgi. 4. Juni 2018; www.sst.dk/-/media/Viden/Specialplaner/Specialeplan-for-plastikkirurgi/Specialevejledning-for-Plastikkirurgi-af-den-4-juni-2018.ashx?la = da&hash = BB2B099694D790F3240F4007F147096D6A593E98 (letzter Zugriff: 15.4.2020).
Sundhedsstyrelsen (2018b). Specialeplan for Thoraxkirurgi. 6. November 2018; www.sst.dk/-/media/Viden/Specialplaner/Specialeplan-for-thoraxkirurgi/Specialevejledning-for-Thorakirurgi-af-den-6_-november-2018.ashx?la = da&hash = 05B5F563B7198102D3052EF2C8268CBE8C810B64 (letzter Zugriff: 15.4.2020).
Sundhedsstyrelsen (2019a). „Monitorering af forløbstider på kræftområdet". Sundhedsstyrelsens kommentarer. Årsopgørelse for 2018; www.sst.dk/-/media/Udgivelser/2019/Sundhedsstyrelsens-kommentarer-til-Monitorering-af-forloebstider-paa-kraeftomraadet-Aarsrapport-2018.ashx?la = da&hash = 467797376D17D1DCAA4A400D6A0236DE642CEBB6 (letzter Zugriff: 15.4.2020).
Sundhedsstyrelsen (2019b). Specialeplan for Kirurgie. 9. maj 2019; www.sst.dk/-/media/Viden/Specialplaner/Specialeplan-for-kirurgi/SST_Specialevejledning_for_Kirurgi-09052019.ashx?la = da&hash = BAFA7BDCF39F642374CA8F991B1390BCC08EBA5A, (letzter Zugriff: 15.4.2020).
Sundhedsstyrelsen (2020a). Kraeftpakker; www.sst.dk/da/viden/kraeft/kraeftpakker (letzter Zugriff: 15.4.2020).
Sundhedsstyrelsen (2020b). Kræftplaner; www.sst.dk/da/viden/kraeft/kraeftplaner (letzter Zugriff: 15.4.2020).
SVR – Sachverständigenrat zur Begutachtung der Entwicklung im Gesundheitswesen (2014). Bedarfsgerechte Versorgung – Perspektiven für ländliche Regionen und ausgewählte Leistungsbereiche. Gutachten 2014. Bonn / Berlin.
Wesselmann S, Mostert C, Bruns J (2015). Onkologische Behandlung – Qualitätsorientierte Versorgungsreform zügig umsetzen. In: Klauber J, Geraedts M, Friedrich J, Wasem J (Hrsg.). Krankenhaus-Report 2015. Stuttgart: Schattauer, S. 139 – 158.
Zentrum für Krebsregisterdaten und Gesellschaft der epidemiologischen Krebsregister in Deutschland e.V. (2019). Krebs in Deutschland für 2015 / 2016. 12. A. Berlin: Robert Koch-Institut; www.krebsdaten.de/Krebs/DE/Content/Publikationen/Krebs_in_Deutschland/kid_2019/krebs_in_deutschland_2019.pdf?__blob = publicationFile (letzter Zugriff 15.4.2020).

KAPITEL

2

Raimund Schmid

Zu viele unkoordinierte Medikamentencocktails im Alter: Wie kann die Arzneiflut eingedämmt werden?

Fallbeispiel

Was ist hier schiefgelaufen?

Hans K. ist 86 Jahre alt und multimorbid. Wie viele der über 80-Jährigen muss er gegen Bluthochdruck, Herzrhythmusstörungen, Diabetes, Inkontinenz sowie Lungenprobleme und Allergien ankämpfen. Hinzu kommen Schmerzen, Schlafstörungen und leichte Depressionen, ebenso nicht ganz untypisch für das recht hohe Alter. Herr K. schluckt allein wegen seines massiv erhöhten Bluthochdrucks drei verschiedene Wirkstoffe, die ihm von drei verschiedenen Ärzten (Haus-, Fach- und Klinikarzt) verordnet worden sind. Dabei wird oft nicht abgeklärt, ob bei Hochdruckpatienten wirklich eine komplexe Mehrfachkombination nötig ist. Medizinisch indiziert sind so viele Präparate gegen ein Leiden nicht, altersgerecht schon gar nicht. Hinzu kommen ein Lipidsenker gegen die erhöhten Cholesterinwerte sowie ein Mittel gegen Herzrhythmusstörungen und zur Blutverdünnung bei Vorhofflimmern.

Ferner wurden ihm gleich drei Schmerzmittel, u. a. Ibuprofen, verordnet, weitere Beruhigungsmittel und Opioide, zudem Schlaf- und Inkontinenzmittel und immer noch ein Mittel gegen die Gicht, die schon lange gar nicht mehr aufgetreten ist; dann noch Medikamente gegen COPD, mit denen viele Patienten nicht zurechtkommen und man daher auch oft nicht weiß, wie viel von dem Wirkstoff tatsächlich in der Lunge ankommt. Und schließlich die Diabetes-Präparate, die für geriatrische Patienten oftmals ein Risiko darstellen und von denen manche im Übermaß zu schwerwiegenden Unterzuckerungen führen können. Viele Diabetes-Tabletten sind zudem auch bei eingeschränkter Nierenleistung kontraindiziert.

Ist die Verabreichung dieses satten Medikamentencocktails wirklich notwendig, oder ist diese Polymedikation für einen multimorbiden Patienten wie Herrn K. nicht kontraproduktiv oder gar gefährlich?

2.1 Stellenwert in der Gesundheitsversorgung

Hans K. ist mit seinen 12 Medikamenten, die er Tag für Tag in einer bestimmten Dosis und Reihenfolge einnehmen muss, längst kein Einzelfall mehr. Und meist ist das – auch bei Herrn K. – noch längst nicht alles: 69 % aller Patienten nehmen zusätzlich und ohne Rücksprache mit ihrem Arzt selbstverordnete und in der Apotheke freiverkäufliche Präparate ein (Cornell 2020a). Bei Hans K. sind das Abführmittel oder Kopfschmerztabletten. Doch ist das wirklich so beunruhigend? Ist es nicht erfreulich, dass wir alle im Schnitt immer älter werden und teilweise sogar auch gesünder älter werden, weil es immer bessere Medikamente gegen Erkrankungen gibt, die wirksam sind und in vielen Fällen das Leben verlängern oder aber zumindest schmerzfreier gestalten können? Und liegen heute nicht ständig verbesserte Richtlinien, Leitlinien und Forschungsstudien vor, die den Einsatz von so vielen Arzneimitteln auf eine verlässliche Basis stellen und damit rechtfertigen können?

2.2 Wo liegt das Problem? Was fehlt?

Nein, lautet hierfür die eindeutige Antwort. Denn viele grundsätzlich anerkannte Behandlungsmuster für einzelne Erkrankungen passen längst nicht auf die Gruppe der älteren und mehrfach erkrankten (multimorbiden) Patienten, die täglich gleich mehrere Arzneien schlucken müssen. Doch warum?

2.2.1 Unkontrollierter Medikamentenmix

Selbst Hausärzte erleben immer wieder Überraschungen, wenn sie alle Arzneien, die ihre Patienten täglich einnehmen müssen, überprüfen. Dann kommt heraus, dass der Patient gar nicht alle Medikamente bräuchte und dass sich manche Präparate sogar gegenseitig ausschließen. Zwar ist jedes einzelne Medikament zum Zeitpunkt der Verordnung zumeist im jeweiligen Moment richtig verordnet worden. Der Medikamentenmix, der mit der Zeit zwangsläufig entsteht, kann aber zur Folge haben, dass es zu unerwünschten Wechselwirkungen kommt, wenn zwei Arzneimittel nicht zueinander passen. Das ist insbesondere dann häufig der Fall, wenn Patienten aus dem Krankenhaus entlassen werden. Von dort erfolgen die medikamentösen Verordnungen nach allen Regeln der ärztlichen Leitlinienkunst, weil jede der Erkrankungen mit einer oder mehreren Medikamenten behandelt werden muss. Klinikärzte veranlassen dies deshalb, um beim Patienten schnell wieder möglichst normale Werte – z. B. beim Blutdruck und beim Zuckerspiegel – zu erreichen und ihn dann möglichst rasch entlassen zu können.

> Diese Überversorgung mit Medikamenten führt dann aber auch nach Darstellung der Deutschen Gesellschaft für Allgemeinmedizin und Familienmedizin (DEGAM) dazu, dass jedes Jahr 6,5 % aller rund 20 Mio. Krankenhauseinweisungen durch unerwünschte Arzneimittelwirkungen bedingt sind. Dass dabei der Anteil alter Menschen besonders hoch ist, liegt auf der Hand.

2.2.2 Zu viele potenziell ungeeignete Arzneimittel

Hinzu kommt, dass viele Arzneien, die geriatrische Patienten täglich schlucken müssen, für diese Gruppe gar nicht geeignet sind, weil sie aufgrund ihres Wirkprinzips altersbedingte Ablaufprozesse im Körper negativ beeinflussen. Im Fachjargon spricht man dann von „potenziell ungeeigneten Medikamenten" (PIM), die bei alten Menschen durchaus häufig eingesetzt werden.

In der vom Lehrbereich Allgemeinmedizin Freiburg initiierten Studie „Potenziell unangemessene Medikamente im Alter" (PUMA, Kossow 2012) stellte sich heraus, dass bei 31 bzw. 44 % aller Patienten in der Studienregion Südbaden ungeeignete Arzneimittel verordnet wurden. Überdurchschnittlich viele PIM-Verordnungen erhielten Patienten mit Hypertonie (57 %), Demenz (55 %) und psychischen Erkrankungen (45 %). Die häufigste Ursache für das Auftreten von PIM war also eindeutig Polypharmazie.

2.2.3 Negative Folgen der Rabattverträge

Erschwerend kommt hinzu, dass durch die zunehmende Verbreitung von Rabattverträgen eine verlässliche und kontinuierliche Medikation gerade multimorbider Patienten noch weiter erschwert wird. Mit Rabattverträgen werden Apotheker dazu verpflichtet, bei wirkstoffgleichen Präparaten das Arzneimittel abzugeben, für das mit der jeweiligen Krankenkasse ein Preisnachlass vereinbart wurde. Das Unternehmen räumt dafür seinerseits der Kasse einen nicht unbeträchtlichen Rabatt ein.

Davon profitiert zwar der Kostenträger, nicht aber geriatrische Patienten, die regelmäßig mehrere Arzneien am Tag gleichzeitig einnehmen müssen. Bei der großen Palette ihres Arzneisortiments kommen viele schnell nicht mehr mit, wenn sich ständig die Namen, die Größe, die Form oder die Farbe der Präparate ändern. Hinzu kommen Lieferprobleme: „*18 Millionen mal konnten Apotheker 2019 ein rabattvertragsgeregeltes Medikament wegen Lieferproblemen nicht abgeben und mussten stattdessen auf eine Produktalternative ausweichen*" (Ärzte Zeitung 2020a).

Der wiederholte Wechsel von Arzneimitteln führt so zu Einnahmefehlern oder mitunter auch dazu, dass Medikamente gar nicht mehr genommen werden.

Darunter leidet auch die Therapietreue, im Fachjargon Compliance oder Adhärenz genannt. Denn wer gibt schon gerne freiwillig etwas auf, das sich lange bewährt hat? Und selbst der Arzt weiß oftmals nicht, welches rabattierte Präparat derzeit gerade vom Apotheker abgegeben werden muss. Das erschwert die Transparenz der Arzneimittelgaben, worunter alle Beteiligten leiden.

2.3 Was muss sich ändern? Was brauchen wir?

2.3.1 Bewusstseinsänderung überfällig

Zunächst einmal muss sich die Einstellung bei der medikamentösen Behandlung multimorbider Patienten ändern. Auf eine exakte leitliniengerechte Verordnung kommt es im hohen Alter in erster Linie nicht mehr so sehr an. Bei alten Menschen müssen Blutzucker oder Blutdruck nicht mehr den Idealwerten entsprechen und medikamentös entsprechend beeinflusst werden. Viel wichtiger ist es, dass alte und mehrfach kranke Patienten ihre Mobilität erhalten, gut schlafen können, schmerzfrei sind und so viele Funktionen abrufen können, damit sie im Alltag eine möglichst hohe Lebensqualität erreichen und erhalten. Weniger an Arzneien ist da mitunter sehr viel mehr.

Doch auch beim Patienten selbst ist ein Lernprozess erforderlich: Nicht jedes Gebrechen im Alter macht die Verordnung eines neuen Medikaments erforderlich. Oft kommen Patienten aber mit genau dieser Erwartungshaltung zum Arzt.

2.3.2 Gute Listen und Leitlinien

Ansätze zur Lösung oder zumindest zur Reduzierung von Polypharmazie gibt es durchaus. So existiert etwa eine – bis zum Jahr 2020 allerdings noch nicht aktualisierte – Hausärztliche Leitlinie Multimedikation (DEGAM 2014), in der Empfehlungen zum Umgang mit Multimedikation bei Erwachsenen und geriatrischen Patienten gegeben werden.

Zudem können Mediziner auf immer mehr altersgerechte Arzneilisten zurückgreifen, die sie bei der Auswahl des richtigen Medikaments für ältere Patienten unterstützen; ein Beispiel ist die sogenannte **Priscus-Liste**, in der 83 Arzneistoffe aufgelistet werden, die alten und multimorbid erkrankten Menschen möglichst nicht verabreicht werden sollten (Priscus-Liste 2018). Für Hausärzte sind das Orientierungshilfen, auch wenn jeder einzelne Fall sich wieder anders darstellt.

2.3.3 Bessere Blister und Beipackzettel

Und auch die Verblisterungen, in denen Medikamente nach Tag und Einnahmezeitpunkten getrennt in kleinen Boxen sortiert sind, sind für geriatrische Patienten oft ungeeignet.

Viele Blister sind zu fest eingeschweißt, schwierig aus den Döschen herauszunehmen oder – in Form von Tropfen – kaum richtig zu dosieren, weil alten Menschen häufig die Kraft und Feinmotorik hierfür fehlen.

Hier besteht also immenser Handlungsbedarf. Viel ändern müsste sich auch bei den Beipackzetteln. Mit der Packungsbeilage kommen gerade ältere Menschen nach wie vor ganz und gar nicht zurecht: unverständliche Sprache, viel zu fachspezifische Informationen und eine deutlich zu kleine Schrift (➤ Abb. 2.1). Kein Wunder, dass nur 20 % der Patienten den Beitragszettel als Informationsquelle nutzen (Cornell 2020). Hinzu kommen ein völlig unhandliches Format und eine Schriftgröße, die für Senioren vollkommen ungeeignet ist. Wem ist es schon einmal vollends gelungen, den Beipackzettel wieder so passend in die Medikamentenschachtel zu falten, wie er zuvor entnommen wurde? 87 % der Versicherten wünschen sich, dass Beipackzettel zusammen mit Patienten entwickelt werden (Cornell 2020). In der AG Beipackzettel hat eine Gruppe engagierter Experten und Patienten diesen Wunsch aufgegriffen und es tatsächlich geschafft, eine Reihe von Beipackzetteln in so verständlicher Form

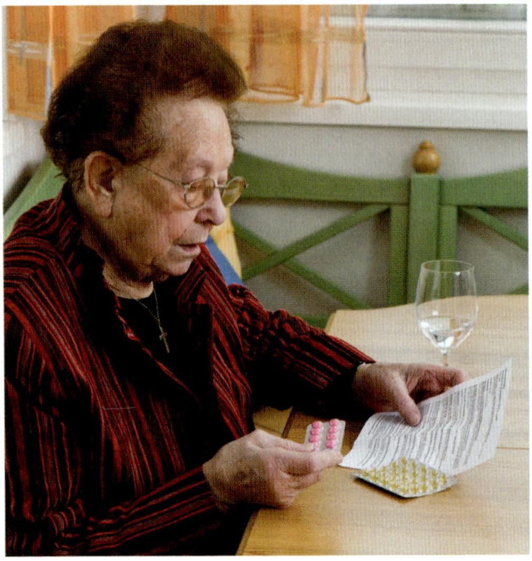

Abb. 2.1 Seniorengerecht gestaltete Verpackungen und Beipackzettel tun not [J787–028]

aufzubereiten, dass diese (auch von älteren Menschen) besser verstanden werden können.

2.4 Wer ist in der Pflicht?

2.4.1 Die Politik ... mit dem elektronischen Medikationsplan

Viel zu zaghaft haben bislang auch die Regierungen gehandelt. Erst seit Oktober 2016 haben Patienten, die regelmäßig mindestens drei Medikamente einnehmen, einen Anspruch auf einen bundeseinheitlichen Medikationsplan. Lange Zeit gab es diesen jedoch nur auf Papier. Um die Probleme mit einem – heute in keiner Weise mehr zeitgemäßen – Medikationsplan in Papierformat zu beheben, haben seitdem sämtliche Beteiligte auf den elektronischen Medikationsplan (E-Medikationsplan, eMP) hingearbeitet. Dieser Prozess hat sich aber – nach jahrelanger Diskussion über die technische Ausgestaltung und gesicherte datenschutzrechtliche Regelungen – immer wieder verzögert.

Ziel des eMP in elektronischer und digitalisierter Form, auf den es seit 2019 ein Anrecht gibt, ist es, Ärzte, Zahnärzte, Psychotherapeuten und Apotheker stets umfassend über die medikamentöse Behandlung sowie alle notwendigen Angaben zu den Medikamenten, die ein Patient einnimmt, zu informieren. Dabei sollen insbesondere auch mögliche unerwünschte Wechselwirkungen der Arzneimittel besser offenkundig werden.

Der eMP ist nach Darstellung der gematik (2019) besonders dann sinnvoll, wenn

- neue Arzneimittel zu den bisherigen Präparaten hinzukommen,
- in der Apotheke rezeptfreie Arzneimittel gekauft werden (Selbstmedikation),
- Einnahmezeitpunkt oder Dosis eines Arzneimittels sich ändern oder ein Medikament ausgesetzt wird,
- die Einnahme mehrerer Arzneimittel etwa wegen Allergien abgewogen werden muss oder Nebenwirkungen auftreten,
- in der Vergangenheit eingenommene Arzneimittel (Bluthochdruckmittel bei früherer Hypertonie) bedeutend sind, die für die Beurteilung des aktuellen Bedarfs relevant sind.

Nur Ärzte, Zahnärzte, Psychotherapeuten, Apotheker und deren Mitarbeiter dürfen den eMP lesen. Die Daten können dann auch direkt auf der Gesundheitskarte gespeichert werden. Dafür ist aber jeweils ausdrücklich das Einverständnis des Patienten nötig. Ansonsten bleiben die Informationen allein dem Patienten vorbehalten.

Aber erst Anfang 2020 ist der Startschuss für die ersten Testläufe zum eMP gefallen; der bundesweite Rollout kann erst ab 2021 so richtig beginnen. Diese Medikationsdaten sollen dann darüber hinaus ab 2021 in die elektronische Patientenakte – (ePA) aufgenommen werden dürfen, die 2021 von den gesetzlichen Krankenkassen ihren Versicherten angeboten werden muss. Damit – so die Hoffnung – können Ärzte künftig ihre Patienten medikamentös weit besser als bislang einstellen, überflüssige Arzneien eher absetzen und unerwünschte Wechselwirkungen früher erkennen.

2.4.2 Die Forschung ... mit innovativen Pilotprojekten

Wissenschaftler wollen künftig ein Polymedikations-Alarm-Tool für die Praxis entwickeln, um künftig früher arzneimittelbezogene Probleme bei Patienten mit Polymedikation und Multimorbidität erkennen und eindämmen zu können. In dem Projekt 2POLypharmazie, Arzneimittelwechselwirkungen und Risiken (POLAR_MI) wollen dies insgesamt 21 Einrichtungen, darunter 13 Universitätskliniken (unter Federführung der Universitäten Leipzig und Jena), gemeinsam erforschen.

Im Rahmen des vom Bundesministerium für Bildung und Forschung (BMBF) geförderten Forschungsprojekts sollen Daten aus 13 Universitätskliniken über verordnete Medikationsprofile polymorbider Patienten und über Arzneimittelrisiken zusammengeführt und ausgewertet werden. Daraus sollen dann innovative Algorithmen zur Klassifizierung von Hochrisikopatienten und Arzneimitteln entwickelt werden. Diese sollen dann am Ende so weit heruntergebrochen werden, dass dem niedergelassenen Arzt langfristig ein elektronisch gestütztes „Alert Tool" zur medikamentösen Behandlung multimorbider Patienten zur Verfügung steht (Ärzte Zeitung online 2020b).

Dies strebt auch das Universitätsklinikum Frankfurt am Main an, wo Professor Marjan van den Akker Ende 2019 offiziell das Ruder für die neue Stiftungsprofessur für Multimedikation und Versorgungsforschung übernommen hat. Hier soll insbesondere mit Hilfe digitaler Entscheidungshilfen, Big Data und verstärktem interdisziplinärem Austausch erforscht werden, wie multimorbide Patienten in Klinik und Praxis künftig besser mit Medikamenten versorgt werden können.

2.5 Gibt es Vorbilder oder modellhafte Versorgungsansätze?

2.5.1 Pharmakologische Konsile in Krankenhäusern

Bis solche längst überfälligen Forschungsergebnisse weithin anwendbar sind, wird noch eine Zeitlang dauern. Dennoch gibt es auch heute schon, wenngleich noch viel zu selten, innovative Ansätze, z. B. das Medikamentenmanagement in der Akutgeriatrie des Klinikums Aschaffenburg-Alzenau mit dem Projekt Arzneimitteltherapiesicherheit. Konkret erfasst dabei eine versierte und erfahrene Krankenhausapothekerin im Rahmen des sogenannten „Pharmakologischen Konsils" systematisch, welche Arzneimittel die in der Akutgeriatrie versorgten Patienten einnehmen und ob diese zueinander passen oder nicht. Ist dies nicht der Fall, greift die Pharmazeutin ein und spricht Empfehlungen zur Änderung der weiterhin von den Ärzten zu verantwortenden Medikation aus. Dies ist bei jedem vierten Patienten in der Geriatrie der Fall, bei Patienten mit Nierenproblemen sogar bei jedem dritten. Besonders achtet die Krankenhausapothekerin auch auf die Wechselwirkungen zwischen den Wirkstoffen. Die können z. B. auftreten, weil bei der Verabreichung von Lipidsenkern die Gefahr von Nebenwirkungen durch die gleichzeitige Gabe bestimmter Wirkstoffe gegen Bluthochdruck erhöht wird. Hier ist dann eine Dosissenkung des Lipidsenkers notwendig. Käme dann im Falle eines akuten Atemwegsinfekts eine bestimmte Sorte Antibiotikum hinzu, müsste die Gabe des Lipidsenkers sogar vollkommen ausgesetzt werden, um eine starke Anreicherung in der Leber zu vermeiden. Im klinischen Alltag einer geriatrischen Abteilung werden solche Zusammenhänge oft nicht offenkundig, wenn nicht eine verantwortliche Fachkraft mit Argusaugen darüber wacht. Das sollte aber eigentlich weit über die Geriatrie hinaus längst zum Standard in allen Abteilungen von Krankenhäusern gehören, in denen primär ältere Patienten versorgt werden.

Noch zu einem sehr viel früheren Zeitpunkt – gleich bei der stationären Aufnahme im Krankenhaus – setzt das Leuchtturmprojekt „Pharmazeutische Aufnahme" im St. Franziskus Hospital in Münster an. Um die Arzneimitteltherapie gerade von multimorbiden Patienten gleich zu optimieren, erfasst ein Krankenhausapotheker direkt und systematisch alle Arzneimittel, die der Patient zum Zeitpunkt der Aufnahme einnimmt. Zudem wird besprochen, ob und wie die Medikation eingenommen werden muss, welche Neben- und Wechselwirkungen mit einer angepassten Medikation vermieden werden können und ob die Verordnungen während des stationären Aufenthalts aktuell angepasst werden müssen. Auch hier kommt das häufig ungenutzte Know-how des Apothekers zur Entlastung der Ärzte und zum Nutzen des Patienten voll zur Geltung. Die Versorgungsqualität der Arzneivergabe steigt, und die Kosten können auf Dauer durch reduzierte und verträglichere Arzneimittelkombinationen – trotz der zusätzlichen Aufwendungen für den Krankenhausapotheker – auf Dauer gesenkt werden.

2.5.2 Koordiniertes Medikationsmanagement

Ein übergreifender vielversprechender Modellansatz läuft seit dem 1.4.2014 in Thüringen und Sachsen. Dort haben der Sächsische und der Thüringer Apothekerverband, die Kassenärztlichen Vereinigungen in Sachsen und Thüringen und die AOK PLUS gemeinsam die Arzneimittelinitiative Sachsen-Thüringen (ARMIN) gestartet. Sie umfasst für Versicherte, die fünf oder mehr Medikamente dauerhaft einnehmen, insgesamt drei Module: die Wirkstoffverordnung, den Medikationskatalog und das Medikationsmanagement.

Welche Erfahrungen sind hier bislang insbesondere mit dem Medikationsmanagement, dem Medikationsanalysen dieser multimorbiden Patienten zugrunde liegen, gesammelt worden? Auch wenn noch keine abschließenden Evaluationsergebnisse zum Zeitpunkt des Redaktionsschlusses dieses Buches vorlagen, steht jetzt schon fest, dass die am Modellversuch teilnehmenden Ärzte und Apotheker gemeinsam die Gesamtmedikation sowie vor allem die passgenaue Einnahme weit besser steuern und auch unerwünschte Wechselwirkungen reduzieren konnten, als dies in der Vergangenheit der Fall war. Zudem konnten mitunter auch unerwünschte, ungeeignete und überflüssige Arzneimittel abgesetzt werden, allerdings nicht so häufig wie anfangs angenommen. So verwundert es nicht, dass das Projekt ARMIN mit dem ersten vom „House of Pharma & Healthcare" und „ZEIT Doctor" vergebenen Deutschen Patientenpreis 2018 ausgezeichnet wurde. Die Begründung der Jury war einleuchtend: „ARMIN verbessert die Orientierung für Patienten und kann sie ermächtigen, in der Therapie zum eigenverantwortlichen Akteur zu werden."

2.5.3 Weitere innovative Modellansätze

In einem weiteren Modellvorhaben im Landkreis Oberspreewald-Lausitz geht man sogar noch einen Schritt weiter. Zum gemeinsamen Duo um Arzt und Apotheker wird dort zusätzlich noch eine **Agnes-Zwei-Fachkraft** hinzugezogen. Dabei handelt es sich um eine besonders ausgebildete und auch bei der Medikation geschulte Medizinische Fachangestellte (MFA). Die Kassenärztliche Vereinigung Brandenburg, die AOK Nordost und die Barmer GEK haben über die Arbeitsgemeinschaft „Innovative Gesundheitsversorgung in Brandenburg" (IGIB) dieses Pilotprojet Polypharmazie für Versicherte, die mindestens fünf verschiedene Arzneien einnehmen müssen, auf den Weg gebracht. Die Agnes-Zwei-Fachkraft erfasst dort zunächst in der Häuslichkeit der Versicherten alle Medikamente. Die fertige Liste mitsamt den Einnahmegewohnheiten der Patienten wird dann dem teilnehmenden Apotheker übergeben, der die Liste auf Neben- und Wechselwirkungen hin prüft. Bei Unstimmigkeiten kann der behandelnde Arzt die notwendigen Änderungen bei der Medikation vornehmen. Das Positive dabei: Arzt und Apotheker werden zeitlich entlastet, die Patienten medikamentös optimal eingestellt, und alle Beteiligten sind gleichberechtigte Partner im Medikationsprozess.

Speziell auf Menschen mit geistiger Behinderung zielt das Projekt **„Medikamentenmanagement und Gesundheitsvorsorge für Patienten mit geistiger Behinderung" (MGMB)** ab. Diese Menschen, die sehr häufig täglich viele Arzneien einnehmen müssen, sind oft nicht oder nur bedingt in der Lage, dies ohne Hilfe zu bewältigen und Dosierung, Wirkungsweise sowie Neben- und Wechselwirkungen einzuschätzen. Dieser Problematik wird mit einem aufsuchenden Beratungsangebot zu begegnen versucht. Speziell geschulte Pflegekräfte suchen die betreffenden Patienten zu Hause auf, um Schwachstellen der medikamentösen Versorgung aufzudecken und über die betreuenden Ärzte und zuliefernden Apotheken abzustellen. Wenn auch hier noch abschließende Ergebnisse ausstehen, kann jetzt schon bilanziert werden, dass das von Hochschulen und Instituten getragene Projekt bezogen auf die Projektziele sehr positive und zufriedenstellende Ergebnisse hervorgebracht hat (Boettcher et al. 2020).

2.5.4 Überführung erfolgreicher Modelle in die Regelversorgung

Natürlich muss es das Ziel sein, die hier beschriebenen und viele weitere ermutigende Modellprojekte allmählich in die Regelversorgung zu integrieren. Doch wie realistisch ist das?

Im Fall von ARMIN etwa könnten nach Ende der Modelllaufzeit Ende März 2022 zunächst alle gesetzlich Versicherten in der Projektregion und ggf. später auch bundesweit von den Vorteilen des Modellvorhabens profitieren. Bis dahin ist es noch ein sehr weiter Weg, doch ein vielversprechender Anfang ist zumindest gemacht.

Nach den äußerst positiven Erfahrungen mit dem Pharmakologischen Konsil in Aschaffenburg und der Pharmazeutischen Aufnahme in Münster wäre es dringend geboten, auch diese Angebote auf weit mehr Patienten in einem Krankenhaus und zudem auf deutlich mehr Kliniken bundesweit auszuweiten.

Dieser Prozess findet auch schon statt – aber immer noch zu punktuell und viel zu zögerlich. Dabei würden von solchen Modellen auch die Kostenträger profitieren, weil mit der Reduzierung oder zumindest einer besseren Ausgewogenheit der Medikamentengabe auf Dauer nicht nur die Effektivität der Medikamentenversorgung gesteigert werden könnte, sondern sich auch die Ausgaben für Medikamente und nebenwirkungsbedingte Krankenhauseinweisungen eindämmen ließen. Es bleibt allerdings abzuwarten, ob solche intelligenten Modellansätze nicht wieder von Datenschützern kassiert oder von einem Teil der Beteiligten, die weiterhin lieber ihren eigenen (Medikamenten-) Cocktail mixen wollen, boykottiert werden.

Angesichts der demografischen Entwicklung dürfte die Zahl der Patienten, die immer mehr Medikamente schlucken müssen, künftig wohl immer weiter steigen, wenn hier nicht entschieden gegengesteuert wird. Um jedoch besser gegensteuern zu können, muss jetzt auf der Basis der durchaus vielversprechenden Modellversuche ein strukturiertes Konzept gefunden und konsentiert werden, das sinnvollerweise rasch in die Regelversorgung übergeführt wird und damit allen Patienten zugute kommen kann. Hans K. sollte uns hier ein warnendes Beispiel sein!

Fallbeispiel

So müsste es laufen

Für Hans K. wäre es ein Segen gewesen, wenn er auf irgendeiner Wegstrecke seiner medikamentös ausgerichteten Krankengeschichte im Alter an irgendeiner Stelle (Krankenhaus, Hausarzt oder während einer Reha) einmal einen pharmakologischen Check hätte durchlaufen oder sogar an einem Modellprojekt hätte teilnehmen können, in dem versucht wird, die Arzneimittel zu reduzieren oder zumindest besser aufeinander abzustimmen. Denn dann hätte er wahrscheinlich auf einige Medikamente verzichten können, die er nach Durchforsten seines Arzneimittelpotpourris eigentlich gar nicht mehr benötigte. Von den drei Medikamenten gegen seinen Bluthochdruck wäre möglicherweise nur eines übrig geblieben. Auch die Zahl der Schmerzmittel hätte von drei auf zwei reduziert werden können. Das Präparat zur Bekämpfung der Gicht konnte sowieso ruhigen Gewissens gestrichen werden, da die Gicht schon seit Jahren nicht mehr aufgetreten war, er die Arznei aber immer noch einnahm.

So hätte sich die Zahl seiner Medikamente schon einmal problemlos von 12 auf 8 reduzieren lassen, unter Berücksichtigung von Wechsel- und Nebenwirkungen der einzelnen Präparate vielleicht sogar auf 6. Ja, das gesamte Medikamentenpotpourri war für Hans K. kontraproduktiv und gefährlich.

LITERATUR

Ärzte Zeitung (2020a). Rabattarznei: Häufiger „abweichende Abgabe". Ärzte Zeitung vom 13.3.2020, Nr. 20, S. 19.

Ärzte Zeitung online (2020b). Polymedikations-Alarmfunktion für die Praxis. www.aerztezeitung.de/Wirtschaft/Polymedikations-Alarmfunktion-fuer-die-Praxis-407802.html (letzter Zugriff: 19.3.2020).

Boettcher A, Barre K, Schüßler N, Weber P (2020). Gesundheitliche Teilhabe oder medikalisierte Lebenswelt. Dr. med Mabuse 244: 42–44.

Cornell S (2020). Die Crux mit der Dosierung – die Klippen der Compliance. Ärzte Zeitung vom 18.3.2020; Nr. 21, S. 20.

DEGAM – Deutsche Gesellschaft für Allgemeinmedizin und Familienmedizin (Hrsg.) (2014). Hausärztliche Leitlinie Multimedikation, Leitliniengruppe Hessen; www.awmf.org/uploads/tx_szleitlinien/053-043l_S2e_Multimedikation_2014-05-abgelaufen.pdf (letzter Zugriff: 15.4.2020).

gematik (2019). E-Medikationsplan / AMTS-Datenmanagement; www.gematik.de/fileadmin/user_upload/gematik/files/Faktenblaetter/Faktenblatt_E-Medikationsplan_web.pdf (letzter Zugriff: 15.4.2020).

Kossow S (2012). „PUMA – potentiell unangemessene Medikamente im Alter"; https://freidok.uni-freiburg.de/data/8458 (letzter Zugriff: 15.4.2020).

Priscus-Liste (2018); www.gelbeliste.de/arzneimitteltherapiesicherheit/priscus-liste (letzter Zugriff: 15.4.2020).

KAPITEL 3

Silvia Müther und Jana Findorff

Geregelte Transition mit Fallmanagement: Was wir vom Berliner TransitionsProgramm lernen können

Fallbeispiel

Was lief hier schief?

Beispiel eines Patienten mit Typ-1-Diabetes

Mike (20) hat seit seinem 9. Lebensjahr einen Typ-1-Diabetes. Bis zum Alter von 18 Jahren wurde er in einem Diabeteszentrum für Kinder und Jugendliche betreut und hat mit seiner Erkrankung so manche Höhen und Tiefen erlebt. Das regelmäßige Messen und Spritzen fiel ihm zwischenzeitlich sehr schwer, und entsprechend hoch waren in dieser Zeit seine Stoffwechselwerte. Zweimal hatte nur der rasche Kontakt zur 24-Stunden-Rufbereitschaft des Diabetesteams eine akute Stoffwechselentgleisung verhindert. Seitdem Mike volljährig war, achtete er mehr auf seine Erkrankung, und seine Stoffwechsellage war entsprechend stabiler. ½ Jahr nach Ausbildungsbeginn zum Elektriker wechselte er in die Betreuung zu einem Erwachsenendiabetologen, der mit Mikes Einverständnis vorab ausführlich über den Krankheitsverlauf informiert worden war. Der erste Kontakt verlief positiv, und es wurden neue Termine vereinbart.

Nach 2 Jahren rief die Mutter im Diabeteszentrum für Kinder und Jugendliche an und bat für Mike um ein Gutachten für den Führerschein. Auf die erstaunte Frage, warum er das nicht von seinem Diabetologen bekomme, berichtete die Mutter, dass er dort schon lange nicht mehr hingehe. Es habe wegen versäumter Termine eine Auseinandersetzung mit der Medizinischen Fachangestellten gegeben. Seitdem hole sich Mike das Insulin beim „Hausarzt um die Ecke". Seine Werte seien wieder deutlich schlechter geworden, und er rauche etwa eine Packung Zigaretten am Tag. Seine Ausbildung habe er abgebrochen, da es zu unentschuldigten Fehlzeiten gekommen sei. Aktuell sei er auf der Suche nach einem neuen Ausbildungsplatz.

Wäre das Herausfallen aus der spezialisierten Versorgung vermeidbar gewesen?

3.1 Zustandsbeschreibung: Defizite bei der Transition in Deutschland

Gesundheitspolitisch steht das Thema der Transition (Übergang von chronisch kranken Jugendlichen in die Erwachsenenmedizin) sowohl in Deutschland als auch international auf der Agenda. Vorreiter waren die USA mit dem Projekt „Healthy People 2010". Dieses hatte sich zum Ziel gesetzt, für alle Jugendlichen mit speziellen Versorgungsbedürfnissen bis 2010 einen adäquaten Übergang in eine spezialisierte medizinische Betreuung zu gewährleisten. Inzwischen wurden Nachfolgeprojekte (Healthy People 2020, Healthy People 2030) mit der Forderung aufgelegt, den Anteil der Jugendlichen mit besonderem Bedarf an Gesundheitsversorgung, die mit ihrem behandelnden Arzt gezielt die Transition planen, zu erhöhen (CDC 2020).

Die Relevanz der Transitionsproblematik wird inzwischen auch in Deutschland nicht nur anerkannt, sondern als vordringlich zu lösende Aufgabe im Rahmen der Weiterentwicklung der medizinischen Versorgung hervorgehoben. So hat der Sachverständigenrat zur Begutachtung der Entwicklung im

Gesundheitswesen in seinem Sondergutachten bereits 2009 der Transition ein eigenes Kapitel gewidmet. In seinen Empfehlungen werden explizit die verstärkte Förderung von Modellversuchen zur Transition und die Aufnahme der multidisziplinären Versorgung von Jugendlichen in der Transitionsphase in den Katalog hochspezialisierter Leistungen gefordert. Doch das ist lange her. Da stellt sich die Frage, was ist seitdem passiert?

Nach dem Kinder- und Jugendgesundheitssurvey (KiGGS) leben 38,7 % der Kinder und Jugendlichen in Deutschland mit einer chronischen Gesundheitsstörung. 13,7 % aller Kinder haben einen besonderen zusätzlichen Bedarf an Gesundheitsversorgung und Gesundheitsförderung – in der Altersgruppe der 14- bis 17-Jährigen sind es 15,8 % (Scheidt-Nave et al. 2007). Dieser Bedarf kann aufgrund relativ häufiger chronischer Krankheiten wie dem Typ-1-Diabetes oder Erkrankungen des rheumatischen Formenkreises bestehen, aber auch aufgrund von Behinderungen, angeborenen Fehlbildungen oder sehr seltenen Stoffwechselstörungen.

Je nach Vereinbarung mit den Kostenträgern endet die kinder- und jugendmedizinische Betreuung in Deutschland zwischen dem 18. und 21. Lebensjahr. Der Übergang vom kinder- und jugendmedizinischen Betreuungsteam („Transition") in die Versorgung der Erwachsenenmedizin stellt nach allgemeiner Erfahrung eine kritische Phase dar, die sorgfältig geplant und gestaltet werden muss, um das in der kinder- und jugendmedizinischen Betreuung Erreichte nicht zu gefährden. Vielen Jugendlichen gelingt jedoch kein kontinuierlicher Übergang in die erwachsenenmedizinische Versorgung und die notwendige Entwicklung von Eigeninitiative und -verantwortung. Sie verlieren so für kürzere oder längere Zeit den Kontakt zur notwendigen Spezialbetreuung und stellen sich in den fachlich qualifizierten Einrichtungen der Erwachsenenmedizin erst dann wieder vor, wenn – möglicherweise vermeidbare – Komplikationen aufgetreten sind. Die in der Literatur angegebenen Zahlen sprechen von 30 – 40 % der Jugendlichen (Watson 2000). International weitgehend übereinstimmend finden sich ursächlich dafür zum einen die alterstypische Ablehnung der Unterstützung durch die Eltern, zum anderen auch Unsicherheiten im Umgang mit den Abläufen und Anforderungen im Gesundheitssystem sowie die Skepsis gegenüber dem Wechsel vertrauter Betreuungspersonen und -strukturen. Das „Zurechtkommen" in der Erwachsenenwelt erfordert andere Verhaltensweisen und die Fähigkeit und Bereitschaft, sich auf andere Betreuungsstrukturen und -stile einzustellen. Darauf sind viele Jugendliche nicht ausreichend vorbereitet.

> Vielen Jugendlichen gelingt der kontinuierliche Übergang in die erwachsenenmedizinische Versorgung und die notwendige Entwicklung von Eigeninitiative und -verantwortung nicht.

Die Problematik des Übergangs ist besonders ausgeprägt, wenn es sich um Patienten mit einem speziellen, sehr umfangreichen oder in der Erwachsenenmedizin kaum bekannten Versorgungsbedarf handelt. Die Eltern dieser Patienten haben sich oft über die Jahre der Betreuung ihrer schwer kranken Kinder eine besondere Kompetenz im Verständnis der Erkrankung und in der Organisation notwendiger medizinischer Leistungen und psychosozialer Hilfen erworben. Zu dem betreuenden kinder- und jugendmedizinischen Team ist i. d. R. eine fast familiäre Beziehung entstanden. Da mit dem Eintritt dieser Patienten ins Erwachsenenalter eine echte Selbstständigkeit vielfach nicht zu erwarten ist, behalten die Eltern hier also ihre Position als Verantwortliche bei und müssen in der Erwachsenenmedizin erneut verlässliche Ansprechpartner finden, die ausreichend Verständnis, Zeit und fachliche Expertise aufweisen, um die komplexe Betreuung der Patienten zu übernehmen und die „Expertenrolle" der Eltern zu respektieren.

> Jugendlichen mit komplexen Erkrankungen und Behinderungen und einem speziellen, sehr umfangreichen oder in der Erwachsenenmedizin kaum bekannten Versorgungsbedarf gehen in der Transition zur Erwachsenenmedizin am häufigsten „verloren" oder erhalten in der Zeit der Transition besonders häufig eine suboptimale Versorgung.

3.2 Was läuft schief? Wo liegen die Probleme?

Es zahlreiche internationale Untersuchungen zu spezifischen Problemen im Kontext der Transition sowie Empfehlungen zu deren Überwindung, die z. T. in **nationale Aktionspläne** übernommen wurden (Betz 2004; Shaw et al. 2004, 2007). Typische **Barrieren** lassen sich in Bezug auf folgende Aspekte untergliedern (Betz 2004):

- Krankheits- / störungsbedingte, persönliche Faktoren
- Besondere psychosoziale Belastungen und allgemeine Widerstände
- Zugangs zu Versorgung
- Organisation von Transitionsprozess und Verantwortlichkeiten der Qualität ärztlicher Versorgung
- Kommunikative Aspekte
- Gesellschaftliche Barrieren

Grundsätzliche entwicklungspsychologische und kommunikative Aspekte sind in verschiedenen Ländern sicher vergleichbar, **strukturelle Barrieren** sind wegen der teilweise erheblichen Unterschiede der medizinischen Versorgungssysteme aber sicher stärker von nationalen Eigenheiten bestimmt. Hierfür müssen daher jeweils eigene, angepasste Lösungen gefunden werden.

Transitionsbarrieren wurden für Deutschland ab 2008 an den DRK Kliniken Berlin | Westend mithilfe des Berliner TransitionsProgramms (BTP) zunächst für Jugendliche mit Typ-1-Diabetes und Epilepsie untersucht. Entwicklung und Umsetzung des BTP wurden durch die Robert Bosch Stiftung GmbH und die DRK Schwesternschaft Berlin gefördert und unterstützt. Um die spezielle Situation in Deutschland besser beurteilen zu können, wurden in Orientierung an den in der internationalen Literatur identifizierten Themenkomplexen **Fokusgruppendiskussionen** durchgeführt, an denen Fachleute aus verschiedenen Fachgebieten (Pädiatrie, Neurologie, innere Medizin, Allgemeinmedizin, Kinderkrankenpflege, Psychologie, Medizinsoziologie) und gesondert Betroffene (jugendliche Patienten und Eltern) teilnahmen. Die Diskussionsergebnisse und Teile des Diskussionsprozesses werden im Folgenden dargestellt (Findorff et al. 2006). Es konnten die in ➤ Box 3.1 aufgeführten Barrieren identifiziert werden.

Box 3.1

Transitionsbarrieren

Barrieren aufseiten der Betroffenen

- Grundsätzliche Abneigung der Jugendlichen und der Familien gegen einen Wechsel
- Ambivalenz durch noch starke Abhängigkeit von den Eltern vs. Autonomiebestreben
- Starke Bindung an vertraute Betreuer und Institutionen über viele Jahre, somit Sorge vor Wegfall kompetenter Ansprechpartner
- Ablehnung des ungewohnten Betreuungsklimas in der Erwachsenenmedizin (Betz 2004; Findorff et al. 2006)

Barrieren aufseiten der Betreuer

- Hemmungen, die Patienten abzugeben
- Unsicherheit über den adäquaten Zeitpunkt
- Zeitmangel (mangelnde Planung, fehlende interdisziplinäre Absprachen, Probleme beim Kennenlernen neuer Patienten mit oft lang andauerndem, komplexem Krankheitsverlauf)
- Mangel an Spezialisten im Erwachsenenbereich (z. B. bei Patienten mit komplexen neurologischen Störungen)
- Schwieriger Zugang zu weiteren, nichtärztlichen Transitionsressourcen der Erwachsenenmedizin (Betz 2004; Findorff et al. 2006) wie z. B. Fallmanagement, Sozialberatung, psychologische Unterstützung

Strukturbarrieren

- Fehlen einer Transitionstradition in der medizinischen Versorgung außerhalb von lokalen Aktivitäten und Projekten einzelner Arbeitsgruppen und Personen
- Keine definierte Verantwortung für dieses Thema
- Fehlen strukturierter Materialien (Epikrisen, Dokumentationssysteme, Assessments)
- Mangel an personellen Ressourcen
- Keine Sicherung der Nachhaltigkeit durch Planung und Steuerung des Transitionsprozesses im Sinne von Fallmanagement
- Fehlende Finanzierung zusätzlicher Transitionsleistungen wie Transitionsgespräche, gemeinsame Sprechstunde, Fallmanagement Erwachsenenmedizin (Betz 2004; Findorff et al. 2006)

Die Überwindung der Transitionsbarrieren erfordert spezielle Aktivitäten und Programme. Diese gehen über die bereits existierenden Einzelprojekte engagierter Arbeitsgruppen und Einzelpersonen hinaus.

3.3 Was muss sich ändern? Spezialisierte altersübergreifende Versorgungsmodelle

Für einige Erkrankungen sind Strukturen etabliert, die eine altersübergreifende spezialisierte Versorgung ermöglichen:

- **Zentren für Erwachsene mit angeborenen Herzfehlern:** Zentren für Erwachsene mit angeborenen Herzfehlern (EMAH) sind bundesweit in verschiedenen Regionen etabliert; dort werden die Betroffenen altersübergreifend betreut. Eine Voraussetzung hierfür ist eine ärztliche Weiterbildung zum EMAH-Kardiologen. An den deutschen Herzzentren in Berlin und München werden Patienten altersunabhängig in einer Klinik von Kinderkardiologen und Erwachsenenkardiologen betreut. In anderen EMAH-Zentren sind **gemeinsame Sprechstunden** mit Kinder- und Erwachsenenkardiologen etabliert (Reincke und Zepp 2012).
- **Christiane Herzog-CF-Zentrum:** Am Christiane Herzog-CF-Zentrum der Charité – Universitätsmedizin Berlin, Campus Virchow Klinikum, ist für Jugendliche mit **zystischer Fibrose** in enger Kooperation von Pädiatern und Internisten eine Transitionssprechstunde etabliert. Die **multidisziplinäre Betreuung** mit medizinischer Therapie und Diagnostik, Ernährungsberatung, psychologischer Betreuung, Physiotherapie und sozialrechtlicher Beratung findet unter einem Dach statt (Reincke und Zepp 2012).
- **„Endlich Erwachsen“:** Dieses Transferprogramm für nierenkranke und nierentransplantierte Jugendliche wird vom Kuratorium für Dialyse und Nierentransplantation e. V. (KfH) gefördert. Es handelt sich um ein Schulungsprogramm für Patienten, Angehörige und Leistungserbringer und setzt sich aus verschiedenen Komponenten zusammen, darunter medizinische und pharmakologisch-pharmazeutische Informationen, Bewegung / Sport, Ernährung, psychosoziale Begleitung / Stressbewältigung, Schule / Ausbildung / Beruf (Haubitz und Pape 2011).
- **Kompetenznetz Patientenschulung e. V. – ModuS Transitionsschulung:** Zur Vorbereitung der Transition älterer Jugendlicher in die Erwachsenenmedizin wurde ein krankheitsübergreifendes modulares Schulungsprogramm für chronisch kranke Kinder, Jugendliche und deren Familien („ModuS“), ergänzt durch das Transitionsmodul „Erwachsen werden mit ModuS: Fit für den Wechsel“, entwickelt. Es umfasst die Integration in bestehende Schulungsprogramme für Jugendliche, ein separates indikationsübergreifendes Schulungsmodul, ein Schulungsmodul für Eltern („Kinder erwachsen werden lassen“) sowie eine webbasierte Transitionsplattform (Ernst 2018).
- Darüber hinaus gibt es in Deutschland zahlreiche, häufig **indikationsbezogene Einzelinitiativen** und regionale Transitionsmodelle, die z. B. gemeinsame Sprechstunden von Kinder- und Erwachsenenspezialisten, Fachinformation, strukturierten Wissenstransfer oder Schulungsprogramme zum Thema Transition anbieten.

3.4 Strukturierte Versorgungsansätze: Das Berliner TransitionsProgramm

Das Berliner TransitionsProgramm (BTP) ist in Deutschland das erste und bislang einzige **strukturierte Transitionsprogramm,** das sowohl auf verschiedene Indikationen als auch auf verschiedene Regionen und Einrichtungstypen (Krankenhäuser, Ambulanzen, Sozialpädiatrischen Zentren) übertragen werden kann (➤ Abb. 3.1). Es setzt indikations- und regionsübergreifend auf struktureller Ebene an und erfüllt folgende Bedingungen:

- Anwendbarkeit auf unterschiedliche Krankheitsbilder
- Anwendbarkeit in verschiedenen Versorgungsstrukturen
- Anwendbarkeit in verschiedenen Regionen

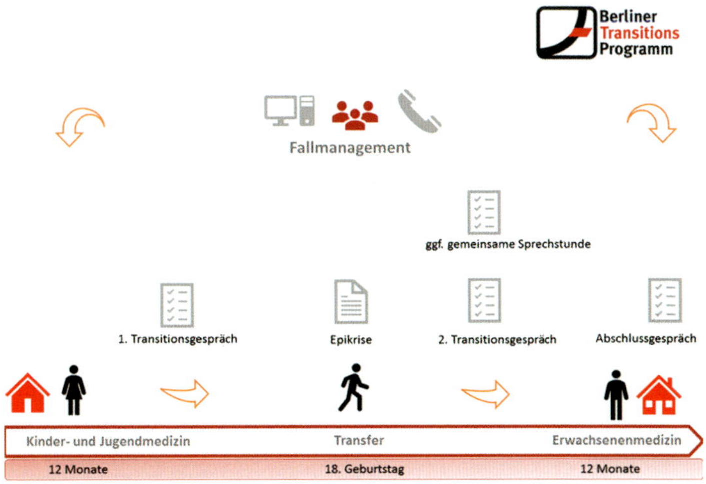

Abb. 3.1 Strukturelemente des BTP [W1122]

- Geregelte Kostenübernahme für spezielle Versorgungsleistungen im Transitionsprozess durch die Krankenkassen

Dafür wurde ein **integrierter Versorgungspfad** als „Fahrplan" über die gesamte Dauer der Transition mit definierten ärztlichen Transitionsleistungen (Transitionsgespräche, gemeinsame Sprechstunde, Fallkonferenzen, Epikrise; ➤ Abb. 3.2) entwickelt sowie mit Informations- und Erhebungsmaterialien unterlegt. Zentrale inhaltliche Themen für die Fragebogen sowie die Informationsbroschüre sind:

- Werde dein eigener Experte: deine Krankheit, deine Behandlung, deine Gesundheit!
- Pubertät, wenn alles in Bewegung kommt: soziale Kompetenzen und Umfeld
- Die Zukunft beginnt heute – Wie willst du leben?
- Der Dschungelführer – dein Weg durch das Gesundheitssystem!
- Transition – Was ist für dich wichtig?

Das Herzstück des Programms ist das **Fallmanagement** (FM), das als Schnittstelle zwischen allen Beteiligten dient. Es …

- … ist außerhalb der behandelnden Zentren angesiedelt.
- … steuert alle Prozesse über die gesamte Zeit der Transition.

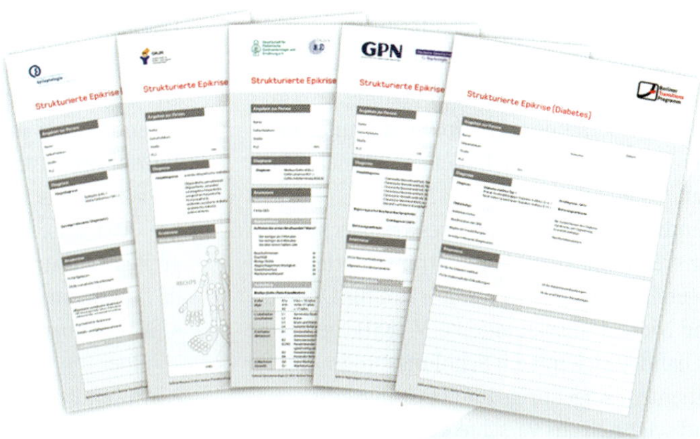

Abb. 3.2 Strukturierte Epikrisen [W1122]

- … regelt die Finanzierung durch die Krankenkassen (Vertragskassen: AOK NO, TK, Barmer, BKK VBU, BKK 24, Pronova BKK; BKK ZF & Partner, Knappschaft, mhplus BKK und bisher 52 Kassen über Einzelfallentscheidungen).
- … regelt die Vergütung der spezifischen Transitionsleistungen für die betreuende Einrichtung / Praxis wie z. B. Transitionsgespräche, Epikrise, Abschlussgespräch.
- … organisiert den Versand der Materialien.

Neben der Transitionsstelle in Berlin gibt es weitere in Darmstadt, Augsburg und Aachen. Sie wurden vom Verein BTP e. V. (www.btp-ev.de) akkreditiert und arbeiten nach dem Konzept des BTP.

3.5 Ausblick

Um die mit der Transition verbundenen Probleme langfristig und erfolgreich zu lösen, bedarf es verschiedener Maßnahmen:

- Frühzeitige Planung und Vorbereitung der Jugendlichen und ihrer Familien auf die Transition
- Etablierung von strukturierten Transitionsprozessen in der Versorgungsstruktur
- Einführung von Sprechzeiten für junge Erwachsene in der Erwachsenenspezialbetreuung
- Etablierung von Workshops / Schulungen für Jugendliche vor dem Transfer
- Begleitung des Transitionsprozesses durch Fallmanagement zur Sicherung der Nachhaltigkeit
- Gestaltung gemeinsamer Weiterbildungen von pädiatrischen Spezialisten und Erwachsenenspezialisten zum Thema Transition und Bedarfe junger Erwachsener
- Enge und auch überregionale Vernetzung von Spezialisten

Fallbeispiel

So müsste es laufen

Das Fallmanagement (FM) fragt im Anschluss an den ersten Termin in der Erwachsenenmedizin bei Mike nach, wie sein erster Eindruck war und ob weitere Termine geplant sind. Nicht selten führen scheinbare Nebensächlichkeiten dazu, dass keine neuen Termine vereinbart werden. Wenn kein unmittelbarer Leidensdruck besteht oder die die notwendigen Medikamente auch über die Hausarztpraxis erhältlich sind, entstehen schnell längere Vorstellungspausen.

Das FM hätte in Mikes Fall mit ihm über seine Erfahrungen gesprochen und ggf. bei der Suche nach einer neuen Praxis unterstützt. Das pädiatrische Behandlungsteam hätte vom FM eine Rückmeldung über den Verlauf erhalten und je nach Einschätzung und Bedarf ein Angebot machen können. Für alle Fragen, die mit dem Wechsel zusammenhängen, könnte sich Mike auch noch bis zu 1 Jahr nach dem Transfer an das FM wenden. In dieser Zeit kann sich ein vertrauensvolles Verhältnis zum behandelnden Team in der Erwachsenenmedizin aufbauen, das eine nachhaltige und stabile Grundlage für den nächsten Lebensabschnitt darstellt.

LITERATUR

Betz CL (2004). Transition of adolescents with special health care needs: review and analysis of the literature. Issues Compr Pediatr Nurs 27: 179–214.

CDC – Centers for Disease Control and Prevention / National Center for Health Statistics (2020). Healthy People; www.cdc.gov/nchs/healthy_people/index.htm (letzter Zugriff 6.2.2020).

Ernst G (2018). Abschlussbericht: ModuS Transition; www.bundesgesundheitsministerium.de/fileadmin/Dateien/5_Publikationen/Gesundheit/Berichte/Abschlussbericht_ModuS_Transition_Endf_2018-05-24.pdf (letzter Zugriff 6.2.2020).

Findorff J, Müther S, von Moers A, Nolting HD, Burger W (2016). Das Berliner TransitionsProgramm. Sektorenübergreifendes Strukturprogramm zur Transition in die Erwachsenenmedizin. Berlin: DE Gruyter.

Haubitz M, Pape L (2011). Mögliche Ansätze für eine gute Transition. Nephrologe 6(1): 44–50.

Reincke M, Zepp F (Hrsg.) (2012). Report Versorgungsforschung. Medizinische Versorgung in der Transition. Bd. 5. Köln: Deutscher Ärzte-Verlag, S. 147–192.

Scheidt-Nave C, Ellert U, Thyen U, Schlaud M (2007). Prävalenz und Charakteristika von Kindern und Jugendlichen mit speziellem Versorgungsbedarf im Kinder- und Jugendgesundheitssurvey (KiGGS) in Deutschland. Bundesgesundheitsbl – Gesundheitsforschung – Gesundheitsschutz 50(5/6): 750–756.

Shaw KL, Southwood TR, McDonagh JE (2004). User perspectives of transitional care for adolescents with juvenile idiopathic arthritis. Rheumatology 43(6): 770–778.

Shaw KL, Southwood TR, McDonagh JE (2007). Development and preliminary validation of the „Mind the Gap" scale to assess satisfaction with transitional health care among adolescents with juvenile idiopathic arthritis. Child Care Health Dev 33(4): 380–388.

Watson AR (2000). Non-compliance and transfer from paediatric to adult transplant unit. Pediatr Nephrol 14: 469–472.

KAPITEL

4

Klaus-Peter Zimmer

Unterversorgung in Kinderkliniken: Wie chronisch kranke Kinder unter mangelhaften Strukturen und Ressourcen leiden

„Ihr sagt, dass ihr eure Kinder über alles liebt. Und trotzdem stehlt ihr ihnen ihre Zukunft, direkt vor ihren Augen.“
Greta Thunberg

Fallbeispiel

Fall A: „Poor Dog" in München

Kürzlich wurde in einer Münchener Zeitschrift, aber auch im überregionalen Fernsehen berichtet: „Weil in Münchener Kliniken kein Platz war: Eltern müssen mit ihrem schwer kranken Baby nach Augsburg“!

Was war passiert? Warum kann ein Kind nicht im nahegelegenen Kinderzentrum versorgt werden, wo es bisher behandelt wurde? Was ist ein „Poor Dog“ im reichen Bayern, im reichen München?

Frieda (1) wurde mit einer Fehlbildung geboren und in den ersten Lebensmonaten in einer Münchener Kinderklinik versorgt. Auch zu Hause in Hohenschäftlarn erfolgt die Ernährung über eine Magensonde, die Lunge erhält Atemunterstützung (HFNC) mit Sauerstoff. Als Frieda sehr hohes Fieber und Atemnot entwickelt, empfiehlt die Kinderärztin die schnellstmögliche stationäre Behandlung. Die Kinderklinik, in der Frieda bisher behandelt wurde, stellt die Notwendigkeit einer intensivmedizinischen Behandlung fest, kann selbst aber kein Bett auf ihrer Intensivstation anbieten. Telefonisch wird in einer anderen städtischen Kinderklinik ein Intensivbett ausfindig gemacht. Da die Wartezeit auf einen Krankentransport angeblich mindestens 3 Stunden beträgt, bringen die Eltern ihre Tochter selbst dorthin. Aber dort wird ihnen auch nur angeboten, das Atemunterstützungsgerät von zu Hause zu holen und damit die Tochter auf einer Normalstation – in Ermangelung von geschultem Pflegepersonal – selbst zu versorgen. Die Suche nach einem Intensivbett in einer anderen Kinderklinik dieser Großstadt bleibt erfolglos. Zwischenzeitlich löst das Kind Reanimationsalarm aus. Nach etlichen Telefonaten findet sich am Ende ein Intensivplatz in Augsburg, wo Frieda in Begleitung einer Notärztin im Krankenwagen schließlich 7,5 Stunden nach initialer Vorstellung in ihrer bisherigen Kinderklinik eintrifft.

Wie ist dieser Fall zu verstehen?

Die Diagnose einer Pneumonie auf dem Boden eines bestehenden Lungenschadens, einer sogenannten bronchopulmonalen Dysplasie, ist durchaus geeignet, bei unzureichender Behandlung die mögliche Rekonvaleszenz der Lunge zu verhindern bzw. die Lunge zusätzlich zu schädigen. Da Frieda an einer chronischen Erkrankung leidet, ist eine optimale Therapie im Sinne der Prävention erforderlich, um möglicherweise irreversible Folgeschäden zu verhindern.

- **Sekundäreffekte:** Das Vertrauen der Eltern, dass Frieda im Notfall eine sichere Versorgung (im bekannten Umfeld mit persönlicher Anbindung) zur Verfügung steht, wird erschüttert. Aber auch das pflegerische und ärztliche Personal wird in seinem beruflichen Grundverständnis „desozialisiert“, weil sie „sehenden Auges“ – trotz vorhandener Intensivbetten bei fehlendem Pflegepersonal – diesem Kind keine Behandlung anbieten können.
- **Betriebswirtschaftliche Hintergründe:** Ohne Beatmung bringt Frieda der Kinderklinik

bis zu einer Behandlungsdauer von 10 Tagen einen Erlös von etwa 2.700 Euro ein; der hohe Pflegeaufwand und die längere Verweildauer aufgrund der Grunderkrankung werden im Abrechnungssystem der Krankenkassen (DRG-System, ➤ Kap. 4.2) nicht adäquat refinanziert. Im gleichen Zeitraum könnte die vorhandene Bettenkapazität mit „Hochpreis"-Fällen zur Budgetverbesserung beitragen. Erst eine Beatmung von Frieda würde ihre DRG aus einem „Poor Dog" in eine „Cash Cow" verwandeln. Der Krankentransport mit Notärztin erzielte einen Erlös von etwa 1.700 Euro. Dem betriebswirtschaftlichen Verständnis dieses Falles stehen ethische, fachliche, rechtliche und versorgungspolitische Bedenken gegenüber.

Fall B: Eine pädiatrische „Odyssee"

Maria (8) wird von ihrer Mutter in der Kinder-Gastro-Sprechstunde einer Universitätskinderklinik vorgestellt. Sie wohnen 70 km entfernt in einer Stadt, die wiederum in der Nähe einer Großstadt mit einer Universitätskinderklinik liegt; insgesamt gibt es im Umkreis von 50 km 10 Kinderkliniken. Die Mutter und ihre ältere Tochter sind schwer an Morbus Crohn erkrankt, weshalb die Eltern nun in großer Sorge sind, dass auch bei Maria erste Anzeichen für diese chronische Erkrankung bestehen. Sie sind sehr verunsichert, weil die konsultierten Spezialisten, die teilweise überregional (Hamburg, Dresden, München, Heidelberg, Mainz u. a.) besucht wurden, sehr unterschiedliche Bewertungen von Marias Beschwerden abgegeben haben. Einige raten, dringend eine Behandlung z. B. mit Immunsuppressiva zu beginnen, andere lehnen jegliche Behandlung (zunächst) ab. Inzwischen gibt es eine Fülle von Befunden, Berichten und Bewertungen, die im Sinne einer ganzheitlichen Beurteilung schwer zu sichten bzw. zu koordinieren sind; insgesamt sind über 15 verschiedene, teils überregionale Ärzte in die Behandlung von Maria eingebunden. Ärzte stellen Verdachtsdiagnosen am Telefon, ohne Maria je untersucht zu haben. Die Mutter versucht, die Informationen zu koordinieren, weil es keine Ab- und Rücksprache unter den Ärzten gibt. Die Ärzte dokumentieren bzw. objektiveren ihre Therapieempfehlungen nicht auf Erfolg oder Nichtansprechen, sie setzen auch schon einmal Medikamente ab, die von anderen mitbehandelnden Experten begonnen wurden. Erschwerend kommt hinzu, dass Maria nicht nur unter Darmsymptomen leidet, sondern auch neurologische, dermatologische und nephrologische Auffälligkeiten bietet, die potenziell Ausdruck der Crohn-Erkrankung sind. Zusätzlich scheint die agile Maria in der Schule und im Sportverein in ihrem Leistungspotenzial beeinträchtigt zu sein.

Den Wunsch der Eltern, Maria umfassend in einem multiprofessionellen interdisziplinären Zentrum behandeln zu lassen, kann keiner der aufgesuchten Kinderärzte erfüllen. Die Mutter beklagt insbesondere die mangelnde Zeit der Ärzte, deren unzureichende Vernetzung, die mangelnde Koordination der Befunde und die fehlende multiprofessionelle Ausstattung der Behandlungszentren. Einige Ärzte lehnen die Behandlung mit der Begründung ab, dass ihnen Zeit und Kapazität für solch komplexe Fälle fehlen. Zu guter Letzt sieht sich die Mutter selbst Vorwürfen ausgesetzt, die von Helikoptereltern über „Doctor Hopping" bis hin zum Münchhausen-Stellvertreter-Syndrom reichen.

Was zeigt dieser Fall?

Die Eltern suchen eine kompetente ambulante Behandlung für ihr Kind, das an einer chronischen Erkrankung leidet. Ihr Wunsch nach einem interdisziplinären Zentrum (mit speziell ausgebildeten und verfügbaren Kinderärzten verschiedener pädiatrischer Fachrichtungen, Pflegekräften, Ernährungsfachkräften, Pädagogen, Ergotherapeuten, Physiotherapeuten, Sozialarbeitern, Psychologen u. a.), in dem die Befunde der komplexen Erkrankung von Maria in gemeinsamen Konferenzen besprochen und bewertet werden, ist berechtigt, aber leider in Deutschland insbesondere für chronisch kranke Kinder nur selten erfüllbar – im Gegenteil: Die Versorgungsstrukturen haben sich aufgrund ökonomischer „Anreize" in unserem Versorgungssystem in den letzten Jahren sogar verschlechtert.

Nicht nur im stationären Bereich (Fall A), sondern auch im ambulanten Bereich (Fall B) ist die bedarfsgerechte Versorgung chronisch kranker Kinder in Deutschland nicht sichergestellt. Die für diese Erkrankungen erforderlichen Behandlungsteams sind weder im niedergelassenen Bereich noch in den Ambulanzen der Kinderkliniken vorhanden. So wurden zwar in einer über 7-jährigen Weiterbildung Experten (Kinder-Rheumatologen, -Gastroenterologen, -Pneumologen, -Endokrinologen …) ausgebildet, aber sie erhalten in den Kinderkliniken weder eine „Ermächtigung" durch die KV (aus deren Budget diese Refinanzierung stammen würde), noch unterstützen die Geschäftsführungen der Kliniken aufgrund schlechter Erlöse und hoher (Personal-)Kosten dieser Erkrankungen solche Spezialambulanzen nach den vorgegebenen Behandlungsstandards.

4.1 Stellenwert der Thematik in der Gesundheitsversorgung

Zwischen 15 und 25 % der deutschen Kinder sind chronisch krank (Greiner et al. 2018), d. h., es gibt etwa 4 Mio. Kinder und Jugendliche in Deutschland mit einer nicht heilbaren Erkrankung, die einer kontinuierlichen medizinischen Behandlung mit spezieller Versorgung bedürfen; im Vergleich dazu repräsentieren z. B. Herz- und Krebserkrankungen, die zu einem Anteil von 80 – 90 % heilbar sind, etwa 1 % der Kinder und Jugendlichen. **Chronische Erkrankungen** sind wenig einheitlich: Dazu zählen so häufige Erkrankungen wie Asthma, Allergie, Adipositas, Epilepsie, Zöliakie, insulinabhängiger Diabetes mellitus, aber auch mit etwa 400.000 Kindern die Gesamtheit der etwa 8.000 **seltenen Erkrankungen** (Prävalenz einer seltenen Erkrankung < 1 : 2.000), die aufgrund ihrer Heterogenität und Seltenheit ein aufwendiges Versorgungs-Know-how erfordern; nur etwa 200 der seltenen Erkrankungen sind spezifisch behandelbar, etwa 80 % sind genetisch bedingt. Auch Kinder mit Morbus Crohn, Colitis ulcerosa, angeborenen Fehlbildungen, psychiatrischen Erkrankungen, Mukoviszidose, genetischen Stoffwechseldefekten, angeborenen Pankreas-, Leber- und Malabsorptionserkrankungen fallen in diese Gruppe.

Bei Einelternfamilien und Familien mit niedrigem Sozialstatus ist der Anteil chronisch kranker Kindern im Vergleich zu Familien mit hohem Sozialstatus besonders hoch. 2017 erhielten – und das entsprach einem Höchststand – 14,6 % aller in Deutschland lebenden Kinder unter 15 Jahren Leistungen nach SGB II („Hartz IV"); im Vergleich dazu bezogen 3,2 % aller über 65-Jährigen Grundsicherungsleistungen nach SGB XII (Statistische Ämter des Bundes und der Länder).

Nicht nur jedes fünfte Kind in Deutschland lebt in Armut, sondern auch jeder fünfte arme Mensch in Deutschland ist ein Kind (Der Paritätische Armutsbericht 2018).

Die Armutsquote ist bei Alleinerziehenden und kinderreichen Familien besonders hoch. Insofern stellt die Kinderarmut eine besondere Herausforderung bei der Verhinderung und Behandlung chronischer Erkrankung dar.

Die Prävention von akuten, aber auch langfristigen Komplikationen, die teilweise erst im Erwachsenenalter auftreten und dann berufliche und familiäre Einschränkungen bis hin zu Behinderung und eingeschränkter Lebenserwartung zur Folge haben, ist bei chronischen Erkrankungen von besonderer Bedeutung, da diese bei guter und konsequenter medizinischer Behandlung bzw. guter Therapieadhärenz häufig vermeidbar sind.

Als „soziale Investition" können Kinder und Jugendliche mit einem durchschnittlichen jährlichen Kostenbeitrag für medizinische Leistungen von etwa 1.000 Euro, der im Vergleich zu über 65-Jährigen sechsmal niedriger liegt, volkswirtschaftlich als besonders attraktiv gelten.

Beispielsweise verursacht ein behindertes Kind lebenslang etwa 2,5 Mio. Euro Sozialkosten. Wenn seine Behinderung vermieden wird und das chronisch kranke Kind einen Beruf ausübt, würde es dem Staat stattdessen bei einer Arbeitszeit von 40 Jahren etwa 600.000 Euro zur Verfügung stellen. Die „Pay-back"-Periode beträgt bei Kindern weniger als 10 Jahre, d. h., präventive Maßnahmen werden wesentlich früher als bei Erwachsenen wirksam. In England wird bei der Verordnung teurer Medikamente die zusätzliche

Lebenszeit des Patienten im Sinne der sozialen Investition positiv bewertet.

Ohne andere Altersgruppen zu beschneiden, ist festzuhalten, dass sich unser Land mit der Unterzeichnung der Kinderrechtskonvention von 1989 verpflichtet hat, dass *„jedes Kind ein Recht auf eine seinem Alter entsprechende fachärztliche Versorgung und auf das erreichbare Höchstmaß an Gesundheit hat.*" Darin werden u. a. die Vorrangigkeit der Gesundheit für Kinder und die Sicherstellung der Gesundheit „hinsichtlich Zahl und fachlicher Eignung des Personals" „unter Ausschöpfung ihrer verfügbaren Mittel" garantiert. Bekenntnisse wie „Die Kinder sind unsere Zukunft" sind nicht ausreichend. Bei der Umsetzung der Kinderrechtskonvention wird gefordert, dass die Anliegen der Kinder in den Budgets sichtbar sind.

4.2 Was läuft schief?

Und dennoch werden in einem wirtschaftlich so erfolgreichen Land wie Deutschland viele Zielvorstellungen bei Weitem nicht erreicht. Bei Qualitätsparametern wie niedriges Geburtsgewicht, Neugeborenensterblichkeit, Kaiserschnittrate, Frühgeborenenrate insbesondere von Kindern < 1.500 g, Stillrate, Adipositas, Durchimpfungsraten (z. B. Masern), Suizidrate Jugendlicher liegen die deutschen Kinder im internationalen Bereich nicht auf den Spitzenplätzen, zum großen Teil sogar hinter dem 10. Platz. Bei der Kinderarmut listet die OECD deutsche Kinder und Jugendliche 2016 auf Platz 17.

> Leider ist das deutsche Gesundheitssystem in seiner strukturellen Konzeption und Leistungseffizienz, die zu gravierenden Versorgungsengpässen bei chronischer Erkrankung im Kindes- und Jugendalter (→ Fall 1 und Fall 2) führen, in einem beklagenswerten Zustand. Dem stehen in der Erwachsenenmedizin massive kostspielige Überkapazitäten bei stationären Behandlungen inkl. Intensivbetten, Operationen, Herzkatheter-/Röntgen-/Laboruntersuchungen oder „Arzt-Odysseen" aufgrund von ökonomischen Fehlanreizen gegenüber (Nothacker et al. 2019).

Letztere lässt die Nutzung vorhandener Ressourcen im internationalen Vergleich als wenig verantwortungsvoll und bedarfsorientiert erscheinen.

In den letzten Jahren wurde in der Presse regelmäßig über Versorgungsengpässe in der pädiatrischen Akutversorgung berichtet, von denen chronisch kranke Kinder und Jugendliche sowie ihre Eltern betroffen sind (Weyersberg et al. 2019). Die Verfügbarkeit von Intensivbetten für Kinder ist derart eingeschränkt, dass lebensbedrohliche Zustände für Kinder entstehen (→ Fall 1). Insgesamt hat zwischen 1994 und 2017 die Zahl der Intensivbetten in unserem Land im Kontext von medizinischem Fortschritt und Erlösanreizen zwar um 36 % auf 30 / 100.000 Einwohner zugenommen; bei Kindern jedoch lag der Anstieg im gleichen Zeitraum bei 4 % (auf 3,4 / 100.000). Bezieht man die Zahl auf die Anzahl der Erwachsenen bzw. der Kinder, liegt der Anstieg für Erwachsene über den genannten Zeitraum von 33 Jahren bei 31 % und für Kinder bei 23 % (2017: 36 / 100.000 Erwachsene und 21 / 100.000 Kinder). Bei der Diskussion um den Mangel von Kinder-Intensivbetten muss berücksichtigt werden, dass vorhandene Betten, bedingt durch den Mangel an Pflegekräften, nicht genutzt werden können. Wie man in Fall 1 erkennt, sind chronisch kranke Kinder auch von diesen Kapazitätsengpässen der Intensivbetten getroffen. IVENA-Erhebungen zeigen, dass Kinderkliniken teilweise bis zu 50 % der Tages- und Nachtzeit übers Jahr abgemeldet sind, weil Kapazitätsengpässe bestehen.

Sehr bedauerlich ist, dass oft missverständliche Zahlen – je nach Interessenlage – herangezogen werden und aneinander vorbeigeredet wird. Viele gemeldete Zahlen (z. B. die Bettenzahl beim Statistischen Bundesamt) sind überhöht und wegen Personalmangel oder hygienischer Vorgaben gar nicht nutzbar. Krankenkassen, Gesundheitsministerien und Geschäftsführungen von Kliniken hinterfragen aus eigennützigen Gründen zur Einschätzung von Versorgungsengpässen i. d. R. gar nicht die tatsächliche Lage vor Ort, die nur die medizinisch-fachlich verantwortlichen Leiter einschätzen können. Beispiel: In der Antwort auf eine Anfrage im Hessischen Landtag (Drucksache 19 / 5119) wurde die Zahl von 295 Intensivbetten für Kinder im Jahr 2016 angegeben; in einem späteren Fernsehbeitrag nannte der Minister für 2016 nur noch eine Intensivbettenzahl von 141 – das Thema wurde nicht ausdiskutiert!

Auch in der Diskussion um Pflege- und Arztstellen in den Kliniken machen sehr unterschiedliche Zahlen die Runde. Bei den Krankenhausärzten hat aufgrund von Teilzeitstellen die Anzahl der „Köpfe" stärker zugenommen als die der „Stellen" (2002 – 2013: +31 %). In den Zeiten der „Ärzteschwemme" mit nicht ungewöhnlichen Arbeitszeiten von 80 Stunden / Woche stand eine scheinbar unbegrenzte ärztliche Work Power zur Verfügung. Mit der überfälligen Anwendung des Arbeitszeitgesetzes hätte sich allein dadurch eine Verdoppelung der Stellen ergeben müssen. Hinzu kommt mit der Einführung der DRGs[1] die Halbierung der Verweildauer (in der Pädiatrie von 8,6 Tagen in 1991 auf 4,5 Tage in 2017) – mit der Folge, dass sich die Kontaktzeit des Patienten mit dem Arzt pro Fall weiterhin ungünstig gegenüber anderen Ländern entwickelte (2014: Schweiz 32 h, Norwegen 25 h, Österreich 20 h, Deutschland 17 h) (Zimmer 2017); im pflegerischen Bereich bildet Deutschland diesbezüglich im europäischen Vergleich das Schlusslicht (2002: 42 h; 2016: 39 h). Obwohl die Anzahl der Pflegekräfte in Deutschland pro Einwohner europaweit im Durchschnitt liegt, hat sie sich der WHO zufolge bezogen auf 100 Krankenhausärzte von 387 (2004) auf 349 (2010) rückläufig entwickelt. Laut Statistischem Bundesamt verschiebt sich dieses Verhältnis für Deutschland von 357 (1991) auf 306 (2004), 273 (2010) und 235 (2017).

Mit der Anzahl der Kinderärzte liegt Deutschland laut WHO weiterhin deutlich unter dem EU-Durchschnitt (2006: 11,3 / 100.000; 2013: 12,4 / 100.000; +9,7 %). In Spanien, Italien, Griechenland und Israel z. B. arbeiten, bezogen auf die Einwohnerzahl, mehr als doppelt so viele Kinderärzte (EU-Durchschnitt 16; WHO Europa 19). Die Zahlen der Bundesärztekammer hierzu liegen 2013 (16,7) etwas höher. Den Pflegeengpass der Kinderklinken verdeutlicht der Abfall des Kinderkrankenpflegepersonals trotz Halbierung der Verweildauer (2005: 37.294; 2011: 35.449; 2017: 35.980) um 4 %; 17 – 18 % der Kinderkrankenpflegekräfte arbeiten im ambulanten Pflegedienst (Anstieg seit 1999 um 70 %). Als Vollzeitäquivalente (Stellen) gerechnet kam es in Deutschland in der Altenpflege zu einer Verdreifachung von 24.457 (2003) auf 73.230 (2017), während die Kinderkrankenpflege von 3.701 (2003) in bescheidenem Maß auf 4.947 (2017) anstieg.

[1] Als „Disease-related Group" (DRG), auch „Fallpauschale" genannt, bezeichnet man den einheitlich festgelegten Kostenbetrag für einen stationären Behandlungsfall. Dabei erhält der Krankenhausträger für einen Fall mit einem Relativgewicht (= Bewertungsrelation) von 1,0 etwa 3.500 Euro.

4.3 Wo liegen die Probleme?

Deutschland wendet 11,3 % seines Bruttoinlandsprodukts (BIP) für Gesundheitsausgaben auf; pro Kopf stellt dies Platz 6 (hinter den USA, Schweden, Schweiz, Dänemark und Holland) dar. Bezogen auf den öffentlichen Anteil der Ausgaben liegt Deutschland hinter Schweden, Holland, Dänemark auf Platz 4; in der Schweiz und den USA liegt der private Anteil bei fast 5 bzw. 10 % (Papanicolas et al. 2018). Der deutsche Anteil ist von 2000 bis 2016 angesichts des medizinischen Fortschritts um 13 % angestiegen; im gleichen Zeitraum stiegen die Gesundheitsausgaben in Dänemark um 27 %, in der Schweiz um 24 %, in Norwegen um 36 %, in Schweden um 49 % und in Holland um 34 %. In Deutschland haben sich die Gesundheitsausgaben pro Kopf von 1992 mit 1.980 Euro auf 4.330 Euro mehr als verdoppelt.

Als eine wesentliche Ursache der aktuellen Versorgungskrise im stationären Bereich werden die **rückläufigen Investitionen im Krankenhausbereich** angesehen, für die laut Gesetzgeber die Länder zuständig sind; im Verhältnis zum BIP sind diese Fördermittel zwischen 1991 und 2015 von 0,23 % (= 3,6 Mrd. Euro) auf 0,09 % (= 2,7 Mrd. Euro) abgefallen. Die fehlenden Investitionsmittel nehmen die Krankenhausträger aus den Erlösen der Fallpauschalen, obwohl das Institut für das Entgeltsystem im Krankenhaus (InEK) in seinen Berechnungen für die Fallpauschalen gar keine Investitionen berücksichtigt – mit der bitteren Konsequenz, dass dieser Faktor den Hauptgrund für Personalengpässe im Klinikbereich der letzten Jahre darstellt. Der Personalkostenanteil der Kliniken liegt bei 60 %, bei Kinderkliniken sogar bei bis zu 85 %. Je höher die Bewertungsrelation einer DRG ist bzw. je „hochpreisiger" die DRG ist, umso eher ist sie i. d. R. geeignet, über eine Minderung der von InEK berücksichtigten Ausstattung „flexibles" Geld zu erwirtschaften. Mit etwa 193 Mrd. USD (2010) liegen die Gesundheitsausgaben pro Jahr bei den über 60-Jährigen etwa 7-mal so hoch wie bei den unter 20-Jährigen (≈ 27 Mrd.). Basierend auf Daten der Barmer Ersatzkasse (BEK) können für 2017 17,9 Mrd. Euro für Kinder bis 15 Jahre (14,9 Mrd. 2010) und 93,4 Mrd. Euro für über 66-Jährige (82,3 Mrd. 2010) hochgerechnet werden. 2017 ergaben die BEK-Zahlen einen Anteil von 7 % für Kinder unter 15 Jahren und den größten Anstieg im Vergleich zum Jahr 2010 mit 43 % in der Altersgruppe der 16- bis 55-Jährigen.

Internationale Daten der OECD und der WHO zeigen, wie sich der Gesundheitsausgabenanteil für Kinder und Jugendliche im Vergleich zu den anderen Altersgruppen innerhalb der letzten Jahre verhält:
2010 rangierten Frankreich (12,6 %), Holland (11,1 %), Norwegen (10,8 %), Dänemark (10,4 %), Schweden (10,5 %), Großbritannien (10,1 %), Belgien (9,4 %), Finnland (9,2 %), Österreich (8,9 %) und Italien (8,1) mit ihrem prozentualen Anteil an Gesundheitsausgaben für Kinder / Jugendliche unter 20 Jahren deutlich vor Deutschland (7,6 %), das auf Platz 19 im europäischen und auf Platz 28 im OECD-Vergleich lag; der durchschnittliche Wert für Europa betrug 9,9 % (➤ Abb. 4.1).

Auch bei den (stationären) Fall- und Bettenzahlentwicklungen, bei denen Deutschland „Weltspitze" ist, gibt es wichtige Unterschiede zwischen Erwachsenen und Kindern. Die Kinderabteilungen gingen von 1991 bis 2017 von 440 auf 354 zurück (−20 %). Im Zeitraum 1991 – 2017 nahm die Zahl der Betten bezogen auf 100.000 Kinder um 33 % ab (Erwachsene in Geriatrie / Innere Medizin Rückgang um 22 %); gleichzeitig stieg die Anzahl der Kinder-Fälle um 25 % (Erwachsene um 62 %).

Wie kann man mehr Fälle behandeln, wenn weniger Betten vorhanden sind? Das Klinikpersonal muss effizienter bzw. schneller arbeiten, d. h., die Verweildauern, die Tage der stationären Behandlung, „haben sich" reduziert, damit natürlich auch die Möglichkeiten, die Kinder atraumatisch auf Untersuchungen vorzubereiten, Diagnose und Therapie zu erläutern oder Wirksamkeit, aber auch Nebenwirkungen der Therapie zu prüfen. Während Deutschland 2016 noch mit 8 auf 1.000 Einwohner die absolute höchste Bettenzahl besitzt, trifft dies für Kinder nicht zu (1991:

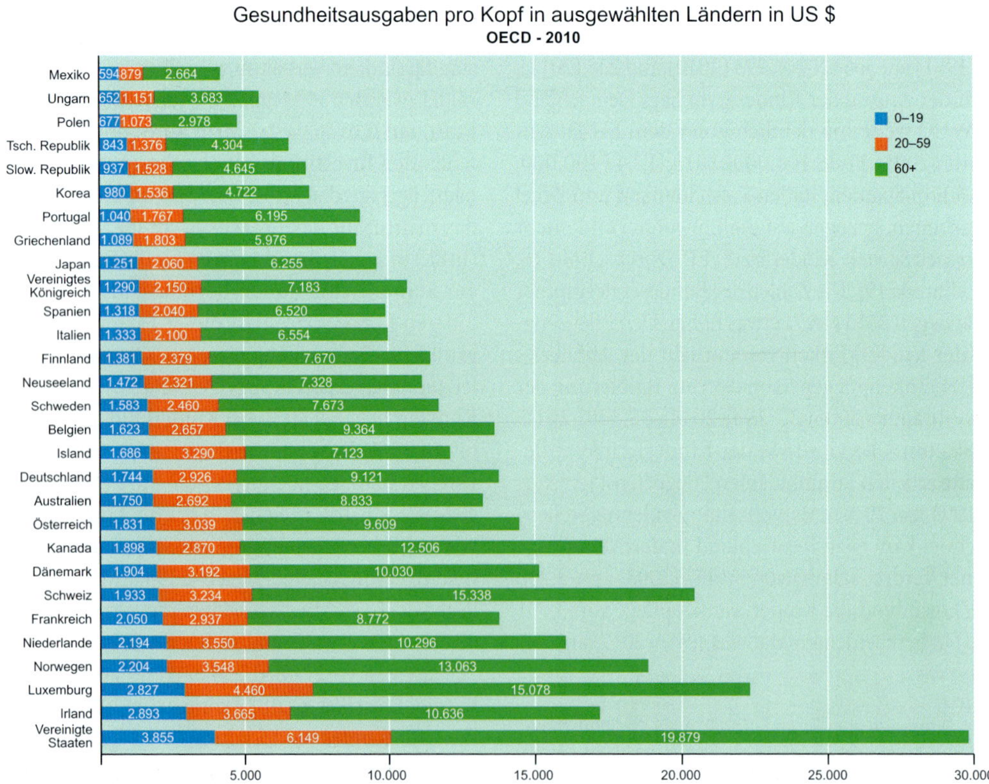

Abb. 4.1 Deutschland liegt im Mittelfeld bzgl. seiner Gesundheitsausgaben pro Kopf bei den bis zu 20-Jährigen [P714 / L231]

0,4 / 1.000; 2017: 0,22 / 1.000 – Abfall um 44 %). Die deutsche Bettenzahl für Kinder lag in einer WHO-Erhebung immer unter dem EU-Durchschnitt (2006: 0,3 / 1.000 Einwohner), d. h., die massive Überkapazität der stationären Versorgung liegt in Deutschland allein im Erwachsenenbereich.

4.4 Wer ist in der Pflicht?

> Einen dringend aufzulösenden Widerspruch liefert für Eltern und Kinderärzte das Sozialgesetzbuch. Das „Wirtschaftlichkeitsgebot" in § 12 SGB V verlangt, dass die Leistungen „ausreichend" sein müssen, was für Eltern im Gegensatz zum Anspruch aus der Kinderrechtskonvention auf ein „Höchstmaß" an Gesundheit steht. Auch der „Nikolausbeschluss" des Bundesverfassungsgerichts vom 6.12.2005 steht für eine umfassende Krankenversorgung.

Der Anspruch an den Arzt, „wirtschaftlich" zu handeln, ist in Zeiten der Ökonomisierung der Medizin ein gefährlicher Anachronismus, auf den sich Geschäftsführungen in Kliniken gern berufen.

Während die Analyse auf Makroebene zeigt, dass Deutschland im internationalen Bereich relativ wenig in die Gesundheitsversorgung seiner Kinder und Jugendlichen investiert, sind auch auf der Mikroebene zahlreiche z. T. schon hinlänglich beschriebene Faktoren erkennbar, welche die gegenwärtige Misere speziell für chronisch kranke Kinder und Jugendliche erklären. Wer hat hier versagt, und wer ist in der Pflicht?

1. Der **Staat**, der ein funktionsfähiges Gesundheitssystem einzurichten hat (Wissenschaftl. Dienst, Bundestag 2015): Die Politik hat das Fallpauschalensystem eingeführt, das die Zeit- und Personalintensität der stationären Versorgung chronisch kranker Kinder nicht berücksichtigt. Das DRG-System bevorzugt hohe Patientenaufkommen, apparategestützte und standardisierbare Behandlungen. Obwohl „Rosinenpicken", d. h., die Bevorzugung von Kranken mit „hochpreisigen" Fallpauschalen („Cash Cows"), ethisch und berufspolitisch verwerflich ist, wird sich eine im Wettbewerb befindliche Klinik dieser Marktstrategie kaum entziehen; die Einnahmen werden dabei insbesondere durch Reduzierung der Kosten (z. B. Personalkürzung) gesteigert. Klinische Fächer, die hohe DRG-Einnahmen mit Fallschweregraden (Case Mix Index, CMI) > 1,5 versprechen, werden in der Budgetplanung der Geschäftsführungen bevorzugt behandelt; der CMI der Pädiatrie liegt bei etwa 0,8 (im Vergleich: Herzchirurgie ≈ 5,5; Intensivmedizin ≈ 4,9; Kardiologie ≈ 1,3; Geriatrie 1,8; Geburtshilfe 0,5, s. a. Krankenhaus-Report 2018).
2. Die **Kassenärztliche Vereinigung** (KV), welche die flächendeckende ambulante ärztliche Versorgung sicherstellen muss, bei der ambulanten Versorgung von chronisch kranken Kindern und Jugendlichen jedoch überfordert erscheint. Weder gelingt die intersektorale Vernetzung noch die Etablierung von interdisziplinären Behandlungsteams / -zentren, die das erforderliche Expertenwissen für diese Patientengruppe nachhaltig umsetzen können. Die KV selbst kann nicht das erforderliche Expertenwissen vorhalten, andererseits werden zusatzweitergebildete Fachärzte, die für die Behandlungszentren für chronisch kranke Kinder essenziell sind, häufig nicht „ermächtigt" oder von den Kliniken aufgrund fehlender monetärer Anreize nicht unterstützt. Es ist nicht zu vermitteln, warum ein Behandlungsteam einer Kinderklinik für ein Kind mit gleicher chronischer Erkrankung bzw. gleicher Leistung in einer Region Deutschlands im Quartal als Kostenerstattung 150 Euro und in einer anderen Region über 600 Euro erhält.
3. Die **Klinikträger**: Die Arbeitsbedingungen für Ärzte und Pflegekräfte sind unattraktiv: Missachtung des Arbeitszeitgesetzes, Überstundenausgleich über Stellenstreichung, Mobbing von qualifiziertem Personal, Personalreduktion als letzte / einzige Zuflucht im Budget, übertriebene Bürokratie, Dokumentation und ökonomische Zwänge fördern „Burnout", Fluktuation oder frühzeitigen Ausstieg.
   Leitende Ärzte in Verantwortung, aber ohne Entscheidungskompetenz befinden sich in einem autoritären Abhängigkeitsverhältnis, in dem sie regelmäßig auf dem Rücken ihrer Patienten erpresst werden, Leistungssteigerungen mit dem Ziel einer verbesserten Patientenversorgung zu erzielen, die aber dann mit Hinweis auf Budget-

vorhaben nicht in Form von personeller Nachrüstung ausgeglichen werden. Das in der ärztlichen Berufsordnung verbriefte Recht auf Berufs- und Therapiefreiheit, das u. a. besagt, dass Ärzte „hinsichtlich ihrer ärztlichen Entscheidungen keine Weisungen von Nichtärzten entgegennehmen dürfen", ist praktisch durch den Primat des Budgets unterhöhlt.

4. Die **Ärztekammern**: Ärzte bestehen zu selten auf der Einhaltung von Behandlungsstandards (Richtlinien der Leitlinien bzw. Einrichtungsaufklärung, Integrität des Patient-Arzt-Verhältnisses [Zimmer 2020]), der ärztlichen Berufsordnung (Therapiefreiheit s. o., Patientenwohl oberstes Gebot) und rechtlichen Vorgaben (Arbeitszeitgesetz, Fehlverwendung von Geldern für Forschung und Lehre, umfassende Umsetzung des Versorgungsauftrags). Die Potenziale zur Verbesserung der Nachwuchsförderung über eine hochwertige Weiterbildung werden kaum genutzt.
5. Die **Krankenkassen**: Es fehlt eine belastbare systemrelevante (erlösrelevante) Qualitätssicherung (Patientensicherheit) für chronisch kranke Kinder und Jugendliche; unkoordinierte und unverbindliche Eigeninitiativen (von Fachgesellschaften oder Selbsthilfegruppen) diesbezüglich sind wenig zielführend.

Bedingt durch die Ökonomisierung hat ein grundlegender Paradigmenwechsel in der Medizin stattgefunden (➤ Abb. 4.2), der sich nachhaltig in der Patientenversorgung auswirkt.

4.5 Was muss sich ändern? Paradigmenwechsel auf vielen Ebenen

Grundlegend ist der Paradigmenwechsel (➤ Abb. 4.2), der sich in den letzten 20 Jahren im deutschen Gesundheitswesen ereignet hat, zu korrigieren. Die Refinanzierbarkeit darf nicht länger Einfluss auf die Entscheidung für eine Gesundheitsleistung nehmen, sondern allein der vom Arzt festgestellte Bedarf! So sollte eine Ressourcenzuweisung (Personal, Zeit) nach Bedarf, Notwendigkeit und Qualitätssicherung unter Einhaltung des entsprechenden Versorgungsauftrags erfolgen – nicht nach Refinanzierbarkeit und nicht durch die Regularien des Marktes! Einerseits müssen die Interessen einzelner Berufsgruppen den gesellschaftlichen Veränderungen angepasst werden, andererseits müssen wir wieder die Werte der Patientenversorgung und damit auch den Vorrang der besonders schutzbedürftigen Kinder und Jugendlichen mit chronischer Erkrankung in den Vordergrund stellen. Der Aufbau einer systemrelevanten nachhaltigen Qualitätssicherung (nach dem Vorbild der Neonatologie und der Kinder-Onkologie) ist für chronisch kranke Kinder vorrangig.

Konkret stehen die zu lösenden Struktur- und Ressourcenfragen im Vordergrund, wofür folgende Maßnahmen (überwiegend im Verantwortungsbereich der Politik bzw. der Rahmenbedingungen) ergriffen werden müssen:

A) Teilnahme der verantwortlichen medizinischen Leiter und eines Patientenvertreters an den **Verhandlungen mit Versicherungen.**
B) Einsatz (Rückführung) der Erlöse in die Bereiche, wo sie generiert wurden: plausible **Budgettransparenz** gegenüber medizinischen Leitern und Patientenvertretern.
C) Öffentliche Offenlegung der **personellen Ausstattung** (Personalgrenzen) – Einrichtungsaufklärung gegenüber Patienten / Eltern (Neelmeier 2014).
D) Für chronisch kranke Kinder und Jugendliche muss der ambulante Sicherstellungsauftrag auf Kliniken ausgeweitet werden, um die Ausstattung und Leistungsfähigkeit **multiprofessioneller Behandlungsteams** zu gewährleisten. In der Akutversorgung muss das Recht auf freie Arztwahl, d. h. auch die direkte Vorstellung im betreuenden Behandlungsteam der entsprechenden Kinderklinik, möglich sein. Die Nachwuchsbildung und Rekrutierung in der **Kinderkrankenpflege** muss intensiviert werden.
E) Länder übernehmen konsequent **Klinikinvestitionen**, aber auch (begründete) Defizite aus der Krankenversorgung von Kindern und Jugendlichen.
F) Nur wer entscheidet, kann auch **Verantwortung** übernehmen (Vetorecht des medizinischen Leiters bei Budgetentscheidungen).
G) Informationspflicht des medizinischen Leiters an **Aufsichtsbehörden** bei nicht mit der Geschäftsführung zu korrigierenden Verletzungen von Behandlungsstandards (z. B. Mangelausstattung). Einführung anonymisierter Beschwerdeverfahren

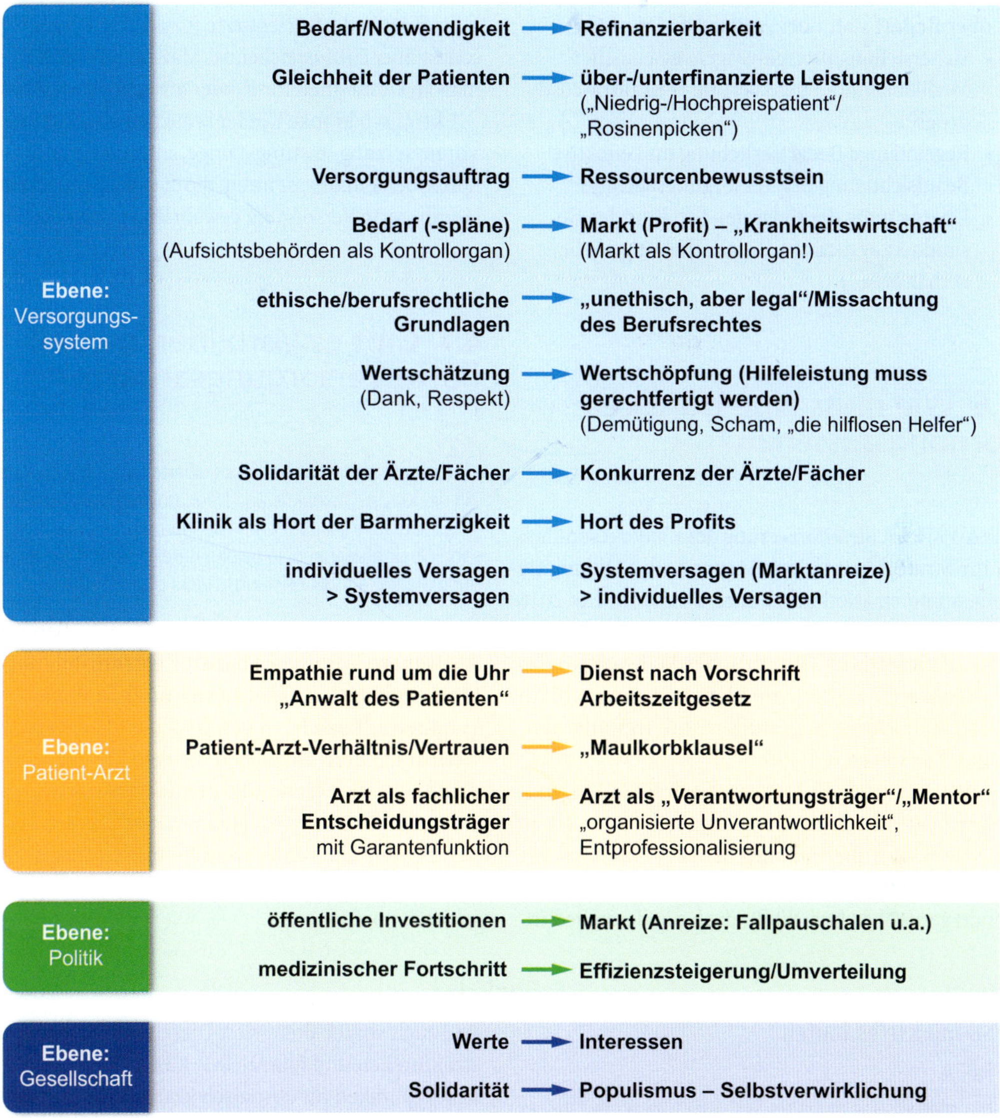

Abb. 4.2 Paradigmenwechsel im Verlauf der Ökonomisierung der Medizin [P714/L231]

(Whistleblowing) für Ärzte und Patienten an Aufsichtsbehörden. Die Aufsichtsbehörden müssen konsequent in Rücksprache mit den medizinischen Leitern den Versorgungsauftrag der Klinik und weitere gesetzliche Vorgaben (Arbeitszeitgesetz) überprüfen. In ähnlicher Weise müssen die Ärztekammern mit den medizinischen Leitern zur Aufrechterhaltung ethischer und berufsrechtlicher Vorgaben und der Weiterbildung in Verbindung stehen.

H) Einführung pädiatrischer Fallpauschalen oder eines **alternativen Erlössystems** für Kinder (mit pädiatrischem Zeit- / Kommunikationsfaktor), Wegfall von MDK-Prüfungen für Kinder.
I) Einheitliche **Arbeitsverträge** (Ethik, Arbeitsrecht / Arbeitszeitgesetz, Versorgungsauftrag, Therapiefreiheit, keine Maulkorbklausel, keine Zielvereinbarungen …) für Ärzte, Oberärzte und Chefärzte.

J) Rahmenbedingungen: **staatliche** Regulierung über **Bedarf** statt über Anreize des Marktes:
- Sicherstellung preisgünstiger / essenzieller Medikamente – Finanzierung von „ultra-costly drugs"
- Regelmäßige Bedarfserhebung und effektive Beaufsichtigung des Versorgungsauftrags
- Überprüfung der föderalen Struktur des Gesundheitssystems (z. B. „gleichwertige Lebensverhältnisse")

4.6 Wie muss eine gute Versorgung aussehen?

Die AWMF hat die Priorisierung der Kindergesundheit in ihr Strategiepapier zur Medizin und Ökonomie aufgenommen (Nothacker et al. 2019). Bereits 2016 hat der Deutsche Ethikrat in seiner Stellungnahme zum „Patientenwohl als ethischer Maßstab für das Krankenhaus" wesentliche Elemente einer ethisch fundierten Pädiatrie gefordert, die frei von ökonomischen Interessen sind.

Auch bei chronisch kranken Kindern und Jugendlichen müssen die Behandlungsstandards basierend auf Facharztwissen und Leitlinien bzw. wissenschaftlicher Evidenz eingehalten werden. Die Priorisierung der Kindergesundheit braucht für die besonderen Bedürfnisse von Kindern und Eltern (z. B. Personal- und Zeitintensität) bedarfsorientierte marktfreie Ressourcen, sodass über ein ausreichendes Maß hinaus ein Höchstmaß an Gesundheit für Kinder erreicht werden kann.

Chronisch kranke Kinder brauchen als strukturelle Voraussetzung leistungsfähige, interdisziplinär vernetzte Behandlungszentren, die eine flächendeckende koordinierte Versorgung gewährleisten können.

4.7 Gibt es Vorbilder / modellhafte Versorgungsansätze?

Die seit vielen Jahren bereits etablierte Qualitätssicherung in der Kinder-Onkologie und Neonatologie ist beispielhaft in Bezug auf Transparenz und Refinanzierung bei Erfüllung von Qualitätsnormen. In beiden Bereichen ist ein international anerkanntes Leistungsniveau erreicht worden.

Als weitere Vorbilder können Zentrumsbildungen für chronische Krankheiten von Kindern in England, Frankreich, Kanada, in den USA und den skandinavischen Ländern angesehen werden. Hier ist es auch gelungen, die flächendeckende Versorgung einzubinden. In diesen Staaten hat die Politik frei von berufspolitischen Interessen Reformverantwortung zusammen mit den wissenschaftlichen Fachgesellschaften übernommen.

Fallbeispiel

So müsste es laufen

Fall A

Für Frieda und ihre Eltern findet bereits bei ihrer Entlassung aus dem postnatalen stationären Aufenthalt eine Anbindung an ein interdisziplinäres Behandlungsteam mit Neonatologen und Kinder-Pneumologen statt, mit dem die Eltern ambulant zur Verlaufskontrolle, aber auch in Akutsituationen in Kontakt sind: Dort erfolgt dann auch in der für die Eltern vertrauten Klinik die stationäre Behandlung.

Voraussetzung hierfür ist aber, dass im Vorfeld mit ausreichenden Ressourcen eine Struktur mit genügend Behandlungskapazitäten aufgebaut und auch vorgehalten wird. Diese ausreichenden strukturellen und finanziellen Kapazitäten der Kinderkliniken für chronisch kranke und intensiv zu versorgende Kinder müssen vielerorts aber erst noch geschaffen werden. Um Familien wie z. B. Frieda und ihren Eltern solche Erfahrungen künftig zu ersparen, steht die Politik nun extrem unter Handlungsdruck.

Fall B

Auch für Maria und ihre Eltern steht ein leistungsfähiges interdisziplinäres Behandlungszentrum zur Verfügung, das mit einem multiprofessionellen Team eine umfassende ambulante und stationäre Versorgung (gesamte Weiterbildungsspektrum der Kinder- und Jugendmedizin, Kinderchirurgie, Kinder-Radiologie, Kinderkrankenpflege, Ernährungsfachkräfte, Psychologie, Pädagogik, Kooperation mit Augenheilkunde, Orthopädie, HNO, Zahnheilkunde u. a.) anbietet und für personal- und zeitintensive Bedürfnisse und koordinierende Funktionen (Hausarzt, Schule) ausgestattet ist. Erst ein solches stabiles und fest verankertes Team ist Grundlage für eine vertrauensvolle Betreuung, in der sich Maria und ihre Eltern sicher und kompetent bis ins Erwachsenenalter behandelt fühlen können.

LITERATUR

Greiner W, Batram M, Damm O, Scholz S, Witte J (2018). Kinder- und Jugendreport 2018. In: Storm A (Hrsg.). Beiträge zur Gesundheitsökonomie und Versorgungsforschung. Heidelberg: medhochzwei Verlag.

Neelmeier T (2014). Aufklärungspflicht als Abwehrrecht. Dtsch Arztebl Int 111: A1138–A1140.

Nothacker M, Busse R, Elsner P, Fölsch UR, Gogol M, Jungehülsing GJ, et al. (2019). Medizin und Ökonomie: Maßnahmen für eine wissenschaftlich begründete, patientenzentrierte und ressourcenbewusste Versorgung. Ein Strategiepapier der Arbeitsgemeinschaft der Wissenschaftlichen Medizinischen Fachgesellschaften (AWMF). Dtsch Med Wochenschr 144: 990–996; www.thieme-connect.com/products/ejournals/html/10.1055/a-0891-3940 (letzter Zugriff: 6.2.2020).

Papanicolas I, Woskie LR, Jha AK (2018). Health care spending in the United States and other high-income countries. JAMA 319: 1024–1039.

Weyersberg A, Roth B, Köstler U, Woopen C (2019). Gefangen zwischen Ethik und Ökonomie. Dtsch Arztebl Int 116: A1586–A1591.

Zimmer KP (2017). The revival of the doctor-patient relationship. Dtsch Arztebl Int 114: 703–704.

Zimmer KP (2020). Personalisierte Medizin: mit oder ohne Patient? Pädiatr Prax 94(3): 375-390.

KAPITEL

5

Stephan Heinrich Nolte

Schnelle Diagnosen, Medikalisierung und Therapieflut bei Kindern: Plädoyer für behutsame Medizin

Fallbeispiel

Kai hat ADHS

Frau M. kommt mit ihrem Sohn Kai (8) zum Termin: Es soll ein EKG geschrieben und eine Blutuntersuchung gemacht werden. Ich kenne Kai nicht und lasse mir berichten: Es stellt sich heraus, dass die alleinerziehende Mutter über viele Jahre große Sorgen mit ihrem einzigen Kind hatte und sich in einer permanenten Überforderungssituation befand. Noch während der Schwangerschaft verließ Kais Erzeuger die werdende Familie, Kai kam 4 Wochen zu früh und auch noch viel zu leicht zur Welt; es kam zu einem sekundären Kaiserschnitt bei mangelndem Geburtsfortschritt. Wegen eines Infektionsverdachts und einer beginnenden Gelbsucht wurde Kai am 2. Lebenstag in die Kinderklinik verlegt, die Wöchnerin durfte auf einer Klappliege bei ihm bleiben. Das Stillen kam nicht so richtig in Gang. Nach 1 Woche wurde Frau M. mit ihrem Kind nach Hause entlassen. Eine Hebammenbetreuung nach der Geburt war nicht mehr zu organisieren. Kai entwickelte sich zu einem Schreibaby. Die allein gelassene verzweifelte Mutter stellte wiederholt die Nahrung um, vermutete eine Nahrungsmittelunverträglichkeit und suchte mehrfach die Notaufnahme der Kinderklinik auf. Kai entwickelte eine Lieblingsseite und bekam einen ganz schiefen Kopf, der aber erst mit 3 Monaten bei der U4-Vorsorge auffiel und zu einer krankengymnastischen Behandlung Anlass gab. Das Schreien besserte sich, aber Kai entwickelte nun eine ausgeprägte Schlafstörung. Schließlich konnte er nur noch im Auto einschlafen, mit dem die Mutter ihn um den Block fuhr.

Mit 1 Jahr wurde Kai in die Kinderkrippe eingewöhnt. Die Mutter konnte zunächst halbtags ihre Beschäftigung als Verkäuferin wieder aufnehmen. Da Kai aber in den ersten Monaten der Krippenbetreuung viel krank war und immer wieder Atemwegsinfektionen und Mittelohrentzündungen erlitt, war Frau M. mehr beim Kinder- und Jugendarzt und in der Klinik als bei der Arbeit, was zu Spannungen im Beruf führte. Nach dem Wechsel in einen Ganztagskindergarten wurde es etwas ruhiger, aber Kai blieb ein „schwieriges Kind", umtriebig und unruhig, warf mit Gegenständen um sich und zerstörte das Spielzeug anderer Kinder.

Richtig problematisch wurde es aber erst nach der Einschulung: Schon vor den Herbstferien wurde Frau M. einbestellt: Kai sei nicht tragbar, er ginge über Tische und Bänke, und es müsse etwas geschehen. Spätestens jetzt war eine Diagnostik und damit eine Diagnose (über-)fällig. Frau M. sucht einen Kinder- und Jugendpsychiater auf, der die Diagnose ADHS stellt und Kai medikamentös „einstellen" will. Kai hat also ADHS. Frau M. ist in gewisser Weise erleichtert, da nun klar ist, was Kai „hat": eine Krankheit, eine Gehirnstoffwechselstörung, die man mit Medikamenten behandeln kann, und dann wird alles gut.

Wirklich? Oder ist hier zuvor nicht zu viel versäumt worden, was jetzt mit einer Medikation wiedergutgemacht werden soll?

5.1 Zustandsbeschreibung: Diagnosen sind in erster Linie Arbeitshypothesen

In der Sprache der Medizin sind bei Erkrankungen die Suffixe „hyper“, „hypo“, „dys“, „a“ und „eu“ gebräuchlich und können in vielen Zusammenhängen angebracht und an Diagnosen angehängt werden. Sie bedeuten „über“, „unter“, „fehl“, „nicht“ oder „gut“. Eine Hyperthyreose ist eine Überfunktion der Schilddrüse, eine Hypothyreose eine Unterfunktion, eine Athyreose das Fehlen der Schilddrüse. Bei einer gut funktionierenden Schilddrüse spricht man von Euthyreose. Im Zusammenhang mit der gesundheitlichen Versorgung sind die Begriffe unüblich, aber auch hier haben wir es mit guten Funktionen, Über-, Unter-, Fehl- oder überhaupt gar keinen Funktionen zu tun: Über-, Unter-, Fehl- oder gar Nichtversorgung. Schade, dass der Begriff „Gutversorgung“ nicht eingeführt ist.

Diagnosen sind dabei sehr mit Vorsicht zu genießen. Zu schnell werden es bloße Etiketten, die geklebt werden, und man begnügt sich damit, einem Phänomen einen Namen gegeben zu haben.

Dass damit die eine Unbekannte durch eine andere, wohlklingende Unbekannte ersetzt wird, ist zwar eine begriffliche Eingrenzung und Differenzierung, aber häufig ein Zirkelschluss: „Sage mir deinen Namen, und ich sage dir, wie du heißt.“ Schon vor über 200 Jahren sagte der berühmte Arzt Samuel Hahnemann zu Diagnosen und deren oft schillernden Namen, dass der Arzt „*vor allen Dingen einen bestimmten, am liebsten griechischen Namen für das Uebel des Kranken (erdichtet), um ihn glauben zu machen, er kenne diese Krankheit schon lange, wie einen alten Bekannten, und sei daher am besten im Stande sie zu heilen*“ (Hahnemann 1992: 1). Dieser Illusion erliegen die Patienten auch heute noch. Des Weiteren empfiehlt Hahnemann vor über 200 Jahren:

„*Glaubt man aber dennoch zuweilen gewisser Krankheitsnamen zu bedürfen, um, wenn von einem Kranken die Rede ist, sich … in der Kürze verständlich zu machen, so bediene man sich derselben nur als Kollektivnamen, und sage z. B. der Kranke hat eine Art Veitstanz, eine Art von Wassersucht, eine Art von Nervenfieber, eine Art kalten Fiebers, nie aber, damit endlich einmal die Täuschung mit diesen Namen aufhöre, er hat den Veitstanz, das Nervenfieber, die Wassersucht, das kalte Fieber, da es doch gewiss keine festständigen, sich gleichbleibenden Krankheiten dieser und ähnlicher Namen gibt.*“

Anmerkungen zu § 81 Organon

So halte ich es für sehr wichtig, Diagnosen mit Vorbehalt zu stellen und eben, wie Hahnemann es vorgeschlagen hat, nicht von **dem** Asthma, sondern von **einer Art** Asthma oder von asthmatischen Beschwerden zu sprechen, um diese dann genauer einzugrenzen. Bezogen auf unseren eingangs geschilderten Fall würde man nicht sagen, Kai hat ADHS, sondern: Kai zeigt die Symptome einer Art von ADHS.

5.2 Wo liegen die Probleme?

5.2.1 Symptome sind keine Diagnosen

Ein Symptom ist ein Krankheitszeichen, das bei verschiedenen Diagnosen vorkommen kann. So kann Husten ein Symptom bei Tuberkulose, bei Asthma, bei einem Infekt oder bei Lungenkrebs sein. Oft werden Symptome mit Diagnosen verwechselt. Die Grenzen sind, vor allem bei Diagnosen, die sich nicht kategorial einordnen lassen, fließend.

Es gibt **kategoriale Diagnosen** wie z. B. „Schwangerschaft“, „Diabetes“ oder „Windpocken“, und **dimensionale Diagnosen**, z. B. Aufmerksamkeitsdefizit- / Hyperaktivitätsstörung (ADHS) oder Depression. Kategorial heißt: ja oder nein. Hierfür gibt es i. d. R. beweisende Parameter: Laborwerte oder untrügliche äußere Zeichen oder andere Symptome. „Ein bisschen schwanger“ gibt es nicht. Schwieriger wird es schon beim Diabetes; hier gibt es den eindeutigen Insulinmangeldiabetes (Typ 1) oder den sekundären Diabetes (Typ 2), bei dem sich durchaus die Frage stellt, wie viel Diabetes und wann. Auch wenn sich die Frage „Windpocken“ meistens eindeutig klären lässt, ist mit der Diagnose an sich noch nicht viel gesagt, weil es sehr unterschiedliche Verläufe (von einem kaum beeinträchtigenden bis zu einem sehr schweren mit Gehirnbeteiligung) gibt.

> Daher ist die Diagnose als solche erst einmal nicht besonders hilfreich. Wenn es von jemandem heißt, er habe Asthma, wird wiederum ein Symptom bezeichnet: Es heißt lediglich, dass er Probleme bei der Ausatmung hat. Es besagt weder wie schwer noch welcher Art die asthmatischen Beschwerden sind: allergisch, infektbedingt, lebensbedrohlich oder nur ein harmloses Pfeifen bei der Ausatmung.

Es kann auch sein, dass er etwas ganz anderes hat, z. B. eine Herzerkrankung. Wichtig ist, dass sich auch bei kategorialen Diagnosen die Frage nach dem Ausmaß, der Dimension, stellt. Das spiegelt sich auch in den neuen Leitlinien ADHS tatsächlich wider: „*Mehrere Studien weisen übereinstimmend darauf hin, dass ADHS am besten als ein dimensionales Konstrukt (und nicht als kategoriale Einheit) konzipiert werden muss*" (AWMF 2018: 19), also nicht: ADHS ja oder nein, sondern: ADHS-Symptomatik unter welchen Umständen und in welcher Ausprägung.

Das gilt insbesondere bei Diagnosen, für die es keine eindeutig beweisenden Parameter gibt. Hier werden dann sogenannte „Scores" (Punktwerte) aufgestellt, verschiedene Symptome gesammelt und dann über die Häufung der Symptome mit einem bestimmten, meist mehr oder weniger willkürlich konsentierten Grenzwert („Cut-off"-Wert) die Diagnose gesichert.

5.2.2 Diagnosen über alles: Fehlsteuerungen im System

Für den Patienten indes sind Prognose und Auswirkung der Erkrankung auf sein Leben viel wichtiger als ein Krankheitsname. Wichtig sind Diagnosen für die Abrechnung von „Leistungen" in unserem Gesundheitswesen, und da ergibt sich ein weites Feld institutioneller Fehlversorgung: Die stationäre Behandlung wird nach sogenannten „diagnosis-related groups" (DRGs) abgerechnet – einem System, bei dem Patienten nach medizinischen Diagnosen und Therapien sowie individuellen Daten zum Zweck der Abrechnung in Fallgruppen klassifiziert werden. Diese Fallgruppen dienen der Berechnung der typischen Behandlungskosten, nicht der Qualität der Behandlung oder der Optimierung der Ablaufplanung, wie man vielleicht optimistischerweise glauben würde und wie es vor 50 Jahren mal angedacht war (Thompson et al. 1975). Ein wissenschaftlicher Nachweis einer Kostendämpfung im Gesundheitswesen konnte bislang nicht erbracht werden (Vera 2009), wohl aber einer Umverteilung der Arbeit: Durch die wachsende Komplexität und Weiterentwicklung der DRGs, der ICD-Codierung sowie des Operationen- und Prozedurenschlüssels (OPS) ist eine spezielle Ausbildung notwendig, die Ärzte und Pflegekräfte schon lange nicht mehr leisten können. Inzwischen gibt es seit 2013 eine spezielle Ausbildung zur Medizinischen Kodierfachkraft (MKF). Dennoch geht dem Patienten viel ärztliche und pflegerische Arbeitszeit verloren, die hierfür eingesetzt wird. Zudem werden die Kostenträger auf ihrer Seite ein gleich großes Heer von Fachkräften einstellen, um diese Verschlüsselungen zu überprüfen. Damit werden Fachkräfte ihren Kernaufgaben entzogen und einer Arbeit zugeführt, die sich im Rahmen normaler Arbeitszeiten bewegt und weder Nacht- noch Wochenenddienste erfordert. Diese Sogwirkung führt zu einer enormen Fehlsteuerung im medizinischen Personalwesen und verunmenschlicht die Medizin in hohem Maße.

5.2.3 Zu schnelle Diagnosen bis hin zu Diagnosekaskaden

Eine Diagnose ist meist etwas Statisches, eine Feststellung zu einem bestimmten Zeitpunkt. Das Leben ist jedoch dynamisch, und die punktuelle Fixierung auf einen Gegenwartszeitpunkt ist am nächsten Tag schon Vergangenheit. Hieraus ergibt sich ein wesentlicher Unterschied zwischen der Krankenhausmedizin, der konsiliarischen Vorstellung bei einem Spezialisten und der hausärztlichen Betreuung in der Praxis: der Faktor Zeit, die Zeitachse. Dadurch können sich eine sehr unterschiedliche Sicht auf die Symptomatik und ein ganz anderes Krankheitsverständnis ergeben: Bei einem Patienten, der in die Klinik eingewiesen wird, egal, ob als chirurgischer Notfall oder als geplanter internistischer Krankheitsfall, soll sofort geklärt werden, was los ist: Der Assistent muss seinem Oberarzt so schnell wie möglich ein umfassendes

Bild liefern, eine erste Diagnose stellen und die einzuschlagende Behandlung vorschlagen. Liegezeiten müssen kurz sein, daher muss man möglichst schnell möglichst viel wissen und das am besten mit einer Diagnose umkleiden.

Fallbeispiel

Emil ist krank

Der 2-jährige Emil kommt mit hohem Fieber zur stationären Aufnahme. Er ist seit 1 Woche krank und hat vom behandelnden Kinderarzt schon zwei verschiedene Antibiotika, ein Penicillin und ein Cephalosporin, bekommen, ohne dass sich sein Allgemeinzustand gebessert hätte oder das Fieber gesunken wäre. Die Laboruntersuchungen zeigen stark erhöhte Entzündungswerte. Was ist zu tun?

Früher hätten wir in so einem Fall das Kind noch einmal sorgfältig untersucht, schwerwiegende Erkrankungen wie eine Hirnhautentzündung ausgeschlossen und das Kind zunächst ins Bett gelegt, alle Medikamente abgesetzt und den spontanen Verlauf beobachtet. Das dauert etwas länger und frustriert die Eltern, weil ja „nichts passiert". Es muss doch was getan werden!

Heute ist ein derartiges Vorgehen nicht mehr möglich. Wenn das Kind nicht zumindest am Tropf und am Monitor hängt, ist ja auch nicht einsichtig, warum es im Krankenhaus bleiben muss. Tropf und Monitor sind heute die Leinen, an welche die Patienten gelegt werden, damit sie nicht weglaufen. Sofort muss eine ganze Kaskade von Diagnostik und apparativen Untersuchungen laufen, das Kind kommt auf eine Intensivüberwachungsstation und wird intravenös „breit abgedeckt", wie die antibiotische Behandlung heute genannt wird –, ein Unwort, denn ein Krankenhaus ist keine Abdeckerei. Ein häufig benutzter Fachbegriff heißt „Antibiose", was ebenfalls ein Unwort ist; allenfalls kann man von einer Antibiotikatherapie sprechen. Das Suffix „-ose" bezeichnet i. d. R. eine Schwäche oder Abnutzungserscheinung (Arthrose, Nephrose, Psychose).

5.2.4 Früher „Betten füllen", heute „diagnosebezogene Abrechnung"

Bei der früher üblichen Abrechnung der „Mitternachtsstatistik" wurden Krankenhäuser danach bezahlt, wie viele Betten um Mitternacht gefüllt waren. Es gab, vor allem in der Kinderheilkunde, einen massiven Überhang von Krankenhausbetten. Als junge Assistenzärzte wurden wir Anfang der 1980er-Jahre immer bedrängt, dafür zu sorgen, dass die Betten voll belegt sind, und Krankenhausaufenthalte wurden aus fadenscheinigen Gründen ins Unerträgliche verlängert. So wurden Säuglinge mit Durchfall erst entlassen, wenn sie wieder geformte Stühle hatten – und das konnte lange dauern und hatte nicht selten den Effekt, dass sich das Kind eine neue Infektion, eine nosokomiale Erkrankung, einhandelte. Das war auch nicht wirklich gut, aber doch nicht so gefährlich wie die heute zu erwerbenden Krankenhausinfektionen: die durch den breiten Einsatz von Antibiotika gezüchteten multiresistenten Keime.

Heute herrscht nicht mehr die Mitternachtsstatistik, sondern das DRG-System über Wohl und Wehe einer Klinik. Diagnosebezogene Abrechnung heißt, dass Fallpauschalen für Diagnosen vergütet werden, für die dann eine durchschnittliche Krankheitsdauer zugrunde gelegt wird. Nun ist, um beim Beispiel des Durchfalls eines Säuglings zu bleiben, die Notwendigkeit eines stationären Aufenthalts davon abhängig, inwieweit die Eltern selbst mit dem kranken Kind zurechtkommen. Schon die Tatsache, dass Eltern mit einem Säugling bei Durchfall das Krankenhaus aufsuchen, lässt häufig an eher nicht krankheitsbezogene Gründe denken: Verunsicherung, Angst, eigene Unzulänglichkeit, mangelnde Erfahrung, mangelnde Führung, fehlender sozialer Rückhalt und vielleicht auch Angst und Unsicherheit des behandelnden Arztes, sofern er überhaupt konsultiert wird.

5.3 Was schiefläuft und was sich ändern muss

5.3.1 Warum zu viele Medikamente nicht die Lösung sind

Die Behandlung einer Durchfallerkrankung erfolgt nicht mit Medikamenten, sondern durch ausreichende Zufuhr von Flüssigkeit, Salzen und Energieträgern. Diese gelingt in aller Regel oral. Eine Infusion ist sehr selten erforderlich. Allerdings kann das fortgesetzte Erbrechen die Eltern leicht in Verzweiflung bringen und wird als sehr bedrohlich erlebt, sodass die Notaufnahmen der Kinderkliniken mit diesem Problem häufig konfrontiert werden und die Unübersichtlichkeit der Situation die stationäre Aufnahme mit sich bringt. Ist der Patient erst einmal da, wird man kaum die Verantwortung übernehmen wollen, ihn mit den einfachen Maßnahmen der oralen Rehydratation wieder wegzuschicken. Daher ist die Hospitalisationsrate aufgrund von Durchfallerkrankungen bei Kindern hoch. Ob sie notwendig ist, kann in der Mehrzahl der Fälle bestritten werden. Die stationäre und medikamentöse Versorgung gerade auch von Kindern im Krankenhaus ist teuer. Die orale Rehydratation dagegen kostet nur Pfennigbeträge und ist leicht durchführbar, weil es Flüssigkeit, Salz und Zucker in jedem Haushalt gibt. Anders ist es im subsaharischen Afrika, wo schon die Wasserversorgung ein fast unlösbares Problem darstellt. Da wissen wir gar nicht, wie verwöhnt wir sind. Dennoch sind die Kenntnisse um die Selbstbehandlung von Magen-Darm-Infektionen bei uns erschreckend gering.

5.3.2 Lieber Aufklärung und Beratung

Was die Verhütung von Durchfallerkrankungen angeht, sind die Voraussetzungen bei uns im Prinzip durch einfachste Maßnahmen gegeben, aber in armen und insbesondere wärmeren Ländern denkbar ungünstig. Daher wird zur Vorbeugung von Durchfallerkrankungen auch dort die Impfung gegen Rotaviren (RV) empfohlen, obwohl sie natürlich gegen Durchfallerkrankungen durch andere Erreger, etwa Noroviren oder bakterielle Erreger, gar nichts nützt. Es müssen erhebliche logistische Anstrengungen unternommen werden, um eine Kühlkette aufrechtzuerhalten und die Bevölkerung überall zeitnah nach der Geburt zu erreichen. Insofern ist es sehr viel sinnvoller, preiswerter, nachhaltiger und damit effektiver, alle Anstrengungen für die Bereitstellung von sauberem Wasser und von Zucker-Salz-Tütchen (WHO-Lösung zur oralen Rehydratation) zu unternehmen und entsprechende Gesundheitsaufklärungskampagnen zu betreiben, als ein Impfprogramm gegen Rotaviren aufzulegen.

Denn damit können nicht nur auch alle anderen Formen von Durchfallerkrankungen behandelt werden, sondern es hebt auch sonst den allgemeinen Hygiene- und Gesundheitszustand. Zudem ist die Wirksamkeit der RV-Impfungen in der „Real-Life"-Situation in ärmeren Ländern noch wesentlich schlechter als in Studien prognostiziert.

Man muss sich die Frage stellen, ob es nicht weit sinnvoller, preiswerter und effektiver ist, für sauberes Wasser und Zucker-Salz-Tütchen (WHO-Lösung zur oralen Rehydratation) zu sorgen und entsprechende Gesundheitsaufklärungskampagnen zu betreiben. Damit können nicht nur auch alle anderen Formen von Durchfallerkrankungen behandelt werden, sondern es hebt auch sonst den allgemeinen Hygiene- und Gesundheitszustand.

Die chronisch unterfinanzierte Weltgesundheitsorganisation hat das Feld der finanzkräftigen *Global Action for Vaccination and Immunization* (GAVI) überlassen. Sie ist keine Organisation für Kindeswohl und bessere Lebensbedingungen, sondern für Impfungen. Die zum Einverständnis zu einer Impfung erforderliche Aufklärung erfordert weit mehr Aufwand als eine Schulung zum Umgang mit Durchfallerkrankungen und dürfte weit effektiver sein. Eigentlich müsste eine solche Basis-Gesundheitsaufklärung Inhalt der Schulausbildung sein – nicht nur in Ländern der sogenannten Dritten Welt, sondern auch in Industrienationen. Ein basales Wissen über den Umgang mit Gesundheitsfragen fehlt auch bei uns, ein bitter notwendiges Desiderat, um diesem eklatanten Missstand zu begegnen. Denn damit räumen wir das Feld denjenigen, die auf alle gesundheitlichen Fragen eine Antwort parat haben: der Pharmaindustrie.

5.3.3 Die Mehrwertsteuer stutzen

Warum sind dem Staat die Ausgaben für Impfstoffe lieber als die für medizinische Behandlung, Beratung und Gesundheitsaufklärung? Kann es daran liegen, dass Impfstoffe und Medikamente mit dem üblichen Mehrwertsteuersatz von 19 % besteuert werden und der Staat damit der größte Mitverdiener an dieser Form von Gesundheitswirtschaft ist? Er trägt nicht das geringste unternehmerische Risiko und leistet keine eigene Forschungs- und Entwicklungsarbeit. Mit dieser Besteuerung wird ein Großteil der Kosten, fast ein Fünftel, von einer Tasche in die andere geschaufelt. Auf der einen Seite werden hochpreisige Impfstoffe beklagt, auf der anderen Seite damit gewaltige Einnahmen erzielt. Wenn es darum geht, Arbeitsplätze zu schaffen und Menschen menschliche Arbeit zu verschaffen, ist das der ganz falsche Weg. Die Pharmaindustrie beschäftigt die meisten ihrer Mitarbeiter woanders. Zu fordern ist ein reduzierter Steuersatz von 7 %, wie er auch für zahntechnische Leistungen, Eintrittskarten, Heilbäder, Personenbeförderung und Beherbergungsbetriebe gilt. Anscheinend sind Medikamente und Impfstoffe Luxusartikel, die als nicht so grundsätzlich notwendig erachtet werden, dass für sie ein reduzierter Steuersatz zum Tragen kommt. Die Arzneimittelausgaben allein der Gesetzlichen Krankenversicherung (GKV) haben 2018 mit 41,2 Mrd. Euro (+3,2 %) einen neuen Höchststand erreicht. Davon hat sich der Staat 8 Mrd. an Steuern wieder hereingeholt. Die Steuern der von Privatkassen erstatteten oder frei verkäuflichen Medikamente machen sicher noch einmal denselben Betrag aus.

Wie wäre es, wenn die Differenz zwischen dem reduzierten und dem vollen Steuersatz zur Finanzierung pharmaunabhängiger Forschung, Gesundheitserziehung und -bildung genutzt würde?

Auf diesen meinen Vorschlag haben weder Finanz- noch Gesundheitsminister mit Begeisterung reagiert.

5.3.4 Krankheitsverständnis überdenken und Aktionismus vermeiden

Symptome und Befindlichkeiten sind nicht statisch, sondern unterliegen Veränderungen. Sie haben eine zeitliche Dimension, einen Verlauf. Eine Diagnose im Hier und Jetzt ist morgen eine Diagnose von gestern, ebenso ein Befund. Im Krankenhaus herrscht ein statisches Krankheitsverständnis vor: Weder kennt man den Patienten vorher, noch erfährt man i. d. R., wie es weitergeht. Ist der Patient entlassen, ist er aus dem Weg und aus dem Sinn. Aus diesem Grund ist es verständlich, dass es nur um das Hier und Jetzt geht. Die Bereitschaft, nachzuschauen, was man anrichtet, ist weit geringer als die Bereitschaft zu handeln, in oft blindem Aktionismus.

Das Leben, das Befinden, die Lebensäußerungen und auch die Vitalparameter sind dynamisch. So ist am Spätnachmittag die Körpertemperatur höher als morgens. Wenn ein Kind morgens fieberfrei ist, kann es gut sein, dass es gegen Abend auffiebert. Die statische Aussage „40,4 Grad Fieber" ist, ohne dass sie in einen Zusammenhang gestellt wird, sinnlos. Was für die Körpertemperatur gilt, gilt für viele Körperfunktionen: Sie müssen im chronobiologischen Zusammenhang gesehen werden. Körperfunktionen wie z. B. Hormonausschüttungen zeigen erhebliche Schwankungen im Tagesverlauf. Es gibt, wie man bei der Menstruationsblutung der Frau eindrücklich sehen kann, für fast alle physiologischen, hormonellen, immunologischen, wahrscheinlich auch psychophysiologischen Lebensäußerungen biologische Rhythmen. Die heutige Medizin vernachlässigt dies häufig; sie denkt statisch und orientiert sich an Momentaufnahmen, die verallgemeinert werden.

In der Kinder- und Jugendarztarztpraxis haben wir – wenigstens theoretisch – die Möglichkeit, Verläufe zu überblicken. Wenn wir Glück haben, den Patienten gut kennen und vielleicht sogar eine biografische Anamnese gemacht haben – welche die Grundvoraussetzungen für eine verantwortungsvolle ärztliche Betreuung sein sollte – können wir die Dynamik seiner Biografie und die Entwicklung seiner Erkrankung auf der Zeitachse beurteilen. Daraus entstehen weniger Handlungszwang und Behandlungsdruck als im Vergleich zum Krankenhaus. Selbst wenn man einwendet, dass ein Krankenhauspatient eben doch wahrscheinlich viel schwerer erkrankt ist als ein ambulanter Patient – was durchaus nicht immer gilt – , ist die Frage, ob und zu welchem Preis man alles immer sofort wissen muss, berechtigt. Unter dem wirtschaftlichen Druck, unter dem Krankenhäuser heute stehen, muss möglichst viel an Diagnosen zur

Rechtfertigung abrechenbarer Leistung erbracht werden. Aber auch der niedergelassene Arzt ist „Leistungserbringer", der für das Tun bezahlt wird, nicht für die Kunst des Lassens. Hier liegt ein unlösbar erscheinender Interessenkonflikt und damit ein echtes Heilungshindernis vor: Wir leben nicht von der Gesundheit, sondern von der Krankheit unserer Mitmenschen.

„Werte wie Sorgfalt, Ruhe, Weitsicht und Reflexivität sind unabdingbar für eine gute Medizin und dürfen auf dem Basar einer ökonomisierten Medizin nicht geopfert werden, weil der Patient zu Recht sich einen Arzt wünscht, der nicht nur für das Machen belohnt wird, sondern vor allem für das Beraten und Begleiten."

Maio (2015: 140)

5.4 Modellhafte Versorgungsansätze: Plädoyer für eine exspektative Medizin

Die ärztliche Kunst besteht nicht aus einer Anhäufung von Interventionen, sondern vielmehr darin, abwarten zu können und dem Krankheitsverlauf nicht andauernd vorzugreifen. Dies setzt jedoch eine differenzierte, abgestufte, einvernehmliche Folge von Entscheidungen im Sinne des Patientenwohls voraus. Statt immer sofort alles wissen zu wollen, mit einem hohen Risiko an Überdiagnostik und Übertherapie, lohnt sich ein Vorgehen der kleinen Schritte, bei dem sich der nächste am vorherigen und den sich daraus ergebenden neuen Aspekten orientiert. Das ist in der Praxis weit besser möglich als in der Klinik, die unter den geschilderten anderen wirtschaftlichen Zwängen steht. Nur muss die Bereitschaft gegeben sein, den „Roten Faden" in der Betreuung aufzunehmen und zu behalten.

Es ist leichter, die Verantwortung an eine Instanz, an die Klinik, abzugeben als selbst dafür einzustehen. Die Folgen sind aber Handlungszwang und Aktionismus, Medikalisierung und Übertherapie.

Dies schadet ganz generell dem gesamten System und insbesondere allen davon betroffenen (jungen) Patienten.

Fallbeispiel

Was hätte anders laufen können?

Hört man sich diese ganze Geschichte von Kai und Frau M. an, erkennt man bis zur vermeintlichen Diagnose ADHS im frühen Schulalter eine Kette von verpassten Chancen, die nun zu dem Ergebnis eines unstrukturierten, unruhigen, eigensinnigen, „auffälligen" Kindes führen – einem Kind, das mit der Zeit aus dem Ruder läuft, weil es mit dem Etikett ADHS versehen wird.

Doch ein solches Patientenschicksal hätte vermieden werden können. Bereits in der Schwangerschaft hätte ein aufmerksamer Arzt die drohenden Probleme wahrnehmen und mit entsprechenden Hilfs- und Beratungsangeboten die Familie entscheidend unterstützen können. Schon in der Neugeborenenzeit wäre ein beziehungs- und bindungsorientiertes und auch stillfreundliches Klima geeignet gewesen, die frühe Interaktion besser gelingen zu lassen. Bei der Entlassung hätte die Nachbetreuung durch eine Hebamme oder gar eine speziell geschulte Familienhebamme initiiert werden müssen.

Bei der anschließenden kinderärztlichen Betreuung hätte dieser „Rote Faden" aufgenommen und die psychosozialen Probleme unverzüglich angepackt werden müssen. In der Kita, in der viel zu wenige Betreuungspersonen viel zu viele Kinder versorgen müssen, war Kai völlig überfordert: Nirgendwo konnte er auf eine konstante und sichere Bindungsperson bauen. Somit sammelte sich sehr vieles an, was immer stärker in aggressives Verhalten mündete. Stattdessen wurde bei Kai immer nur an die rein medizinische Versorgung und dabei speziell ans Impfen und das Durchwinken der Vorsorgen gedacht. Die Entwicklung der „Lieblingsseite", die entsteht, wenn das Kind immer nur auf dem Rücken liegt und in eine Richtung schaut, hätte als Folge eines unangemessenen Umgangs mit dem Kind gesehen werden müssen. Spätestens hier wäre es ein Gebot der Stunde gewesen, durch gezielte Förderung die Interaktion zwischen Mutter und Kind zu verbessern, um einen feinfühligeren Umgang miteinander anzustreben und die Mutter – wo immer möglich – in ihrem eigenen Umfeld zu entlasten. Ergotherapie und Frühförderung hätten von Anfang an initiiert werden müssen, zumal Kai im Weiteren zunehmend durch Zehenspitzengang, viel Schreien und Kopfschlagen auffiel. Hätte Frau M. zudem Gelegenheit gehabt, ein niedrigschwelliges Familienzentrum vor Ort aufzusuchen, in dem der Junge betreut wird und Eltern ohne Druck und mit viel Feingespür gezielt unterstützt und beraten werden, hätte das der Familie vieles erspart: wahrscheinlich auch die dann später gestellte Diagnose ADHS.

LITERATUR

AWMF (2017). Kurzfassung der interdisziplinären evidenz- und konsensbasierten (S3) Leitlinie „Aufmerksamkeitsdefizit-/Hyperaktivitätsstörung (ADHS) im Kindes-, Jugend- und Erwachsenenalter". AWMF-Registernummer 028-045; Stand: 2.5.2017; www.awmf.org/uploads/tx_szleitlinien/028-045k_S3_ADHS_2018-06.pdf.

Hahnemann S (1992). Organon der Heilkunst. Textkritische Ausgabe der 6. A. Heidelberg: Haug.

Hontschik B (2019). Erkranken schadet Ihrer Gesundheit. Frankfurt/M.: Westend Verlag.

Lown B (2004). Die verlorene Kunst des Heilens. Anstiftung zum Umdenken. Stuttgart: Schattauer.

Maio G (2015). Die verlorene Kunst des Seinlassens. Dtsch Med Wochenschr 140(13): 1014–1018.

Nolte SH (2017). Alles halb so schlimm. München: Kösel.

Paul U (2011). Unschuld, Ware Gesundheit. Das Ende der klassischen Medizin. München: Beck.

Stern Ärzte-Appell (2019). Medizin für Menschen – Ärzte fordern Rückbesinnung auf Heilkunst statt Profit. Mensch vor Profit. Stern-Titel vom 15.9.2019; www.stern.de/gesundheit/aerzte-appell-im-stern--die-titelgeschichte-zum-nachlesen-8902860.html (letzter Zugriff: 18.3.2020).

Thompson JD, Fetter RB, Mross CD (1975). Case mix and resource use. Inquiry 12(4): 300–312.

Vera A (2009). Die „Industrialisierung" des Krankenhauswesens durch DRG-Fallpauschalen – eine interdisziplinäre Analyse. In: Gesundheitswesen 71(3): e10 – e17.

KAPITEL

6

Heike Philippi

Zu viele funktionelle Therapien und Heilmittel im Kindesalter: Warum viel nicht immer viel hilft und was sich ändern muss

Fallbeispiel

Was lief hier schief?

Moritz (8) leidet an einer Osteogenesis imperfecta Typ 4. Als er zu uns ins SPZ zur Behandlung kam, besuchte er die 2. Klasse der Regelgrundschule mit guten Leistungen und lebte abwechselnd bei seinen getrennt lebenden Eltern. Im Bereich seiner beiden Oberschenkel hatte Moritz in der Vergangenheit mehrere Knochenbrüche durchlitten, die und seit mehreren Jahren mit Marknägeln versorgt waren. Er erhielt regelmäßig Bisphosphonate und ein- bis zweimal pro Woche Physiotherapie. Einmal hat Moritz bereits an einer neurologischen Reha-Maßnahme zur Verbesserung seiner Gehfähigkeit mit einem stabilisierenden, 3 Wochen anhaltenden Erfolg teilgenommen. Aufgrund seiner Knochendeformitäten im Bereich der unteren Extremitäten, des Beckens und der Wirbelsäule ist das Laufen für Moritz sehr beschwerlich.

Im Alltag wurde Moritz von seinen Eltern auf Anraten des Orthopäden regelmäßig angehalten, so viel wie möglich zu laufen. Der Rollstuhl wurde nur in Ausnahmefällen benutzt. Seit 1 Jahr litt Moritz zunehmend unter Schmerzen in den Beinen, die sich zunächst durch Ibuprofen und Ausruhen lindern ließen. Bald aber traten in immer kürzeren Abständen so starke mehrtägige Schmerzattacken auf, dass Moritz im Bett liegen musste und trotz einer erweiterten Schmerzmedikation stundenlang vor sich hin wimmerte. Eine stationäre Diagnostik und Schmerzbehandlung in einer Kinderklinik erbrachte keine organisch fassbare Ursache und auch keine Besserung der Schmerzen. Die zunehmende Immobilität und Bettlägerigkeit mit Schulabstinenz wurde als Hauptursache der Schmerzen angenommen, woraufhin zu intensivierter Physiotherapie und schließlich zu einer nochmaligen Rehabilitation zur Verbesserung seiner Muskelkraft und motorischen Fähigkeiten geraten wurde. Die neurologische Rehabilitation wurde erneut begonnen, musste jedoch wegen Verstärkung der Schmerzen abgebrochen werden.

Als letzte Möglichkeit wird nun die stationäre Aufnahme in eine Schmerzklinik empfohlen. Wäre das vermeidbar gewesen, und was hätte hier anders laufen müssen?

6.1 Stellenwert des Themas in der Gesundheitsversorgung

Im Jahr 2017 haben die gesetzlichen Krankenkassen nach dem Heilmittelbericht des Wissenschaftlichen Instituts der AOK (WIdO 2018) 3 % ihres Budgets (6,56 Mrd. Euro) für Heilmittel ausgegeben. Nur 8,4 % davon entfielen auf Heilmittel für Kinder. Von den 397.500 bei der AOK versicherten Kindern bis 14 Jahre wurden lediglich 3 % mit Heilmitteln versorgt. 61 % davon waren Jungen. In ➤ Abb. 6.1 sind die Heilmittel nach Ergotherapie, Physiotherapie, Sprachtherapie und Podologie bezogen auf alle Versicherten dargestellt. Die Anteile der einzelnen Heilmittel verteilen sich bei Erwachsenen anders als im Kindesalter (➤ Abb. 6.2 und ➤ Abb. 6.3).

49 % der Verordnungen für Kinder bis 14 Jahre entfielen auf Sprachtherapie, 26,7 % auf Ergotherapie und 20,7 % auf Physiotherapie (➤ Abb. 6.4).

Die häufigste Diagnose, die zu einer Heilmittelverordnung führte, waren bei den Kindern bis 14 Jahre die Entwicklungsstörungen (55 %). In ➤ Abb. 6.5 sind die häufigsten Diagnosen bezogen auf die Alters-

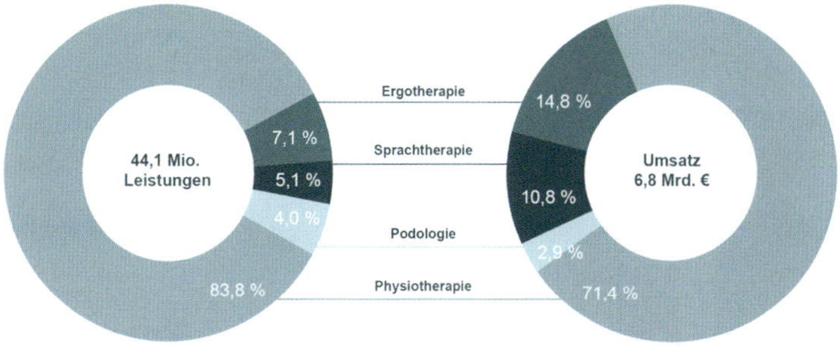

Abb. 6.1 Anteil der Leistungsbereiche am Verordnungsgeschehen (GKV 2017) [G866]

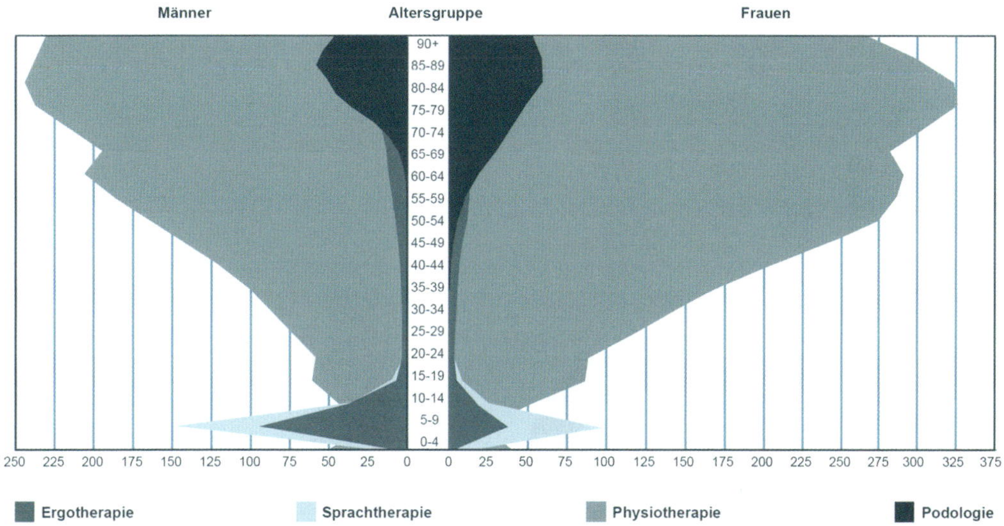

Abb. 6.2 Patienten je 1000 Versicherte nach Leistungsbereichen (WIdO 2018) [G866]

gruppen dargestellt. Bei schwerwiegenden Diagnosen wie der infantilen Zerebralparese oder dem Down-Syndrom wurden pro Jahr durchschnittlich 40 Behandlungseinheiten durchgeführt, wohingegen bei einer Sprachentwicklungsstörung durchschnittlich nur 20,6 Behandlungen notwendig waren.

6.1.1 Heilmittelverordnung – das Maß der Dinge

Die Versorgung mit Heilmitteln ist durch die **Heilmittelrichtlinie** (HeilM-RL 2019) des Gemeinsamen Bundesausschusses (G-BA) und den **Heilmittelkatalog** geregelt (Heilmittelkatalog 2018). Insbesondere sind Menge, Art, Dauer, Qualifikation des Verordnenden und des Erbringers sowie die Indikation eines Heilmittels sehr präzise vorgegeben.

Es bedarf der Verordnung durch einen Arzt, der die **Indikation** gemäß § 3(5) der Heilmittelrichtlinie stellt:

GESETZE

Heilmittelrichtlinie § 3(5) und (2)

„Die Indikation für die Verordnung von Heilmitteln ergibt sich nicht aus der Diagnose allein, sondern nur dann, wenn unter Gesamtbetrachtung der funktionellen / strukturellen Schädigungen, der Beeinträchtigung der Aktivitäten (Fähigkeitsstörungen) unter Berücksichtigung der individuellen Kontextfaktoren in Bezug auf Person und Umwelt eine Heilmittelanwendung notwendig ist."
Die Notwendigkeit der Heilmittelverordnung ergibt sich aus § 3(2) der Heilmittelrichtlinie:

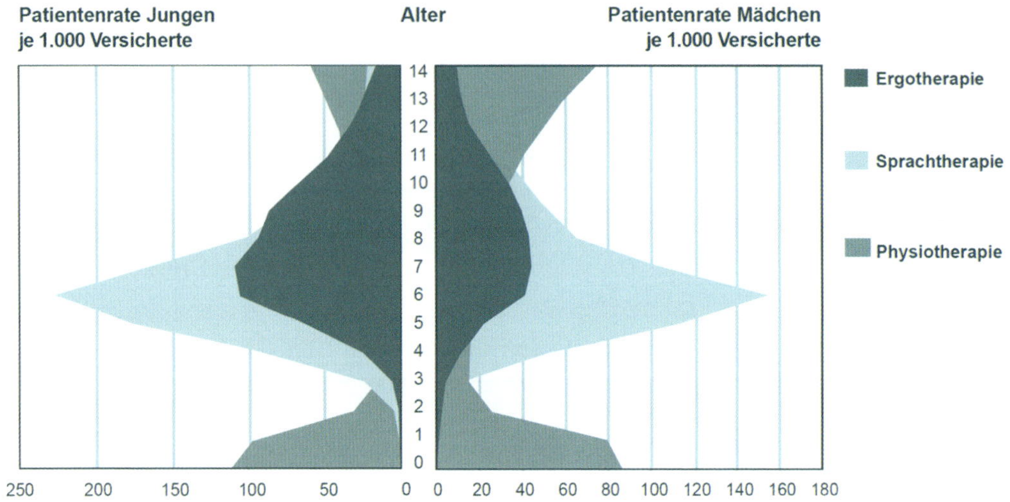

Abb. 6.3 Patienten bis 14 Jahre nach Leistungsbereichen (WIdO 2017) [G866]

6

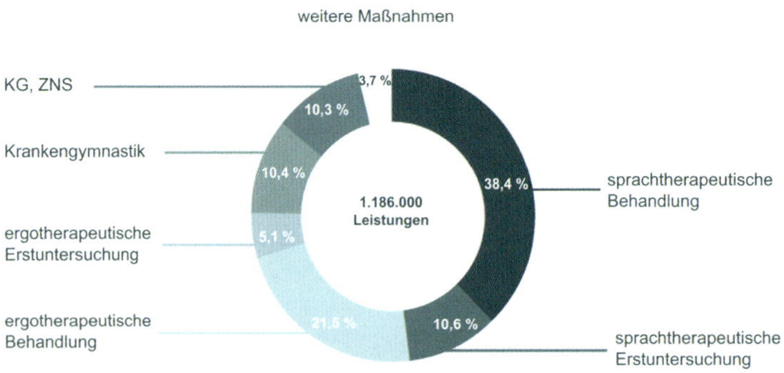

Abb. 6.4 Die häufigsten Maßnahmen bei Kindern bis einschließlich 14 Jahre (WIdO 2017) [G866]

„Heilmittel können zu Lasten der Krankenkassen nur verordnet werden, wenn sie notwendig sind, um
- eine Krankheit zu heilen, ihre Verschlimmerung zu verhüten oder Krankheitsbeschwerden zu lindern,
- eine Schwächung der Gesundheit, die in absehbarer Zeit voraussichtlich zu einer Krankheit führen würde, zu beseitigen,
- einer Gefährdung der gesundheitlichen Entwicklung eines Kindes entgegenzuwirken, oder
- Pflegebedürftigkeit zu vermeiden oder zu mindern."

Zudem soll der Arzt **Ziele** formulieren, die durch die Heilmittelanwendung erreicht werden sollen.

Die Therapeuten sollen in der ersten Therapiestunde einen Kurzbefund erheben. Nur Logopäden sind befugt, eine ausführliche abrechnungsfähige Sprachuntersuchung durchzuführen.

6.1.2 Wirksamkeit von Heilmitteln nur zum Teil belegt

Die im Heilmittelkatalog empfohlenen Heilmittel sind bzgl. ihrer Wirksamkeit **wissenschaftlich** unterschiedlich gut abgesichert. Beispielsweise kann es als bewiesen gelten, dass Kinder mit einer Sprach- und Sprechstörung von Logopädie profitieren (Boyle et al. 2010). Allerdings ist die Frage, welchen Einfluss die direkte Sprachtherapie im Verhältnis zur indirekten Sprachanregung durch das kindliche Um-

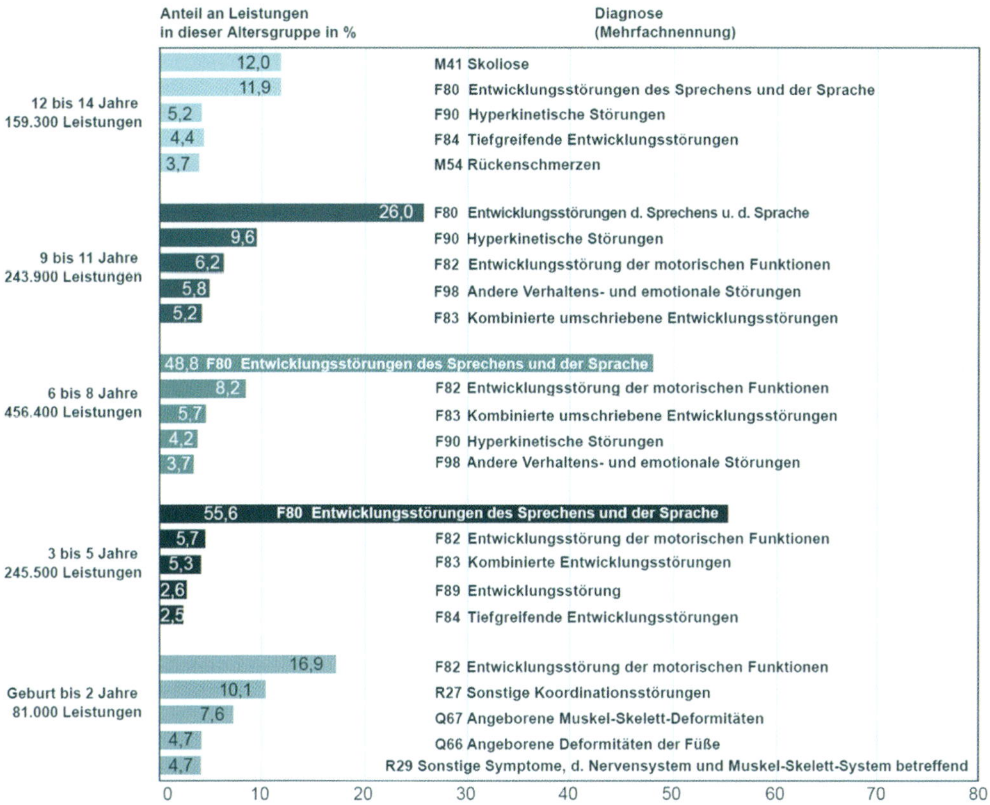

Abb. 6.5 Die häufigsten Diagnosen nach Leistungsanteil, Alter in Gruppen (AOK; WIdO 2017) [G866]

feld hat, nicht geklärt. Für einzelne spezifische Sprach- und Sprechstörungen liegt gute Evidenz für bestimmte Behandlungsmethoden vor (Cleave et al. 2015; Murray et al. 2014). Für die häufigste motorische Störung im Kindesalter, die Zerebralparese gibt es die stärkste Evidenz für Effekte einzelner Heilmittel (Booth et al. 2018; Novak et al. 2013) und auch erste Ergebnisse für Effekte auf der Ebene der sozialen Teilhabe (Reedman et al. 2017).

In Anbetracht dessen, dass die Notwendigkeit von Heilmitteln häufig eher auf der Basis von Erfahrungswerten als von wissenschaftlicher Evidenz entschieden werden muss, sind neuere Studien, die zur Effektmessung Zielerreichungsinstrumente auf Teilhabeebene evaluiert haben, ein Lichtblick (Willis et al. 2018). Demzufolge werden vor der Heilmitteltherapie mit Eltern und Kind gemeinsam auf der sogenannten *Goal Attainment Scale* (GAS) und dem *Canadian Occupational Performance Measure* (COPM) der Unterschied zwischen der aktuellen und der zu erreichenden Fähigkeit im Alltag quantitativ und qualitativ festgelegt. Dadurch wird eine nachvollziehbare Basis geschaffen, mit deren Hilfe nach der Therapie gemeinsam entschieden werden kann, ob Therapieaufwand und Therapienutzen in einem angemessenen Verhältnis stehen und wie weiter vorgegangen werden sollte.

Die wissenschaftliche Evidenz für die einzelnen Heilmittel ist in den Leitlinien der jeweiligen Diagnosen detailliert dargestellt. Bei der Durchsicht der Leitlinien fällt allerdings auf, dass viele Heilmittel mit nachgewiesener Wirksamkeit im Heilmittelkatalog fehlen. Ein Beispiel dafür wäre das intensivierte unilaterale und bimanuelle Hand-Arm-Training bei spastischer Hemiparese (Hoare et al. 2019).

6.2 Wo liegt das Problem? Was fehlt?

6.2.1 Der Arzt allein entscheidet über Indikation und Therapieziele

Dabei stellt der Arzt die Indikation für Heilmittel fast ausschließlich entlang der ICD-Diagnose und wählt die Ziele anhand der Vorgaben im Heilmittelkatalog aus. Die Ziele des Heilmittelkatalogs sind durch zwei Dinge charakterisiert:

1. Sie beziehen sich dort ausschließlich auf eine Funktions- und Aktivitätsverbesserung.
2. Sie sind so allgemein formuliert, dass sie keine valide Messung der Zielerreichung erlauben.

Diese allgemeinen Ziele auf Funktions- und Aktivitätsebene haben zudem den Nachteil, dass sie Kinder in keiner Weise zur aktiven Mitarbeit motivieren. Im Fall von Moritz mit der Diagnose Osteogenesis imperfecta lauten die Ziele für die Physiotherapie unter Kapitel EX4 Miss- und Fehlbildungen, Strukturschäden der Stütz- und Bewegungsorgane: Wiederherstellung, Besserung der Beweglichkeit der betroffenen und benachbarten Gelenke, der Muskel-, Sehnen- und Gewebedehnbarkeit. Diese Ziele waren für Moritz bedeutungslos. Auch wenn der Arzt laut Heilmittellinie angehalten ist, bei der Indikationsstellung die Bezüge zur „Umwelt und Person" herzustellen, so kommt das im Praxisalltag zu kurz. Gründe dafür liegen zum einen in der Kürze des Arztgesprächs und im direktiven Rollenverständnis vieler Ärzte.

Die meisten Ärzte haben sich bisher noch wenig damit auseinandergesetzt, dass nicht die Ärzte, sondern die Betroffenen selbst über das Expertenwissen für „Umwelt und Person" verfügen. Wollte man Informationen von „Umwelt und Person" in die Indikationsstellung miteinbeziehen, müssten Kind und Eltern ausführlich vom Arzt dazu befragt und in die Zielformulierung mit einbezogen werden.

Bei der Indikationsstellung für das genaue Heilmittel, z. B. für die Entscheidung, ob bei einem 2 Jahre alten Kind mit spastischer Hemiparese eher ein unilaterales oder ein bimanuelles Hand-Arm-Training einzusetzen wäre, verfügt weniger der Arzt als vielmehr die Therapeutin über das bessere Fachwissen.

Es fehlt die Kultur der partizipativen Entscheidungsfindung mit Kind und Eltern bzgl. der Therapieziele. Ferner fehlt die Anwendung von Instrumenten wie GAS und COPM, um eine Zielerreichung überprüfbar zu machen und mit einer persönlichen Bedeutung für Kinder und Eltern zu versehen. Und schließlich mangelt es an einer Beteiligung der Heilmittelerbringer bei der Indikationsstellung für das spezifische Heilmittel und bei der Erarbeitung bedeutungsvoller Ziele.

6.2.2 Bedarfe und Wünsche der Betroffenen kommen viel zu kurz

Die individuellen Bedarfe und Bedürfnisse sowie Mitwirkungsmöglichkeiten des Kindes und seiner Eltern werden bzgl. der Passgenauigkeit des Heilmittels nicht ausreichend geprüft.

Selbst wenn das verordnete Heilmittel in Bezug auf die Fähigkeitsverbesserung ausreichend effektiv wäre und Kind und Eltern durch das Therapieziel motiviert sind, verläuft die Heilmittelanwendung nicht immer erfolgreich. Das erklärt sich häufig dadurch, dass individuelle Bedarfe, Wünsche, Befürchtungen, Bedürfnisse von Kind, Eltern und Familie nicht ausreichend einbezogen werden. Bereits auf dem Nachhauseweg vom Arzt stellen sich in den Gedanken von Kindern und Eltern nach und nach berechtigte Befürchtungen und Einwände ein. Bei Moritz könnten die Gedanken gelautet haben: „Nehmen denn meine Schmerzen wirklich ab, wenn ich die Übungen zur besseren Gelenkbeweglichkeit mache? Was ist, wenn ich vor lauter Schmerzen die Übungen gar nicht ausführen kann? Vielleicht breche ich mir bei der Reha wieder den Oberschenkel?" Bei den Eltern von Moritz könnten die Gedanken gelautet haben: „Wie sollen wir es schaffen, die Übungen in der nötigen Intensität zu Hause durchzuführen, damit die Lauffähigkeit von Moritz erhalten bleibt? Die Angst, dass es nicht gelingt, macht uns so viel Stress, dass wir langsam nicht mehr können und es oft Streit mit Moritz gibt."

Zur „Entlockung" der „inneren Bühne" (Gedanken, Befürchtungen, Vorstellungen, Gewohnheiten etc.) müssten Kind und Eltern ausreichend befragt werden, um sie auf dem Weg der Umsetzung des Heilmittels und des Durchhaltens ausreichend gut zu begleiten und zu unterstützen.

6.2.3 Überprüfung der Funktionstauglichkeit für den Alltag fehlt

Die Heilmittel zielen einzig darauf ab, eine Funktions- und Aktivitätsverbesserung herbeizuführen. Der Effekt für die Teilhabe im Alltag des Kindes wird nicht berücksichtigt.

Es fließt folglich weder in die Indikationsstellung noch in die Zielformulierung ein, inwieweit die Heilmittelversorgung auch eine bedeutungsvolle Veränderung in der Teilhabe des Kindes in seinem Alltag bewirkt. Es wird stillschweigend davon ausgegangen, dass eine alleinige Verbesserung von Funktionen und Aktivitäten automatisch zur Beseitigung des Teilhabeproblems führt. Bleibt die Überprüfung der Auswirkung des Funktions- und Aktivitätstrainings auf die Teilhabe des Kindes aus, ist das Risiko einer Fehlversorgung hoch. Im Fall von Moritz zeigte sich klar, dass die Teilhabeprobleme wie schmerzbedingte Bettlägerigkeit und Schulabstinenz keinesfalls ausreichend positiv von einem alleinigen Funktions- und Aktivitätstraining beeinflusst wurden.

> In Bezug auf die Heilmittelversorgung bedarf es einer professionellen, in der Heilmittelrichtlinie und im Heilmittelkatalog verankerten Teilhabebedarfsermittlung und Teilhabeorientierung gemäß der Internationalen Klassifikation für Funktionsfähigkeit, Behinderung und Gesundheit (ICF).

6.3 Was muss sich ändern? Was brauchen wir?

6.3.1 Professionelle Teilhabebedarfsermittlung und Teilhabeorientierung nach ICF

Die Heilmittelanwendung erfolgt vor allem bei Kindern mit Entwicklungsstörungen oder chronischen Erkrankungen. Die Einschränkung einer bestimmten Fähigkeit, die durch das Heilmittel verbessert werden soll, verschwindet nicht rasch bzw. bei den meisten Erkrankungen gar nicht. Das heißt, die Teilhabe der Kinder im Alltag bleibt immer für einen längeren Zeitraum eingeschränkt. Die Einschätzung der Kinder nach ICD mit Betrachtung der

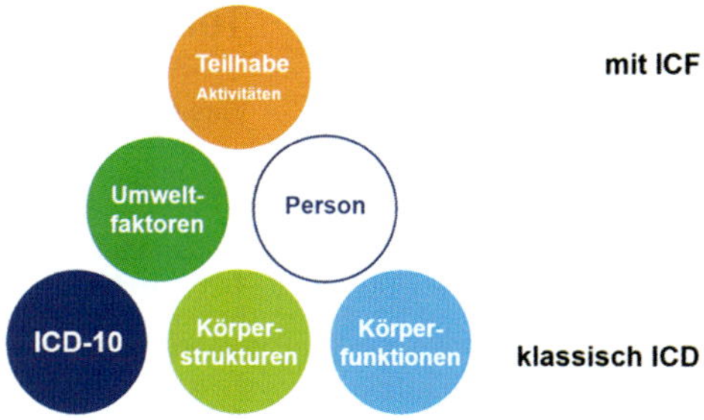

Abb. 6.6 Die Komponenten von ICD und ICF in der Versorgung chronisch kranker Kinder [W1123]

strukturellen und funktionellen Probleme muss durch Anwendung der ICF mit Berücksichtigung von Umwelt- und personbezogenen Faktoren, Aktivitäten und Teilhabe ergänzt werden (➤ Abb. 6.6).

Bezugspunkt der Verordnung eines Heilmittels muss immer die soziale Teilhabe sein. Hier muss kurz- oder mittelfristig ein Effekt durch das Heilmittel erreicht werden. Die Einschätzung des Teilhabebedarfs erfolgt über ein zweischrittiges Vorgehen. Zunächst wird ermittelt, was das Kind im Alltag macht und wo es Einschränkungen gibt, also der **Teilhabestatus** erhoben. Gemäß **Bundesteilhabegesetz** empfiehlt es sich, den Teilhabestatus nach den neun Lebensbereichen der ICF-Klassifikation zu sortieren (➤ Abb. 6.7). Das Akronym LAKMoSHIBeG, gebildet aus den Anfangsbuchstaben der neun Lebensbereiche kann hilfreich sein, sich diese neue Einteilung zu merken.

Als zweites wird eruiert, welche **Teilhabepräferenzen** das Kind und seine Eltern haben.

> Der **Teilhabebedarf** entsteht dann aus der Zusammenfassung von Teilhabestatus und Teilhabepräferenz. Denn nur dort, wo Kind und Eltern sich wünschen, dass sich eine positive Veränderung ergeben sollte, entsteht Teilhabebedarf.

Am Beispiel von Moritz hat ein Arzt eine Teilhabeeinschränkung im Bereich der Mobilität gesehen: „Moritz läuft nicht" und ohne Ermittlung des Teilhabewunsches von Moritz „sich in der Schule mit dem Rolli

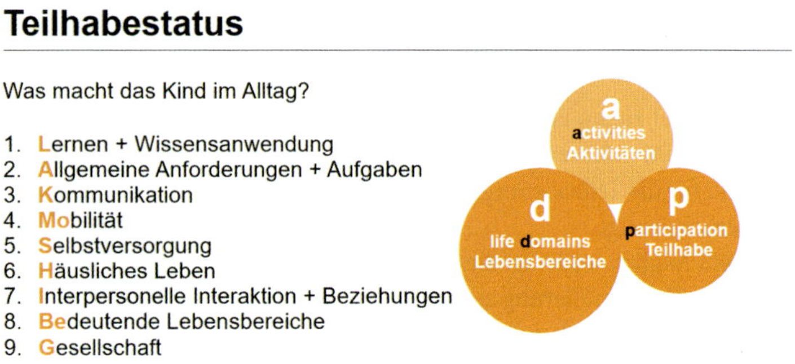
Teilhabestatus
Was macht das Kind im Alltag?
1. Lernen + Wissensanwendung
2. Allgemeine Anforderungen + Aufgaben
3. Kommunikation
4. Mobilität
5. Selbstversorgung
6. Häusliches Leben
7. Interpersonelle Interaktion + Beziehungen
8. Bedeutende Lebensbereiche
9. Gesellschaft
a
activities
Aktivitäten
d
life domains
Lebensbereiche
p
participation
Teilhabe

Abb. 6.7 Die neun Lebensbereiche der ICF [W1123]

fortbewegen wollen" das Heilmittel Physiotherapie verordnet. Das Ergebnis: Moritz wurde bettlägerig.

6.3.2 Partizipative Entscheidungsfindung mit Kind, Eltern und Heilmittelerbringer

Neben der Teilhabe gilt es selbstverständlich auch die anderen Aspekte von ICD und ICF (➢ Abb. 6.6) mit zu betrachten. Wenn dann alle **Aspekte den jeweiligen ICF- / ICD-Komponenten zugeordnet** sind, werden in einem Gespräch, bei dem Kind, Eltern und alle Beteiligten zusammen an einem Tisch sitzen, gemeinsam die Bezüge der jeweiligen Aspekte hergestellt und es wird gemeinsam diskutiert, wo genau angesetzt werden sollte, damit die Teilhabepräferenzen / Ziele erreicht werden können (➢ Abb. 6.8).

Bei der gemeinsamen Zielformulierung ist es hilfreich, folgende sieben Regeln zu beachten.

1. Jedem Ziel auf Körperfunktions- oder Strukturebene wird ein Bezugsziel auf Teilhabeebene zugeordnet (das kann bei präventiv motivierten s- und b-Zielen [siehe dazu ➢ Kap. 6.5, ➢ Abb. 6.9]evtl. weit in der Zukunft liegen, das Teilhabeziel sollte zeitnah liegen).
2. Einem Teilhabeziel können Ziele im Bereich Umweltfaktoren zugeordnet werden. Für die Teilhabezielformulierung werden die Rolle und der Kontext des Kindes geklärt.
3. Übergeordnete Teilhabeziele werden, wenn nötig, in Etappenziele unterteilt.
4. Ziele der Kinder werden so oft wie möglich mit den Kindern selbst erarbeitet.
5. Ziele der Kinder werden, wenn diese nicht in der Lage sind, sich ausreichend zu äußern, über das Sprachrohr der Eltern bzw. Fachpersonen gemeinsam erarbeitet.
6. Ziele der Eltern und der Fachleute werden gleichfalls formuliert.
7. Liegen die Ziele von Eltern und Kindern und Fachpersonen auseinander, wird ein gemeinsames Gespräch zur Konsensfindung geführt.

> Im gemeinsamen Gespräch wird in besonderer Weise auf den Einbezug der Vorstellungswelt der Familie (vor allem unausgesprochene Bedürfnisse, Wünsche, Befürchtungen, Wertevorstellungen, Glaubenssätze u. Ä.) geachtet.

Im Fall von Moritz fand ein solches Gespräch am Runden Tisch nicht statt, und die Diskrepanz zwischen der Teilhabepräferenz bzw. dem Ziel der Eltern („Moritz muss laufen, damit seine Lauffähigkeit erhalten bleibt und er nicht steif und rollstuhlpflichtig wird") und der Teilhabepräferenz bzw. dem Ziel von Moritz („Ich möchte in der Schule im sicheren Rollstuhl fahren, damit ich nicht wieder umgerannt werde und eine schmerzhafte Fraktur erleide") wurde übersehen.

6.3.3 Gesprächsführungskompetenz muss verbessert werden

Für die Entlockung der unausgesprochenen Vorstellungswelt des Kindes und der Eltern sowie die Moderation eines Gesprächs am Runden Tisch bei divergierenden Ansichten, Zielen und Wünschen reicht üblicherweise die Gesprächsführungskompetenz der Ärzte und Heilmittelerbringer nicht aus. Hier bedarf es der Schulung.

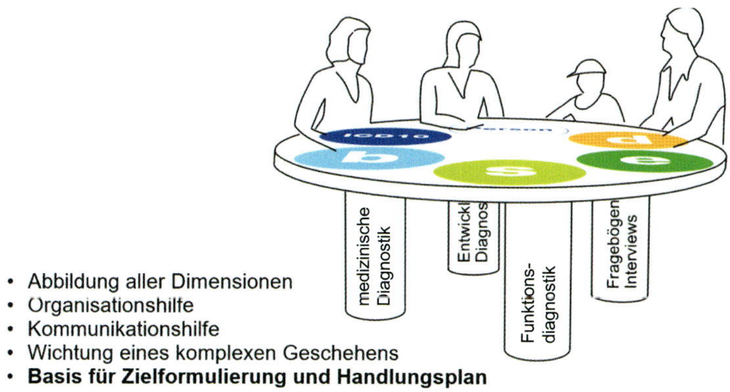

Abb. 6.8 Das Runde-Tisch-Gespräch zur Heilmittelplanung [W1123]

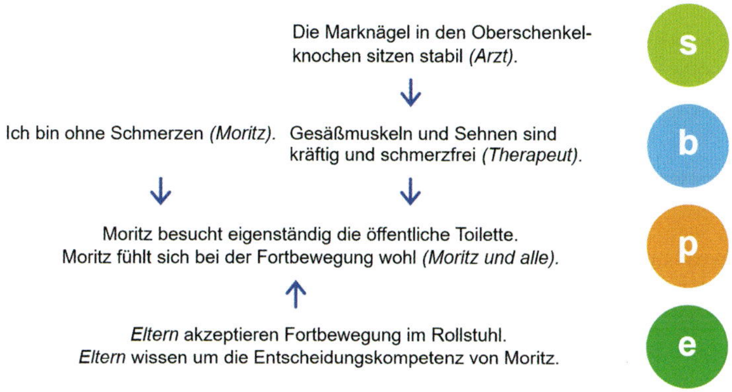

Abb. 6.9 Ziele / Präferenzen von Moritz, geordnet nach den Komponenten der ICF (s = Körperstrukturen, b = Körperfunktionen, p = Partizipation / Teilhabe, e = Umweltfaktoren) (©Kontexte Frankfurt gGmbH) [W1123]

6.4 Wer ist dabei konkret in der Pflicht?

Insgesamt müssten die Aus-, Fort- und Weiterbildung von Ärzten und Heilmittelerbringern um den Erwerb von professionellem teilhabeorientiertem Arbeiten nach ICF erweitert, Heilmittelerbringer zur Teilhabebedarfsermittlung ermächtigt und für beide Berufsgruppen das teilhaborientierte Arbeiten mit einem höheren Gesprächs-, Austausch- und Beratungsanteil finanziert werden.

Durch die professionelle Teilhabeorientierung in der Heilmittelversorgung könnte erreicht werden, dass wir zu einer passgenauen und die Betroffenen aktivierenden Heilmittelversorgung kommen, um so aus der aktuellen, häufig noch anzutreffenden „Viel-hilft-viel"-Fehlversorgung aussteigen zu können.

Kurzfristig:

- **Ärzte** und **Heilmittelerbringer,** indem sie sich bereits jetzt auf dem Gebiet der Teilhabeorientierung fortbilden
- **Fort- und Weiterbildungsanbieter,** indem sie Schulungen zum teilhabeorientierten Arbeiten anbieten

Mittel- bis langfristig:

- Der **Gesetzgeber** und seine Organe,
  - indem sie die entsprechende Qualität und Qualifikation bei der Ausbildung und Ausübung der Heilmittelberufe definieren und sichern
  - indem das Teilhabekonzept Eingang in die Heilmittelrichtlinie und den Heilmittelkatalog findet
  - indem das teilhabeorientierte Arbeiten vergütet wird
- **Fakultäten, Schulen, Akademien, Fachgesellschaften und Kammern,** indem sie die entspre-

chenden Aus-, Fort- und Weiterbildungskonzepte und -vorgaben um 1.) das teilhabeorientierte Arbeiten und 2.) den Erwerb der erweiterten Gesprächsführungskompetenz ergänzen

6.5 Gibt es Vorbilder oder modellhafte Versorgungsansätze?

Teilhabeorientierte Versorgungsforschung ist noch ein sehr junges Gebiet, sodass es noch wenig Modellhaftes gibt. Aktuell läuft ein Versorgungsforschungsprojekt des G-BA zum Thema „Verbesserung der Versorgungsqualität und der sozialen Teilhabe von Kindern mit chronischen Erkrankungen und Behinderungen an Sozialpädiatrischen Zentren (**PART-CHILD**) (2018–2021)", in dessen Rahmen ein modulares ICF-Schulungsprogramm evaluiert wird. Die Hauptschulungen und die Optimierung des Schulungskonzepts sind so gut wie abgeschlossen, sodass der gemeinnützige Konsortialpartner Kontexte Frankfurt gGmbH des PART-CHILD-Projekts ab Juni 2020 entsprechende Schulungen außerhalb des Projekts anbietet (www.kontexte-Frankfurt.de).

Auf der MC-Master-University Homepage **CanChild** in Canada können wissenschaftlich fundierte Vorgehensweisen, Arbeits- und Hilfsmittel zum teilhabeorientierten Arbeiten in Englisch eingesehen und heruntergeladen werden (www.canchild.ca). In deutscher Sprache werden auf der Homepage von Ellen Romein Arbeits- und Hilfsmittel sowie Seminare zum teilhabeorientierten Arbeiten angeboten (www.klientenzentrierte-ergotherapie.com).

Fallbeispiel

So müsste es laufen

Auf Drängen der Eltern starteten wir unsere inzwischen übliche Diagnostik im SPZ, obwohl wir bzgl. unserer Möglichkeit, helfen zu können, skeptisch waren. Im Arztgespräch wurde – nach Abklären des Anliegens und dem Erheben der üblichen Anamnese – mit den Eltern erarbeitet, was Moritz im Alltag aktuell macht und vor dem Schmerzproblem gemacht hat (**Erhebung des Teilhabestatus**). Anschließend wurden die Eltern nach ihren konkreten Wünschen für Moritz in seinem Alltag gefragt (**Erhebung der Teilhabepräferenz** / Wünsche und innere Gedankenwelt der Eltern). Im Gespräch der Physiotherapeutin mit Moritz wurde analog vorgegangen.

Bei einem zweiten Termin wurde Moritz ärztlich und physiotherapeutisch untersucht. Hierbei wurde sichtbar, dass Moritz durch seine schmerzbedingte Schonhaltung weder frei stehen noch laufen konnte. Überraschenderweise zeigte er, wie er sich aktuell zu Hause fortbewegte. Er lief flink und geschickt im Vierfüßlergang und kurz auch auf seinen Händen. Das Sitzen bereitete Moritz keine Probleme. Die Deformitäten und die schmerzhaft verhärtete Gesäß- und Beinmuskulatur schränkten ihn nur beim aufrechten Stehen und Gehen ein. Vor der Zeit der starken Schmerzen konnte er lediglich 3–4 Schritte langsam, mühselig und unsicher frei gehen. Im Fachaustausch zwischen der Ärztin und der Physiotherapeutin wurden die Ergebnisse zusammengetragen, nach ICF sortiert und ausgewertet (erstes **rundes Tischgespräch** zunächst noch ohne Eltern und Kind). Es zeigte sich eine Diskrepanz zwischen der Teilhabepräferenz von Moritz und seinen Eltern: „Moritz muss laufen, damit die Lauffähigkeit erhalten bleibt und er nicht steif und rollstuhlpflichtig wird" und „Ich möchte in der Schule im sicheren Rollstuhl fahren, damit ich nicht wieder umgerannt werde und eine schmerzhafte Fraktur erleide". Die Eltern nahmen zudem an, dass ihr Sohn einfach nicht laufen wolle, obwohl er es doch könne. Dies verfestigte die häusliche Konfliktsituation.

In einem weiteren Runden-Tisch-Gespräch mit allen Beteiligten wurden unter ärztlicher Moderation alle **Aspekte** den **ICD- und ICF-Komponenten** zugeordnet, gemeinsame Präferenzen / Ziele erarbeitet und ein Handlungsplan abgeleitet (➤ Abb. 6.9).

Der **Handlungsplan** sah vor, dass Moritz ein- bis zweimal pro Woche zur Physiotherapeutin geht, dort schmerzfreie und sichere Fortbewegungsmöglichkeiten nach eigener Kontrolle selbstbestimmt ausprobiert und von der Physiotherapeutin darin durch Entspannungs- und Kräftigungsübungen unterstützt und angeleitet wird. Moritz konnte dem zustimmen, weil die Eltern bereit waren, von ihrem Anspruch „Moritz muss laufen" abzurücken und Moritz die Verantwortung für die Entscheidung zu übergeben, wann und wie er läuft und wann er den Rollstuhl benutzt. Moritz baute so seine Angst ab, und die Schmerzen ließen nach. Während der folgenden 4 Jahre traten keine größeren Schmerzattacken mehr auf, und Moritz besuchte wieder die Schule. Er ging nur noch in größeren Intervallen zur Physiotherapeutin, wenn er wieder Beratung, Anleitung und Übungen benötigte.

Jede neue Physiotherapiesequenz begann mit selbstformulierten Teilhabezielen. Aktuell arbeitet er am eigenständigen Transfer vom Rolli auf die Toilette in der Schule. Er hat zudem sein Ziel „5 Schritte frei gehen zu können, wenn ich es will" erreicht. Motiviert hat ihn dabei die Vorstellung, zukünftig eine Bar besuchen zu können. Die Beziehung zwischen Moritz und seinen Eltern hat sich entspannt. Eine stationäre Aufnahme in eine Schmerzklinik ist nicht nötig geworden; der gelegentliche Einsatz von Ibuprofen ist ausreichend.

LITERATUR

Booth ATC, Buizer AI, Meyns P, Oude Lansink ILB, Steenbrink F, van der Krogt MM (2018). The efficacy of functional gait training in children and young adults with cerebral palsy: a systematic review and meta-analysis. Dev Med Child Neurol 60(9): 866–883.

Boyle J, McCartney E, O'Hare A, Law J (2010). Intervention for mixed receptive-expressive language impairment: a review. Dev Med Child Neurol 52: 994–999.

Cleave PL, Becker SD, Curran MK, Van Horne AJ, Fey ME (2015). The efficacy of recasts in language intervention: a systematic review and meta-analysis. Am J Speech Lang Pathol 24(2): 237–255.

GKV (2017). Heilmittelrichtlinie; www.gkv-spitzenverband.de/media/dokumente/krankenversicherung_1/ambulante_leistungen/heilmittel/heilmittel_richtlinie/HeilM-RL_2019-11-22_iK-2020-01-01.pdf (letzter Zugriff: 6.5.2020).

Heilmittelkatalog; https://heilmittelkatalog.de/files/luxe/hmkonline/online/index.htm# (letzter Zugriff: 6.5.2020).

Hoare BJ, Wallen MA, Thorley MN, Jackman ML, Carey LM, Imms C (2019). Constraint-induced movement therapy in children with unilateral cerebral palsy. Cochrane Database Syst Rev 4: CD004149.

Murray E, McCabe P, Ballard KJ (2014). A systematic review of treatment outcomes for children with childhood apraxia of speech. Am J Speech Lang Pathol 23(3): 486–504.

Novak I, McIntyre S, Morgan C, Campbell L, Dark L, Morton N, et al. (2013). A systematic review of interventions for children with cerebral palsy: state of the evidence. Dev Med Child Neurol 55(10): 885–910.

Reedman S, Boyd RN, Sakzewski L (2017). The efficacy of interventions to increase physical activity participation of children with cerebral palsy: a systematic review and meta-analysis. Dev Med Child Neurol 59(10): 1011–1018.

WIdO – Wissenschaftliches Institut der AOK (2017/2018). www.wido.de/fileadmin/Dateien/Dokumente/Publikationen_Produkte/Buchreihen/Heilmittelbericht/wido_hei_hmb_2018.pdf (letzter Zugriff: 6.5.2020).

Willis C, Nyquist A, Jahnsen R, Elliott C, Ullenhag A (2013). Enabling physical activity participation for children and youth with disabilities following a goal-directed, family-centred intervention. Dev Med Child Neurol 55(10): 885–910.

KAPITEL 7

Raimund Schmid

Eltern chronisch kranker Kinder: Zu viele Versorgungsdefizite zulasten der Lebensqualität

Fallbeispiel

Was lief hier schief?

Als Dennis im Februar zur Welt kommt, erfahren die Eltern nach einigen Stunden Glückseligkeit urplötzlich von der Diagnose „schwerer Herzfehler“ mit Verdacht auf „Down-Syndrom“. Da wird den Eltern wie auch den beiden damals 3- und 5-jährigen Geschwisterkindern mit einem Schlag der Boden unter den Füßen weggezogen. Bei der daraufhin notwendigen großen OP am offenen Herzen ist Dennis 4 Wochen von der Familie getrennt. Wieder einmal 4 Wochen im Krankenhaus nach einem bereits längeren stationären Aufenthalt einige Wochen zuvor. Der Spagat, der dabei vollzogen werden muss, ist insbesondere für die Eltern nicht einfach, die einerseits ihrem kranken Kind täglich zur Seite stehen möchten, andererseits aber auch die übrigen Familienmitglieder nicht vernachlässigen möchten.

Diese intensive Zeit geht an keinem in der Familie spurlos vorüber. Heute ist der Gesundheitszustand von Dennis zwar stabil, obwohl sich die Diagnose Down-Syndrom bestätigt hat. Dennoch lebt die Familie ständig unter Hochspannung, weil ständig etwas passieren kann. Wegen der schwerwiegenden Krankheit von Dennis kommt es auch immer wieder zu gesundheitlichen Rückschlägen, denen sich die Familie stets von Neuem stellen muss. Doch das ist längst nicht alles. Die betroffenen Eltern werden darüber hinaus gerade bei der Nachsorge und im bürokratischen Dschungel von Gesetzen, Zuständigkeiten und Finanzierungen weitgehend allein gelassen. Das erschwert das Leben von Familien mit schwer kranken / behinderten Kindern zusätzlich massiv. Dabei stehen heute so viele Angebote zur Verfügung, die das Leben von Dennis und seiner Familie hätten spürbar erleichtern und ihre Lebensqualität deutlich verbessern können. Davon hat die Familie aber erst zu spät erfahren. So konnten mangels Wissen sowie aufgrund fehlender Beratung und Begleitung viele potenzielle Unterstützungsleistungen nicht genutzt werden. Das hat Dennis’ Familie fast zerrissen, denn wie viele andere Familien auch sind sie den extremen Belastungssituationen dauerhaft ohne intensive Unterstützung kaum gewachsen, zumal nirgendwo am Ende des Tunnels Lichter zu sehen sind.

Doch welche Lichter hätten hier angezündet werden müssen?

7.1 Als Kind chronisch krank: Wie häufig kommt das vor?

Hierzu gibt es unzählige Daten und Erhebungen; die bekannteste davon ist sicher der Kinder- und Jugendgesundheitssurvey (KiGGS) des Robert Koch-Instituts (RKI). Einmalig und besonders aussagefähig sind jedoch die Daten des Kinder- und Jugendreports der DAK-Gesundheit (DAK Gesundheit 2018), weil darin Daten von fast 600.000 Kindern und Jugendlichen im Alter zwischen 0 und 17 Jahren und zusätzlich noch einmal von 430.000 Eltern enthalten sind. Die statistischen Daten sind deshalb sehr repräsentativ, weil sie auf tatsächlichen Diagnosen und Befunden von rund 1 Mio. DAK-Versicherten beruhen und nicht – wie in der KiGGS-Studie – auf rein subjektiven Aussagen von Eltern. Generell stechen dabei zwei Ergebnisse heraus:

1. Jedes vierte Kind ist körperlich chronisch krank und jedes zehnte psychisch chronisch krank.
2. In Familien mit niedrigem Bildungsstatus sind Jungen und Mädchen bis zu dreimal häufiger von chronischen Erkrankungen betroffen als in akademisch gebildeten Familien.

Im Detail treten chronische Erkrankungen bei Kindern und Jugendlichen in dieser Häufigkeit auf:

- Ernährungs- und Stoffwechselkrankheiten, etwa Diabetes mellitus, Adipositas, Stoffwechselstörungen: 9,5 %
- Neurodermitis: 8,1 %
- Asthma: 7,1 % gesamt (Jungen 8,5 und Mädchen 5,75 %)
- Chronisch entzündliche Darmerkrankungen (CED): 4,5 %
- Typ-1-Diabetes: 0,3 %
- Angeborene Herzfehler: 1,1 %
- Epilepsie: 0,7 %, 16-Jährige: 1 %
- Rheuma: 0,16 %

7.2 Stellenwert der Versorgung chronisch kranker Kinder

Die Versorgung chronisch kranker Kinder sollte aufgrund der Häufigkeit vieler Erkrankungen einen hohen Stellenwert in der Gesundheitsversorgung haben. Wenn nahezu jedes vierte Kind körperlich oder chronisch krank ist, sollten auch entsprechende Ressourcen für die betroffenen Kinder, Jugendlichen und jungen Erwachsenen bereitgestellt werden. Dass dies weder strukturell und finanziell noch politisch und gesellschaftlich der Fall ist, zeigen die Textbeiträge von Zimmer (➤ Kap. 4) und Fegeler (➤ Kap. 25) sowie der folgende Beitrag eindeutig auf.

Dieser niedrige Stellenwert der Versorgung wirkt sich ganz erheblich auf die **gesundheitsbezogene Lebensqualität (gLQ)** der betroffenen Familien aus. Sie ist generell Ausdruck des eigenen Wohlbefindens, das sich in verschiedenen Dimensionen darstellt: physisch, psychisch, emotional und sozial.

In der KiGGS-Welle 2 hat das RKI einen engen Zusammenhang zwischen chronischen Erkrankungen im Kindes- und Jugendalter und einer damit verbundenen reduzierten Lebensqualität festgestellt (RKI 2014–2017). In die Analysen wurden 6.599 Kinder und Jugendliche im Alter von 11–17 Jahren einbezogen, bei denen ganz unterschiedliche chronische Krankheiten diagnostiziert worden waren (u. a. Asthma bronchiale, Neurodermitis, Adipositas). Das wichtigste Ergebnis dabei:

Die gLQ von Jugendlichen mit chronischen Erkrankungen und psychischen Auffälligkeiten war angesichts der damit verbundenen gesundheitlichen Belastungen und deren Folgen generell niedriger als in den jeweils gesunden Vergleichsgruppen. Gerade Kinder und Jugendliche mit Adipositas und psychischen Auffälligkeiten klagen über eine besonders reduzierte gLQ (Baumgarten et al. 2019).

Warum hat aber die gLQ für chronisch kranke Kinder und deren Familien generell einen so hohen Stellenwert? Am Beispiel Rheuma ist man dieser Frage beim Deutschen Rheuma Forschungszentrum Berlin wissenschaftlich nachgegangen. Eine der häufigsten chronischen Erkrankungen im Kindes- und Jugendalter und die häufigste chronisch-entzündliche rheumatische Erkrankung ist die juvenile idiopathische Arthritis (JIA): Davon betroffen sind ca. 100 von 100.000 Kindern und Jugendlichen. Die JIA ist zum mit krankheitsbedingten Beschwerden wie Schmerzen oder Bewegungseinschränkungen verbunden, welche die Lebensqualität einschränken, zum anderen kann auch die Behandlung mit Schmerzen (z. B. Blutabnahme) und unerwünschten Wirkungen (Medikamente) einhergehen, weshalb die jungen Menschen auch in ihrem Freizeitverhalten beeinträchtigt werden.

In einer deutschen Kohorte von neu mit JIA diagnostizierten Kindern und Jugendlichen (*Inception Cohort of newly diagnosed children with JIA*, kurz ICON) wurde neben verschiedenen spezifischen Krankheitsmerkmalen zusätzlich auch die gLQ der Patienten mithilfe eines standardisierten Fragebogens untersucht und mit der von gesunden Gleichaltrigen verglichen. Vorgehensweise und zentrale Ergebnisse sehen wie folgt aus (Kinder Spezial 2019: 22):

„Dieser Pediatric Quality of Life Inventory (PedsQL)-Fragebogen, der sowohl von den Patienten selbst als

7

auch von deren Eltern ausgefüllt wird, umfasst 5 Themenkomplexe im Rheuma-Modul (Schmerzen, tägliche Aktivitäten, Behandlung, Sorgen und Zweifel, Kommunikation) sowie 4 Themenkomplexe im generischen Modul (körperliche Funktion, emotionale Funktion, soziale Funktion und Funktion in der Schule), letzteres ermöglicht den Vergleich mit gesunden Kontrollpersonen. Die jeweiligen Zahlenwerte werden zu einer körperlichen und einer psychosozialen Gesundheitsskala sowie zu einem Gesamtscore addiert, welcher zwischen 0 (am schlechtesten) und 100 liegt. Die Daten aus ICON zeigen eindrucksvoll, dass die JIA die Lebensqualität betroffener Kinder und Jugendlicher in allen Bereichen erheblich einschränkt. Sowohl die körperliche (Wert von 66,4) als auch die psychosoziale (Wert von 74,9) Lebensqualität der Patienten war zu Erkrankungsbeginn bzw. bei Einschluss in ICON im Vergleich zu Kindern und Jugendlichen aus der gesunden Kontrollgruppe (Werte von 94,9 bzw. 86,7) reduziert.“

7.3 Bestandsaufnahme: Was läuft hier schief?

Doch welche Parameter werden im Leben von chronisch kranken Kindern nicht erfüllt, die für die Bewältigung des Alltags entscheidend sind und maßgeblich über den Grad an gLQ entscheiden? Aufschlüsse hierüber lieferte vor allem die große Kindernetzwerk-Studie über die Versorgungssituation von Kindern und Jugendlichen mit chronischen Erkrankungen und Behinderungen in Deutschland (Kindernetzwerk 2014–2015). Insgesamt nahmen 1.567 Personen an der Umfrage teil; 87 % davon (1.361) waren Mütter.

Im Folgenden werden drei der wichtigsten und zumeist sehr ernüchternden Ergebnisse dargestellt.

7.3.1 Unzureichende Information und Beratung

- 46 % der Befragten fühlten sich schlecht oder eher schlecht informiert, 54 % gut oder eher gut.
- 63 % hielten die erhaltenen Informationen für eher nicht ausreichend und 37 % für ausreichend oder eher ausreichend.
- 68 % waren nicht auf mögliche Hilfen oder Hilfsangebote zur Versorgung ihres Kindes hingewiesen worden, und sogar 73 % waren psychologische Unterstützungsmöglichkeiten versagt geblieben.

Bewertung der Ergebnisse Auch wenn man einschränkend in Betracht ziehen muss, dass Eltern nicht immer alle Informationen von fachlicher Seite auch tatsächlich aufnehmen, ist das Ergebnis niederschmetternd.

7.3.2 Kaum Kenntnisse über die Sozialgesetze

- 37 % (!) aller befragten Familien beantragen aufgrund der Intransparenz und der sehr hohen bürokratischen Verwaltungshürden nicht die Leistungen, die ihnen gesetzlich zustehen. Das sind keine guten Voraussetzungen für die politisch und gesellschaftlich angestrebte Teilhabe.
- 60 % gaben an, dass sie sich fast gar nicht oder nur ein wenig mit medizinischen Therapien auskennen.
- Besonders gravierend ist aber, dass 47 % „fast gar nichts“ und 30,5 % „nur ein wenig“ über die Möglichkeiten der Familienentlastung wissen (➤ Abb. 7.1), und das zieht sich grundsätzlich über alle Bildungsschichten hinweg.

Bewertung der Ergebnisse Da sich im Schnitt 59 % „fast gar nicht“ und 28 % nur „ein wenig“ mit den für sie relevanten fünf Gesetzen auskennen, hat dies massive Auswirkungen auf die Inanspruchnahme von Leistungen und auch auf die damit im Zusammenhang stehende Lebensqualität.

7.3.3 Immense soziale und familiäre Belastungen

Alle Ergebnisse sind im Detail in ➤ Tab. 7.1 aufgeschlüsselt.

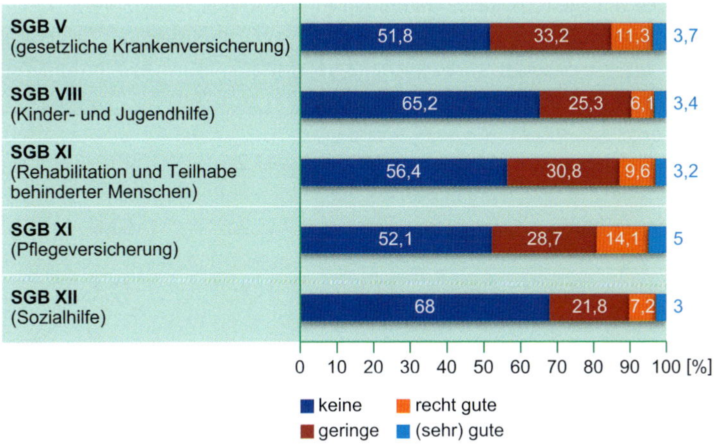

Abb. 7.1 Selbsteinschätzung der Sozialgesetzbuch-Kenntnisse (in %) [L231]

Tab. 7.1 Soziale und familiäre Belastungen von Eltern chronisch kranker Kinder (aus Schmid 2019)

	Trifft ganz zu	Trifft weitgehend zu	Trifft weitgehend *nicht* zu	Trifft *überhaupt nicht* zu
Mein Lebenspartner und ich besprechen die Probleme des Kindes gemeinsam (n = 1.336)	**47,5**	40,3	7,3	4,9
Wir versuchen unser Kind so zu behandeln, als wäre es ein ganz „normales" Kind (n = 1.439)	**46,6**	44,3	6,3	2,9
Es ist schwer, eine zuverlässige Person zu finden, die auf das kranke Kind aufpasst (n = 1.285)	**35,6**	27,3	15,4	21,6
Ich muss meine Arbeitszeit verkürzen, weil ich mich um mein krankes Kind kümmern muss (n = 1.169)	**35,1**	27,0	16,3	21,6
Wir stehen uns wegen der gemeinsamen Erfahrung als Familie näher (n = 1.367)	30,1	**41,1**	16,5	12,3
Wegen der Krankheit wollte ich bzw. will ich keine weiteren Kinder bekommen (n = 1.216)	29,8	16,2	12,0	**42,0**
Die Fahrten zu Ärzten, Therapeuten oder ins Krankenhaus sind eine Belastung für mich (n = 1.412)	27,3	**39,0**	24,4	9,2
Ich habe wegen der Krankheit meines Kindes aufgehört zu arbeiten (n = 1.196)	24,4	11,6	10,6	**53,3**
Niemand versteht, mit welcher ungeheuren Belastung ich fertig werden muss (n = 1.400)	23,6	**35,7**	27,0	13,7
Unsere Familie muss aufgrund der Krankheit meines Kindes auf einige Dinge (z. B. Besuche, kulturelle Veranstaltungen, Hobbys) verzichten (n = 1.394)	23,5	**30,1**	24,4	22,1
Wegen der Krankheit unseres Kindes sehen wir unsere Familie und unsere Freunde seltener (n = 1.363)	19,9	24,0	20,7	**35,4**
Aufgrund der Krankheit meines Kindes bin ich ständig übermüdet und abgespannt (n = 1.396)	17,8	**32,6**	**32,8**	16,8
Die Krankheit verursacht der Familie finanzielle Probleme (n = 1.370)	13,3	23,3	31,2	**32,3**

Tab. 7.1 Soziale und familiäre Belastungen von Eltern chronisch kranker Kinder (aus Schmid 2019) *(Forts.)*

	Trifft ganz zu	Trifft weitgehend zu	Trifft weitgehend *nicht* zu	Trifft *überhaupt nicht* zu
Die Pflege meines kranken Kindes nimmt so viel Zeit in Anspruch, dass ich kaum noch Zeit für mich und die anderen Familienmitglieder habe (n = 1.367)	11,3	32,3	**37,2**	19,2
Um die medizinischen Kosten decken zu können, ist zusätzliches Einkommen nötig (n = 1.236)	9,0	12,5	24,9	**53,6**
Die Verwandten mischen sich ein und glauben, besser zu wissen, was für mein krankes Kind gut ist (n = 1.354)	7,0	14,4	31,3	**47,3**
Die Leute in der Nachbarschaft meiden uns wegen der Krankheit unseres Kindes (n = 1.319)	3,4	9,8	22,8	**64,0**

Bewertung der Ergebnisse Aus der Vielzahl der daraus gewonnenen Erkenntnisse können negative wie positive Schlussfolgerungen gezogen werden. Die Belastungen im Alltag fallen in den betroffenen Familien sehr unterschiedlich aus. Die Hälfte aller befragten Familien ist ständig übermüdet oder abgespannt. Nur bei 17 % aller Eltern trifft dies überhaupt nicht zu. Keine Wunder, dass sich dann auch 60 % aller befragten Familien darüber beklagen, dass niemand gar nicht oder kaum versteht, unter welch ungeheurer Belastung die betroffenen Eltern im Alltag stehen. Fast jedes zweite Elternteil (zumeist die Mütter) musste seine Arbeitszeit verkürzen, um genug Zeit für die Betreuung des chronisch kranken Kindes zu haben. Bei jeder fünften Familie ist schließlich ein zusätzliches Einkommen nötig, um die medizinischen Kosten auf Dauer voll decken zu können.

Andererseits beklagen aber „nur" 13 % der Eltern, dass Nachbarn sie wegen der Erkrankung ihres Kindes meiden. Bei chronisch kranken Kindern kommt dies sogar ganz selten vor. So gaben drei- bis viermal so viele Familien mit geistig behinderten Kindern im Vergleich zu Familien mit chronisch kranken Kindern an, die Nachbarschaft würde sie wegen der Krankheit des Kindes meiden. Und über 90 % aller Eltern behandeln ihr Kind im Alltag so, als wäre es ein ganz „normales Kind". Nicht alle Daten sind also so ernüchternd, wie man das vielleicht im Vorfeld vermutet hätte.

7.4 Was muss sich ändern? Wer ist in der Pflicht?

Welche Erkenntnisse müssen nun aus all diesen und vielen weiteren hier nicht explizit genannten Erkenntnissen gezogen werden?

Wenn 37 % aller im Rahmen der großen Kindernetzwerk-Umfrage befragten Familien wegen unübersichtlicher Leistungsangebote und sehr hoher bürokratischer Verwaltungshürden nicht die Leistungen beantragen, die ihnen gesetzlich zustehen, besteht dringender Handlungsbedarf. Doch was wünschen sich die betroffenen Familien?

- An erster Stelle besteht nach den Ergebnissen der Kindernetzwerk-Umfrage der Wunsch fast aller Eltern (91 %) nach möglichst *einer* Vermittlungsstelle, in der Beratung und Leistungsbewilligung **sozialgesetzbuchübergreifend, gebündelt und aus einem Guss** vorgehalten werden. Hier ist die Politik gefordert, die sich dieser – durchaus komplexen – Thematik bisher viel zu zögerlich stellt.
- Genau die Hälfte aller Frauen musste ihren Arbeitsumfang z. T. deutlich reduzieren, 26 % mussten ihren Job sogar komplett aufgeben. Dies wiederum führt bei 37 % aller betroffenen Familien zu finanziellen Problemen und damit zu verminderter Lebensqualität. In diesem Punkt sind Wirtschaft (noch flexiblere Arbeitszeitmodelle) und Politik (gezieltere familienentlastende Hilfen wie z. B. bessere Tages- und Nachtbetreuung für chronisch kranke Kinder) in gleichem Maße gefordert.

Wenn 68 % aller befragten Familien aus der großen Kindernetzwerk-Umfrage nicht auf mögliche Hilfen oder Hilfsangebote zur Versorgung ihres Kindes hingewiesen wurden, besteht hier ebenfalls akuter Handlungsbedarf. Aber was brauchen die Familien konkret?

- Leistungsträger wie die Krankenkassen, die Leistungen nicht – wie so oft – primär verhindern oder erschweren, sondern fördern. Hier sind die Leistungsträger ihrer Verantwortung bislang nur sehr unzureichend gerecht geworden.
- Mehr Beratung durch familienbegleitende Berufsgruppen in der Pflege, in der Sozialpädagogik und in der Medizin, die bislang – häufig auch aus Zeitmangel – betroffene Familien nicht in der notwendigen Weise unterstützen. Dabei reicht oft schon ein Hinweis auf eine qualifizierte Beratungsstelle vor Ort oder eine krankheitsbezogene Selbsthilfevereinigung in der Region aus.

Völlig unterschätzt wird bislang schließlich auch die Gefahr der Altersarmut. Da die wenigsten Mütter, die lange Zeit ihre betreuungsintensiven Kinder voll versorgen müssen, kaum oder viel zu wenige Rentengelder ansammeln können, laufen sie Gefahr, in die Altersarmut zu rutschen. Anstatt in späteren Jahren neue Lebensqualität zurückzugewinnen, droht stattdessen – gerade für Alleinerziehende und Frauen aus niedrigeren Bildungsschichten – eine neue Armutsqualität.

Daher muss künftig der lebenslange Einsatz für ein betreuungsintensives Kind auch mit einer adäquaten Rente bedacht werden, die diese Lebensleistung widerspiegelt und ein finanzielles Auskommen im Alter garantiert.

7.5 Gibt es Vorbilder? Modellhafte Versorgungsansätze

7.5.1 Patientenschulungen

Um das teils aufwendige Krankheitsmanagement und die alltäglichen Herausforderungen zu bewältigen, benötigen Patienten und ihre Familien Unterstützung. Am Selbstmanagement orientierte Schulungen – in Form von **Patientenschulungen** – leisten dazu einen wesentlichen Beitrag (➤ Box 7.1). Auf der Basis bewährter Schulungsprogramme entwickelten Experten aus Medizin, Psychologie, Pädagogik, Kinderkrankenpflege, Ernährungswissenschaft und Sporttherapie ModuS, das Modulare Schulungsprogramm für chronisch kranke Kinder, Jugendliche sowie deren Familien (Kompetenznetz Patientenschulung e. V. 2019), das multizentrisch erprobt wurde. Es besteht aus indikationsübergreifenden Bausteinen, die bei allen Krankheiten gleichermaßen verwendet werden können, sowie krankheitsspezifischen Bausteinen zu Krankheitsverständnis, Therapie und Notfallmanagement. Solche Programme existieren u. a. bereits für chronisch entzündliche Darmerkrankungen, zystische Fibrose, Harninkontinenz, nephrotisches Syndrom oder chronische somatoforme Bauchschmerzen.

Box 7.1

Evaluation

Die Programme werden von Eltern wie auch erkrankten Kindern gut bewertet. Dies betrifft sowohl die bedarfsgerechte Konzeption der Schulungen als auch die psychosozialen Inhalte. Besonders positiv beurteilten die Teilnehmer den Wissenszuwachs und die damit einhergehende Reduzierung der Krankheitsbelastung. Dies alles führt schließlich auch zur angestrebten Verbesserung der Lebensqualität und der Lebenszufriedenheit der Betroffenen.

Forderung

Solche Schulungen sollten künftig bundesweit allen Familien angeboten werden, die Kinder mit einem speziellen Versorgungsbedarf haben und diese benötigen!

7.5.2 Case Manager und Familienlotsen

Über diese Schulungen hinaus benötigen besonders beanspruchte Familien häufig aber auch eine umfassende Beratung und Begleitung, etwa durch qualifizierte Case Manager oder Familienhelfer / -lotsen. Diese geschulten Kräfte sind in der Lage, beginnende körperliche und seelische Überforderungen zu erkennen, und können durch gezielt gesuchte Unterstützung gegensteuern, Familien „an die Hand" nehmen und individuell angepasste Hilfen im großen Gesetzesdschungel ausfindig machen.

Solche Lotsen – die sogenannten Diabetes-Nannys – stehen z. B. Kindern mit Typ-1-Diabetes zur Verfügung (➤ Box 7.2). Denn wenn bei dieser chronischen Erkrankung unerwartet negative Lebensereignisse auftreten oder die Diabetesbehandlung durch institutionelle Hürden im Kindergarten, in der Schule und am Arbeitsplatz erschwert wird, geraten die Familien schnell an die Grenzen ihrer Kräfte.

Box 7.2

Evaluation

Die ehrenamtlich tätigen Diabetes-Nannys ermöglichen eine sehr rasche, kostenlose und unbürokratische Hilfe in enger Zusammenarbeit mit den Ärzten und dem Diabetes-Team des Kindes. Die Lebensqualität der betroffenen Familien kann somit deutlich verbessert werden, weil die Probleme im Alltag besser aufgefangen werden können.

Forderung

Solche Lotsenprojekte müssen künftig für alle chronische Krankheiten im Kindes- und Jugendalter – insbesondere für besonders belastete Familien – angeboten und finanziell wie strukturell dauerhaft verankert werden. Diese politische Forderung haben nun auch die Patientenbeauftragte der Bundesregierung Prof. Dr. Claudia Schmidtke und der Präsident der Bundesärztekammer Dr. Klaus Reinhardt erhoben (www.bmcev.de/bericht-fachtagung-patientenlotsen/). Nur so können künftig betroffene Familien sicher und sektorübergreifend durch die komplexe Versorgungskette geleitet werden.

7.5.3 Sozialmedizinische Nachsorge

Eine von den Krankenkassen finanzierte sozialmedizinische Nachsorge ist häufig sinnvoll, aber bei Weitem nicht allen dafür infrage kommenden Familien bekannt. Sie richtet sich an chronisch und schwerstkranke Kinder unter 14 Jahren und schließt sich an eine stationäre Krankenhausbehandlung oder eine stationäre Rehabilitation als ergänzende Leistung zur Reha an. Hierfür müssen bei Kindern Beeinträchtigungen der Körperfunktionen und der altersentsprechenden Aktivitäten / Teilhabe vorliegen, die eine komplexe Behandlung notwendig machen und zu einer Überforderung der Familie führen können. In Deutschland existieren derzeit rund 100 Nachsorgeeinrichtungen für schwerst- und chronisch kranke Kinder (Übersicht unter www.bunter-kreis-deutschland.de/nachsorge/nachsorge-in-ihrer-naehe.html).

7.5.4 Aufsuchende Hilfen und nachhaltige Begleitung: Berlin geht voran

Um die sektorenübergreifenden Leistungsansprüche von versorgungsintensiven Kindern in Belastungssituationen zu verbessern, wurden in Berlin Rahmenempfehlungen für ein Modellvorhaben zur besseren Versorgungskoordination für Familien mit versorgungsintensiven Kindern und Jugendlichen (kurz: VK KiJu) entwickelt und im Berliner Landeshaushalt die Mittel für eine modellhafte Implementierung der neuen Versorgungskoordination ab 2018 bereitgestellt.

Inzwischen liegen erste Ergebnisse des erfolgreich angelaufenen Modellvorhabens vor (VK KiJu 2019). Die erste verblüffende Erkenntnis daraus lautet: Keine der begleiteten Familien hatte weniger als 15 Ansprechpartner! Erschwerend kam hinzu, dass häufig die Zuständigkeit der beteiligten Behörden und Hilfestellen nicht eindeutig geklärt oder deren Erreichbarkeit derart eingeschränkt war, dass sich die Terminvergabe über Wochen hinzog.

Im Berichtszeitraum von März bis Dezember 2018 wurden im Rahmen des Modellvorhabens insgesamt 83 Familien begleitet und sieben weitere im Hilfesystem an die zuständigen Stellen weitergeleitet. 30 Fälle wurden abgeschlossen. Davon konnte in 19 Familien durch die VK KiJu die Versorgung des betroffenen Kindes stabilisiert und die Familie entlastet werden. Sieben Kinder verstarben im Zeitraum der Fallbegleitung an einer lebensverkürzenden Erkrankung. Auch hier erhielten die Eltern umfassende Unterstützung, u. a. bei der Bestattung der Kinder.

Die Besonderheit des Modellvorhabens VK KiJu für Familien liegt in der aufsuchenden Hilfe in der Häuslichkeit sowie in der Begleitung zu Netzwerkpartnern und Akteuren. Dies schafft einerseits konkrete Entlastung und gibt andererseits einen umfassenden Einblick ins gesamte Assessment, z. B. zur Pflegesituation, zum Gesundheitszustand, zum Wohnumfeld und zu Erziehungsfragen. Die Familien hatten hierfür einen konstanten Ansprechpartner, der sich im Hilfesystem und mit den unterschiedlichen Leistungsbereichen auskennt.

So konnten passgenaue Lösungen gefunden werden (kein Fall glich dem anderen), die aus der Logik eines einzelnen Leistungsbereichs heraus nicht sichtbar gewesen wären.

VK KiJu wurde zudem auch oft im Notfall tätig, wenn in Krisensituationen zu viele akute Themen mit zu vielen Institutionen gemanagt werden mussten.

Ob das Projekt als ständige Einrichtung im Berliner Haushalt verankert werden kann? Dies wäre jedenfalls in starkes Signal für die betroffenen Familien – in Berlin und – als erfolgreiches Modell – auch für die ganze Republik.

Fallbeispiel

So müsste es laufen

Schon kurz vor der Geburt hatten die Eltern von Dennis sich darüber gewundert, dass sich ihr Gynäkologe nicht ein einziges Mal mit dem Kinder- und Jugendarzt austauschte, der Dennis später betreuen sollte (vgl. dazu ➤ Kap. 29). Auch eine Familienhebamme wurde nie ins Spiel gebracht, die gerade in den ersten Lebensmonaten in der Familie insbesondere in den Zeiten der mehrwöchigen Krankenhausaufenthalte für enorme Entlastung hätte sorgen können. Danach hätte der Familie auch eine Nanny oder eine Familienlotsin gut getan, die Dennis und seinen Eltern eng zur Seite hätte stehen können. Diese Helfer in der Not hätten für die Familie auch viele bürokratische Angelegenheiten regeln können, zu denen belastete Familien in dieser Lebensphase nicht imstande sind, zumal sie dabei einen tiefen Einblick in eine ganze Reihe von Sozialgesetzbüchern haben müssten.

Auch eine sozialmedizinische Nachsorge und ein Patientenschulungsprogramm wären für Dennis und seine Familie von großem Nutzen gewesen. Insbesondere den beiden Geschwisterkindern hätte eine spezielle Geschwisterbegleitung (mehr dazu unter www.stiftung-familienbande.de/) oder die Inanspruchnahme eines Familienentlastenden Dienstes (FED, mehr unter www.familienratgeber.de/beratung-hilfe/hilfen-alltag.php) sehr gut getan. Und schließlich wäre auch ein Hinweis auf entsprechende Eltern-Selbsthilfevereinigungen für herzkranke Kinder oder das Down-Syndrom sinnvoll gewesen, weil sich hier Eltern mit gleich Betroffenen engmaschig austauschen können (Übersicht darüber über den Kindernetzwerk-Lotsen unter www.kindernetzwerk.de).

All diese strukturierten Angebote tragen dazu bei, dass Betroffene nicht das Gefühl bekommen, allein dazustehen. Diese Angebote müssen aber initiativ und aktiv an die Familien herangetragen werden, was häufig nicht oder nur partiell geschieht. Notwendig ist dies deshalb, weil die Familien – wie im Fall von Dennis – häufig keine Kenntnis davon haben und zu sehr mit dem rein medizinischen (Über-)Leben ihres Kindes beschäftigt sind. Das muss sich rasch ändern, zumal die meisten Leistungsangebote fest gesetzlich verankert und daher auch erstattungsfähig sind. Dies wäre der beste Weg, um die Lebensqualität nicht nur von Dennis und seinen Eltern, sondern von allen ähnlich betroffenen Familien in Deutschland spürbar zu verbessern.

LITERATUR

Baumgarten F, Cohrdes C, Schienkiewitz A, Thamm R, Meyrose A-K, Ravens-Sieberer U (2019). Gesundheitsbezogene Lebensqualität und Zusammenhänge mit chronischen Erkrankungen und psychischen Auffälligkeiten bei Kindern und Jugendlichen. Bundesgesundheitsblatt – Gesundheitsforschung – Gesundheitsschutz 62(10): 1205–1214.

DAK Gesundheit (2018). Kinder- und Jugendreport; www.dak.de/dak/download/kinder--und-jugend-report-2104098.pdf (letzter Zugriff: 12.2.2020).

Eisenhardt B, Groth S (2019). Versorgungskoordination für Familien mit versorgungsintensiven Kindern und Jugendlichen (VK KiJu 2019). Jahresbericht 2018 – Auswertungen und Erläuterungen. Berlin; https://humanistisch.de/sites/humanistisch.de/files/menschenkind/docs/2019/09/vkkiju_jahresbericht.pdf (letzter Zugriff: 12.2.2020).

Kompetenznetz Patientenschulung e.V. Modulares Schulungsprogramm ModuS für chronisch kranke Kinder, Jugendliche und deren Familien. Osnabrück 2019; www.kompetenznetz-patientenschulung.de/modus-schulungen/ (letzter Zugriff: 12.2.2020).

RKI – Robert Koch-Institut (2014-2017). KIGGS-Welle 2 / Kinder- und Jugend Gesundheits-Survey. Berlin 2014-2017; www.rki.de/DE/Content/Gesundheitsmonitoring/Studien/Kiggs/kiggs_2/Kiggs_2_node.html (letzter Zugriff: 12.2.2020).

Schmid R (2019). Wie geht es unseren chronisch kranken Kindern? Eine Bestandsaufnahme von Kindernetzwerk e.V. Kinder- und Jugendarzt 5: 250–253.

Stiftung Dianiño. Stand 2019; www.stiftung-dianino.de/ (letzter Zugriff: 12.2.2020).

II Krankheitsspezifische Fehlversorgung

KAPITEL 8

Raphael Weißgerber

Warum im Erwachsenenalter zu viele Antibiotika verabreicht werden

Fallbeispiel

Ein 35-jähriger Mann kommt in die allgemeinmedizinische Sprechstunde. Der Hausarzt kennt den Mann seit vielen Jahren. Er hat keine chronischen Erkrankungen und sucht die Praxis nur selten auf.

Patient: „Guten Morgen, Herr Doktor. Mir geht es nicht gut. Ich huste seit 3 Tagen die ganze Zeit und bin ziemlich matt. Am liebsten würde ich mich immer hinlegen, aber dann gehts mit dem Husten erst richtig los. Bitte geben Sie mir was Gutes! Ich muss in 3 Tagen zu einem sehr wichtigen Geschäftstermin. Da muss ich wieder fit sein – es geht um einen wichtigen Auftrag für unsere Firma. Ich brauche was, das schnell wirkt. Vor ein paar Jahren hat mir da ein Antibiotikum geholfen."

Der Arzt untersucht den Patienten körperlich. Er misst seine Vitalwerte. Seine Sauerstoffsättigung liegt bei 98 %, Blutdruck, Puls und Körpertemperatur sind normal. Über der Lunge hört man ein beidseitiges Giemen ohne Rasselgeräusche.

Arzt: „Herr Bauer, ich merke schon, dass es Ihnen nicht gut geht. Über den Lungen hört man Zeichen, die zu einer Bronchitis passen. Eine Bronchitis ist normalerweise viral bedingt, und das dauert seine Zeit. Sie sollten sich ausruhen, viel trinken und mit Kochsalzlösung inhalieren. Fieber oder Atemnot haben Sie ja nicht."

Patient: „Das mache ich ja schon. Aber es hilft nicht. Gibt's denn nichts, was schneller wirkt?"

Arzt: „Okay, wir können es noch zusätzlich mit einem Antibiotikum versuchen. Versprechen kann ich Ihnen aber nicht, dass Sie damit schneller gesund werden. Ich verschreibe Ihnen Cefuroxim, da Sie ja gegen Penicillin allergisch sind."

Patient: „Ich weiß, dass man mit Antibiotika vorsichtig sein muss. Aber dieses Mal brauche ich es wirklich. Danke, Herr Doktor, ich weiß das wirklich zu schätzen."

8.1 Wo liegt das Problem?

Dieses typische hausärztliche Fallbeispiel zeigt, dass nicht allein medizinische Gründe zur Verordnung von Antibiotika führen. Bei dem Mann zeigen sich in der Untersuchung keinerlei Hinweise auf eine bakterielle Erkrankung wie z. B. eine Pneumonie. Vielmehr ist bei diesem Patienten von einem Virusinfekt auszugehen. Trotzdem verschreibt ihm der Arzt ein Antibiotikum, das nur bei bakteriellen Erkrankungen hilft. Eine solche Verordnung ist oftmals nicht nur medizinisch bedingt, sondern hängt auch von der **Interaktion zwischen Arzt und Patient** ab. Der Patient fühlt sich sehr krank und erwartet vom Arzt eine Linderung. Zusätzlich steht er beruflich unter Druck und muss in wenigen Tagen wieder einsatzbereit sein. Der Arzt versteht diesen Druck und möchte seinem Patienten in irgendeiner Form helfen. Im Antibiotikum sieht er eine zusätzliche Option, die dem Patienten helfen kann und ihm normalerweise nicht schadet.

Zu überdenken ist auch die **Auswahl des Antibiotikums** durch den Arzt. Cephalosporine späterer Generationen wie Cefuroxim werden in Deutschland zu häufig verordnet, obwohl sie in keiner Leitlinie empfohlen werden; sie führen zu einer zunehmenden **Resistenzbildung der Bakterien.**

Auch die **unerwünschten Wirkungen von Antibiotika** sind nicht zu unterschätzen (vgl. dazu auch ➤ Kap. 8.5). 2007 erschien im *British Medical Journal* eine Studie, die 3,36 Mio. akute Atemwegsinfektionen in Großbritannien begleitete. Die *Number Needed to Treat* (NNT) für eine Komplikationsvermeidung lag bei 4.000, während einer von 1.000 Patienten wegen einer unerwünschten Wirkung eines Antibiotikums die Notaufnahme aufsuchen musste (Petersen et al. 2007). Insbesondere bei Kleinkindern unter 5 Jahren waren mehr als 50 % aller Notaufnahmebesuche durch unerwünschte antibiotikabedingte Arzneimittelwirkungen bedingt (Shehab et al. 2016).

Auch antibiotikaassoziierte Durchfälle häufen sich. Insbesondere ist die Infektion mit *Clostridioides difficile* auf dem Vormarsch. Der Hauptrisikofaktor für diese Erkrankung ist die vorausgegangene Antibiotikaeinnahme – insbesondere Clindamycin, Cephalosporine, Chinolone und Amoxicillin-Clavulansäure. In Deutschland treten mehr als 100.000 Fälle pro Jahr auf, und diese Infektion ist doppelt so häufig wie MRSA-Infektionen. Im Krankenhaus verursacht ein Patient durch diese Erkrankung Mehrkosten von ca. 7.000 Euro. Stationär verstirbt jeder sechste Patient innerhalb von 30 Tagen nach dieser Diagnose mit schwerem Verlauf (Wiegand et al. 2012).

8.2 Stellenwert der Thematik in der Grundversorgung

Antibiotika gehören zu den großen Erfindungen der Medizin des 20. Jahrhunderts. Ihr Einsatz reduziert die Mortalität von vielen bakteriellen Infektionskrankheiten deutlich und steigert die Lebenserwartung weltweit. Das Besondere an Antibiotika sind ihre Eigenschaften als **„societal drugs“** (Levy und Breithaupt 2014). Anders als bei anderen Medikamenten hat ihr Einsatz nämlich auch Auswirkungen auf die Allgemeinheit, weil er die sogenannte Resistenzbildung verschiedener Bakterien begünstigt. Bakterien reagieren auf den Angriff durch Antibiotika mit verschiedensten Abwehrstrategien. Dadurch können Bakterien Eigenschaften entwickeln, die sie immun gegen diese Wirkstoffe machen. Kommt es dann zu einer Infektion durch resistente Bakterien, greifen routinemäßig eingesetzte Wirkstoffe nicht mehr.

Allgemein werden vier große Gruppen von bakteriziden Substanzen unterschieden. Zunehmend sind Bakterien gegen drei dieser vier Klassen (3MRGN) oder gar gegen alle bekannten Wirkstoffgruppen resistent (4MRGN):

- In Deutschland und Europa ist aktuell vor allem ein massiver Anstieg von **m**ulti**r**esistenten **g**ram**n**egativen Bakterien (**MRGN**) zu verzeichnen (*Escherichia coli*, *Klebsiella pneumoniae*, *Acinetobacter baumannii*) (Remschmidt et al. 2017).
- Im grampositiven Bereich steigt vor allem die Inzidenz des vancomycinresistenten *Enterococcus faecium* (**VRE**). Der grampositive methicillinresistente *Staphylococcus aureus* (MRSA) ist weiterhin ein großes Problem, allerdings im letzten Jahrzehnt rückläufig (Kramer et al. 2019).

Durch Häufung von resistenten Bakterien erhöht sich die Mortalität von gut behandelbaren Krankheiten wie Harnwegsinfektionen, Lungenentzündungen oder Infektionen im Bauchraum. In Europa geht man aktuell von jährlich 33.000 Toten aus. Die Gesundheitskosten in Europa steigen – vor allem im Krankenhaus durch aufwendige Hygienemaßnahmen und intensivmedizinische Therapien um geschätzte 1,5 Mrd. Euro / Jahr (Cassini et al. 2019).

8.3 Wie oft werden Antibiotika – mit welchen Folgen – verschrieben?

In Deutschland werden jährlich etwa 800 Tonnen Antibiotika in Umlauf gebracht (➤ Abb. 8.1). Beim Blick auf den Gesamtverbrauch ist zu beachten, dass außer in der Humanmedizin auch in der Tiermedizin große Mengen zur Anwendung kommen. Etwa 60 % der Gesamtmenge an Antibiotika werden Tieren verabreicht (Bundesamt für Verbraucherschutz und Lebensmittelsicherheit et al. 2016). Da Masttiere Teil unserer Nahrungskette sind, kommen deshalb auch deren multiresistente Bakterien wieder zurück in die menschliche Bakterienflora („one world, one health“). In der Tiermedizin ist das Problem mittlerweile erkannt, aber es sind auch in diesem Sektor noch mehr Anstrengungen nötig, um den Übergebrauch einzudämmen.

Neben dem Übergebrauch an Antibiotika in der Human- und Veterinärmedizin stellen die globale Mobilität und das globale Bevölkerungswachstum weitere wichtige Faktoren für die Resistenzentwicklung dar. Es entsteht eine immer größer werdende Mittelschicht, die Zugang zur Gesundheitsversorgung und damit auch zu Antibiotika erhält – eine eigentlich erfreuliche Nachricht. So stieg der Antibiotikaver-

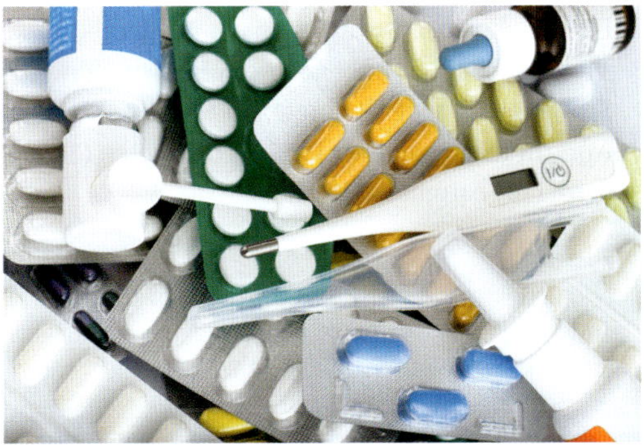

Abb. 8.1 Antibiotika werden zu häufig verordnet [J787]

brauch pro Kopf zwischen 2000 und 2015 global um 39 % (Klein et al. 2018). In vielen Ländern sind nicht nur Ärzte verordnungsberechtigt, sondern auch andere Berufsgruppen, weshalb hier von Fehlverordnungen auszugehen ist. Die Weltgesundheitsorganisation (World Health Organisation, WHO) strebt daher eine globale Strategie für einen rationalen Antibiotikaeinsatz an („global action plan"). Inzwischen wurde eine Vielzahl von Maßnahmen auf globaler und nationaler Ebene angestoßen. Die Teilnahme an den Programmen, die u. a. Surveillance-Systeme, Interventionen und Awareness-Programme vorsehen, ist freiwillig und unterschiedlich engagiert. In Deutschland z. B. legte der Bundesminister für Gesundheit 2015 einen „10-Punkte-Plan zur Bekämpfung resistenter Erreger" vor (www.bundesgesundheitsministerium.de/ministerium/meldungen/2015/10-punkte-plan-zu-antibiotika-resistenzen.html).

Infolge des weltweiten Übergebrauchs von Antibiotika ist mit einem deutlichen Anstieg der Todesfälle durch multiresistente Bakterien zu rechnen. In einer kritischen Studie wird davon ausgegangen, dass bis 2050 weltweit pro Jahr 10 Mio. Menschen an nicht mehr behandelbaren Infektionen versterben werden (AMR 2016). Dies wären mehr Tote als durch Krebserkrankungen. Deshalb ist es dringend an der Zeit, Strategien zu entwickeln, wie wir diesen Übergebrauch beenden und zu einem rationalen Einsatz von Antibiotika gelangen können. In Deutschland sind diesbezüglich vor allem Ärzte angesprochen, da hierzulande nur sie Antibiotika rezeptieren können. Deutsche Ärzte verschreiben im europäischen Durchschnitt Antibiotika zurückhaltender als ihre Kollegen. Am seltensten werden Antibiotika im ambulanten Bereich in den Niederlanden verordnet, währenddessen in Südosteuropa die dreifache Menge rezeptiert wird. In den letzten Jahren ist das Bewusstsein für irrationale Verordnungen in Deutschland gestiegen, was sich auch an der prozentualen Verschreibungsrate zeigt. Diese sank zwischen 2000 und 2018 auf 27 %. Insbesondere Kinder bis 5 Jahre erhalten deutlich weniger Antibiotika. Ob dadurch auch vermehrt Komplikationen oder gar Todesfälle aufgetreten sind, ist nicht untersucht. Trotzdem bleibt festzuhalten, dass 27 von 100 gesetzlich Krankenversicherten im Jahr 2018 eine antibakterielle Substanz verschrieben bekamen (Holstiege et al. 2019). Am häufigsten werden Antibiotika in Deutschland von Allgemein-, Kinder- und HNO-Ärzten sowie Urologen verordnet. Die häufigsten Anwendungsgebiete sind Atemwegs- und Harnwegsinfektionen. Übereinstimmend wird angenommen, dass deutlich zu viele Antibiotika insbesondere bei Atemwegsinfektionen verordnet werden. Darunter werden die akute Sinusitis, die akute Otitis media, die Tonsillopharyngitis und die akute Bronchitis subsumiert, aber auch die Pneumonie, die allerdings mehrheitlich bakteriell verursacht ist. Aus epidemiologischen Studien ist bekannt, dass z. B. bei der akuten Bronchitis nur in 10 % der Fälle Bakterien ursächlich sind. Trotzdem wird aktuellen Zahlen zufolge etwa 40 % der Patienten ein Antibiotikum verordnet. Diese Lücke zwischen Soll- und Ist-Zustand sollte verringert werden (Pouwels et al. 2018). Sie hat mehrere Ursachen – insbesondere verhaltenspsychologische.

8.4 Was läuft schief? Wer ist in der Pflicht?

Die Arzt-Patient-Interaktion ist einer der wichtigsten Gründe für eine Überversorgung mit Antibiotika (Petruschke et al. 2016). Es spielen nämlich nicht nur reine Fakten eine Rolle in der täglichen Routineverordnung; vielmehr sind auch Emotionen und Unsicherheiten maßgeblich. Die Gründe hierfür wurden bereits mehrfach untersucht und liegen sowohl bei Patienten als auch bei Ärzten:

- **Ärzte** greifen häufig deshalb zum Antibiotikum, weil sich virale und bakterielle Infektionen bisher leider immer noch nicht sicher diagnostisch unterscheiden lassen. Die Symptome des Patienten liefern oftmals zwar wichtige Hinweise, sind aber nicht immer ausreichend spezifisch oder sensitiv. Dies führt zu therapeutischer Unsicherheit. Ärzte haben insbesondere Sorge vor einem schwerwiegenden Krankheitsverlauf, den der Arzt im Einzelfall ja auch erlebt oder im Kollegenkreis erfährt. Seine Patienten will er vor einem solchen Verlauf mit einem Antibiotikum schützen. Insbesondere vor Wochenenden steigen deshalb die Verordnungszahlen für Antibiotika an. Zusätzlich sehen Ärzte oft ihnen unbekannte Patienten, z. B. im Bereitschaftsdienst. Sprachbarrieren fördern den Fehlgebrauch sowohl bei kognitiv eingeschränkten, z. B. dementen, Patienten als auch bei Migranten. Bei Letzteren kommt oft noch eine andere Verordnungskultur in ihren Herkunftsländern hinzu. Aufgrund des Zeitdrucks in der Praxis können sich Ärzte weniger Zeit für Erklärungen und Ratschläge zum Verhalten bei Atemwegserkrankungen nehmen – hin und wieder liegt da der schnelle Griff zum ausgedruckten Rezept näher. Zudem kommen noch medizinrechtliche Aspekte hinzu: Durch Verordnung eines Antibiotikums fühlen sich Ärzte auch juristisch abgesichert. Zu selten ordnen Ärzte weiterführende Diagnostik wie Abstriche, Kulturen oder Labor an, denn diese Untersuchungen werden von den gesetzlichen Krankenkassen oft nicht erstattet, sind teuer, dauern zu lange oder fallen dem niedergelassenen Arzt ins Budget.

- Auch **Patientenerwartungen** führen zu fehlerhaften Antibiotikaverordnungen. Die allerwenigsten Patienten gehen mit dem festen Vorhaben zum Arzt, sich ein Antibiotikum verordnen zu lassen. Vielmehr ist ihnen eine Aufklärung ihrer Symptome wichtig, die Darstellung des natürlichen Verlaufs und das Abklären einer schwerwiegenden Erkrankung. Trotzdem wollen auch Patienten schnell wieder gesund werden, z. B. wegen beruflicher oder persönlicher Aktivitäten. So gelten Antibiotika bei Patienten als schmerz- oder symptomlindernd. Aufgrund früherer Verordnungen kennen sie das Antibiotikum als letztes und einziges Mittel zur Bekämpfung ihrer Infektion. Wichtig ist hierbei, auch auf die großen Informationsdefizite bei Patienten hinzuweisen: So konnten 2016 nur 43 % aller EU-Bürger die Frage richtig beantworten, ob ein Antibiotikum Viren töten kann. Interessanterweise wussten in Schweden 75 % der Befragten die richtige Antwort, in Rumänien nur 19 % der Befragten (Standard-Eurobarometer 2016).

Deshalb sollte der Arzt im Gespräch in einem kurzen Satz mitteilen, dass es sich höchstwahrscheinlich um einen Virusinfekt handelt und Antibiotika bei Viren nicht wirksam sind. Dies zieht den Patientenkontakt nicht maßgeblich in die Länge. Des Weiteren sollte der Arzt die Symptome des Patienten ernst nehmen und ihn vor allem körperlich gründlich untersuchen. Dies weckt Vertrauen, lässt den Arzt als kompetenten Entscheider wirken und festigt die Arzt-Patient-Interaktion.

Ärzte fürchten insbesondere etwaige Komplikationen einer Infektion. In unserem obigen Fallbeispiel hätte der Kollege z. B. die Sorge, dass sich aufgrund der Bronchitis eine Pneumonie entwickelt, und er erhofft sich, dass das Antibiotikum den Patienten vor dieser Komplikation schützt. In einer Studie in Großbritannien wurde genau dieser Zusammenhang untersucht. Für eine hypothetische Praxis mit 7.000 Patienten wurde errechnet, dass sich bei einer 10-prozentigen Reduktion der Antibiotikagaben bei der Diagnose Bronchitis die Anzahl der Pneumonien erhöht – allerdings nur um eine einzige pro Jahr! (Gulliford et al. 2016). So gesehen bleibt festzuhalten, dass es wahrscheinlich vermehrt bakterielle Komplikationen gibt, deren absolute Zahl aber sehr gering ist und einen Übergebrauch an Antibiotika aufgrund der aktuellen Resistenzraten nicht rechtfertigt.

8.5 Was muss sich ändern? Gibt es modellhafte Versorgungsansätze?

Ein wichtiger Punkt einer rationalen Antibiotikatherapie ist die Anwendung von sogenannten **Point-of-Care-Tests** in der allgemeinmedizinischen Praxis (King et al. 2018). Ein bewährter Test ist der **CRP**[1]**-Test,** der sofort in der Praxis durchgeführt werden kann. Der CRP-Test kann leider nicht hundertprozentig zwischen einer Virus- und einer Bakterieninfektion unterscheiden und wird deshalb kontrovers gesehen. Auch eine große Metaanalyse konnte nicht nachweisen, dass die Anwendung des Tests zu einer statistisch signifikanten Senkung von Antibiotikaverordnungen führt. In der allgemeinmedizinischen Praxis sollte dieser Test trotzdem durchgeführt werden, da er bei skeptischen Patienten dem Arzt nach einem ausführlichen Gespräch ein weiteres Argument für den Verzicht auf die Verordnung eines Antibiotikums an die Hand gibt.

LEITLINIEN

In vielen **Leitlinien** wird der CRP-Test als Entscheidungshilfe zur Antibiotikagabe empfohlen.

Eine Weiterentwicklung könnte der **Procalcitonin[2]-Test** als Point-of-Care-Test darstellen. Er soll Virusinfektionen besser von bakteriellen Infektionen unterscheiden können. Dazu liegen allerdings noch keine größeren Studien aus dem allgemeinmedizinischen Umfeld vor. Im stationären Bereich konnte der PCT-Test insbesondere bei Pneumonien den Antibiotikaverbrauch reduzieren.

Eine weitere Möglichkeit der Reduktion von Antibiotikagaben ist das **Stand-by-Rezept:** In diesem Fall stellt der Arzt bereits ein Rezept für ein Antibiotikum aus, das der Patient aber nur dann einlöst, wenn vom Arzt bestimmte definierte Situationen eintreten. Besonders bewährt hat sich das Stand-by-Rezept bei der Otitis media. So soll hier nach 48 Stunden eine Reevaluation erfolgen. Dieses Vorgehen sollte zunehmend auch bei anderen Indikationen gewählt werden: Es erhöht die Sicherheit für Arzt und Patient und führt gleichzeitig zur Reduktion von Antibiotikagaben.

Ein ebenfalls gut untersuchtes Mittel zur Eindämmung von Antibiotikagaben in der Allgemeinmedizin ist die Einführung von **Feedbackmechanismen für die verschreibenden Ärzte**. Es ist gut bekannt, dass es unter Ärzten „Vielverordner“ gibt, die etwa für 40 % der Gesamtmenge an verschriebenen Antibiotika verantwortlich sind (Zweigner et al. 2018). Begrüßenswert ist, dass seit diesem Jahr z. B. in Bayern jeder niedergelassene Arzt für jedes Quartal einen **Antibiotikabericht** erhält, dem er entnehmen kann, wie sich seine Verschreibungsrate im Vergleich zur Fachgruppe verhält. Eine Weiterentwicklung dieses Berichts wäre dann auch die Rückmeldung an vielverschreibende Ärzte.

Ein adäquater Einsatz von Antibiotika setzt voraus, dass der Arzt neben der Indikation auch Substanzauswahl, Dosierung und Therapiedauer berücksichtigt. Beim **Antibiotic Stewardship (ABS)** spricht man von den vier **Ds:** „**D**rug, **D**osis, **D**uration and **D**e-escalation“. Bei der Therapiewahl ist auffällig, dass Ärzte zu häufig Breitbandantibiotika verordnen – insbesondere Makrolide, Cephalosporine oder Fluorchinolone.

Des Weiteren sollten Nierenfunktionsstörungen, Körpergewicht oder auch Wechselwirkungen mit anderen Medikamenten stärkere Beachtung finden. Nicht zuletzt sollten Patienten dazu beraten werden, wie und in welchen Abständen Antibiotika einzunehmen sind. Aktuelle Studien zeigen auch, dass eine verkürzte Therapiedauer oftmals genauso effektiv ist wie eine längere. Dies ist z. B. bei der Streptokokkentonsillitis, dem Erysipel oder der Osteomyelitis der Fall (Llewelyn et al. 2017).

Die WHO hat im letzten Jahr mit **aWaRe** (https://aware.essentialmeds.org/groups) eine anschauliche Übersicht veröffentlicht, in der Antibiotika in drei Kategorien eingeteilt werden:

- **Access** („Zugang“): Antibiotika, die im ambulanten Bereich verfügbar sein sollten (z. B. Amoxicillin).
- **Watch** („Beobachtung“): In dieser Gruppe sind Antibiotika mit einem hohen Risiko für Resistenzbildungen gelistet (z. B. Azithromycin).
- **Reserve** („Reserve“): Antibiotika dieser Gruppe sollten nur dem stationären Bereich vorbehalten bleiben (z. B. Teicoplanin).

Ärzte im ambulanten Bereich sollten sich auf Antibiotika der Access-Gruppe beschränken und nur im Ausnahmefall auf die Watch-Gruppe ausweichen.

Als häufigste **Nebenwirkungen** von Antibiotika sind Durchfall und Hautausschlag zu nennen. Im Einzelfall können allergische Reaktionen vom Soforttyp auftreten, die auch lebensbedrohlich sein können. Die einzelnen Wirkstoffe haben teils spezifische Nebenwirkungen. Hier ist z. B. der Rote-Hand-Brief zu den

[1] CRP = C-reaktives Protein
[2] PCT = Procalcitonin

8

Fluorchinolonen zu nennen, die seit 2019 nicht mehr routinemäßig eingesetzt werden sollen. Beunruhigend ist auch, dass die Einführung neuer Antibiotikaklassen weltweit zurückgeht. Viele Pharmafirmen ziehen sich aus der Entwicklung neuer Substanzen zurück, da diese anscheinend nicht lukrativ ist. Relativ neue Erkenntnisse gibt es auch hinsichtlich des Einflusses auf das Mikrobiom. Antibiotika verändern das Mikrobiom, teils auch längerfristig (Francino 2016). Welche Auswirkungen dies für unsere Patienten hat, ist aktuell unklar.

Neben ihrer teils lebensrettenden Wirkung haben Antibiotika auch unerwünschte Wirkungen. Bei den Atemwegsinfektionen ist die *Number Needed to Harm* (NNH) oft höher als die *Number Needed to Treat* (NNT). Beide Parameter werden gern benutzt, um statistische Zusammenhänge zu verdeutlichen. Die **NNH** meint die Anzahl der Patienten, die behandelt wird, bis eine unerwünschte Wirkung der Behandlung eintritt. Die **NNT** bezeichnet die Anzahl der Personen, die statistisch behandelt wird, bis der gewünschte Effekt eintritt.

8.6 Ausblick

- **Gründe für die inadäquate Verordnung von Antibiotika durch Hausärzte** (mod. nach Petruschke et al. 2016):
  - Schwer einschätzbarer klinischer Verlauf
  - Bevorstehendes Wochenende
  - Patient fordert Antibiotikum
  - Patient will schnell wieder arbeiten
  - Arzt will auf der sicheren Seite sein
  - Unbekannter Patient
  - Sprachbarriere
  - Inkomplianter Patient
  - Multimorbidität
  - Zu teure Diagnostik
- **Schlüsselfaktoren, die zur Resistenzentwicklung beitragen** (mod. nach Holmes et al. 2016):
  - Fehl- und Übergebrauch in der Humanmedizin
  - Fehl- und Übergebrauch in der Tiermedizin
  - Transmission (Übertragung von Mensch zu Mensch) im Gesundheitssektor
  - Suboptimale Dosierung und falsche Substanzwahl
  - Umweltkontamination
  - Fehlende Impfungen
  - Fehlende Diagnosemöglichkeiten einer bakteriellen Infektion
  - Reisen

Fallbeispiel

So müsste es laufen

Im obigen Fall sollte der Arzt darauf eingehen, dass Antibiotika bei einer Bronchitis die Symptomdauer nicht verkürzen können und auch keine signifikante Symptomlinderung erzeugen. Leitliniengerecht empfiehlt der Arzt Herrn Bauer sich auszuruhen, viel zu trinken und Symptome mit nichtsteroidalen Antirheumatika oder Phytotherapeutika zu lindern. Ein CRP-Test in der Praxis untermauert die Entscheidung. Bleibt der Patient trotzdem skeptisch, bietet sich zur Vermeidung einer sofortigen Antibiotikagabe das Stand-by-Rezept an, das sich der Patient nur bei neu auftretenden Symptomen wie hohem Fieber abholt. Idealerweise kontaktiert der Patient den Arzt 48 Stunden später erneut zur Reevaluation.

Zu wünschen wäre ärztlicherseits, dass die Krankenkassen zur symptomorientierten Behandlung bestimmte evidenzbasierte Phytotherapeutika erstatten und auch die Wiedervorstellung des Patienten vergütet wird, um den Arzt für diese Sorgfalt nicht zu bestrafen. Der Arzt, der Patient und die Gesellschaft hätten dadurch einen Nutzen, da Antibiotika – bei richtiger Indikationsstellung – so auch in Zukunft wirksam und lebensrettend bleiben.

LITERATUR

AMR – Antimicrobial Resistance Review (2016). Tackling Drug-Resistant Infections Globally: Final Report and Recommendations; www.biomerieuxconnection.com/wp-content/uploads/2018/04/Tackling-drug-resistant-infections-An-overview-of-our-work_LR_NOCROPS.pdf (letzter Zugriff: 11.1.2020).

Bundesamt für Verbraucherschutz und Lebensmittelsicherheit, Paul-Ehrlich-Gesellschaft für Chemotherapie e.V. (2016). GERMAP 2015 – Bericht über den Antibiotikaverbrauch und die Verbreitung von Antibiotikaresistenzen in der Human- und Veterinärmedizin in Deutschland. Rheinbach: Antiinfectives Intelligence.

Cassini A, Högberg Diaz L, et al. (2019). Burden of AMR Collaborative Group. Attributable deaths and disability-adjusted life-years caused by infections with antibiotic-resistant bacteria in the EU and the European Economic Area in 2015: a population-level modelling analysis. Lancet Infect Dis 19(1): 56–66.

Francino MP (2016). Antibiotics and the human gut microbiome: dysbioses and accumulation of resistances. Front Microbiol 6: 1543.

Gulliford MC, Moore MV, Little P, Hay AD, Fox R, Prevost AT, et al. (2016). Safety of reduced antibiotic prescribing for self limiting respiratory tract infections in primary care: cohort study using electronic health records. BMJ 354: i3410.

Holmes AH, Moore LS, Sundsfjord A, Steinbakk M, Regmi S, Karkey A, et al. (2016). Understanding the mechanisms and drivers of antimicrobial resistance. Lancet 387(10014): 176–187.

Holstiege J, Schulz M, Akmatov MK, Steffen A, Bätzing J (2019). Update: Die ambulante Anwendung systemischer Antibiotika in Deutschland im Zeitraum 2010 bis 2018 – Eine populationsbasierte Studie. Zentralinstitut für die kassenärztliche Versorgung in Deutschland (Zi). Versorgungsatlas-Bericht Nr. 19/07. Berlin; www.versorgungsatlas.de/themen/alle-analysen-nach-datum-sortiert/?tab = 6&uid = 104 (letzter Zugriff: 11.1.2020).

King LM, Fleming-Dutra KE, Hicks LA (2018). Advances in optimizing the prescription of antibiotics in the outpatient settings. BMJ 363: k3047.

Klein EY, van Boeckel TP, Martinez EM, Pant S, Gandra S, Levin SA, et al. (2018). Global increase and geographic convergence in antibiotic consumption between 2000 and 2015. Proc Natl Acad Sci USA 115(15): E3463 – E3470.

Kramer TS, Schröder C, Behnke M, Aghdassi SJ, Geffers C, Gastmeier P, Remschmidt CJ (2019). Decrease of methicillin resistance in *Staphylococcus aureus* in nosocomial infections in Germany – a prospective analysis over 10 years. Infect 78(3): 215–219.

Levy S, Breithaupt H (2014). Tackling resistance: bacteria, humans, animals and the environment: an Interview with Stuart Levy, Professor at Tufts University School of Medicine and President of the Alliance for the Prudent Use of Antibiotics. EMBO Rep 15(2): 127–130.

Llewelyn MJ, Fitzpatrick JM, Darwin E, Tonkin-Crine S, Gorton C, Paul J, et al. (2017). The antibiotic course has had its day. BMJ 358: j3418.

Petersen I, Johnson AM, Islam A, Duckworth G, Livermore DM, Hayward AC (2007). Protective effect of antibiotics against serious complications of common respiratory tract infections: retrospective cohort study with the UK General Practice Research Database. BMJ 335(7627): 982.

Petruschke I, Salm F, Schneider S, Gastmeier P, Gensichen J. RAI Study Group (2016). Antibiotikaspezifisches Verschreibungsverhalten von Hausärzten – Ergebnisse einer Querschnittsbefragung im Rahmen des RAI-Projekts. DEGAM Kongress Poster.

Pouwels K, Dolk FCK, Smith DRM, Robotham JV (2018). Actual vs. ideal antibiotic prescribing for common conditions in English primary care. J Antimicrob Chemother 73 (Suppl 2): ii19 – ii26.

Remschmidt C, Schneider S, Meyer E, Schroeren-Boersch B, Gastmeier P, Schwab F (2017). Surveillance of Antibiotic Use and Resistance in Intensive Care Units (SARI). Dtsch Arztebl Int 114(50): 858–865.

Shehab N, Lovegrove MC, Geller AI, Rose KO, Weidle NJ, Budnitz DS (2016). US Emergency Department Visits for Outpatient Adverse Drug Events, 2013-2014. JAMA 316(20): 2115–2125.

Standard-Eurobarometer 85 – Frühjahr 2016. Die öffentliche Meinung in der europäischen Union, erste Ergebnisse. Sprachliche Version DE. Katalognummer NA-04-16-629-DE-N, ISBN 978-92-79-60608-3doi:10.2775/158908 (European Union 2016; http://ec.europa.eu/COMM-FrontOffice/PublicOpinion (letzter Zugriff: 11.1.2020).

Wiegand PN, Nathwani D, Wilcox MH, Stephens J, Shelbaya A, Haider S (2012). Clinical and economic burden of *Clostridium difficile* infection in Europe: a systematic review of healthcare-facility-acquired infection. J Hosp Infect 81(1): 1–14.

Zweigner J, Meyer E, Gastmeier P, Schwab F (2018). Rate of antibiotic prescriptions in German outpatient care – are the guidelines followed or are they still exceeded? GMS Hyg Infect Control 13: Doc04.

KAPITEL 9

Dorit Abiry, Cathleen Muche-Borowski und Martin Scherer

Zu viele PSA-Tests? Die Tücken der Prostatakrebs-Früherkennung

Fallbeispiel

Thorsten K. (56), Leiter eines privaten Sicherheitsdienstes, will sich „durchchecken" lassen. In diesem Zusammenhang spricht er den Arzt auf das Thema Prostatakrebs-Früherkennung an. Der Arzt bietet ihm an, die Prostata zu tasten, und empfiehlt ihm zusätzlich, den Wert des prostataspezifischen Antigens (PSA) im Blut bestimmen zu lassen, da bei der Tastuntersuchung viele Tumoren übersehen würden. Da die Argumente seines Arztes Thorsten K. überzeugen, willigt er in den PSA-Test ein. Der PSA-Wert ist erhöht (4,1 ng / ml), auch bei einer Kontrolluntersuchung. Bei der daraufhin durchgeführten Gewebeprobe (sogenannte Biopsie) wird in zwei von zehn Stanzen Krebs gefunden. Thorsten K. ist am Boden zerstört. Die Ärzte machen ihm Mut: Es handle sich um einen Krebs mit niedrigem Risiko. Man müsse nicht operieren oder bestrahlen, sondern könne es bei der sogenannten aktiven Überwachung („active surveillance") belassen.

Der Patient folgt dem ärztlichen Rat und stellt sich darauf ein, innerhalb des nächsten Jahres alle 3 Monate zu PSA-Kontrollen zu gehen und eine weitere Biopsie über sich ergehen zu lassen. Alles bleibt stabil, der Krebs scheint nicht zu wachsen. Dennoch wachsen in Thorsten K. die Unsicherheit und Angst vor der tickenden Zeitbombe in ihm. Am schlimmsten fühlt er sich kurz vor den Kontrollterminen. In Anbetracht seiner zunehmenden Ängste und der Aussicht auf eine Fortführung der Kontrollen und Rebiopsien für den Rest seines Lebens, wenn auch in größeren Zeitabständen, entscheidet er sich 1½ Jahre nach der Prostatakrebsdiagnose für die operative Entfernung der Prostata. Unmittelbar danach stellt sich Erleichterung bei Thorsten K. ein. Was er allerdings unterschätzt hatte, ist die Belastung durch die Urininkontinenz und die Erektionsstörungen als Folgen der Operation. Die Ärzte raten zu Geduld: ½ Jahr später hat sich das Wasserlassen dank regelmäßiger Krankengymnastik verbessert, die Impotenz besteht aber weiterhin. Der Verlust seiner normalen Sexualität stellt einen enormen Einschnitt in seinem Leben dar.

Fragen zum Fallbeispiel:

- Inwieweit kann man bei Thorsten K.s Krankheitsgeschichte von Überversorgung sprechen bzw. kann hier sicher von Überversorgung gesprochen werden?
- An welchem Punkt hätte anders gehandelt werden können, um eine etwaige Überdiagnose und Übertherapie zu verhindern?
- Wie hätte das Gespräch zwischen Arzt und Patient im besten Fall laufen können?

9.1 Stellenwert des PSA-Tests zur Früherkennung von Prostatakrebs

Krebs ist eine gefürchtete Krankheit. Treten Symptome auf, ist die Erkrankung häufig schon so weit fortgeschritten, dass sie nur schwer behandelt werden kann. Ärzte und Patienten setzen daher große Hoffnungen in Früherkennung und frühzeitige Therapie. Doch **beschwerdefreie Personen** sollten die Entscheidung, an einer Krebsfrüherkennungsuntersuchung teilzunehmen, gut abwägen. **Untersuchungen zur Krebsfrüherkennung bergen auch**

Risiken. Wissenschaftlich besonders gut belegt sind diese Risiken beim **PSA-Test zur Früherkennung von Prostatakrebs.**

Prostatakrebs ist bei Männern in Deutschland die **häufigste Krebsdiagnose** und die **zweithäufigste Krebstodesursache.** Jährlich erhalten bundesweit etwa 60.000 Männer die Diagnose Prostatakarzinom. Die Zahl der Sterbefälle pro Jahr ist deutlich geringer, sie beträgt ungefähr 14.000. Bei **12 von 100** Männern in Deutschland wird im Laufe ihres Lebens Prostatakrebs diagnostiziert, **3 von 100** Männern versterben an Prostatakrebs. Prostatakrebs ist in erster Linie eine **Erkrankung des älteren Mannes.** Das mittlere Erkrankungsalter lag 2014 bei 72 Jahren. Männer, die an Prostatakrebs verstarben, waren 2014 im Schnitt 79 Jahre alt (RKI 2017).

Die Anzahl der jährlich neu diagnostizierten Fälle von Prostatakrebs schwankte in den vergangenen Jahren erheblich. Bis 2003 war sie über zwei Jahrzehnte stetig gestiegen, stagnierte dann und ist seit 2011 rückläufig (➤ Abb. 9.1). Es ist unwahrscheinlich, dass dieses Auf und Ab die Zahl behandlungsbedürftiger Prostatakrebsfälle widerspiegelt. Krebserkrankungen verbreiten sich nicht wellenartig wie z. B. Infektionskrankheiten. Der wahrscheinlichere Grund ist, dass die wechselhafte Anzahl neu diagnostizierter Fälle von Prostatakrebs die Verbreitung des **PSA-Tests** zur Früherkennung von Prostatakrebs reflektiert. Nach dessen Einführung in den 1980er-Jahren wurde der Test zunächst breit angewandt. Als deutlich wurde, dass er zu **Überdiagnosen** führt, weil durch ihn **Krebserkrankungen** entdeckt werden, **die nie auffällig oder behandlungsbedürftig geworden wären,** ging seine Anwendung und damit auch die Anzahl der jährlichen Neudiagnosen wieder zurück (RKI 2017).

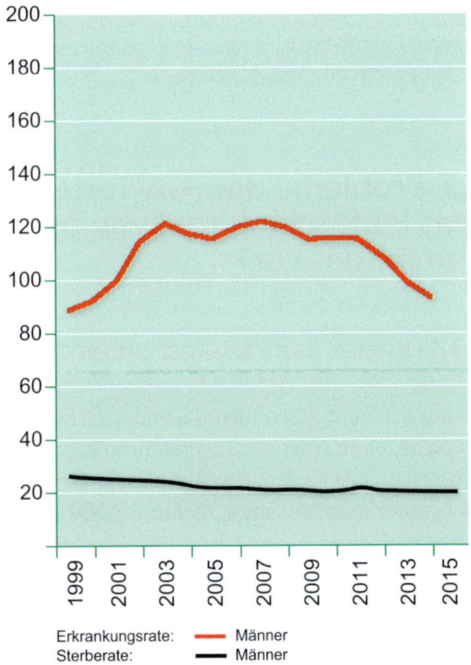

Abb. 9.1 Altersstandardisierte Erkrankungs- und Sterberaten bei Prostatakrebs, Deutschland 1999–2014 / 2015 je 100.000 (Quelle: RKI 2017) [X221-018]

Woran erkennt man in ➤ Abb. 9.1, dass ein großer Teil der Neudiagnosen Überdiagnosen darstellt? Daran, dass die Sterberate bei Prostatakrebs über den Zeitraum kaum schwankt (➤ Abb. 9.1). Die leichte Reduktion der Sterblichkeit an Prostatakrebs bis 2007 könnte ein erfreulicher Effekt der Früherkennung mittels PSA-Test sein. Sie könnte aber auch von den verbesserten Therapiemöglichkeiten herrühren, von beiden zusammen oder von bislang unbekannten Faktoren. Bei dieser Frage ist sich die Fachwelt uneinig. Unstrittig ist hingegen, dass der verbreitete Einsatz des PSA-Tests zu Überdiagnosen führt (Welch 2012). Von Überdiagnosen betroffene Männer können nicht davon profitieren, frühzeitig diagnostiziert worden zu sein, da sie ohne Diagnose nie von ihrer Erkrankung erfahren hätten und schon gar nicht daran gestorben wären. Das Schadenspotenzial von Überdiagnosen ist hoch. Es umfasst die psychische Belastung, die eine Krebsdiagnose bedeutet, sowie alle Nebenwirkungen, die mit der weiteren Diagnostik und Behandlung einhergehen.

Überdiagnosen und die daraus resultierenden Überbehandlungen stellen das größte Problem des Prostatakrebs-Screenings mittels PSA-Test dar.

9.2 Der PSA-Test

PSA ist ein Eiweißmolekül, das von der Prostata gebildet wird. Es wirkt als Enzym zur Verdünnung der Samenflüssigkeit und hält die Spermien beweglich.

Im Blut kommen normalerweise nur kleine Mengen an PSA vor. Wird eine erhöhte PSA-Konzentration im Blut gemessen, kann dies auf eine Krebserkrankung hinweisen. **Aber auch andere Ursachen als Krebs können zu erhöhten PSA-Werten** im Blut führen, insbesondere die in höherem Alter häufige Prostatavergrößerung (benigne Prostatahyperplasie), Entzündungen der Prostata sowie Manipulationen und Erschütterungen des Prostatagewebes, etwa bedingt durch eine rektale Tastuntersuchung, Fahrradfahren oder Geschlechtsverkehr.

Der PSA-Test wird seit den 1980er-Jahren zur Früherkennung von Prostatakrebs eingesetzt (sogenanntes Screening). In Deutschland bieten ihn insbesondere Hausärzte sowie niedergelassene Urologen an. Häufig wird der PSA-Wert ergänzend zur Tastuntersuchung der Prostata abgenommen. Die jährliche Durchführung der sogenannten digitalen rektalen Untersuchung (DRU) ist ab einem Alter von 45 Jahren Kassenleistung. Die Bestimmung des PSA-Wertes zur Früherkennung von Prostatakrebs ist hingegen eine **individuelle Gesundheitsleistung (IGeL),** d. h., die Kosten (i. d. R. 25–35 Euro) müssen privat bezahlt werden (IGeL-Monitor 2017). Wird der PSA-Wert dagegen bei einem konkreten Krebsverdacht (z. B. bei einem tastbaren Knoten) oder zur Verlaufskontrolle bei Prostatakrebs gemessen, handelt es sich nicht mehr um eine Screening-, sondern um eine diagnostische Untersuchung bzw. Verlaufskontrolle. In diesen Fällen trägt die gesetzliche Krankenversicherung die Kosten.

9

Wer einen PSA-Test zur Prostatakrebs-Früherkennung durchführen lässt, sollte wissen, welche Untersuchungen und etwaigen Behandlungen mit welchen Risiken und mit welcher Wahrscheinlichkeit folgen könnten.

Jeder erhöhte PSA-Wert wird kontrolliert, d. h., der Test wird wiederholt, um andere Ursachen des auffälligen PSA-Wertes auszuschließen. Bestätigt sich hierbei der erhöhte Wert, hängt das weitere Vorgehen vom gemessenen PSA-Wert und vom Alter des Patienten ab. In vielen Fällen wird der Arzt zu regelmäßigen PSA-Kontrollen in definierten Zeitabständen raten. Ab einem bestimmten Schwellenwert (4 ng / ml) wird empfohlen, eine **Biopsie** durchführen zu lassen. Hierbei werden über den Enddarm mehrere Stanzen aus der benachbarten Prostata entnommen und auf auffällige Zellen untersucht. Werden im Biopsat Krebszellen gefunden, richtet es sich nach der Größe und Aggressivität des Tumors, ob man abwartet und in regelmäßigen Abständen kontrolliert, wie sich der Krebs entwickelt, oder ob die Prostata operativ entfernt, bestrahlt oder mit Ultraschallwellen behandelt wird. Auch eine Hormontherapie zur Blockierung des männlichen Geschlechtshormons Testosteron oder eine Chemotherapie können zum Einsatz kommen.

Die Behandlung von Prostatakrebs birgt **Risiken.** Bei der operativen Entfernung der Prostata kann es neben allgemeinen OP-Risiken wie Komplikationen bei der Narkose, Blutung und Infektion im Besonderen zu **Harninkontinenz** (bei ungefähr einem Drittel der operierten Männer) und **Impotenz** (fast bei jedem zweiten Mann) kommen. Die Bestrahlung der Prostata kann die Darmfunktion beeinträchtigen (bei ca. 15 % der bestrahlten Männer) (Potosky 2000). Weiterhin ist zu beachten, dass Krebsverdacht, -diagnose, -behandlung sowie etwaige Komplikationen teilweise enorme psychische Belastungen darstellen.

Stuhlgang, Wasserlassen und Sexualität können durch die Prostatakrebs-Behandlung vorübergehend oder dauerhaft in Mitleidenschaft gezogen werden.

9.3 Probleme des PSA-Tests: Was läuft schief, und wie oft kommt das vor?

9.3.1 Rettet der PSA-Test Leben?

Ob ein Screeningtest sinnvoll ist oder nicht, hängt davon ab, ob in einer gescreenten Bevölkerung weniger Menschen an dem jeweiligen Krebs versterben als in einer ungescreenten. Mehrere große Studien haben Probanden mit und ohne PSA-Screening verglichen (u. a. Andriole et al. 2012; Schröder et al. 2014; Ilic et al. 2013). Obwohl die Studien insgesamt über 300.000 Teilnehmer umfassten und der Beobachtungszeitraum bis in die 1990er-Jahre zurückreicht, ist **bislang nicht abschließend geklärt, ob der PSA-Test mit einen Überlebensvorteil bei Prostatakrebs einhergeht.**

Das optimistischste Ergebnis dieser Studien besagt: Auf einen durch den PSA-Test evtl. vor dem Tod durch Prostatakrebs geretteten Mann kommen 27 Männer mit Überdiagnosen, die eine Krebsbehandlung erhalten, die gar nicht erforderlich wäre (Schröder et al. 2014).

Alle Männer mit der Diagnose Prostatakarzinom – auch diejenigen mit einer Überdiagnose, die keinen Vorteil vom Screening haben können – tragen die Risiken der Folgeuntersuchungen und Therapie.

9.3.2 Überdiagnosen

Wie kommt es zu den vielen überflüssigen Diagnosen beim PSA-Test? **Krebs ist nicht gleich Krebs.** Hinter jeder Krebsart, so auch beim Prostatakrebs, verbergen sich viele Krebsunterformen mit unterschiedlichen Eigenschaften in Bezug auf Wachstumsgeschwindigkeit, Metastasierungsneigung und Mortalität. **Überdiagnosen entstehen dann, wenn sehr langsam wachsende und selbstlimitierende Krebsformen durch ein Screening entdeckt werden** (Welch 2012). Insbesondere Krebsarten, die ältere Menschen ereilen, bergen ein hohes Risiko für Überdiagnosen, da die Betroffenen sehr häufig an anderen Ursachen versterben, bevor der Krebs symptomatisch wird. Prostatakrebs zählt zu den Krebserkrankungen mit dem höchsten mittleren Erkrankungsalter.

Die Erkenntnis, dass wir Krebszellen in uns tragen können, die uns nie Probleme bereiten werden, ist eher neu. Diese als Krankheit zu bezeichnen, verzerrt die Tatsache, dass sie uns nie krank machen werden, geschweige denn zum Tod führen (Welch 2012). Die medizinische Terminologie stößt hier an ihre Grenzen. Hinderlich ist auch die weitverbreitete Gleichsetzung des Begriffes Krebs mit Leiden und Sterben. Studien an beschwerdefreien Männern konnten zeigen, dass bereits junge Männer zwischen 20 und 30 Jahren zu fast 10 % Prostatakrebszellen aufweisen. Bei beschwerdefreien Männern über 70 Jahre wurde in über 80 % der Fälle Prostatakrebs gefunden (Sakr et al. 1996). Wie bereits dargelegt, liegt die Sterberate von Prostatakrebs bei 3 %. Die Diskrepanz zwischen der Anzahl unauffälliger Prostatakarzinome bei beschwerdefreien Männern und der Zahl der Todesopfer bei Prostatakrebs ist riesig. Riesig ist daher auch das Potenzial für Überdiagnosen.

Screeninguntersuchungen können meist nicht zwischen Prostatakrebszellen, die niemals auffällig werden, und Krebserkrankungen, die zum Tod führen werden, unterscheiden.

Es wird an neuen labortechnischen und bildgebenden Untersuchungen zur selektiveren Früherkennung behandlungsbedürftiger Prostatakarzinome geforscht, aber keine dieser Methoden ist bisher ausgereift (Krebsinformationsdienst 2019; Schröder et al. 2014).

9.3.3 Fehlalarme und übersehene Tumoren

Weitere mit dem PSA-Test verbundene Probleme sind die mangelhaften positiven und negativen Vorhersagewerte (DEGAM 2018):

- Der **positive Vorhersagewert** gibt an, mit welcher Wahrscheinlichkeit ein positives Testergebnis tatsächlich auf das Vorliegen der getesteten Krankheit hinweist. Jedem medizinischen Test wohnt ein gewisses Maß an Unschärfe inne, d. h., jeder Test produziert auch Fehlalarme, die im Zuge weiterer Untersuchungen erkannt werden sollen. Auch Alarmanlagen können in einzelnen Fällen unbegründet anschlagen. Doch ab einer bestimmten Anzahl von Fehlalarmen fangen wir an, die Sinnhaftigkeit der Alarmanlage zu hinterfragen. Genauso verhält es sich bei den Untersuchungen zur Krebsfrüherkennung. In 33 von 100 Fällen wird der Krebsverdacht, den ein erhöhter PSA-Wert aufwarf, in der Biopsie bestätigt. In 67 von 100 Fällen handelt es sich um falschen Alarm (DEGAM 2018).

67 von 100 Männer werden durch einen falsch positiven PSA-Wert unnötig beunruhigt und müssen ohne Not eine Gewebeprobe über sich ergehen lassen.

- Der **negative Vorhersagewert** besagt im Gegensatz dazu: Wie sicher kann ich sein, die getestete Krankheit wirklich *nicht* zu haben, wenn der Test unauffällig ist? Eine Alarmanlage, die regelmäßig stumm bleibt, obwohl sich Unbefugte nähern, ist ihr Geld nicht wert. Wie steht es um den PSA-Test? Ist er negativ, so liegt in 75 von 100 tatsächlich kein Prostatakrebs vor (DEGAM 2018).

KAPITEL 10

Alfred Haug

Mammografie- und Hautkrebs-Screening: Zu viele falsch positive Befunde und zu wenig differenzierte Aufklärung

10.1 Stellenwert des Screenings in der Versorgung

Dass Früherkennungsuntersuchungen Leben retten, ist ein bisher weitgehend kaum hinterfragtes Dogma in der Medizin, insbesondere in der Krebsfrüherkennung. Die Erkenntnis, dass frühe Diagnostik nicht automatisch geringere Sterblichkeit bedeutet, setzt sich erst allmählich durch. Das Leben mit einer Krebsdiagnose ist für die Betroffenen zudem mit erheblichen Belastungen verbunden, im körperlichen wie im seelischen Bereich, aber auch durch medizinische Prozeduren diagnostischer und therapeutischer Art.

Am Beispiel des Mammografie- und des Hautkrebs-Screenings in Deutschland sollen in diesem Beitrag Nutzen und Risiken von Bevölkerungsscreenings kritisch untersucht und bewertet werden.

10.2 Mammografie-Screening

Fallbeispiel

Mammografie-Screening: Was lief hier schief?

Die 54-jährige Frau S. hat beschlossen, der Einladung zu folgen und erstmals am Mammografie-Screening teilzunehmen. Entscheidend für ihren Entschluss war die Brustkrebserkrankung ihrer besten Freundin. Ihren Frauenarzt hatte sie auch gefragt. „Natürlich sollten Sie daran teilnehmen", hatte dessen kurze und bestimmte Antwort gelautet. Fragen hatte sie eigentlich keine gehabt, sich auch nicht näher vorab damit befasst. Jetzt stand sie da mit dem Brief des Zentrums in der Hand, in dem die Mammografie gemacht wurde: Der Befund sei positiv, las sie. Sie solle sich zur weiteren Abklärung melden. Frau S. ist verzweifelt; sie ist davon überzeugt, dass sie Brustkrebs hat.

Seit 2005 gibt es in Deutschland das Mammografie-Screening, seit 2009 ist es ein flächendeckend bundesweit umgesetztes Screeningprogramm, zu dem alle Frauen zwischen 50 und 69 Jahren alle 2 Jahre eingeladen werden. Erklärtes Ziel ist es, Brustkrebs bei Frauen früher zu diagnostizieren und Todesfälle durch die Erkrankung zu reduzieren.

Brustkrebs ist in Deutschland wie in vielen anderen westlichen Staaten die häufigste zum Tod führende Krebsart bei Frauen. Die Sterblichkeit (Mortalität) von Brustkrebs in Deutschland lag 2016 bei 23, die Erkrankungshäufigkeit (Morbidität) bei 112 je 100.000 Frauen.

In Deutschland nahmen am Mammografie-Screening 2015 ca. 2,8 Mio., also etwa die Hälfte der angeschriebenen Frauen teil – zuletzt allerdings mit leicht rückläufiger Tendenz.

Durchgeführt wird die Mammografie in einem der zertifizierten regionalen Radiologie-Zentren. Die Schichtaufnahmen beider Brüste werden von zwei Radiologen dieser Praxis unabhängig voneinander beurteilt. Das Ergebnis wird der Patientin sowie dem

Frauen- bzw. dem Hausarzt mitgeteilt, die Patientin bei auffälligem Befund ggf. zur weiteren Abklärung mittels Ultraschall oder Biopsie einbestellt.

10.2.1 Wie entscheiden die eingeladenen Frauen?

Seit 2010 erhalten die eingeladenen Frauen die Broschüre „*Mammographie-Screening. Eine Entscheidungshilfe*", herausgegeben vom Gemeinsamen Bundesausschuss (G-BA) der Ärzte und Krankenkassen, zusammen mit der Einladung zum Mammografie-Screening. Auf 20 Seiten werden hier Nutzen und Risiken des Mammografie-Screenings differenziert dargelegt.

Für die Entscheidung für oder gegen die Untersuchung spielt diese Information jedoch offenbar keine größere Rolle, wie eine im Deutschen Ärzteblatt 2015 vorgestellte Untersuchung belegt. Entscheidenden Einfluss auf die Teilnahme am Mammografie-Screening haben vielmehr Erfahrungen mit Brustkrebs im persönlichen Umfeld (Familie, Freundinnen, Bekannte) der Frauen mit 26 % der Nennungen und die Empfehlung durch den (Frauen-)Arzt mit 48 %.

Das Gespräch mit dem Arzt ist also auch weiterhin entscheidend dafür, ob eine Frau am Mammografie-Screening teilnimmt oder nicht. Die Empfehlung des Arztes hängt wiederum von seinem Kenntnisstand über Nutzen und Risiken dieser Untersuchung ab.

10.2.2 Wo liegt das Problem? Nutzen vs. Risiken

In seiner Patientenbroschüre mit Stand vom Juli 2017 beziffert der G-BA den Rückgang der Sterblichkeit an Brustkrebs durch das Mammografie-Screening – bei regelmäßiger Teilnahme am Screening alle 2 Jahre über einen Zeitraum von 20 Jahren – gegenüber den Nichtteilnehmerinnen auf geschätzt 2–6 von 1.000 Frauen. Doch eine Metaanalyse der *Cochrane Collaboration* kommt auf der Basis etwas älterer, vorwiegend skandinavischer Daten zu einem weniger optimistischen Bild, das vom Harding-Zentrum für Risikokompetenz in einer „Faktenbox" (➤ Tab. 10.1) zusammengefasst wurde.

Tab. 10.1 Faktenbox des Harding-Zentrums für Risikokompetenz zur Brustkrebsfrüherkennung durch das Mammografie-Screening

Die Zahlen stehen für Frauen ab 50 Jahren*, die etwa 11 Jahre am Mammografie-Screening teilgenommen oder nicht teilgenommen haben.		
	1.000 Frauen ohne Mammografie-Screening	**1.000 Frauen mit Mammografie-Screening**
Nutzen		
• Wie viele Frauen starben an Brustkrebs?	5	4
• Wie viele Frauen starben insgesamt an Krebs?	22	22
Schaden		
• Wie viele Frauen erhielten fälschlicherweise ein positives Ergebnis und hatten unnötige Untersuchungen oder eine Gewebeentnahme (Biopsie)?	–	100
• Bei wie vielen Frauen mit nicht fortschreitendem Brustkrebs wurde die Brustdrüse unnötigerweise teilweise oder vollständig entfernt?	–	5
Kurz zusammengefasst: Mittels Mammografie-Screening konnte 1 von je 1.000 Frauen vor dem Tod durch Brustkrebs bewahrt werden. Dies hatte jedoch keinen Einfluss auf die Gesamtzahl an Frauen, die an Krebs starben. Von allen Frauen, die an dem Screening teilnahmen, wurden einige mit nicht fortschreitendem Krebs diagnostiziert und unnötig behandelt.		

Quelle: Gøtzsche und Jørgensen (2013).
www.harding-center.mpg.de/de/faktenboxen
* Einige Studien bezogen sich auf Frauen ab 40 Jahren; diese Daten wurden auch eingeschlossen.

Danach reduzierte das Mammografie-Screening die Krebssterblichkeit von Frauen ab 50 Jahren, die etwa 11 Jahre am Mammografie-Screening teilnahmen, gegenüber den Nichtteilnehmerinnen um 1 von 1.000 Frauen, wobei die Gesamtkrebssterblichkeit in der Gruppe der teilnehmenden und der nicht teilnehmenden Frauen identisch blieb.

Zu viele falsch positive Befunde

Früherkennungsuntersuchungen wie das Mammografie-Screening versuchen wie mit einem Schleppnetz möglichst viele verdächtige Befunde zu erfassen. Das geht zwangsläufig zulasten der Treffergenauigkeit, will heißen: Es gibt bei einem Massenscreening, das möglichst wenige Krankheitsfälle übersehen will, zwangsläufig eine hohe Zahl falsch positiver Befunde, was den meisten Frauen- und Hausärzten und insbesondere den Patientinnen nicht in seiner ganzen Brisanz bewusst sein dürfte.

Auf einen **Vier-Felder-Test** übertragen, lassen sich die entsprechenden Zahlen der G-BA-Broschüre wie in ➤ Abb. 10.1 darstellen.

Ergebnis: Nur eine von fünf Frauen mit positivem Mammografie-Befund hatte tatsächlich Brustkrebs. Der positive Vorhersagewert (PPV) der Untersuchung liegt also bei mageren 20 %!

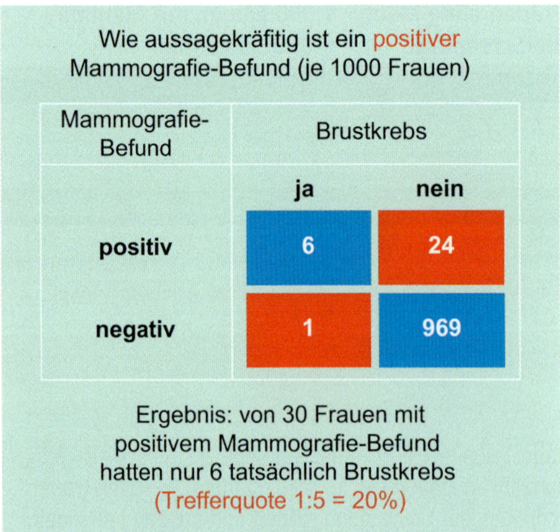
Wie aussagekräftig ist ein positiver Mammografie-Befund (je 1000 Frauen)
Mammografie-Befund
Brustkrebs
ja
nein
positiv
6
24
negativ
1
969
Ergebnis: von 30 Frauen mit positivem Mammografie-Befund hatten nur 6 tatsächlich Brustkrebs
(Trefferquote 1:5 = 20%)

Abb. 10.1 Vier-Felder-Test: Wie aussagekräftig ist das Mammografie-Screening bezogen auf die Diagnose Brustkrebs? (Zahlen des G-BA) [P715]

Schaden des Mammografie-Screenings

Laut G-BA haben 24 von 1.000 Frauen bei der Mammografie einen falsch positiven Befund. Bei ca. 2,8 Mio. Teilnehmerinnen am Mammografie-Screening pro Jahr entspricht dies ca. 67.000 falsch positiven Befunden. Die meisten dieser Frauen werden, wenn sie nicht besser und umfassender informiert werden als bisher, diesen positiven Mammografie-Befund als Krebsdiagnose (miss-)verstehen.

Nicht für die Allgemeinheit gedachte Veröffentlichungen zeigen ein noch schlechteres Bild. Die Kooperationsgemeinschaft Mammografie selbst gibt in ihrem „Jahresbericht Evaluation 2015" den PPV eines positiven Mammografie-Befunds für Brustkrebs mit 14 % an. Danach hätte nur jede siebte Frau mit positivem Mammografie-Befund tatsächlich Brustkrebs.

Die aus dem Vier-Felder-Test in ➤ Abb. 10.2 ableitbaren statistischen Grundbegriffe werden in ➤ Box 10.1 erläutert.

Box 10.1
Wichtige statistische Grundbegriffe

- **Positiver Vorhersagewert** („positive predictive value", PPV): gibt an, bei welchem Anteil der Personen mit positivem Testergebnis die Krankheit tatsächlich vorliegt: a / (a + b)
- **Negativer Vorhersagewert** („negative predictive value", NPV): gibt an, wie sicher ein negatives Testergebnis die bestehende Krankheit nicht übersieht: d / (c + d)

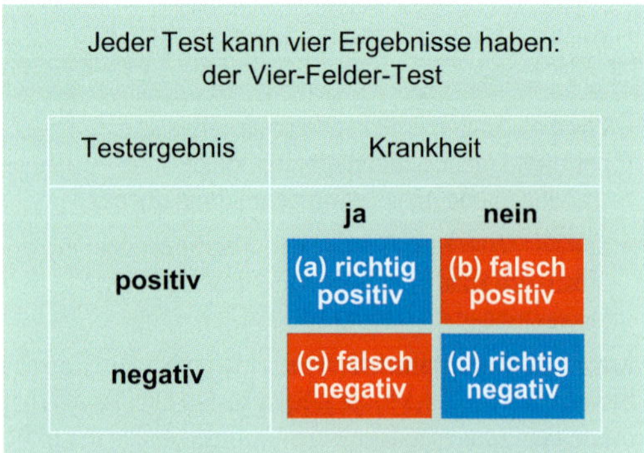

Abb. 10.2 Vier-Felder-Test: ein einfaches statistisches Verfahren zur Beurteilung der Qualität eines Tests / einer Untersuchung in Bezug auf die zu erfassende Krankheit [P715]

- **Sensitivität** (auch als Richtig-Positiv-Rate oder Trefferquote bezeichnet): gibt den Anteil der Erkrankten an, die der Test richtigerweise als krank erkennt: a / (a + c)
- **Spezifität** (auch Richtig-Negativ-Rate genannt): gibt den Anteil der Gesunden an, die der Test richtig als gesund klassifiziert: d / (b + d)

10.2.3 Was muss sich ändern? Wer ist in der Pflicht?

Auch wenn nachfolgende Untersuchungen und Biopsien den Krebsverdacht nicht bestätigen, bleibt i. d. R. eine tief greifende persönliche Verunsicherung zurück, die oft über Jahre bestehen bleibt. Manche Frauen lassen sich sogar unnötig an der Brust operieren, nur um ihre Ängste loszuwerden (vgl. ➤ Tab. 10.1). Hier muss künftig von allen Seiten (Ärzte, Krankenkassen, Gesundheitspolitik) weit besser aufgeklärt werden, als dies bislang der Fall ist.

Zudem ist auch verstärkt auf die Gefahren von Überdiagnostik und Übertherapien hinzuweisen. Denn durch die Mammografie werden manchmal auch sehr frühe Brustkrebserkrankungen wie ein Milchgangskarzinom *in situ* erkannt, die wahrscheinlich nie zu einem relevanten gesundheitlichen Problem geworden wären (Überdiagnose).

Schätzungen sprechen davon, dass 5–7 von 1.000 Frauen, die 10 Jahre lang am Screening teilnehmen, wegen einer Überdiagnose unnötigerweise therapiert werden. Typische Übertherapien sind (Teil-)Resektion der Brust oder Bestrahlung ohne medizinische Notwendigkeit.

Zuletzt sollte auch die Strahlenbelastung der Mammografie nicht unterschätzt werden; sie führt in Deutschland bei regelmäßiger Teilnahme an der Untersuchung bei etwa 7 von 100.000 Frauen selbst zu Brustkrebs.

Fallbeispiel

So müsste es laufen

Frau S. überlegt sich, ob sie am Mammografie-Screening teilnehmen soll. Sie ist besorgt, denn ihre beste Freundin ist ohne Vorzeichen an einem bereits fortgeschrittenen Mammakarzinom erkrankt und leidet nach der Brustoperation auch unter den Folgen der Chemotherapie. Frau S. studiert intensiv die der Einladung zum Screening beiliegende Broschüre und versteht, dass ein positiver Mammografie-Befund nur in einem von fünf Fällen tatsächlich Brustkrebs bedeutet. Zudem stellt sie ihrem Frauenarzt die für sie noch ungeklärten Fragen zum Screening. Da dieser die Fragen leichthin abtut, sucht sie sich eine andere Frauenärztin, die ihre Fragen differenzierter beantworten kann. Danach trifft Frau S. ihre informierte selbstbestimmte Entscheidung.

10.3 Hautkrebs-Screening

Fallbeispiel

Hautkrebs-Screening – ein deutscher Irrweg?

Herr M. (76) geht alle 2 Jahre zu seinem Dermatologen zum Hautkrebs-Screening. Bei der aktuellen Untersuchung teilt ihm der Hautarzt mit, er habe am rechten Bein eine auffällige Hautstelle entdeckt, die er genauer untersuchen müsse. Zwar war Herrn M. dieser Leberfleck seit Langem bekannt, und er hatte auch bemerkt, dass er in den letzten Monaten größer geworden war und sich farblich und von der Form her verändert hatte. Er hatte dem jedoch keine Bedeutung beigemessen. Bei der Besprechung des feingeweblichen Befunds teilt ihm der Hautarzt mit, dass er ein malignes

Melanom festgestellt habe, und veranlasst eine Einweisung ins Krankenhaus zur weiteren Diagnostik und Operation. Bei der stationären Untersuchung wird eine bereits fortgeschrittene Metastasierung festgestellt; das maligne Melanom hat bei der Exzision bereits eine Schichtdicke von 6 mm. Somit ist nur noch eine palliative Therapie möglich, die Prognose des Patienten ist schlecht.

10.3.1 Stellenwert des Screenings in der Versorgung

In Deutschland wurde 2008 ein **weltweit einzigartiges Hautkrebs-Screening** für alle gesetzlich Krankenversicherten ab 35 Jahren eingeführt. Jährlich nehmen ca. 8 Mio. Menschen an diesem Massenscreening teil – mit zunehmender Tendenz. In Deutschland gibt es rund 45 Mio. Anspruchsberechtigte.

Schon die Einführung des Hautkrebs-Screening in Deutschland war umstritten. Dabei lag eine vorangehende **Testphase in Schleswig-Holstein (SCREEN-Studie)** zugrunde, die anscheinend eine Reduktion der Mortalität an malignem Melanom um 1 je 100.000 Patienten zeigte. Weltweit gab es – und gibt es bis heute – keine Studien, die den Nutzen eines Hautkrebs-Screenings zur Senkung der Sterblichkeit an Hautkrebs belegen. Die *US Preventive Services Task Force* sprach sich folgerichtig gegen ein derartiges Massenscreening aus, ebenso die maßgeblichen Krebsgesellschaften in den Hautkrebs-Hochrisikoländern Australien und Neuseeland.

Massenscreening auf eine seltene Erkrankung

Die Früherkennung von Hautkrebs ist schon lange Bestandteil der Krebsfrüherkennungs-Richtlinie. Das Hautkrebs-Screening sucht insbesondere nach folgenden drei Krebsarten:

- Malignes Melanom
- Spinozelluläres Karzinom (Spinaliom)
- Basalzellkarzinom (Basaliom)

Hautkrebs ist die mit Abstand häufigste Krebsart in Deutschland. In den allermeisten Fällen handelt es sich dabei um das sogenannte **Basalzellkarzinom (Basaliom),** das glücklicherweise nicht metastasiert und daher fast immer örtlich, meist operativ, beseitigt werden kann. Für die Hautkrebssterblichkeit verantwortlich ist ganz überwiegend das nicht sehr häufige, teilweise aber schnell invasiv wachsende und dann früh metastasierende **maligne Melanom** (Morbidität in Deutschland 2016: 20 / 100.000 Personen, Mortalität: 1,5 [Frauen] bis 2,7 [Männer] je 100.000; Risikofaktoren ➤ Box 10.2). Das **spinozelluläre Karzinom** (früher auch Plattenepithelkarzinom genannt) ist zwar etwas häufiger als das Melanom, metastasiert jedoch selten und erst ab einem Durchmesser von > 1 cm und endet daher behandelt nur sehr selten tödlich.

Box 10.2

Risikofaktoren für ein malignes Melanom

- Dysplastischer Naevus
- Multiple Naevi
- Heller Hauttyp
- Starke UV-Bestrahlung
- Sonnenbrände in Kindheit und Jugend
- Malignes Melanom in der Familien- und / oder Eigenanamnese
- Zunehmendes Lebensalter

10.3.2 Wo liegt das Problem? Viel Aufwand, wenig Wirkung

In Deutschland bieten derzeit ca. 40.000 Ärzte das Hautkrebs-Screening an – überwiegend Hausärzte, denn niedergelassene Dermatologen gibt es nur knapp 4.000 in der Bundesrepublik. Abrechnungsvoraussetzung ist ein 8-stündiger Qualifikationskurs. Hausärzte führen knapp zwei Drittel der abgerechneten Hautkrebs-Screenings durch, also mehr als 5 Mio. Untersuchungen pro Jahr. Bei einem realistischen Zeitbedarf von 15 Minuten für die Ganzkörper-Hautuntersuchung und Beratung und ca. 36.000 durchführenden Hausärzten liegt der durchschnittliche Zeitbedarf eines Hausarztes allein für das Hautkrebs-Screening bei 35 Stunden im Jahr – Zeit, die der durchschnittliche Hausarzt angesichts rückläufiger Hausarztzahlen in Deutschland und eines zunehmenden Versorgungsbedarfs bei Multimorbidität einer älter werdenden Gesellschaft eigentlich schon lange nicht mehr hat. Umso relevanter ist daher die Frage nach dem Outcome.

Mortalität sinkt nicht

Der G-BA hatte eine Evaluation des Hautkrebs-Screenings 5 Jahre nach dessen Einführung beschlossen.

Das 2015 veröffentliche Ergebnis war ernüchternd. Im Gegensatz zu den Erwartungen war die Mortalität am malignen Melanom deutschlandweit sogar leicht angestiegen. Auch die Qualität der erhobenen Daten wurde von Epidemiologen kritisiert.

Zudem erwies sich die vom G-BA vorgegebene Dokumentation offensichtlich als insuffizient:

Leider ist diese Frage, ob das aktuelle Hautkrebsscreening überhaupt einen relevanten Nutzen erzielt, weder mit den jetzt vorliegenden Mortalitätsdaten noch mit deren Fortschreibung in den nächsten Jahren zuverlässig zu beantworten. (Als Ursache) … ist dafür in erster Linie das Fehlen der Voraussetzungen für eine systematische, unabhängige wissenschaftliche Begleitevaluation zu nennen. (Daher) … ist die Fortsetzung des Hautkrebsscreenings in Deutschland in der derzeitigen Form angesichts der jetzt vorgelegten Daten zumindest kritisch zu hinterfragen.

Brenner (2015: 628)

Konsequenzen hat diese Kritik nicht ausgelöst. Das Massenscreening auf Hautkrebs geht unverändert weiter. Auch an der Dokumentation hat sich nichts Wesentliches geändert.

Manche Krankenkassen benutzen das Hautkrebs-Screening gar als *Marketinginstrument* und haben das Berechtigungsalter auf 18 Jahre reduziert und vereinzelt schon auf Kinder und Jugendliche als Wahlleistung ausgedehnt.

Chaos und chronische Verstopfung unseres Gesundheitssystems nehmen so unvermeidlich zu. Bis heute gibt es weltweit keine methodisch hochwertige Studie, die eine Senkung der Mortalität des malignen Melanoms durch ein Hautkrebs-Screening belegen konnte.

Box 10.3

Mögliche Schäden des Hautkrebs-Screenings

- Fehl- und Überdiagnose
- Unnötige Biopsien und Exzisionen
- Kosmetische Folgen
- Funktionelle Einschränkungen
- Ängste

10.3.3 Was muss sich ändern? Wer ist in der Pflicht?

Bekanntlich werden Früherkennungsuntersuchungen überwiegend von gesundheitsbewussten, oft auch von eher ängstlichen Patienten in Anspruch genommen.

Möglicherweise wäre es sinnvoller, gezielt Hochrisikopatienten zu untersuchen, und das im Verdachtsfall auch in kürzeren Zeitintervallen, denn ein malignes Melanom kann schnell in die Tiefe wachsen und damit metastasieren.

Die Mortalität des malignen Melanoms wird ganz wesentlich von seiner Eindringtiefe in die Haut um > 4 mm bestimmt. Eine breit angelegte Aufklärungskampagne über das maligne Melanom könnte viele Patienten befähigen, im Vorfeld verdächtige von weniger verdächtigen Hautstellen zu unterscheiden (➤ Tab. 10.2). Der Melanomverdacht ist eine Blickdiagnose (➤ Abb. 10.3). Smartphone-Apps können hier vermutlich bald auch Hilfestellung leisten. Das bedeutet nicht, dass der Arzt überflüssig wird. Aber der besser informierte Patient könnte dazu beitragen,

Tab. 10.2 ABCDE-Regel zur Melanomdiagnostik bei auffälligem Leberfleck

A	**A**symmetrische Form
B	**B**egrenzung ungleichmäßig oder verwaschen
C	(**C**olour): unterschiedliche Farben
D	**D**urchmesser > 5 mm
E	**E**rhabenheit (> 1 mm über dem Hautniveau) **E**volution = Veränderung innerhalb der letzten 3 Monate

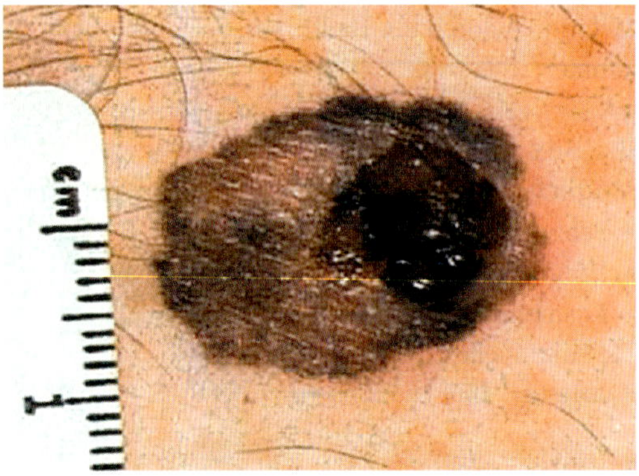

Abb. 10.3 Malignes Melanom [A400]

die Frühdiagnose des malignen Melanoms und damit auch die Überlebenschance des erkrankten Patienten zu verbessern.

Fallbeispiel

So müsste es laufen

Herr M. (76) hat es immer als attraktiv empfunden, am ganzen Körper gebräunt zu sein. Er hat sich daher gern im Urlaub im Süden, aber auch im heimischen Solarium der UV-Strahlung (manchmal auch zu viel) ausgesetzt. Inzwischen hat er sich schlau gemacht und weiß, dass er mit seinem hellen Hauttyp und seinen zahlreichen Pigmentflecken ins Risikoprofil für schwarzen Hautkrebs (malignes Melanom) passt. In einem Patientenmagazin hat er einmal über die ABCDE-Regel gelesen. Deshalb schaut er sich einmal in der Woche seinen Körper unbekleidet vor dem Ganzkörperspiegel an. Ein Fleck am rechten Bein gefällt ihm nicht: Ist der nicht größer geworden in den letzten Wochen? Er ist auch nicht mehr so scharf begrenzt wie früher, und ein paar rötliche Einsprengsel zeigt er neuerdings auch. Herr M. beschließt, umgehend seinen Hausarzt aufzusuchen. Auch dieser findet den Leberfleck auffällig und verschafft ihm für den nächsten Tag einen Termin beim Dermatologen. Dieser bestätigt die Melanom-Diagnose.

Intraoperativ weist das Melanom eine Schichtdicke von 3 mm auf; eine Metastasierung ist glücklicherweise noch nicht eingetreten.

10

LITERATUR

Zum Mammografie-Screening:

G-BA – Gemeinsamer Bundesausschuss (Hrsg.) (2017). Mammographie-Screening. Eine Entscheidungshilfe; www.g-ba.de/downloads/17-98-2232/2019-01-21_G-BA_Entscheidungshilfe_Mammographie_bf.pdf (letzter Zugriff: 13.2.2020).

Gigerenzer G (2013). Risiko. Wie man die richtigen Entscheidungen trifft. 6. A. München: Bertelsmann.

Gøtzsche PC, Jørgensen KJ (2013). Screening for breast cancer with mammography. Cochrane Database Syst Rev 6: CD001877.

Gummersbach E, in der Schmitten J, Mortsiefer A, Abholz H-H, Wegscheider K, Pentzek M (2015). Teilnahmebereitschaft am Mammographie-Screening. Ergebnisse einer randomisierten kontrollierten Fragebogenstudie zur Rezeption einer neuen Informationsbroschüre. Dtsch Arztebl 112(5): 61–72.

Harding-Zentrum für Risikokompetenz (2019). Faktenbox Brustkrebs-Früherkennung. Letzte Aktualisierung: Oktober 2019; www.harding-center.mpg.de/de/faktenboxen/krebsfrueherkennung/brustkrebs-frueherkennung (letzter Zugriff: 13.2.2020).

Kooperationsgemeinschaft Mammographie (2017). Jahresbericht Evaluation 2015. Deutsches Mammographie-Screening-Programm. Berlin; https://newsroom.mammo-programm.de/download/fachpublikation/KOOPMAMMO_Jahresbericht_EVAL2015_20170926_web.pdf (letzter Zugriff: 13.2.2020).

Marmot MG, Altman DG, Cameron DA, B'Dewar JA, Thompson SG, Wilcox M (2013). The benefit and harms of breast cancer screening: an independent review. Br J Cancer 108(11): 2205–2240.

Pulity D, Duffy SW, Miccinesi G, de Koning H, Lynge E, Zappa M, Paci E. EUROSCREEN Working Group (2012). Overdiagnosis in mammographic screening for breast cancer in Europe: a literature review. J Med Screen 19 (Suppl 1): 42–56.

Zentrum für Krebsregisterdaten, Robert Koch-Institut (2019). Krebs in Deutschland für 2015/2016. Berlin;

www.krebsdaten.de/Krebs/DE/Content/Publikationen/Krebs_in_Deutschland/krebs_in_deutschland_inhalt.html (letzter Zugriff: 13.2.2020).

Zum Hautkrebs-Screening.

Brenner H (2015). Melanommortalität in Zeiten bundesweiten Hautkrebsscreenings. Dtsch Arztebl 112(38): 627–628.

Katalinic A, Eisenmann N, Waldmann A (2015). Hautkrebsscreening in Deutschland. Dtsch Arztebl 112(38): 629–634.

Trautmann F, Meier F, Seidler A, Schmitt J (2016). Effects of the German skin cancer screening programme on melanoma incidence and indicators of disease severity. Br J Dermatol 175(5): 912–919.

US Preventive Services Task Force, Bibbins-Domingo K, Grossman DC, Curry SJ, Davidson KW, Ebell M, Epling JW Jr, et al. (2016). Screening for skin cancer. US Preventive Services Task Force Recommendation Statement. JAMA 316(4): 429–435.

Wernli KJ, Hendrikson NB, Morrison CC, Nguyen M, Pocobelli G, Biasi PR (2016). Screening for skin cancer in adults. Updated evidence report and systematic review for the US Preventive Services Task Force. JAMA 316(4): 436–447.

Zentrum für Krebsregisterdaten, Robert Koch-Institut (2019). Krebs in Deutschland für 2015/2016. Berlin; www.krebsdaten.de/Krebs/DE/Content/Publikationen/Krebs_in_Deutschland/krebs_in_deutschland_inhalt.html (letzter Zugriff: 13.2.2020).

KAPITEL 11

Erika Baum

Müdigkeit: Erhebliche Fehlversorgung bei der Abklärung des Symptoms

Fallbespiel

Fehlversorgung konkret

Eine 34-jährige Frau kommt in die Praxis eines hausärztlichen Internisten und klagt über seit Wochen anhaltende Müdigkeit, die sie in ihrem Alltag erheblich behindere (➤ Abb. 11.1). Sie ist vor 6 Monaten hergezogen, um in der Nähe der verwitweten Mutter zu sein, die zu vereinsamen drohte, und stellt sich jetzt erstmals in der Praxis vor. Der Kollege fragt nach neuen körperlichen Beschwerden oder Veränderungen einschließlich B-Symptomatik und bietet eine erweiterte Check-up-Untersuchung mit Ultraschalluntersuchung von Abdomen und Schilddrüse sowie zusätzlichen Blutwerten an: großes Blutbild, CRP, TSH, Leber-, Nierenwerte, Elektrolyte, Blutzucker, Ferritin, Vitamin D (Letzteres als IGeL).

Die körperliche Untersuchung ist komplett unauffällig, ebenso die Blutwerte bis auf einen leicht erniedrigten Vitamin-D-Spiegel. In der Sonografie sieht man einen kleinen Schilddrüsenknoten und Gallensteine. Diese Befunde beunruhigen die Patientin sehr, die in der Folgezeit die Praxis immer wieder zu Kontrollen aufsucht. Die Müdigkeit und die Einschränkung der allgemeinen Leistungsfähigkeit bestehen trotz Einnahme von 1 × wöchentlich 20.000 IE Vitamin D und täglich 100 µg Jodid fort, bis ihr eine Freundin zu einer Zweitmeinung rät. Diese Konsultation kommt zu dem Schluss, dass die Patientin unter einer erheblichen Angststörung leidet und die erhobenen auffälligen körperlichen Befunde keinerlei Relevanz für sie haben. Nach einer Verhaltenstherapie geht es ihr jetzt deutlich besser, allerdings hat sie wegen ihrer Gallensteine und des Schilddrüsenknotens weiterhin Angst und lässt das regelmäßig kontrollieren.

Wäre das ebenso wie die lange Zeit bis zur richtigen Zuordnung bei leitliniengerechter Diagnostik vermeidbar gewesen?

11.1 Stellenwert der Thematik in der Gesundheitsversorgung

In einer deutschen Bevölkerungsbefragung gaben 31 % der über 16-jährigen Befragten an, manchmal oder häufig unter „Ermüdungserscheinungen“ zu leiden. Frauen sind häufiger betroffen als Männer, besonders solche im mittleren Lebensabschnitt, Angehörige höherer sozialer Schichten und Menschen in Partnerschaften seltener. Müdigkeit ist aber ein physiologisches Phänomen, das zum Beratungsanlass wird, wenn Patienten sie als ungeklärt oder belastend erleben. In unterschiedlicher Weise wird dabei eher über

- emotionale (Unlust, Motivationsmangel, enge Verbindung zu Traurigkeit bzw. niedergedrückter Stimmung, verminderte seelische Schwingungsfähigkeit),
- kognitive (verminderte geistige Aktivität bzw. Leistungsfähigkeit),
- Verhaltens-(„Leistungsknick“)
- oder körperliche Aspekte (z. B. muskuläre Schwäche)

geklagt, sodass keine einheitliche Symptomatik vorliegt.

Häufigkeit

Eine neuere systematische Übersicht zum Symptom Müdigkeit im primärärztlichen Kontext (hausärztliche Versorgungsebene) ergab nach Zusammenführung aller Daten folgende Häufigkeitsschätzungen (Angabe

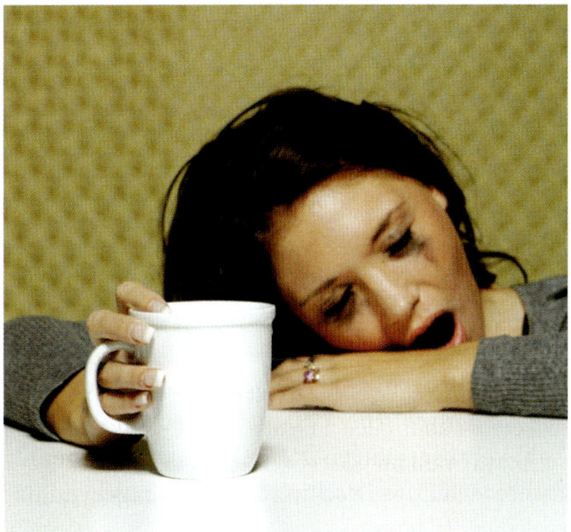

Abb. 11.1 Müdigkeit kennen wir alle. Sie wird zum Problem, wenn wir dadurch in unseren Alltagsfunktionen häufig oder länger eingeschränkt werden. [J787]

des sogenannten 95 %-Konfidenzintervalls, d. h., mit 95-prozentiger Wahrscheinlichkeit liegt der tatsächliche Mittelwert innerhalb dieses Bereichs):

- Bei systematischer Befragung gaben 10,6–62,3 % das Symptom an.
- Es war Hauptkonsultationsgrund bei 1,1–10,2 % der Patienten, bei Einschluss von konsultationsrelevanten Begleitbeschwerden belief sich die Zahl auf 19,5–29,7 %.
- Bei 4,3–35,3 % dieser Konsultationen wurde eine Beschwerdedauer von > 6 Monaten angegeben.

Somit handelt es sich um ein häufiges Symptom in der primärärztlichen Versorgungsebene.

Teils ist das Symptom unmittelbar erklärbar, z. B. im Rahmen eines grippalen Infekts. Wenn die Ursache aber nicht auf der Hand liegt, besteht oft große Unsicherheit, wie man weiter vorgehen sollte. Ohne wesentliche psychische oder chronische körperliche (somatische) Begleiterkrankung ist Müdigkeit meist kurz dauernd. Dagegen haben nach 6 Monaten noch 60 % entsprechende Beschwerden, wenn die Ursache zunächst nicht mit ausreichender Sicherheit gefunden werden kann. Hier besteht auch eine Überlappung mit dem Begriff „medizinisch nicht erklärte Symptome“ (engl. „medically unexplained symptoms“, MUS). Prognostisch ungünstig sind höheres Alter, psychische oder chronische somatische Erkrankungen sowie Fixierung auf eine somatische Störung.

11.2 Was läuft schief?

Die bereits erwähnte systematische Übersicht ergab folgende Ursachenhäufigkeit, wobei hier wieder die 95 %-Konfidenzintervalle angegeben sind: In 19–21 % liegt eine Depression vor, häufig begleitet von einer Angststörung, die aber auch isoliert vorliegen kann. Zu 1–5 % findet sich eine Anämie (Blutarmut) als Ursache, kumulativ in 3–6 % eine gravierende körperliche Ursache wie Diabetes oder chronische Lungenerkrankung, in 0,3–0,7 % eine bisher nicht entdeckte bösartige Erkrankung (Malignom) und in weniger als 2 % ein chronisches Müdigkeitssyndrom. Bei den übrigen Patienten blieb die Ursache unklar, oder das Symptom verschwand spontan. Nicht systematisch erfasst wurde z. B. das obstruktive Schlafapnoe-Syndrom (das zu erhöhter Tagesschläfrigkeit führt und durch Atempausen im Schlaf hervorgerufen wird), Suchterkrankungen oder Medikamentennebenwirkungen.

Da Müdigkeit ein vieldeutiges Symptom mit einer Vielzahl möglicher Ursachen ist, besteht Unsicherheit, wie Diagnostik und Beratung am besten gestaltet werden sollten. Die DEGAM-Leitlinie gibt dazu auf Basis wiederholter Literaturrecherchen und eines Konsensusprozesses Empfehlungen. Dadurch sollen sowohl das Übersehen eines abwendbar gefährlichen Verlaufs als auch Überdiagnostik vermieden werden. Wichtig ist die empathische und biopsychosoziale Herangehensweise von Anfang an und auch, wenn die Ursache zunächst nicht sicher geklärt werden kann. „Schrotschussdiagnostik“ führt zu überwiegend falsch positiven Befunden, d. h. Auffälligkeiten, die nicht die Ursache für die Müdigkeit und auch nicht behandlungsbedürftig sind. Das Auffinden solcher Befunde gilt es daher zu vermeiden. Bei sogenannten abwendbar gefährlichen Verläufen finden sich bei sorgfältiger Einhaltung der Leitlinienempfehlungen zur Diagnostik fast immer Befunde, die auf solche Erkrankungen hinweisen und dann entsprechend abzuklären sind. Alles andere ist so selten, dass die Gefahr der diagnostischen Fehlleitung schwerer wiegt als das sehr seltene Übersehen einer behandelbaren Ursache. Wir sprechen hier auch von einer sogenannten Quartärprävention – also der Vermeidung von Überdiagnostik.

Oft liegen dem Symptom Müdigkeit auch mehrere Ursachen zugrunde, die es zu beachten gilt. Aus diesem Grund sollten weder körperliche noch seelische Probleme ausgeblendet werden. Diese sollten im Sinne der ganzheitlichen Herangehensweise gemeinsam im Auge behalten werden.

Oft liegt eine gemeinsame Endstrecke mit wechselseitiger Beeinflussung von psychischen, körperlichen und sozialen Faktoren vor.

11.3 Wie muss eine gute Versorgung/Beratung aussehen?

11.3.1 I – Gründliche Anamnese

Kernstück der Diagnostik ist eine ausführliche und einfühlsame **Anamnese** – also die Erhebung der Vorgeschichte, die von Anfang an biopsychosozial ausgerichtet sein soll. Sie beinhaltet insbesondere Symptomatik und subjektives Erleben, Zeitverlauf und Kontext, Lebensführung, Vorstellungen des Patienten zu Ursache und Behandlung, Beeinträchtigung im Alltag, begleitende Beschwerden, Medikamenten- und Substanzgebrauch, Angst, Depression, Schlafstörung, Tagesschläfrigkeit (imperative Einschlafneigung tagsüber, z. B. unbeabsichtigtes Einnicken als Fahrer), vorausgegangene Infekte, bisher nicht bekannte chronische Erkrankungen, soziale, familiäre und berufliche Situation. Hilfreich ist hier der Anamnesebogen, der als Zusatzmaterial mit der Leitlinie entwickelt wurde.

Folgende Screeningfragen auf eine **Depression** sind zu empfehlen:

- Haben Sie sich im letzten Monat oft niedergeschlagen, traurig, bedrückt oder hoffnungslos gefühlt?
- Hatten Sie im letzten Monat deutlich weniger Interesse und Lust an Dingen, die Sie sonst gerne tun?

Wenn beide Fragen mit nein beantwortet werden, ist mit 98-prozentiger Wahrscheinlichkeit eine Depression ausgeschlossen. Wenn mindestens eine Frage mit ja beantwortet wird, liegt in 35 % eine Depression vor. Hier sollten dann weitere Fragen angeschlossen werden, die die Kernsymptomatik der Depression umfassen.

Hinweise auf eine **Angststörung** ergeben folgende Fragen:

- Haben Sie sich im Verlauf des letzten Monats deutlich durch nervliche Anspannung, Ängstlichkeit, Gefühl, aus dem seelischen Gleichgewicht zu sein, beeinträchtigt gefühlt? Hatten Sie Sorgen über vielerlei Dinge?
- Hatten Sie während der letzten 4 Wochen eine Angstattacke (plötzliches Gefühl der Angst oder Panik)?

Auf **Somatisierung** (körperliche Beschwerden allein aufgrund psychischer Ursache) weisen hin: eine hohe Zahl vorausgegangener Arztkontakte und bereits früher vielfältige Beschwerden mit weitgehend unergiebiger Diagnostik.

Hinweise auf ein **Schlaf**apnoe-Syndrom sind Schnarchen, nächtliche Atempausen sowie insbesondere Sekundenschlaf am Steuer oder in anderer inadäquater Situation. All diese Fragen sind in den Anamnesebogen integriert. Ein Schlaftagebuch liefert zudem oft hilfreiche Hinweise für die Einschätzung einer Schlafstörung als Müdigkeitsursache sowie die weitere Behandlung. Es findet sich ebenfalls unter den Zusatzmaterialien der Leitlinie Müdigkeit.

Viele **Medikamente** und Genussgifte können Müdigkeit auslösen oder verstärken. Diesbezüglich sollte anamnestisch genau nachgefragt und z. B. auch an den Alkoholgehalt von „Stärkungsmitteln" gedacht werden.

Umweltgifte können sehr selten Ursache ungeklärter Müdigkeit sein. Hier sollten insbesondere zeitliche Hinweise wie Besserung bei Ortswechsel beachtet werden. Leichte Kohlenmonoxidvergiftungen äußern sich unspezifisch neben Müdigkeit in Kopfschmerzen, Schwindel und Übelkeit. Hinweise können der Gebrauch von Kohle- bzw. Gasöfen und ähnliche Beschwerden bei Mitbewohnern sein.

11.3.2 II – Weitere Diagnostik

Eine **orientierende körperliche Untersuchung** mit Beurteilung von Haut und Schleimhäuten, Herz, Puls und Blutdruck, Atemwegen, Bauch, Muskulatur mit ihrer Funktion, Eigenreflexe sowie folgenden **Laborwerten**: BSG oder CRP (als Hinweis auf entzündliche Vorgänge), Blutzucker, kleines Blutbild, TSH (orientierender Schilddrüsenwert), Leberwert (GGT oder GPT) zählen zur weiteren empfohlenen Basisdiagnostik.

Darüber hinausgehende Untersuchungen sind nur bei Auffälligkeiten in der hier beschriebenen Basisdiagnostik sinnvoll und angezeigt. Liegt eine bekannte Grunderkrankung vor, welche die Müdigkeit erklären könnte, so sollte deren Behandlung parallel optimiert werden.

Mit dieser Diagnostik können erhebliche Stoffwechselstörungen durch Diabetes, Schilddrüsenfunktionsstörungen, akute entzündliche inkl. rheumatischer Erkrankungen, Hepatitis (Leberentzündung) und toxische Leberschädigungen, neurologische Funktionsstörungen, Anämie (Blutarmut) erkannt werden, die – wenn auch relativ selten – Müdigkeit verursachen können. Nach einer Infektion – insbesondere auch nach einer Mononukleose (Pfeiffersches Drüsenfieber) – kann Müdigkeit noch länger fortbestehen. Bei einer Zöliakie (Glutenallergie), die Müdigkeit verursacht, findet man i. d. R. eine Anämie oder auffällige Leberwerte. Zwischen Blutdruckwerten und Müdigkeit gibt es keine Korrelation. Insbesondere führt niedriger Blutdruck ohne zugrunde liegende organische Erkrankung nicht zu Müdigkeit. Dennoch ist aus präventiver Sicht die Blutdruckmessung im Rahmen der körperlichen Untersuchung sinnvoll, um frühzeitig einen erhöhten Blutdruck (Hypertonie) zu erkennen.

Wird darüber hinaus routinemäßig weitere Diagnostik betrieben, so führt dies sehr leicht zu Trugschlüssen und Somatisierung (unangemessene Fixierung auf eine organische Störung): So weist z. B. ein niedriger Vitamin-D-Spiegel, der bei routinemäßiger Bestimmung immer wieder gefunden wird, keine Korrelation zum Symptom Müdigkeit auf, und man erreicht mit einer daraufhin erfolgenden Vitamineinnahme nicht mehr als einen Placeboeffekt. Auch die Bestimmung von Elektrolyten oder Nierenwerten ist nur bei hinweisenden Symptomen (z. B. Verstopfung bei Kaliummangel), bei Auffälligkeiten im Basislabor oder bei Medikamenteneinnahme oder Grunderkrankungen sinnvoll, bei denen diese Bestimmungen angezeigt sind. Die Erfassung eines Eisenmangels durch Messung von Ferritin ist nur sinnvoll bei Anämie oder grenzwertigem Befund / Hypochromie (geringer Farbstoffbeladung der roten Blutkörperchen) und Hinweis auf erhöhten Verlust, z. B. durch eine verstärkte Menstruationsblutung, oder bei Sportlern.

Eine **Überweisung** der Patienten ist z. B. in folgenden Fällen angezeigt:

- Gewichtsverlust oder chronische Durchfälle → Gastroenterologie
- Verdacht auf schlafbezogene Atemstörung → schlafmedizinische Abklärung
- Verdacht auf eine erhebliche psychiatrische Erkrankung, diagnostische Schwierigkeiten oder Überforderung der eigenen therapeutischen Möglichkeiten → Psychiatrie oder Psychotherapie
- Verdacht auf eine Berufskrankheit oder schädigende Umgebungsexposition → arbeits- / umweltmedizinische Spezialpraxis

Ausgewählte Indikationen für Zusatzdiagnostik

- Auffälligkeiten bei Anamnese, klinischem Befund oder Basislabor sollten gezielt weiter abgeklärt werden.
- Therapie bestehender Grunderkrankungen, die Müdigkeit auslösen / verstärken können, soll optimiert werden.
- Ansonsten keine weitere Diagnostik, sondern abwartendes Offenhalten und Anbieten regelmäßiger weiterer Kontakte,

11.3.3 III – Behandlung

Die Behandlung richtet sich primär an der oder den zugrunde liegenden Problemen aus. Zu Problemen der Unter- oder Überforderung sowie zu Schlafstörungen gibt es auf der Homepage der DEGAM zur Leitlinie Müdigkeit Umsetzungshilfen. Grundlage der Therapie ist eine tragfähige Arzt-Patient-Beziehung, insbesondere bei fortbestehender Unsicherheit über die Ursache der Müdigkeit. Folgende Grundsätze sind dabei wichtig:

- Vorstellungen, Bedürfnissen und Gefühlen der Patienten Raum geben
- Offenheit für ein weites Spektrum von biologischen, psychologischen und sozialen Faktoren
- Planung von Folgeterminen mit verbindlicher Absprache (Folgekonsultationen „bei Bedarf" können weitere Symptomatik triggern)
- Auch ein Symptomtagebuch kann hilfreich sein

Bei etlichen bekannten, aber auch nicht klar zuzuordnenden Ursachen der Müdigkeit gibt es Nachweise für eine Besserung der Symptomatik durch **körperlich aktivierende Maßnahmen oder Verhaltenstherapie.** Hierbei geht es darum, den Teufelskreis der Dekon-

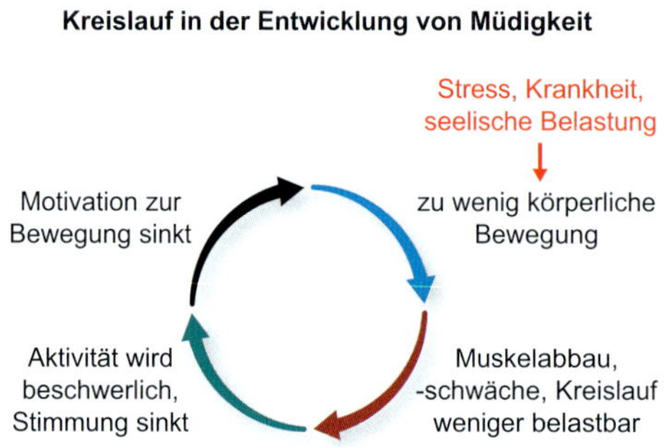
Kreislauf in der Entwicklung von Müdigkeit
Stress, Krankheit, seelische Belastung
zu wenig körperliche Bewegung
Muskelabbau, -schwäche, Kreislauf weniger belastbar
Aktivität wird beschwerlich, Stimmung sinkt
Motivation zur Bewegung sinkt

Abb. 11.2 Teufelskreis der Dekonditionierung [W1127]

ditionierung (➤ Abb. 11.2) zu durchbrechen oder durch Verhaltensänderungen einen besseren Umgang mit körperlichen Beschwerden zu erreichen.

Ohne eine spezifische Mangelsituation oder behandelbare Grunderkrankung gibt es keine empfehlenswerte medikamentöse Option für eine Symptombesserung. Insbesondere sind Nahrungsergänzungsmittel oder eine Thyroxingabe bei latenter Schilddrüsenunterfunktion unwirksam und Dopingmittel gefährlich. Eine Eisengabe ist gerechtfertigt bei einem Ferritin-Wert von < 20 µg / l oder einer Transferrinsättigung von < 20 % in folgenden Gruppen: menstruierende Frauen mit Müdigkeit (insbesondere bei starken Menstruationsblutungen), Ausdauersportler oder bei Herzmuskelschwäche. Laut Arzneimitteltherapierichtlinien ist dabei eine intravenöse Gabe nur bei unzureichendem Ansprechen oder Unverträglichkeit einer oralen Therapie (Tabletten oder Tropfen / Saft) erlaubt. Bei Hinweisen auf einen Substanzabusus soll eine Entwöhnungsbehandlung angeboten werden.

Um aus der in ➤ Abb. 11.2 dargestellten Negativspirale herauszukommen, sollte man den Zusammenhang von Unterforderung, Dekonditionierung und Müdigkeit darstellen, subjektive Vorstellungen bearbeiten, die einer Aktivierung entgegenstehen könnten, und dazu motivieren, das Verhalten schrittweise zu ändern:

- Überdenken des Tagesablaufs und des individuellen Leistungsvermögens
- Im Sinne der motivierenden Beratung erarbeiten, wie Aktivität zurückgewonnen und dadurch auch Selbstwirksamkeit erfahren werden kann

Dabei sollten Erfolge positiv verstärkt, Misserfolge stützend aufgearbeitet und Überforderungen vermieden werden.

11.3.4 CFS/ME

Für das Problem chronisches Müdigkeitssyndrom („chronic fatigue syndrome“, CFS) / myalgische Enzephalitis (ME) bestehen verschiedene Definitionen. Folgende Kriterien erfüllen sie gemeinsam:

- Müdigkeit bzw. Erschöpfungsneigung bestehen seit längerer Zeit (meist > 6 Monate).
- Es lässt sich ein Beginn der Symptomatik definieren, d. h., das Problem besteht nicht lebenslang.
- Das Symptom ist so stark ausgeprägt, dass eine signifikante Störung von körperlicher, seelischer und sozialer Funktion sowie Lebensqualität resultiert.
- Belastung (körperliche, aber auch mentale oder emotionale) verschlechtert die Symptomatik.
- Es fehlt eine alternative Erklärung (körperliche oder seelische Störung).

Bei den Betroffenen herrscht oft hoher Leidensdruck und Suche nach sozialrechtlicher Anerkennung. Es gibt eine Vielzahl berichteter Befunde insbesondere aus dem immunologischen Bereich. Diese divergieren erheblich untereinander, sodass es keine beweisenden Befunde gibt. Die Diagnose stellt somit eine reine Symptombeschreibung dar.

Eine besondere Herausforderung stellt hier die Behandlung dar. Einzelne bekämpfen massiv alle Aussagen, Verhaltenstherapie oder vorsichtige Aktivierung anzustreben, was bei weniger scharfen Kriterien in Studien eindeutig wirksam war. Bei den übrigen gab es keinen Nachweis einer nachhaltigen Verschlechterung der Symptomatik. Allerdings waren schwer beeinträchtigte Personen in solchen Studien meist nicht eingeschlossen oder schieden vorzeitig aus. Somit sind hier die verständnisvolle Begleitung und vorsichtiges Ausprobieren, was aktuell erreichbar ist, zu empfehlen. Insbesondere ist es eine wichtige hausärztliche Aufgabe, die Betroffenen vor Scharlatanen und nicht angezeigter Diagnostik oder Behandlungen mit dubiösen Mitteln oder unkontrollierten Kombinationen von Nahrungsergänzungsmitteln zu bewahren.

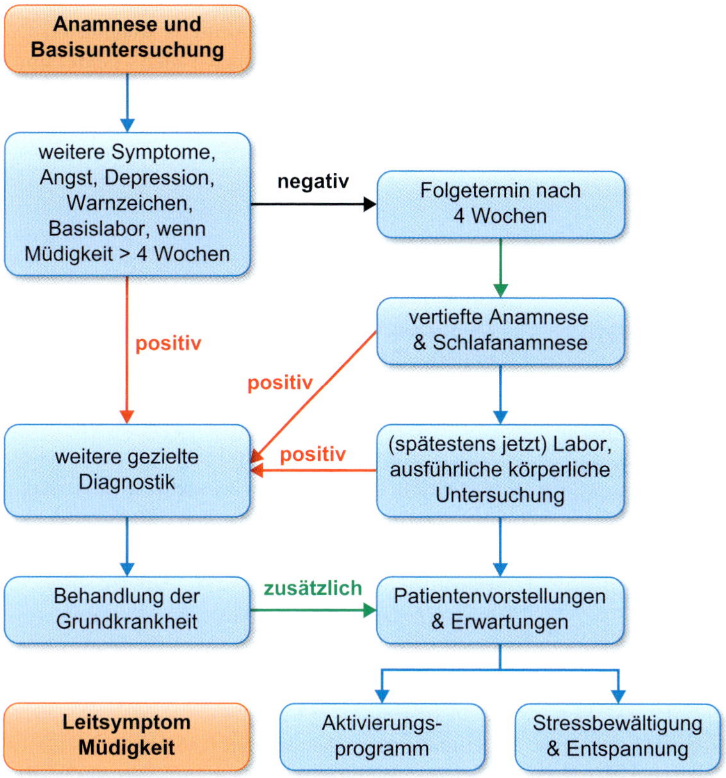

Abb. 11.3 Überblick über das empfohlene Vorgehen bei primär ungeklärter Müdigkeit [L231]

11.4 Was muss sich ändern, um die Fehlversorgung zu beseitigen?

Es gibt erhebliche Unsicherheiten bei der Diagnostik, um bei schwer zuzuordnenden Beschwerden keine schwerwiegenden Erkrankungen zu übersehen. Dies kann leicht zu unangemessener Überdiagnostik führen. Andererseits werden psychische Erkrankungen oder Substanzabusus immer wieder übersehen. Deshalb sollte hier routinemäßig nachgefragt werden. In Weiter- und Fortbildungen sollten diese Punkte immer wieder angesprochen werden. Hilfreich ist dabei auch die neue DEGAM-Leitlinie zu Über- und Unterversorgung, in der auch die kritischen Punkte beim Umgang mit dem Symptom Müdigkeit genannt werden.

Empfehlenswert sind ein biopsychosoziales Herangehen von Anfang an, ein empathisches Eingehen auf Ängste und Vorstellungen der Patienten sowie Begleitung der Betroffenen ohne Überdiagnostik oder Übertherapie. ➤ Abb. 11.3 gibt einen Überblick über das Vorgehen allgemein.
Insgesamt sollte die DEGAM-Leitlinie Müdigkeit mit ihren sehr praxisnahen und durchaus realisierbaren Empfehlungen noch besser verbreitet und dann auch umgesetzt werden.

11.5 Gibt es Vorbilder bzw. modellhafte Versorgungsansätze?

Eine gut strukturierte Weiter- und Fortbildung sind sehr hilfreich, um eine nachhaltige Verbesserung zu erreichen. Die Kompetenzzentren Weiterbildung Allgemeinmedizin, die inzwischen bundesweit etabliert sind, leisten hier vorbildliche Arbeit.

Außerdem besteht die Forderung einer strukturierten und industrieunabhängigen Fortbildung, die von der DEGAM-Sektion Fortbildung sowie dem Institut für hausärztliche Fortbildung (IhF) des Hausärzteverbandes nachdrücklich verfolgt werden.

Besonders wichtig ist aber eine gut strukturierte und koordinierte Versorgung, wie sie mit der hausarztzentrierten Versorgung vorbildlich realisiert wird. Nur so kann unkoordinierte Diagnostik, aber auch das Durch-die-Maschen-Fallen – beides findet beim Thema Müdigkeit häufig statt – unseres völlig liberalen Systems vermieden werden.

Fallbeispiel

So müsste es laufen

Bei der Patientin sollten bereits bei der ersten Konsultation, die aufgrund der anhaltenden Müdigkeitssymptome zustande kommt, die psychosozialen Belastungen erfragt werden. Die Mitgabe des Anamnesebogens sorgt dafür, dass beim nächsten Termin die dort genannten Punkte besprochen werden können. Das Eingehen auf die dadurch entdeckte Angststörung sowie der Verzicht auf Diagnostik, die über die Leitlinienempfehlung hinausgeht, führt zu einer adäquaten Zuordnung der Beschwerden und vermeidet unnötige Beunruhigung durch nicht relevante Zufallsbefunde.

Durch eine Verhaltenstherapie, psychosoziale Unterstützungsangebote und eine vertrauensvolle Begleitung lassen sich eine wesentliche Besserung der ursprünglichen Beschwerden (Müdigkeitssymptome) und der weiteren, im Folgenden eigentlich diagnostizierten Erkrankungen sowie auch eine langfristige Stabilisierung erreichen.

LITERATUR

Klemenc-Ketis Z, Krizmaric M, Kersnik J (2013). Age- and gender-specific prevalence of self-reported symptoms in adults. Cent Eur J Public Health 21(3): 160–164.

Knottnerus JA, Knipschild PG, Sturmans F (1989). Symptoms and selection bias: the influence of selection towards specialist care on the relationship between symptoms and diagnoses. Theor Med 10(1): 67–81.

Payne C, Wiffen PJ, Martin S (2012). Interventions for fatigue and weight loss in adults with advanced progressive illness. Cochrane Database Syst Rev 1: CD008427.

Watt T, Groenvold M, Bjorner JB, Noerholm V, Rasmussen NA, Bech P (2000). Fatigue in the Danish general population. Influence of sociodemographic factors and disease. J Epidemiol Community Health 54(11): 827–833.

INTERNETQUELLEN

DEGAM Leitlinie S3 Müdigkeit Langfassung: www.degam.de/files/Inhalte/Leitlinien-Inhalte/Dokumente/DEGAM-S3-Leitlinien/053-002_Leitlinie %20Muedigkeit/Aktuelle %20Fassung %202018/053-002l_LL_Muedigkeit_180423_online22-05-18.pdf; Zusatzmodule dazu: www.degam.de/zusatz_m %C3 %BCdigkeit.html (letzter Zugriff: 23.1.2020).

DEGAM Leitlinie Schutz vor Über- und Unterversorgung – gemeinsam entscheiden: www.degam.de/files/Inhalte/Leitlinien-Inhalte/Dokumente/DEGAM-S2-Leitlinien/053-045 %20Schutz %20vor %20Ueber-und %20Unterversorgung/053-045l_S2e_SchutzvorUeberund-Unterversorgung.pdf (letzter Zugriff: 23.1.2020).

Patientenfragebogen zur Anamnese: www.degam.de/files/Inhalte/Leitlinien-Inhalte/Dokumente/DEGAM-S3-Leitlinien/053-002_Leitlinie %20Muedigkeit/Zusatzmodule %20Beratung %20(Aerzte)_2011/053-002z_Anamnesefragebogen_22-1-2018.pdf (letzter Zugriff: 23.1.2020).

Stadje R. Müdigkeit als Symptom in der Primärversorgung: eine systematische Übersichtsarbeit. Dissertation der Med. Fakultät der Philipps-Universität Marburg 2015; http://archiv.ub.uni-marburg.de/diss/z2015/0154/pdf/drs.pdf (letzter Zugriff: 23.1.2020).

Verbraucherzentrale Hamburg: Wie gut untersuchen Hausärzte? www.vzhh.de/themen/gesundheit-patientenschutz/aerzte-check/wie-gut-untersuchen-hausaerzte (letzter Zugriff: 23.1.2020).

KAPITEL

Thomas Meinertz

12 Fehlversorgung konkret: Zu viele Herzkatheteruntersuchungen und Koronarinterventionen?

Fallbeispiel

Was ist hier schiefgelaufen?

Eine 52-jährige Patientin wird mit seit Monaten bestehenden Brustschmerzen zum Kardiologen überwiesen. Bei den z. T. über Stunden anhaltenden Beschwerden mit Ausstrahlung in den linken Arm und Ausgangspunkt über dem Herzen handelt es sich nicht um eine typische Angina-pectoris-Symptomatik. Als kardiovaskuläre Risikofaktoren bestehen eine unbehandelte Fettstoffwechselstörung (LDL-Cholesterin um 160 mg %) und ein unzureichend eingestellter Bluthochdruck.

Der klinische Untersuchungsbefund ist ebenso unauffällig wie das 12-Kanal-EKG. Im Echokardiogramm finden sich eine leichte linksventrikuläre Hypertrophie und eine Relaxationsstörung. Umso überraschender ist das Ergebnis des Belastungs-EKG: Schon auf mittlerer Belastungsstufe treten – bei Beschwerdefreiheit der Patientin – eindeutige ischämietypische ST-Strecken-Veränderungen in nahezu allen EKG-Ableitungen auf, die sich nach Abbruch der Ergometrie innerhalb weniger Minuten zurückbilden.

In Anbetracht dieses Befundes, des kardiovaskulären Risikoprofils und des Beschwerdebildes veranlasst der Kardiologe die Durchführung einer Koronarangiografie. Das Ergebnis: normales Koronargefäßsystem, kein Anhalt für das Vorliegen einer koronaren Herzkrankheit (KHK).

War die Indikationsstellung zur Koronarangiografie korrekt, oder handelt es sich hier um eine Überdiagnostik, die hätte vermieden werden können?

12.1 Wo liegt das Problem?

In Deutschland werden deutlich mehr Herzkatheteruntersuchungen und Koronarinterventionen durchgeführt als in anderen Ländern der Europäischen Union (EU). Dies legt den Verdacht nahe, dass die Indikation für diese Maßnahmen in Deutschland großzügiger gestellt wird als in den anderen Ländern.

Was sind Indikatoren für eine derartige Fehlversorgung?

- Systematische Verletzung oder Fehlinterpretation von Leitlinien
- Ausgeprägte regionale Unterschiede in der Versorgung bei vergleichbarer epidemiologischer Ausgangslage
- Ausgeprägte Unterschiede in der Versorgung zwischen Ländern mit vergleichbarer epidemiologischer, sozialer und logistischer Ausgangslage
- Sprunghafte Veränderung der Versorgung als Folge neu eingeführter Verfahren bei unveränderter epidemiologischer Ausgangslage

Exemplarisch für eine andere Art der Fehlversorgung ist die Anwendung der Lasertherapie im kardiochirurgischen Bereich. Sie wurde eingesetzt, um bei Patienten mit nicht mehr revaskularisierbarem Gefäßstatus die Sauerstoffversorgung des Herzmuskels zu verbessern. Diese Therapie wurde in zahlreichen herzchirurgischen Einrichtungen über Jahre eingesetzt, ohne dass Ergebnisse kontrollierter Studien oder entsprechende Empfehlungen von Leitlinien vorlagen. Im Laufe der Zeit wurde die Ineffektivität dieses Verfahrens durch kontrollierte Studien nachgewiesen. Heutzutage wird diese Technik nicht mehr praktiziert. Dies ist ein Beispiel für eine sprunghafte Veränderung der Versorgung bei unveränderter epidemiologischer Ausgangslage durch die Einführung einer neuen Technik. Während die Fehlversorgung in den beiden genannten Beispielen retrospektiv überzeugend nachweisbar ist, ist der Nachweis einer Überversorgung schwieriger.

12.2 Stellenwert der Thematik: Versorgungssituation in Deutschland

In Deutschland gibt es etwa 1.000 Linksherzkathetermessplätze. Dies bedeutet im Durchschnitt ein Linksherzkathetermessplatz für etwa 88.000 Menschen. Die Unterschiede zwischen den Bundesländern reichen von 67.000 bis 110.000 Personen pro Herzkathetermessplatz (Deutscher Herzbericht 2018). Es gibt kaum eine Region in Deutschland, in der der nächsterreichbare Linksherzkathetermessplatz mehr als 50 km entfernt ist. Laut Angaben der Deutschen Gesellschaft für Kardiologie werden 95 % der Linksherzkathetermessplätze mit einer 24-h-Rufbereitschaft betrieben.

Hochgerechnet wurden auf diesen Messplätzen im Jahr 2017 insgesamt etwa 800.000 Herzkatheteruntersuchungen und 380.000 Koronargefäßaufweitungen („percutaneous coronary interventions“, PCIs) durchgeführt. Die Zahlen für 2016 lagen in einer ähnlichen Größenordnung. Das bedeutet für alle Bundesländer im Mittel etwa 1.000 Linksherzkatheteruntersuchungen und 450 PCIs pro 100.000 Personen.

Für die Linksherzkatheteruntersuchungen liegt die Schwankungsbreite zwischen den Bundesländern bei 907 (Sachsen) und 1.698 (Bremen), für die PCIs bei 341 (Sachsen) und 890 (Bremen) pro 100.000 Personen.

Aus diesen Daten lässt sich weder eine Unter- noch eine Überversorgung nachweisen. Vieles spricht jedoch gegen eine Unterversorgung:

- Die Verteilung der Linksherzkathetermessplätze über die Bundesländer ist relativ gleichmäßig, die Zahl der Linksherzkatheteruntersuchungen und der PCIs liegt unter den Bundesländern in einer ähnlichen Größenordnung.
- Unausgewogenheiten zwischen Flächen- und Stadtstaaten beruhen auf Überweisungsstrategien vom ländlichen in den städtischen Raum.
- Gegen eine Unterversorgung spricht auch der hohe Prozentsatz der 24-h-Bereitschaft für die Betreibung der Herzkatheterlabore sowie die bekanntermaßen geringen Wartezeiten für die Durchführung der Linksherzkatheteruntersuchungen und PCIs.

> Beim Vergleich der Bundesländer findet sich kein systematischer Unterschied in der Morbidität und Mortalität in Abhängigkeit von der Zahl der Herzkatheteruntersuchungen und PCIs (Deutscher Herzbericht 2018).

Die Unterschiede in der Morbidität und Mortalität der KHK sind vielmehr mit hoher Wahrscheinlichkeit auf Unterschiede im Risikoprofil der Patienten, auf sozioökonomische Faktoren und Unterschiede im Einsatz von Präventionsmaßnahmen zurückzuführen. Zusätzlich dürfte der Aufklärungsgrad der Patienten eine Rolle spielen (Stang und Stang 2014).

12.3 Versorgungssituation in anderen EU-Ländern

12.3.1 Anzahl der Linksherzkatheteruntersuchungen

Verlässliche Daten über die Anzahl der Linksherzkatheteruntersuchungen in den einzelnen Ländern der EU sind nicht verfügbar. Sie sind jedoch – indirekt – aus den verfügbaren Daten zur Durchführung der PCIs ableitbar.

Bei knapp 40 % der Linksherzkatheteruntersuchungen bei KHK wurde in Deutschland eine PCI durchgeführt. Veranschlagt man diese Größenordnung auch für die anderen EU-Länder – was plausibel ist –, liegt die Zahl der Linksherzkatheteruntersuchungen in diesen Ländern zwischen 200 und 400 pro 100.000 Einwohnern, in Deutschland dagegen bei etwa 1.000 pro 100.000 Einwohnern.

12.3.2 Anzahl der PCIs

➤ Abb. 12.1 zeigt die Zahl der in Deutschland durchgeführten PCIs im Vergleich zu anderen EU-Ländern. In der Mehrzahl der aufgeführten Länder liegt die

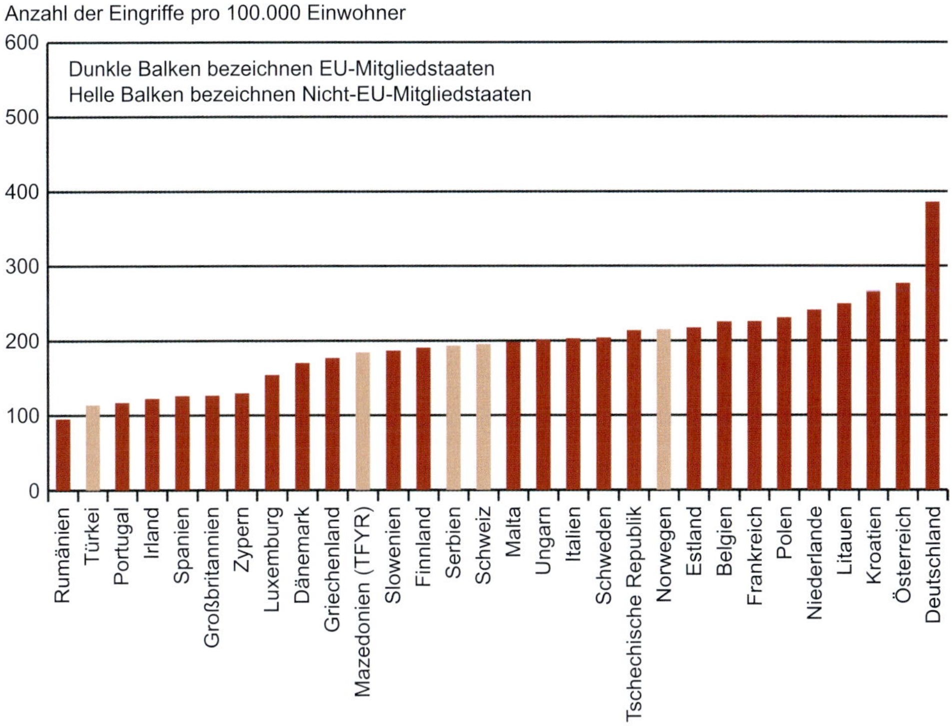

Abb. 12.1 Anzahl der transluminalen Koronarangioplastien in verschiedenen europäischen Ländern. Als Datenbasis diente das jeweils zuletzt erfasste Jahr: Daten aus der 2017 Edition der European Cardiovascular Disease Statistics (European Heart Network 2017). [W860]

Zahl bei etwa 200, in Deutschland dagegen bei nahezu 400. Deutlich niedriger sind die Zahlen für Polen, Großbritannien und Spanien (etwa bei 100; European Heart Network 2017).

Eine Sonderstellung nimmt Deutschland auch bzgl. der Zunahme der PCIs zwischen 2006 und 2014 ein. In diesem Zeitraum nahm die Zahl der PCIs von etwa 300 auf knapp 400 pro Jahr pro 100.000 Einwohner zu. Die Zunahme in den übrigen EU-Ländern war weitaus geringer (➤ Abb. 12.2, European Heart Network 2017).

12.3.3 Zahl der Bypass-Operationen

Auch bei der Zahl der Bypass-OPs nimmt Deutschland unter den großen EU-Ländern eine Spitzenstellung ein. Diese Zahl liegt pro 100.000 Einwohner in Deutschland bei nahezu 70, in den anderen großen EU-Ländern dagegen bei 30–40. Im Gegensatz zur PCI nahm die Zahl der Bypass-OPs zwischen 2006 und 2014 moderat ab (von nahezu 80 in 2006 auf unter 70 im Jahr 2014; ➤ Abb. 12.3).

12.4 Was läuft schief?

12.4.1 Mehr Linksherzkatheteruntersuchungen und Koronarinterventionen: Bessere Ergebnisse?

Theoretisch sollte die größere Zahl invasiver und interventioneller Maßnahmen zu einer verbesserten Lebenserwartung, verminderten Morbidität und zu einer besseren Lebensqualität führen. Lassen sich für Deutschland diesbezüglich im Vergleich zu den anderen Ländern der Europäischen Union Vorteile nachweisen?

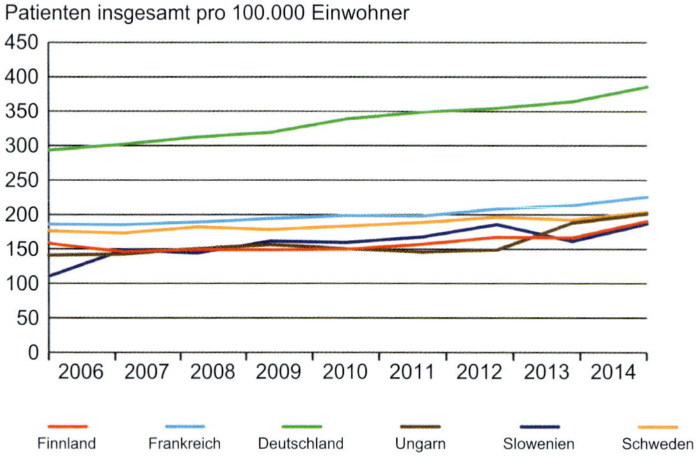

Abb. 12.2 Anzahl der transluminalen Koronarangioplastien in ausgewählten europäischen Ländern. Als Datenbasis diente das jeweils zuletzt erfasste Jahr. Daten aus der 2017 Edition der European Cardiovascular Disease Statistics (European Heart Network 2017). [W860]

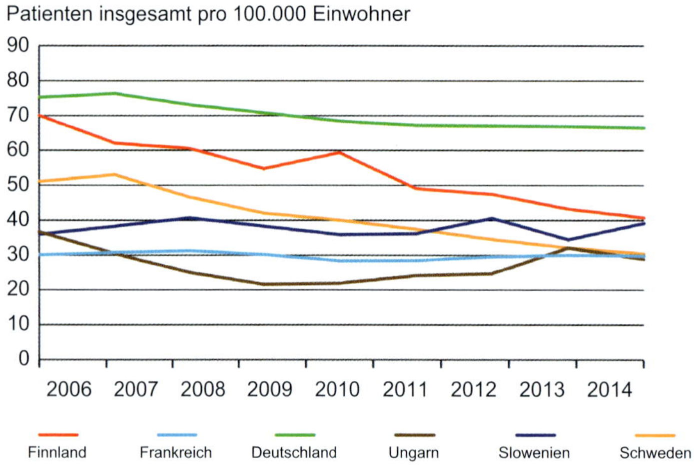

Abb. 12.3 Anzahl der Bypass-Operationen in ausgewählten europäischen Ländern. Als Datenbasis diente das jeweils zuletzt erfasste Jahr. Daten aus der 2017 Edition der European Cardiovascular Disease Statistics (European Heart Network 2017). [W860]

Bezüglich der altersadjustierten Sterblichkeit durch KHK unterhalb des 65. Lebensjahrs liegt Deutschland in einer ähnlichen Größenordnung wie Italien, Großbritannien und Polen (➤ Abb. 12.4; European Heart Network 2017). Dabei hat die Sterblichkeit in allen europäischen Ländern zwischen 1980 und 2015 dramatisch abgenommen.

Auch bei Betrachtung der 30-Tage-Sterblichkeit nach ST-Strecken-Hebungsinfarkt schneidet Deutschland nicht günstiger ab als andere große Länder der EU. Die Morbidität kardiovaskulärer Krankheiten, die ja in Mitteleuropa wesentlich durch die KHK bestimmt wird, ist in Deutschland ebenfalls nicht geringer als in zahlreichen Staaten Mitteleuropas. Gleiches gilt für die Dauer der stationären Aufenthalte nach einem Herzinfarkt. Im Vergleich zu anderen europäischen Ländern ist sie in Deutschland eher länger als kürzer.

Betrachtet man den altersadjustierten Verlust an durch eine Koronarkrankheit bedingten Lebensjahren, steht Deutschland nicht besser da als die Mehrzahl anderer mitteleuropäischer Länder (European Heart Network 2017).

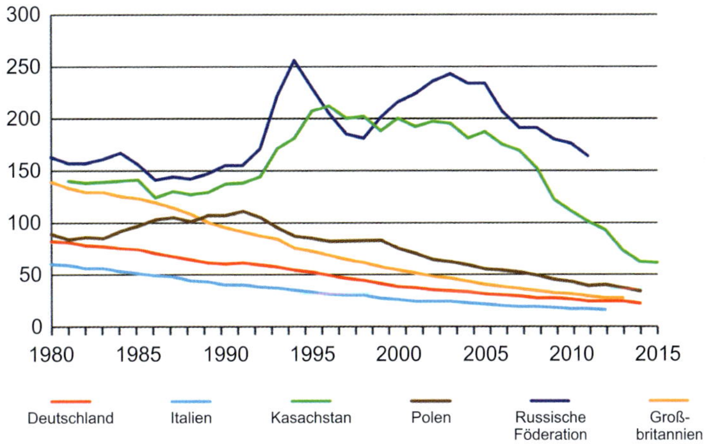

Abb. 12.4 Altersstandardisierte Sterblichkeitsrate bei KHK-Patienten unter 65 Jahren, 1980–2015. Sortiert nach europäischen Ländern. Als Datenbasis diente das jeweils zuletzt erfasste Jahr. Die Zahlenangaben beziehen sich jeweils auf 100.000 Einwohner. [W860]

12.4.2 Mehr Herzkatheteruntersuchungen und Koronarinterventionen: höhere Kosten?

In der 2017-Ausgabe der European Cardiovascular Disease Statistics sind die Kosten für kardiovaskuläre Erkrankungen und separat für die KHK vergleichend dargestellt.

Deutschland nimmt bei beiden Berechnungen eine Spitzenstellung unter den EU-Ländern ein. So sind die Pro-Kopf-Kosten für die KHK in Deutschland doppelt so hoch wie in Großbritannien und etwa dreimal so hoch wie in Frankreich. Man darf unterstellen, dass die höheren Kosten in Deutschland auch durch die größere Anzahl von Linksherzkatheteruntersuchungen und PCIs bedingt sind.

Somit stellt sich die Frage: Nimmt Deutschland auch in der übrigen kardiovaskulären Versorgung eine Spitzenstellung ein? Dies soll an nur zwei Beispielen erläutert werden. Bezüglich der Häufigkeit des Zigarettenrauchens liegt Deutschland unter den übrigen EU-Ländern bei Männern und Frauen im Mittelfeld. In Bezug auf die Höhe der Cholesterinwerte nimmt Deutschland in Europa einen der Spitzenplätze ein. Umgekehrt gibt es kein großes Land in der EU, in dem die Statintherapie so wenig praktiziert wird wie in Deutschland – dies nur als Hinweis dafür, dass die Versorgung der KHK-Patienten besonders bzgl. der Prävention und konservativen Therapie in Deutschland keinesfalls besser ist als in den übrigen europäischen Ländern.

12.5 Was sind die Ursachen für die Fehlversorgung?

12.5.1 Warum so viel Herzkatheterdiagnostik und so viele koronare Interventionen?

Wie lässt sich die große Zahl der Herzkatheteruntersuchungen erklären? In einer retrospektiven Aufarbeitung haben Bestehorn et al. (2012) die **Indikationen für die Linksherzkatheteruntersuchung** in Deutschland analysiert (European Heart Network 2017). Bezüglich der knapp 800.000 Prozeduren, die 2012 in Deutschland durchgeführt wurden, wurden die Patienten nach Indikationsstellung in fünf Cluster eingeordnet:

- **Cluster 1:** kein akutes Koronarsyndrom, keine vorangegangene Koronardiagnostik oder PCI (11,5 %)
- **Cluster 2:** kein akutes Koronarsyndrom, keine vorangegangene Koronardiagnostik oder PCI, Patienten mit anderen kardiovaskulären Erkrankungen ohne stenosierende Koronarkrankheit (22 %)
- **Cluster 3:** kein akutes Koronarsyndrom, aber vorangegangene Koronardiagnostik und / oder PCI (32,8 %)
- **Cluster 4:** akutes Koronarsyndrom ohne vorangegangene Koronardiagnostik oder Therapie (21,9 %)

- **Cluster 5:** akutes Koronarsyndrom mit vorangegangener Koronardiagnostik und / oder Therapie (12,2 %)

Vergleichbare Zahlen bzw. Analysen aus anderen EU-Ländern liegen nicht vor. Mit aller Vorsicht lassen sich die von Bestehorn et al. vorgelegten Daten wie folgt interpretieren:

- Die mit Abstand größte Zahl an koronaren Prozeduren wird bei Patienten durchgeführt, die sich bereits zuvor einer koronaren Diagnostik und / oder Therapie unterzogen haben (32,8 %). Offensichtlich ist die Schwelle zur Durchführung erneuter Koronardiagnostik und / oder Therapie bei diesen Patienten besonders niedrig (Bestehorn et al. 2015).
- Bei der zweithäufigsten Indikationsstellung handelt es sich um Patienten mit kardiovaskulären Erkrankungen, bei denen durch die Koronargefäßdarstellung eine KHK ausgeschlossen werden sollte (22 %). Auch bei diesen Patienten scheint in Deutschland die Schwelle zur Durchführung einer Koronardiagnostik niedrig zu sein. Bei dieser Indikationsstellung spielen hauptsächlich zwei Überlegungen eine Rolle: Zum einen soll eine zusätzliche KHK, z. B. bei einem Herzklappenfehler, ausgeschlossen werden. Zum anderen sollen die durch die Herzkrankheit verursachten Beschwerden abgeklärt und eine Koronarkrankheit als deren Ursache ausgeschlossen werden.
- Nur bei 11,5 % der Koronarangiografien konnte bei Personen ohne bestehende Herzkrankheit eine KHK ausgeschlossen werden. Diese Zahl erscheint im Vergleich z. B. zu US-amerikanischen Registerdaten niedrig (Patel et al. 2010). Die Autoren dieser Analyse vermuten, dass bei etwa der Hälfte der Patienten der zuletzt genannten Gruppe, insgesamt also einer relativ kleinen Patientenpopulation, keine leitliniengerechte Indikation zur Durchführung einer Koronarangiografie vorlag.

Das wäre insgesamt eine relativ geringe Zahl von Linksherzkatheteruntersuchungen, bei denen die Indikation nicht leitliniengerecht war.

> Dies entspricht nach Erfahrung des Autors nicht der alltäglichen Praxis. Der eingangs geschilderte Fall zeigt die Problematik. Die Leitlinien zur Indikationsstellung zur Koronarangiografie sind zwar formal eng gefasst, lassen aber im konkreten Fall doch einen erheblichen Spielraum zu.

Ob die Beschwerden eines Patienten als typische Angina pectoris gedeutet werden oder nicht, ist im Einzelfall Ermessenssache. Ähnliches gilt für die Bewertung von ST-Strecken-Veränderungen, insbesondere bei Frauen im Belastungs-EKG. Zur Indikationsstellung zur Koronarangiografie haben über viele Jahre auch die nicht eindeutigen szintigrafischen Befunde mit Verdacht auf Ischämie in der nuklearmedizinischen Untersuchung (Thalliumszintigrafie) beigetragen. Dies spielt heute nur noch eine geringe Rolle.

Nach der im Herzbericht 2018 geäußerten Auffassung soll bei mehr als 95 % der Patienten die Indikationsstellung zur invasiven Diagnostik korrekt erfolgt sein (Deutscher Herzbericht 2018). Hierfür spräche eine ältere Zahl, die stichprobenartig mit dieser Fragestellung erhoben wurde. Aus eigener Erfahrung als Kardiologe und Gutachter kann ich nur feststellen, dass sowohl die Indikation zur invasiven Koronardiagnostik als auch zur PCI in vielen Fällen weder einer kritischen Betrachtung standhält noch den Leitlinien entspricht.

Die große Zahl von Patienten in den Clustern 2 und 3 in der Analyse von Bestehorn et al. weist darauf hin, dass die Indikation zur Durchführung der Koronarangiografie bei diesen Patienten in Deutschland großzügiger gestellt wird als in den übrigen EU-Ländern. So war und ist es z. T. noch Praxis, Termine zur Kontroll-Koronarangiografie nach durchgeführter PCI bei Entlassung aus stationärer Behandlung zu vergeben. Nach den Leitlinien sind derartige routinemäßige Kontroll-Koronarangiografien nicht indiziert.

Eine völlig anders geartete Ursache für die große Zahl der Herzkatheter und PCIs liegt in der **unbegrenzten Verfügbarkeit von Herzkathetermessplätzen**. Dadurch wird die optimale Versorgung von Patienten mit akutem Koronarsyndrom überall in Deutschland sichergestellt. Andererseits bedeutet dies auch freie Kapazitäten, die aus Gründen der Rentabilität genutzt werden „müssen". Dabei wird nicht unterstellt, dass völlig überflüssige und sinnlose Prozeduren durchgeführt werden; es wird vielmehr die Indikation großzügig gestellt. Bei der Indikationsstellung gibt es eine Grauzone in den Leitlinien und einen Ermessensspielraum. Außerdem ist es kein Geheimnis, dass Ärzte vonseiten der Krankenhausträger zur Durchführung derartiger Prozeduren aufgefordert werden. Es ist bekannt, dass diese Prozeduren für das Budget des Krankenhauses günstig sind. Nicht selten erwartet der Krankenhausträger sogar jährliche Steigerungen in der Zahl der Linksherzkatheteruntersuchungen und der PCIs.

12.5.2 Wie lässt sich die große Zahl der Koronarinterventionen erklären?

Naturgemäß erhöht die große Zahl der koronarangiografischen Befunde auch die Häufigkeit von Koronarinterventionen und -operationen. Dies ist plausibel, da es für die Entscheidung für oder gegen eine Koronarintervention oder -operation eine Grauzone gibt, in der Entscheidungen in beide Richtungen vertretbar sind. Die große Zahl der Koronarinterventionen ist ebenso für die hohe Zahl der angiografischen Kontrolluntersuchungen und erneuten Interventionen mit verantwortlich.

Ein zusätzlich treibender Faktor für die hohe Zahl der Koronarinterventionen ist die sich ausbreitende Tendenz zur sogenannten „Prima-vista"-PCI, d. h. zur Koronargefäßtherapie unmittelbar im Anschluss an die invasive Koronardiagnostik. Bei Patienten mit instabiler Angina oder akutem Koronarsyndrom ist dies berechtigt, erfolgt bei Patienten mit stabiler Angina und mit Mehrgefäßerkrankung und / oder Hauptstammstenose häufig aber auch auf Drängen des Patienten, der eine erneute invasive Maßnahme vermeiden will.

Wenn Einengungen an den Herzkranzgefäßen während der Herzkatheteruntersuchung für den Patienten sichtbar gemacht werden, entspricht es seinem Wunsch, diese möglichst schnell zu beseitigen. Die Beseitigung von Stenosen mit fraglicher Bedeutung durch Dilatation und Stentimplantation gleicht jedoch einer Koronarkosmetik. Die Folge sind nicht selten langstreckig mit Stents versorgte Gefäßabschnitte, bei denen Rezidivstenosen häufiger sind.

> Optisch sehen die Gefäße sowohl für den Arzt als auch den Patienten imponierend gut und glatt aus, die langfristigen Ergebnisse sind jedoch weniger günstig. Insbesondere bei kleineren Gefäßen oder nach Wiedereröffnung eines verschlossenen Gefäßes kommt es trotz Anwendung von medikamentenbeschichteten Stents („drug-eluting stents") nicht selten zu Wiedereinengungen (Restenosen).

12.6 Was muss sich ändern? Wie lässt sich die Überversorgung begrenzen?

Zunächst muss folgende Frage beantwortet werden: Werden in den übrigen EU-Ländern zu wenige oder in Deutschland zu viele Eingriffe durchgeführt? Auf diese Frage kann es aus meiner Sicht nur eine Antwort geben:

> In Deutschland werden zu viele invasive und interventionelle Maßnahmen an den Koronargefäßen durchgeführt!

Wie kann man dem entgegenwirken?

12.6.1 Begrenzung der Zahl der Herzkathetermessplätze

Es steht aus meiner Sicht außer Frage, dass Deutschland flächendeckend mit Herzkathetermessplätzen versorgt ist. Allerdings sind durch den großzügigen Ausbau der Herzkathetermessplätze auch freie Kapazitäten verfügbar, die naturgemäß – wenn irgend möglich – genutzt werden. Es wäre sinnvoll, keine neuen Herzkathetermessplätze mehr einzurichten und veraltete Herzkathetermessplätze nur dann zu ersetzen, wenn der Bedarf eindeutig nachgewiesen ist.

Eine solche Maßnahme würde weder zu einer Beeinträchtigung der Versorgung von Patienten mit akutem Koronarsyndrom bzw. Herzinfarkt führen, noch käme es hierdurch zu unzumutbaren Wartelisten bzw. Wartezeiten für Patienten, die einer Koronardiagnostik bzw. -therapie tatsächlich bedürfen. Dies dürfte allerdings nicht zu einer Senkung der Anzahl invasiver und interventioneller Prozeduren führen, sondern lediglich einem weiteren Anstieg entgegenwirken.

12.6.2 Ersatz der Herzkatheterdiagnostik durch CT-Koronarangiografie und MRT

Unter der Voraussetzung, dass die Indikation vernünftig gestellt und die zusätzliche Koronarangiografie nur in seltenen Fällen notwendig wird, ließe sich die Zahl der diagnostischen Herzkatheteruntersuchungen durch die CT-Koronarangiografie erheblich reduzieren. So kann eine ganze Reihe von Patienten der Cluster 1–3 diagnostisch mittels CT-Koronarangiografie abgeklärt werden, ohne dass nachfolgend eine Herzkatheteruntersuchung erforderlich wird. Eine auf die CT-Koronarangiografie folgende Koronardiagnostik sollte nur dann und in seltenen Fällen durchgeführt werden, wenn sich aufgrund des CT-koronarangiografischen Befunds der Verdacht auf das Vorliegen einer hochgradigen Koronargefäßstenose oder eines Koronargefäßverschlusses ergibt.

Wenn zusätzlich zur CT-Koronarangiografie die fraktionelle Flussreserve mittels MRT – ein neues und noch in der Erprobung befindliches Verfahren – nichtinvasiv bestimmt wird, könnte die Zahl der Linksherzkatheteruntersuchungen und der PCIs weiter reduziert werden (Nagel et al. 2019).

Beide nichtinvasiven koronardiagnostischen Verfahren wurden jedoch bis heute nicht in den Katalog der GKV aufgenommen. Dies hat zur Folge, dass im Zweifelsfall bei den betroffenen Patienten wie bisher eine Koronarangiografie durchgeführt wird. Die Aufnahme der CT-Koronarangiografie in den Katalog der Leistungen der kassenärztlichen Versorgung ist daher dringlich wünschenswert.

12.6.3 Verzicht auf die „Prima-vista"-PCI bei stabiler Angina pectoris und Mehrgefäßerkrankung und/oder Hauptstammstenosen

Besteht bei stabiler Angina pectoris eine Mehrgefäßerkrankung und / oder Hauptstammstenose, kommt für den Patienten sowohl eine konservative als auch interventionelle oder operative Therapie infrage. Daher sollte auf eine „Prima-vista"-PCI verzichtet werden. Denn an die Durchführung der Intervention in dieser Situation schließt sich häufig eine mehrjährige Geschichte von wiederholten Koronarangiografien, Koronargefäßdilatationen und Stentimplantationen an. Ob dies für den Patienten der richtige Weg ist, sollte nicht auf dem Kathetertisch, sondern in Ruhe im Rahmen der kardiologisch-herzchirurgischen Konferenz (Herzkonferenz) entschieden werden.

Davon unbenommen können Patienten mit akutem Koronarsyndrom und solche mit Ein- oder Zweigefäßerkrankung und klarer Indikation für eine PCI natürlich auch weiterhin „prima vista" mit einer PCI behandelt werden.

12.6.4 Verzicht auf Rekanalisierungsmaßnahmen bei chronisch verschlossenen Herzkranzgefäßen

Die Rekanalisation eines chronisch verschlossenen Herzkranzgefäßes kann im Einzelfall durchaus von Nutzen sein. Das gilt selbst dann, wenn das entsprechende Gefäßgebiet von Kollateralen versorgt wird. In vielen Fällen zeigt jedoch die klinische Praxis, dass Wiedereröffnungen chronisch verschlossener Herzkranzgefäße auch dann unternommen werden, wenn der klinische Nutzen mehr als fraglich ist. Rekanalisierungsmaßnahmen verschlossener Gefäße sollten nur dann erfolgen, wenn der Patient aufgrund des Gefäßverschlusses symptomatisch ist oder wenn das verschlossene Gefäß ein großes ischämisches Areal versorgt.

> Häufig wird die Wiedereröffnung chronisch verschlossener Gefäße – z.T. in mehrfach wiederholten Eingriffen – bei Patienten durchgeführt, welche die obigen Kriterien nicht erfüllen. Hierdurch wird die Zahl unnötiger PCIs erhöht.

12.6.5 PCIs nur bei Stenosen mit kritisch eingeschränkter Flussreserve

Angiografisch subtotale oder eindeutig hochgradige Stenosen können nach Einschätzung des Operateurs mit einer PCI behandelt werden, auch ohne dass eine Flussreserve für das betreffende Gefäßgebiet bestimmt wird.

Bei zahlreichen Koronargefäßstenosen lässt sich der Schweregrad jedoch nur schwer abschätzen und deren hämodynamische Bedeutung nicht vorhersagen. In der Regel handelt es sich dabei um Stenosen mit einer Lumeneinengung von 50–75 % des Querschnitts. Bezüglich der hämodynamischen Bedeutung sind allerdings auch die Länge der Stenose, die Kurvatur des Gefäßes und die Art der Einengung von Bedeutung. Um unnötige PCIs zu vermeiden, sollte bei diesen Gefäßen heute die koronare Flussreserve bestimmt werden. Nur bei Stenosen, bei denen eine eingeschränkte Flussreserve nachgewiesen wird, sollte eine PCI durchgeführt werden. Wenn dies so gehandhabt wird, ließe sich die Zahl der PCIs ebenfalls deutlich senken.

12.6.6 Bessere Aufklärung und Information des Patienten

Patienten müssen darüber aufgeklärt werden, weshalb eine Herzkatheteruntersuchung notwendig ist und welche alternativen diagnostischen Verfahren zur Verfügung stehen. Begründung und Indikationsstellung zur Herzkatheteruntersuchung sollten durch einen Kardiologen erfolgen. Zuweisungen zu einer Herzkatheteruntersuchung mit Indikationsstellung durch einen Arzt für Allgemeinmedizin oder einen Allgemeininternisten führen ebenfalls zu einer unnötigen Ausweitung der Anzahl an Linksherzkatheteruntersuchungen.

Im Zweifelsfall sollte dem Patienten die Möglichkeit gegeben werden, auch für die Indikationsstellung zu einer Herzkatheteruntersuchung und erst recht zur Durchführung einer PCI eine zweite Meinung einzuholen.

12.6.7 Strukturelle Maßnahmen

Andere Maßnahmen, die zur Begrenzung der Anzahl von Herzkatheteruntersuchungen und PCIs diskutiert werden, sind aus meiner Sicht nicht zielführend: Begrenzung der Anzahl der Eingriffe pro Jahr und Herzkathetermessplatz, Begrenzung der Anzahl abrechenbarer Eingriffe oder Absenkung der finanziellen Kompensation für den Eingriff. Derartige dirigistische Maßnahmen würden die derzeit vorbildliche Versorgung der Patienten gefährden und lediglich unerwünschte Umgehungs- und Kompensationsmaßnahmen zur Folge haben.

Fallbeispiel

So hätte es laufen müssen

War die Indikationsstellung zur Koronarangiografie korrekt, fragten wir bei unserem Fallbeispiel zu Beginn des Kapitels. Dies darf bezweifelt werden. Der Kardiologe hätte wissen müssen, dass ST-Strecken-Veränderungen im Belastungs-EKG bei Frauen nur eine geringe Spezifität für den Nachweis hämodynamisch bedeutsamer Koronargefäßstenosen haben. Anstelle der Herzkatheteruntersuchung hätte der Kardiologe zum Ausschluss oder Nachweis einer hämodynamisch bedeutsamen Koronargefäßstenose weitere bildgebende Verfahren wie Stress-Echokardiografie oder Stress-MRT-Untersuchung veranlassen müssen. Wären diese nichtinvasiven bildgebenden Verfahren aus Gründen mangelnder Belastbarkeit bei der Patientin nicht durchführbar gewesen, wäre eher eine CT-Koronarangiografie indiziert gewesen.

LITERATUR

Bestehorn K, Bauer T, Fleck E, Bestehorn M, Pauletzki J, Hamm C (2015). Coronary procedures in German hospitals: a detailed analysis for specific patient clusters. Clin Res Cardiol 104(7): 555–565.

Deutsche Herzstiftung, DGK, DGTHG, DGPK. Deutscher Herzbericht 2018; www.herzstiftung.de/herzbericht (letzter Zugriff: 13.2.2020).

European Heart Network. European Cardiovascular Disease Statistics 2017 edition; www.eurheart.org/cvd-statistics/cvd-statistics-2017.html (letzter Zugriff: 13.2.2020).

Nagel E, Greenwood JP, McCann GP, Bettencourt N, Shah AM, Hussain ST, et al. (2019). Magnetic resonance perfusion or fractional flow reserve in coronary disease. N Engl J Med 380: 2418–2428.

Patel MR, Peterson ED, Dai D, Brennan JM, Redberg RF, Anderson HV, et al. (2010). Low diagnostic yield of elective coronary angiography. N Engl J Med 362: 886–895.

Stang A, Stang M (2014). An inter-state comparison of cardio-vascular risk factors in Germany: towards an explanation of ischemic heart disease mortality in Saxony-Anhalt. Dtsch Arztebl Int 111: 530–536.

Townsend N, Wilson L, Bhatnagar P, Wickramasinghe K, Rayner M, Nichols M (2016). Cardiovascular disease in Europe: epidemiological update 2016. Eur Heart J 37(42): 3232–3245.

KAPITEL 13

Gesine F. C. Weckmann

Überbehandlungen von älteren Patienten mit eingeschränkter Nierenfunktion: Plädoyer für ein altersgerechtes hausärztliches Management

Fallbeispiel

Herr Dr. F. ist 73 Jahre alt und Zahnarzt im Ruhestand. Er stellt sich als neuer Patient in der Hausarztpraxis vor. Aus der Vorgeschichte ergeben sich außer einer bekannten Arthrose im Kniegelenk, einem leicht erhöhten Cholesterinwert und einem Bandscheibenvorfall vor 20 Jahren keine Auffälligkeiten. Im Patientengespräch betont Herr Dr. F., dass er als Nierenpatient einmal pro Quartal beim örtlichen Universitätsklinikum in ambulanter Kontrolle ist.

Zuletzt sei vergangenes Jahr eine Gewebeentnahme der Niere durchgeführt worden. Herr Dr. F. macht sich trotz – oder vielleicht gerade wegen – der ständigen Untersuchungen in der Universitätsklinik Sorgen über den weiteren Verlauf als Patient mit chronischer Nierenerkrankung (CKD). Er möchte eine Nierendialyse unbedingt vermeiden.

Einschränkungen der Nierenfunktion kommen bei älteren Menschen häufig vor.

- Ist es wirklich notwendig, dass eine ältere Person mit eingeschränkter Nierenfunktion so häufig zur nephrologischen Kontrolle geht?
- Ist Herr Dr. F. ernsthaft krank und droht ein Ausfall der Nierenfunktion, oder wurde der Patient wegen eines auffälligen Laborwertes überwiesen und ist durch eine Diagnostikspirale unbeabsichtigt in langfristige Kontrolle geraten?
- Wird Herr Dr. F. angemessen behandelt, oder ist er überdiagnostiziert und wird überbehandelt?
- Um eine Einschätzung vorzunehmen, brauchen wir Fakten. Welche Angaben braucht der Hausarzt, um die Behandlungssituation von Herrn Dr. F. besser beurteilen zu können?

13.1 Stellenwert der chronischen Nierenerkrankung in der Gesundheitsversorgung

13.1.1 Definition, Ursachen, Risikofaktoren

Die chronische Nierenerkrankung („chronic kidney disease", CKD) wird durch KDIGO (Kidney Disease Improving Global Outcomes) definiert als Abweichungen in der Struktur oder Funktion der Nieren, die mindestens 3 Monate andauern und die Patientengesundheit beeinflussen (KDIGO 2013). Die Funktionsstörungen der Niere werden nachgewiesen durch eine Einschränkung der Filtrationsgeschwindigkeit der Niere, die sogenannte glomeruläre Filtrationsrate (GFR), oder durch eine vermehrte Eiweißausscheidung im Urin (Albuminurie)

Wichtigste Risikofaktoren für die Entwicklung einer CKD sind Bluthochdruck und Diabetes, die häufiger vorkommen, je älter man wird. Wie viele andere Funktionen im Körper, nimmt die Nierenfunktion, etwa ab dem 40. Lebensjahr, allmählich ab. Wenn zusätzlich die o. g. Risikofaktoren auftreten, erfolgt diese Abnahme schneller. Weil also die Nierenfunktion im Laufe des Lebens abnimmt, während die Risikofaktoren häufiger vorkommen, ist der Anteil der Personen, die eine CKD aufweisen, in den höheren Altersklassen sehr hoch (Hannemann et al. 2011; Bolignano et al. 2014).

Fällt die GFR unter die Grenze von 60 ml / min, spricht man laut KDIGO-Definition von einer CKD. Diese Einschränkung macht sich für die meisten Menschen in diesem frühen Stadium nicht bemerkbar. In den höheren Stadien treten Symptome und Komplikationen wie Wassereinlagerungen, Blutarmut oder Osteoporose zunehmend häufiger auf, und eine Ernährungsumstellung kann notwendig werden.

Beim Begriff „chronische Nierenerkrankung" wird häufig an eine spezifische Erkrankung der Nieren wie Zystennieren oder chronische Nierenentzündungen (Glomerulonephritiden) gedacht. Diese nierenspezifischen Erkrankungen sind als Ursache der CKD eher selten. Wenn sie aber auftreten, kennen sie einen schwereren Verlauf, sodass die Nierenfunktion schneller abnimmt und es vorkommen kann, dass die Nieren am Ende nur so wenig funktionieren, dass eine Blutwäsche (Nierendialyse) notwendig wird: Dann spricht man von einer terminalen Niereninsuffizienz. Dialyse wird nur bei ca. 2 % der Menschen mit einer CKD notwendig und kommt häufiger vor, wenn nierenspezifische Erkrankungen vorliegen oder wenn Familienmitglieder eine terminale Niereninsuffizienz aufweisen.

In der von der KDIGO vorgegebenen Stadieneinteilung der CKD sind keine altersadjustierten Grenzwerte vorgesehen. Dies führt zu einer Prävalenz, die bei Personen unter 50 sehr niedrig ist, aber mit dem Alter auf bis zu 50 % bei über 85-Jährigen ansteigt. Die große Mehrheit dieser älteren Personen mit chronischer Niereninsuffizienz befindet sich in den frühen Stadien 1–3; ein erheblicher Anteil sind Pflegeheimbewohner mit einer eingeschränkten Lebenserwartung.

Die seit 2012 weltweit übliche Definition durch KDIGO ist eine Erweiterung der bisherigen Definition und stellt mit dem Begriff „chronische Nieren*erkrankung*" (CKD) deutliche Weichen für die Wahrnehmung von Einschränkungen der Nierenfunktion (Weckmann et al. 2018). Die Stadien werden nach der GFR und der Albuminurie eingeteilt (➤ Tab. 13.1, ➤ Tab. 13.2).

13.1.2 Therapie und Kontraindikationen

Um die Abnahme der Nierenfunktion zu verlangsamen und damit das Risiko einer terminalen Nierenerkrankung und Dialysepflicht zu verhindern, sollten die ursächlichen Faktoren Bluthochdruck und Diabetes gut eingestellt werden. Zusätzlich sollten nierenschädigende (nephrotoxische) Medikamente vermieden werden. Weil behandelbare nierenspezifische Erkrankungen insgesamt selten sind, hat

Tab. 13.1 GFR-Stadien der chronischen Nierenerkrankung (KDIGO 2013; Weckmann 2019)

GFR-Stadium	GFR (ml / min / 1,73 m²)	Bezeichnung
G1	≥ 90	normal oder hoch
G2	60–89	leichtgradig eingeschränkt*
G3a	45–59	leicht- bis mäßiggradig eingeschränkt
G3b	30–44	mäßig- bis hochgradig eingeschränkt
G4	15–29	hochgradig eingeschränkt
G5	< 1	terminale Niereninsuffizienz

GFR = glomeruläre Filtrationsrate
Cave: In Abwesenheit von Anhaltspunkten für einen Nierenschaden entsprechen die GFR-Stadien G1 und G2 nicht der Definition für das Vorliegen einer Niereninsuffizienz!
* Im Vergleich zu Jungerwachsenen

Tab. 13.2 Albuminurie-Stadien der chronischen Nierenerkrankung (KDIGO 2013; Weckmann 2019)

Stadium	AER (mg/24 h)	ACR (annähernd äquivalent)		Bezeichnung
		(mg/mmol)	(mg/g)	
A1	< 30	< 3	< 30	normal bis leichtgradig erhöht
A2	30–300	3–30	30–300	mäßiggradig erhöht*
A3	> 300	> 30	> 300	hochgradig erhöht**

ACR = Albumin-Kreatinin-Ratio; AER = „albumin excretion rate" (Albuminausscheidungsrate)
* im Vergleich zum Jungerwachsenen
** inkl. nephrotisches Syndrom (Albuminausscheidung meist > 2220 mg/g; 220 mg/mmol)

die Überweisung von älteren Patienten ohne weitere Risikofaktoren für eine terminale Niereninsuffizienz keine therapeutische Konsequenz. Denn es gibt für die CKD keine spezifische Behandlung, mit der sich die Nierenfunktion wiederherstellen ließe. Selbstverständlich sollte eine Nierenfunktionseinschränkung bei der Auswahl und Dosierung von Medikamenten berücksichtigt werden, weil ca. 50 % der Medikamente über die Nieren ausgeschieden werden (Mahner et al. 2018). Als Hilfe bei der Dosisanpassung von Medikamenten an die Nierenfunktion finden Ärzte Informationen auf der Webseite www.dosing.de. Schmerzmittel sollten mit Bedacht gewählt werden, weil nichtsteroidale Antiphlogistika wie Diclofenac oder Ibuprofen als nephrotoxisch gelten und auch bei gering- bis mittelgradig ausgeprägten Nierenfunktionseinschränkungen eine akute Verschlechterung der Nierenfunktion, ein „akut-auf-chronisches" Nierenversagen, auslösen können.

13.2 Wie häufig kommen chronische Nierenerkrankungen vor?

Die CKD gemäß KDIGO-Definition kommt weltweit sehr häufig vor und hat den Diabetes als häufigste chronische Erkrankung mittlerweile überholt (Hill et al. 2016). Aus diesem Grund wird betrachtet die WHO chronische Nierenerkrankungen als eines der wichtigsten Gesundheitsprobleme weltweit (Xie et al. 2016).

> Die Prävalenz der CKD in der deutschen Allgemeinbevölkerung wird in verschiedenen Untersuchungen mit 10–13 % angegeben.

Unter Patienten, die zum Hausarzt gehen, liegt der Altersdurchschnitt etwas höher als in der Allgemeinbevölkerung. Laut einer in Deutschland durchgeführten Studie weisen 28 % der Patienten in der allgemeinärztlichen Versorgung eine CKD auf (Gergei et al. 2017). Hierbei handelt es sich vornehmlich um ältere Patienten mit frühen CKD-Stadien (Gergei et al. 2017; Weckmann et al. 2019). Die Prävalenz von höhergradiger CKD war sehr gering, und nur ein geringer Teil der Patienten war jünger als 60 Jahre (Gergei et al. 2017).

Noch deutlich höher als unter Patienten in der hausärztlichen Versorgung ist die Prävalenz der CKD bei Pflegeheimbewohnern. Hofmann et al. (2016) fanden in einer deutschen Studie unter Pflegeheimbewohnern eine CKD-Prävalenz von 64 % (davon wies die Mehrheit eine gering- bis mittelgradige CKD auf). Insgesamt hatten ungefähr 15 % der Pflegeheimbewohner eine höhergradige CKD (Stadium G4–5). Die Prävalenz der höhergradigen CKD war auch hier stark altersabhängig. Bei den unter 70-Jährigen waren nur 1,4 % betroffen, während in der Altersgruppe über 90 Jahren 30 % eine CKD gemäß KDIGO-Definition aufwiesen (Hofmann et al. 2016). Das Lebenszeitrisiko für die Entwicklung einer terminalen Niereninsuffizienz ist für diese Gruppe wegen der eingeschränkten Lebenserwartung und des meist milden Verlaufs der Nierenerkrankung sehr gering.

13.3 Wo liegen die Probleme?

Es kommt nicht selten vor, dass ältere Personen mit einer CKD hierdurch Einschränkungen erfahren. Hierbei kann auch eine unbeabsichtigte Schädigung durch die Gesundheitsversorgung (sogenannter „iatrogener“ Schaden) eine Rolle spielen. Sie tritt häufig in einer der folgenden Formen in Erscheinung:

1. **Diagnose macht krank:** Schon durch die Mitteilung der CKD-Diagnose können aufseiten der Betroffenen Unsicherheiten entstehen, weil ihnen oft nicht klar ist, was „Nierenerkrankung“ bedeutet. In der internationalen Literatur wird berichtet, dass die Mitteilung der Diagnose zu einer veränderten Wahrnehmung der eigenen Gesundheit führen kann, die mit einer eingeschränkten Lebensqualität assoziiert ist (Blakeman et al. 2012; Singh et al. 2018).

> Auch bei Ärzten führt die Diagnostizierung der CKD mitunter zu einer Überschätzung des individuellen Risikos des abwendbar gefährlichen Verlaufs, d. h. der Entwicklung einer terminalen Niereninsuffizienz (Onuigbo und Agbasi 2014; Blakeman et al. 2012).

   Diese Fehlwahrnehmung und die damit einhergehende Überdiagnostik kann die Patientenwahrnehmung, „erkrankt“ zu sein, weiter verstärken.

2. **Unzureichende Informationen:** Um die Diagnose gut einordnen zu können, brauchen Betroffene, aber auch Ärzte evidenzbasierte Informationen. Wenn nur über Vorsichtsmaßnahmen bzgl. Medikamenteneinnahme, Trinkmenge oder Kochsalzkonsum aufgeklärt wird, erhärtet sich der Eindruck der Betroffenen, dass es sich um eine gravierende Erkrankung handelt. Eine Internetsuche ergibt viele Informationsquellen, in denen die Entwicklung der Nierenerkrankung zur terminalen Niereninsuffizienz, Dialyse und Transplantation prominent erwähnt werden. Ein Beispiel aus www.internisten-im-netz.de:

„Eine chronische Nierenschwäche führt ohne Behandlung oft über Jahre hinweg zu einem völligen Versagen der Nieren. Durch die fehlende Entgiftungsfunktion der Nieren werden nahezu alle Organe geschädigt (urämisches Syndrom).“

„Je mehr eine Behandlung die Eiweißwerte im Blut verringern kann, desto eher kann sie ein völliges Nierenversagen verhindern.“

(Mann 2017)

   Betroffene können die Bedeutung der Diagnose „chronische Nierenerkrankung“ für sie persönlich nur einschätzen, wenn sie über die Prävalenz in ihrer Altersgruppe und über den zu erwartenden Verlauf aufgeklärt werden.

3. **Unnötige Kontrollen und Arztbesuche:** Die durch KDIGO empfohlenen Frequenzen für Laborkontrollen bei CKD werden häufig als Frequenz der Überweisung in die Nephrologie interpretiert (Haase et al. 2019). Gerade bei älteren Personen können diese zusätzlichen Arztbesuche in der Nephrologie eine erhebliche Belastung darstellen. Hierbei geht es sowohl um Zeitaufwand als auch um Unterstützung beim Transport, wofür häufig Angehörige um Hilfe gebeten werden.

13.4 Was muss sich ändern?

13.4.1 Gute Aufklärung von Patienten und Ärzten

Prinzipiell sollen Patienten über ihren Gesundheitszustand aufgeklärt werden. Bei älteren Patienten mit einer Nierenfunktionseinschränkung im Sinne einer CKD kann darauf hingewiesen werden, dass es sich um eine im Alter sehr häufig vorkommende Erscheinung handelt. Hierbei sollte der meist milde Verlauf genauso angesprochen werden wie ein vernünftiger Umgang mit Schmerzmitteln und Selbstmedikation. Die früher viel propagierte eiweißarme Ernährung ist bei älteren Personen mit einer leicht- bis mittelgradig eingeschränkten Nierenfunktion nicht erforderlich. Auch was den Kochsalzkonsum betrifft, kann auf die allgemeinen Empfehlungen verwiesen werden, die für Personen mit leicht- bis mittelgradig eingeschränkter Nierenfunktion gelten (Weckmann et al. 2019).

13.4.2 Vermeidung unnötiger Arztbesuche

Personen mit Risikofaktoren wie familiären Nierenerkrankungen oder persistierender Hämaturie (Blut im Urin) haben ein erhöhtes Risiko, eine terminale Niereninsuffizienz zu entwickeln. Das Gleiche gilt für Menschen, die bereits im jüngeren Alter (< 50 Jahre) eine Nierenfunktionseinschränkung aufweisen. Diese Gruppen mit erhöhtem Risiko können von einer rechtzeitigen Überweisung in die Nephrologie profitieren. Bei älteren Patienten (> 70 Jahre) sollte die Indikation zur Überweisung unter Berücksichtigung der Komorbidität, der Lebenserwartung und der individuellen Gesundheitsziele gestellt werden (Weckmann et al. 2019).

Die Laborkontrollen (z. B. der GFR) können – mit einem geringeren Aufwand für die Patienten und Entlastung der nephrologischen Versorgungsstrukturen – auch in der hausärztlichen Praxis erfolgen. Selbstverständlich sollte eine nephrologische Vorstellung bei schneller Progression, bei Verdacht auf Komplikationen oder erwarteter Dialysepflicht angeboten werden. Diese Vorgehensweise kann dazu beitragen, sowohl unnötige Arzttermine zu ersparen als auch Patienten mit erhöhtem Risiko rechtzeitig zu überweisen.

13.4.3 Einseitige Terminologie hinterfragen

Der Begriff chronische Nierenerkrankung ist unglücklich gewählt. In allen Organen treten altersbedingte Funktionseinschränkungen in geringerem oder größerem Ausmaß auf, sodass die Leistungsfähigkeit des Organismus im Laufe des Lebens abnimmt. Es gibt keine gute Begründung, warum ältere Menschen mit einer für ihre Altersgruppe repräsentativen Nierenfunktion als nierenkrank bezeichnet werden sollten. Dies stellt eine unnötige Pathologisierung von Alterungsprozessen dar. Es bleibt hierbei selbstverständlich unbenommen, dass die verringerte Nierenfunktion bei der Behandlung berücksichtigt wird, so wie jeder gute Arzt den Gesundheitszustand und die Leistungsfähigkeit seiner Patienten bei therapeutischen Entscheidungen berücksichtigt.

13.4.4 Altersadjustierte Grenzwerte festlegen

Aus diesen Gründen können evidenzbasierte altersadjustierte Grenzwerte ein geeignetes Mittel sein, den Anteil der älteren Personen mit einer CKD-Diagnose zu senken. Diese Vorgehensweise würde die Pathologisierung von Alterungsprozessen verringern. Personen, die bezogen auf ihre Altersgruppe eine auffällige Nierenfunktionseinschränkung haben, können auf diese Weise einfacher identifiziert und angemessen kontrolliert werden.

> Dies würde nicht nur Ressourcen sparen, indem sich Ärzte auf eine Gruppe mit erhöhtem Risiko konzentrieren, sondern auch Überbehandlung mit iatrogenem Schaden durch unnötige Besorgnis und Lebensstilveränderungen vermeiden helfen.

Bei der Medikamentenverordnung sollten Nierenfunktionseinschränkungen selbstverständlich berücksichtigt werden, so wie es die meisten Hausärzte sowohl bei nephrotoxischen Medikationen als auch bei der Dosierung von Medikamenten, die über die Niere ausgeschieden werden, handhaben (Mahner et al. 2018).

13.5 Innovative Versorgungsansätze

Das DEGAM-Positionspapier „Allgemeinmedizin – spezialisiert auf den ganzen Menschen" bezeichnet die Vermeidung von Überbehandlung, also von unnötigen medizinischen Maßnahmen, die sogenannte „quartäre Prävention", als eine der Kernaufgaben der Allgemeinmedizin (Abholz et al. 2012). Durch angemessene Beratung und Begleitung sollen Hausärzte ihre Patienten gut behandeln, aber auch vor Überdiagnostik sowie Über- oder Fehlbehandlung schützen (Abholz et al. 2012; Kühlein et al. 2018).

Die neue DEGAM-Leitlinie *„Versorgung von Patienten mit nicht-dialysepflichtiger Nierenerkrankung in der Hausarztpraxis"* nennt als eine der Zielstellungen, „Überdiagnostik und Überversorgung bei chronischen Nierenerkrankung zu vermeiden" (Weckmann et al. 2019). Die Leitlinie empfiehlt daher, das Management der CKD zu differenzieren. Um Personen mit einem erhöhten Risiko auf nierenspezifische Erkrankungen oder Progression zu identifizieren und solche mit einem niedrigen Risiko nicht unnötig zu belasten, werden Kriterien für die Überweisung in die Nephrologie vorgegeben (Weckmann et al. 2019).

LEITLINIEN

DEGAM-Empfehlung

Bei jüngeren Patienten sollte eine Überweisung auch bei einer leichtgradig eingeschränkten Nierenfunktion eher in Erwägung gezogen werden, während bei älteren Personen mit einem niedrigen Lebenszeitrisiko für terminale Niereninsuffizienz ein zurückhaltendes Überweisungsmanagement angewandt werden sollte.

Zusätzlich wird in dieser Leitlinie darauf hingewiesen, dass Laborkontrollen der Nierenfunktion nicht automatisch mit einer Überweisung in die Nephrologie gleichzusetzen sind. Die Überweisung aller Patienten mit eingeschränkter Nierenfunktion in die Nephrologie würde die bestehenden Ressourcen überfordern, ohne dass eine bessere Versorgung erzielt würde (Weckmann et al. 2018).

Die neue Leitlinie wurde in Zusammenarbeit mit Vertretern der Deutschen Gesellschaft für Innere Medizin (DEGIM) und der Deutschen Gesellschaft für Nephrologie (DGfN) auf der Basis einer systematischen Literaturrecherche nach evidenzbasierten internationalen Leitlinien erstellt und Ende 2019 veröffentlicht. Sie trägt dazu bei, eine qualitativ hochwertige und evidenzbasierte Versorgung von CKD-Patienten in der Hausarztpraxis sicherzustellen, die Versorgung künftig zu optimieren und Überbehandlungen einzudämmen.

Die geplante Veröffentlichung begleitender Patienteninformationen wird zudem einen weiteren Beitrag leisten, Patienten evidenzbasiert, aber realistisch über die CKD aufzuklären, sodass unnötige Angst vor der Dialyse so weit wie möglich vermieden wird. Das wäre dann wirklich innovativ und ein längst überfälliger Schritt in die richtige Richtung.

Fallbeispiel

So hätte es laufen müssen

Da Herr Dr. F. deutlich besorgt wirkt und sich selbst als Nierenpatient bezeichnet, führt der betreuende Hausarzt eine Laborkontrolle von eGFR und Eiweiß (Albumin-Kreatinin-Ratio, ACR) im Urin durch. Die eGFR betrug 57 ml / min (Normalwert > 60 ml / min) und war laut Vorbefunden auch nie niedriger als 53 ml / min gemessen worden. Die ACR im Urin lag im Normbereich. Daher wurde das Stadium der CKD als G3a / A1 bestimmt.

Der Hausarzt vereinbart einen Gesprächstermin, bei dem er die Befunde mit Herrn Dr. F. bespricht. Dabei wird betont, dass sich der GFR-Wert für sein Alter in einem normalen Rahmen befindet. Diese Information war Herrn Dr. F. noch nicht bewusst gewesen, und er reagiert im Gespräch sowohl in seinen Äußerungen als auch in seiner Mimik deutlich erleichtert.

Die nephrologischen Kontrollen werden angesichts des fehlenden Anhalts für Risikofaktoren in der Anamnese und der erfolgten Nierenbiopsie und wegen der stabilen Nierenfunktion vorerst ausgesetzt. Die hausärztliche Kontrolle der Nierenwerte findet einmal jährlich statt, ohne die 3-monatlichen Kontrollen in der universitären Nephrologie. Am Ende des Gesprächs bedankt sich Herr Dr. F. herzlich für seine „Genesung".

In den folgenden 2 Jahren bleibt der Patient in hausärztlicher Behandlung; eine Überweisung in die Nephrologie ist nicht erforderlich. Bei der letzten Kontrolle ist der Patient in gutem Allgemeinzustand und die Nierenfunktion mit einer eGFR von 55 ml / min stabil.

13

LITERATUR

Abholz H-H, Bahrs H, Altiner A et al. (2012). DEGAM-Zukunftspositionen: Allgemeinmedizin – spezialisiert auf den ganzen Menschen; www.degam.de/files/Inhalte/Degam-Inhalte/Ueber_uns/Positionspapiere/DEGAM_Zukunftspositionen.pdf (letzter Zugriff: 16.4.2020).

Blakeman T, Protheroe J, Chew-Graham C, Rogers A, Kennedy A (2012). Understanding the management of early-stage chronic kidney disease in primary care: a qualitative study. Br J Gen Pract 2012; 62: e233 – e242.

Bolignano D, Mattace-Raso F, Sijbrands EJG, Zoccali C (2014). The aging kidney revisited: a systematic review. Ageing Res Rev 14: 65–80.

Brück K, Stel VS, Gambaro G, et al. (2016). CKD prevalence varies across the European general population. J Am Soc Nephrol 27: 2135–2147.

Dabers T, Weckmann G, Chenot JF, Stracke S (2017). Management of patients with CKD in clinical practice. Dtsch Med Wochenschr 142: 1290–1298.

Gergei I, Klotsche J, Woitas RP, et al. (2017). Chronic kidney disease in primary care in Germany. J Public Health 25: 223–230.

Haase A, Stracke S, Chenot JF, Weckmann G (2019). Nephrologists' perspectives on ambulatory care of patients with non-dialysis chronic kidney disease – A qualitative study. Health Soc Care Commun 27(4): e438 – e448.

Hannemann A, Friedrich N, Dittmann K, et al. (2011). Age- and sex-specific reference limits for creatinine, cystatin C and the estimated glomerular filtration rate. Clin Chem Lab Med 50(5): 919–926.

Hill NR, Fabota ST, Oke JL, Hirst JA, O'Callaghan CA, Lasserson DS, Hobbs FD (2016). Global prevalence of chronic kidney disease – a systematic review and meta-analysis. PLoS One 11(7): e0158765.

Hofmann F, Boeschen D, Dörks M, Herget-Rosenthal S, Petersen J, Schmiemann G (2016). Niereninsuffizienz und Medikation bei Pflegeheimbewohnern. Eine Querschnittsstudie. Dtsch Arztebl 113: 92–98.

KDIGO (2013). KDIGO 2012 Clinical Practice Guideline for the Evaluation and Management of Chronic Kidney Disease; https://kdigo.org/wp-content/uploads/2017/02/KDIGO_2012_CKD_GL.pdf (letzter Zugriff: 16.4.2020).

Kühlein T, Maibaum T, Klemperer D (2018). Quartäre Prävention „oder die Verhinderung nutzloser Medizin". Z Allg Med 94: 174.

Mahner M, Raus C, Ludwig F, Weckmann G, Stracke S, Chenot JF (2018). Drug prescribing for patients with chronic kidney disease in general practice: a cross-sectional study. Dtsch Med Wochenschr 143: 99–107.

Mann J (2017). Chronische Nierenschwäche; www.internisten-im-netz.de/krankheiten/nierenschwaeche-chronisch/behandlung-der-chronischen-nierenschwaeche.html (letzter Zugriff: 16.4.2020).

Onuigbo MA, Agbasi N (2014). Chronic kidney disease prediction is an inexact science: the concept of "progressors" and "nonprogressors". World J Nephrol 3: 31–49.

Onuigbo MA, Agbasi N (2015). Diabetic nephropathy and CKD analysis of individual patient serum creatinine trajectories: a forgotten diagnostic methodology for diabetic CKD prognostication and prediction. J Clin Med 4: 1348–1368.

Singh H, Dickinson JA, Thériault G, et al. (2018). Overdiagnosis: causes and consequences in primary health care. Can Fam Physician 64: 654–659.

Weckmann GFC, Stracke S, Haase A, et al. (2018). Diagnosis and management of non-dialysis chronic kidney disease in ambulatory care: a systematic review of clinical practice guidelines. BMC Nephrol 19: 258.

Weckmann G, Stracke S, Chenot JF (2019). DEGAM S3-Leitlinie Nr. 22: Versorgung von Patienten mit chronischer nicht-dialysepflichtiger Nierenerkrankung in der Hausarztpraxis. AWMF-Register-Nr. 053-048; Stand: 06/2019; www.degam.de/degam-leitlinien-379.html (letzter Zugriff: 16.4.2020).

Xie Y, Bowe B, Mokdad AH, et al. (2018). Analysis of the Global Burden of Disease study highlights the global, regional, and national trends of chronic kidney disease epidemiology from 1990 to 2016. Kidney Int 94: 567–581.

Ein ausführlicheres Literaturverzeichnis kann direkt bei der Autorin angefordert werden.

KAPITEL 14

Thomas Kühlein

Überversorgung durch Ultraschall der Schilddrüse: Wie können Patienten mit Schilddrüsenknoten besser diagnostiziert werden?

Fallbeispiel

Eine 35-jährige Patientin klagt bei ihrer Hausärztin über Müdigkeit. Sie denkt, es könnte an der Schilddrüse liegen, da schon ihre Mutter Schilddrüsenprobleme gehabt habe. Die Anamnese für andere Schilddrüsensymptome und der Tastbefund sind unauffällig. Auch andere Anamnesefragen und körperliche Untersuchungen bzgl. des Beratungsanlasses Müdigkeit ergeben keine Auffälligkeiten. Die Hausärztin nimmt TSH basal sowie freies T_3 und T_4 ab und führt einen Ultraschall der Schilddrüse durch. Alle Werte sind unauffällig. Im Ultraschall findet sich in einer normal großen Schilddrüse ein Knoten mit einem Durchmesser von 1,2 cm. Der Knoten weist keine Zeichen von Malignität wie etwa Verkalkungen auf. Die Lymphknoten sind unauffällig. Die Hausärztin teilt der Patientin mit, dass es sich bei einem solchen Knoten selten, aber manchmal eben doch um Krebs handeln könne, und überweist sie vorsichtshalber an das regionale nuklearmedizinische Zentrum.

Dort wird eine Vielzahl weiterer Schilddrüsenwerte bestimmt, die sämtlich unauffällig sind. Der Ultraschall wird mit einem Schallkopf höherer Auflösung wiederholt; dabei findet sich jetzt noch ein weiterer Knoten mit 0,4 cm Durchmesser. Es wird eine Szintigrafie veranlasst, die einen kalten Knoten zeigt (➤ Abb. 14.1). Der Patientin wird erklärt, dass kalte Knoten bösartig sein könnten und man die Knoten daher regelmäßig beobachten müsse. Sie solle L-Thyroxin einnehmen, da das die Knotengröße günstig beeinflusse.

Über einen Zeitraum von 4 Jahren nimmt die Patientin bei schwankenden TSH-Werten wechselnde Dosen L-Thyroxin und durchläuft mehrfach Labor- sowie bildgebende Kontrollen der Schilddrüse beim Nuklearmediziner. Zuletzt wird ihr wegen einer Größenzunahme eines der Knoten zur subtotalen Schilddrüsenresektion geraten. Der postoperative Histologiebefund ergibt keinen Hinweis auf Malignität. Die Patientin muss nun lebenslang weiterhin L-Thyroxin nehmen und geht auch weiterhin zu Kontrollen der Restschilddrüse. Ein solcher Fall dürfte den meisten Hausärzten in Deutschland bestens bekannt sein. Ist dabei aber alles richtig gelaufen?

14.1 Wie häufig kommen Unter- und Überversorgung vor?

In Deutschland werden deutlich mehr Patienten an der Schilddrüse operiert als in anderen Ländern. In einer Untersuchung aus dem Jahr 2015 lag die Rate etwa 4-mal höher als in England und 7-mal höher als in den Niederlanden (Verburg 2015). Die meisten Schilddrüsenoperationen bei Struma nodosa erfolgen diagnostisch. Erst intra- bzw. postoperativ ergibt sich aus dem histologischen Befund die eindeutige Klärung, ob ein benigner oder ein maligner Knoten vorliegt. In Deutschland liegt das Verhältnis maligner zu benignen Befunden bei operierten Patienten mit uninodöser Struma bei 1 : 15, in Italien bei 1 : 7 und in England und Skandinavien bei 1 : 5 (Wienhold et al. 2013). In Deutschland hätten also 15 Patienten im Nachhinein

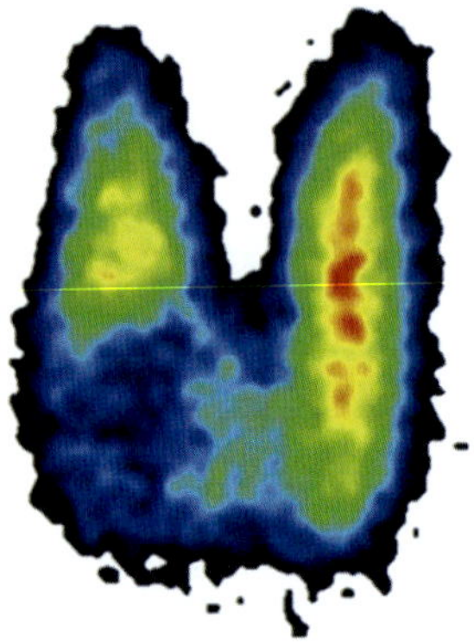

Abb. 14.1 Typische Darstellung eines kalten Knotens in der Szintigrafie der Schilddrüse [M478]

nicht an der Schilddrüse operiert werden müssen, um einmal ein Malignom zu finden. Als Grund für diese hohe Rate unnötiger Schilddrüsenoperationen in Deutschland wird eine ungenügende präoperative Diagnostik, vor allem mit einer deutlich zu geringen Rate an Feinnadelpunktionen, angenommen (Wienhold et al. 2013).

Eine immer wieder angeführte Erklärung für die Häufigkeit von Schilddrüsenknoten und Schilddrüsen-OPs lautet, Deutschland sei ein Jodmangelgebiet. Dies trifft inzwischen, vermutlich durch ausreichende Jodsubstitution, laut WHO nicht mehr zu. Misst man die Jodausscheidung über den Urin der Bevölkerung, befindet sich Deutschland im Optimalbereich (WHO 2004). Die weltweit deutliche Zunahme an Schilddüsenknoten und Schilddrüsenkrebs in Industrieländern wird stattdessen vor allem auf ein sogenanntes **„graues Screening"**, also eine nicht empfohlene bildgebende Diagnostik der Schilddrüse durch Ultraschalluntersuchungen zurückgeführt (Ahn et al. 2014). Die mit steigendem Alter zunehmende Prävalenz von Schilddrüsenknoten – auch bei funktional Schilddrüsengesunden – ließ sich früher vor allem in Autopsiestudien zeigen. Heute gelingt der Nachweis auch bei Lebenden mit hochauflösenden Ultraschallgeräten. Danach beträgt die Prävalenz in Deutschland bei Patienten unter 40 Jahren 42 %, in der Altersgruppe 41–60 Jahre 67 % und bei über 60-Jährigen 76 % (Guth et al. 2009).

Damit wird das Vorhandensein von Schilddrüsenknoten mit zunehmendem Alter beinahe zum Normalbefund. Wer danach sucht, wird Knoten finden. In einer prospektiven Kohortenstudie fand sich in Knoten, die sonografisch oder histologisch nach Feinnadelpunktion als gutartig gewertet worden waren, über einen Zeitraum von 5 Jahren eine Krebsinzidenz von nur 0,3 % (Durante et al. 2015).

Patienten mit Schilddrüsenknoten, die auf diese Weise als gutartig bewertet wurden, müssten also nicht operiert werden. In Studien aus mehreren Industrieländern fand sich das Phänomen steigender Zahlen von Schilddrüsenkrebs bei gleichbleibender oder sinkender Sterblichkeit an Schilddrüsenkrebs (Jegerlehner et al. 2017). Auch in Deutschland ist in der Zeit von 1980 bis 2010 die altersstandardisierte Inzidenz von Schilddrüsenkrebs bei Frauen um 100 %, bei Männern um 75 % gestiegen. Im Gegensatz dazu nahmen die altersstandardisierten Sterberaten an Schilddrüsenkrebs um jeweils 50 % ab (RKI 2010). In den aktualisierten Daten von 2016 zeigt sich die Fortsetzung dieses Trends (www.krebsdaten.de/Krebs/DE/Content/Krebsarten/Schilddruesenkrebs/schilddruesenkrebs_node.html). Bei den entdeckten Karzinomen handelt es sich in weit überwiegender Häufigkeit um sogenannte papilläre Karzinome, die sich wenig bösartig verhalten und daher kaum zur Sterblichkeit beitragen.

Ein Ansteigen der Karzinomraten bei gleichbleibender oder gar sinkender Sterblichkeit wird als deutliches Zeichen von Überdiagnostik gesehen. Dieses Phänomen lässt sich für fast alle Formen der Krebsfrüherkennung nachweisen.

14.2 Fehlversorgung konkret: Was sagt die Evidenz, und welche Rolle spielen die Leitlinien?

Gemäß der Leitlinie „Erhöhter TSH-Wert in der Hausarztpraxis" der Deutschen Gesellschaft für Allgemeinmedizin und Familienmedizin (DEGAM 2016) ergibt sich selbst **bei erhöhtem TSH keine Indikation für eine sonografische Untersuchung** der Schilddrüse (➤ Abb. 14.2). Eine für die Allgemeinmedizin gültige deutschsprachige Leitlinie zum Umgang mit Schilddrüsenknoten gibt es bislang nicht. Eine Übersichtsarbeit zu internationalen Leitlinien bzgl. Schilddrüsenknoten kam 2008 zu dem Ergebnis,

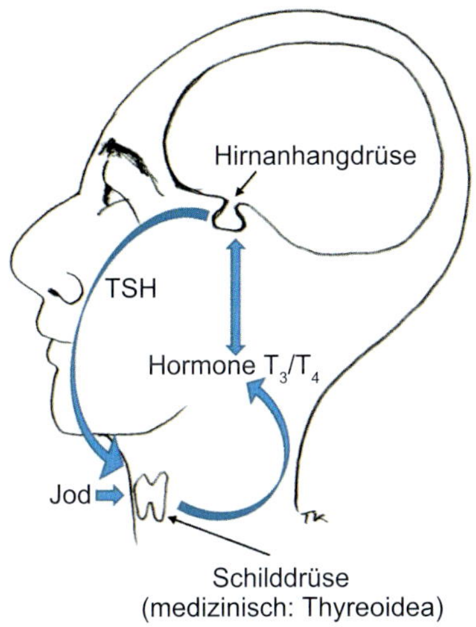

Abb. 14.2 Vereinfachte Darstellung des Regelkreislaufs der Hormonproduktion durch die Schilddrüse: Die Schilddrüse ist ein kleines Organ am Hals, das unter Verwendung von Jod ein Hormon produziert (Thyroxin). In seiner Speicherform enthält es vier Jodteilchen (T_4). Durch Abspaltung eines Jodteilchens wird das Hormon aktiv (T_3). Die Hirnanhangdrüse (Hypophyse) misst die Menge des zirkulierenden Hormons. Ist zu wenig Hormon vorhanden, schüttet die Hirnanhangdrüse ein die Schilddrüse (Thyroidea) stimulierendes Hormon (TSH) aus. Ist zu viel Hormon vorhanden, sinkt das TSH ab. Darüber liegt ein weiterer Regelkreis mit dem Hypothalamus. [P716]

dass die gegebenen Empfehlungen vielfach allein auf Expertenmeinung beruhen und dass oft dieselbe Empfehlung auf Basis unterschiedlicher Evidenz oder unterschiedliche Empfehlungen auf Basis derselben Evidenz gegeben werden (Gharib et al. 2008).

Dieselben Autoren waren dann Mitautoren einer internationalen Leitlinie zur Diagnose und zum Management von Schilddrüsenknoten (Gharib et al. 2010). Die jüngste Leitlinie stammt von der US-amerikanischen Fachgesellschaft für Schilddrüsenerkrankungen und wurde im Jahr 2016 veröffentlicht (Haugen et al. 2016). Beide Leitlinien rieten von einem **Ultraschallscreening** für Schilddrüsenknoten ab. Zum selben Schluss kam auch die US Preventive Services Task Force (2017). Patienten mit Verdacht auf Schilddrüsenerkrankungen sollten nach ihrer Familienvorgeschichte und ihrer eigenen Vorgeschichte bezüglich Schilddrüsenerkrankungen befragt werden. Die körperliche Untersuchung umfasst die Palpation der Schilddrüse und der Halslymphknoten sowie die Auskultation; laborchemisch sollte zunächst ausschließlich das TSH basal bestimmt werden (Gharib et al. 2010). Bei normalem oder erniedrigtem TSH basal sollte eine Ultraschalluntersuchung der Schilddrüse nur dann erfolgen, wenn bei der körperlichen Untersuchung Knoten oder auffällige Lymphknoten tastbar waren oder wenn sonst der Verdacht auf ein Schilddrüsenkarzinom besteht. Die neue US-amerikanische Leitlinie ist hier weniger explizit. Sie empfiehlt eine Ultraschalluntersuchung der Schilddrüse bei allen Patienten mit bekannten oder vermuteten Schilddrüsenknoten (Haugen et al. 2016). Nachdem Schilddrüsenknoten zu Recht bei fast allen Menschen mit zunehmendem Alter immer häufiger vermutet werden können, würde diese Empfehlung eben doch eine Art Screening rechtfertigen.

Ein weiterer Weg, um Kenntnis von Schilddrüsenknoten zu erlangen, sind sogenannte Zufallsbefunde oder „incidentalomas". Sie finden sich z. B. bei CT- oder MRT-Untersuchungen des Thorax, bei denen sich Hals und Schilddrüse mit abbilden. Auch dürfte die Ultraschalluntersuchung der Halsschlagadern eine Quelle sein, bei der dem aufmerksamen Untersucher dann eben auch Schilddrüsenknoten auffallen.

Schilddrüsenknoten weisen anhand der Ultraschalluntersuchung Kriterien auf, aus denen sich, zusammen mit anderen Kriterien wie frühere Bestrahlung der Halsregion, auffällige Lymphknoten und andere, der Verdacht auf **Malignität** ergeben kann. Die Stärke des Verdachts im Ultraschallbefund anhand bestimmter Kriterien bildet nicht etwa die Indikation für eine Operation, sondern für eine **Feinnadelpunktion** des Knotens; dabei ist das Krebsrisiko für tastbare solitäre Knoten nicht größer als für multinoduläre Strumen oder für Knoten in diffusen Strumen (Gharib et al. 2010). Kein einzelnes der Ultraschallkriterien bildet einen für sich ausreichenden Verdacht auf Malignität. Erst ab mindestens zwei Malignitätskriterien sollte eine Abklärung durch Feinnadelpunktion erfolgen. Die US-amerikanische Leitlinie kommt auch hier wieder zu anderen Empfehlungen. Sie empfiehlt eine Punktion aller Knoten ab 1 cm Durchmesser mit sonografisch hohem oder mittelgradigem Risiko für Malignität und ab 1,5 cm bei niedrigem Risiko (Haugen et al. 2016). In der bereits zitierten Studie von Wienhold et al. (2013) hatte sich gezeigt, dass in Deutschland bei nur 21 % der operierten Patienten mit uninodöser Struma präoperativ eine Feinnadelpunktion durchgeführt worden war. Eine US-amerikanische Untersuchung ergab, dass selbst in Knoten, bei denen in einer initialen Feinnadelpunktion keine eindeutige Diagnose gestellt werden konnte, sich infolge nur bei sehr wenigen Knoten doch noch eine Krebsdiagnose ergab (2 von 336, 0,6 %, Anderson et al. 2014). In Deutschland erhalten nach Wienhold et al. (2013) 79 % der Patienten präoperativ keine Feinnadelpunktion, 94 % hingegen eine Szintigrafie.

Die internationale Leitlinie empfiehlt, eine **Szintigrafie** nur dann durchzuführen, wenn ein erniedrigtes TSH basal, also eine Hyperthyreose und somit der Verdacht auf ein autonomes Adenom vorliegt (Gharib et al. 2010). Das ist sinnvoll. Die Szintigrafie ist nicht in der Lage, zwischen malignen und benignen Knoten zu unterscheiden, sondern dient dem Nachweis autonomer Adenome. Wenn aufgrund normaler Schilddrüsenfunktion kein Verdacht auf ein solches Adenom vorliegt, leuchtet es nicht ein, warum man danach suchen oder es ausschließen sollte. Auch die US-amerikanische Leitlinie spricht von einer Szintigrafie nur im Zusammenhang mit erniedrigtem TSH (Haugen et al. 2016). Eine S1-Leitlinie der Deutschen Gesellschaft für Nuklearmedizin empfiehlt hingegen eine Szintigrafie ab einer Knotengröße von 1 cm (DGN 2014). Eine Begründung oder gar Evidenz für diese Empfehlung wird nicht angegeben.

Weder die Knotengröße noch das Größenwachstum von Knoten bilden für sich einen Hinweis auf das Vorliegen von Malignität. Knoten wachsen und schrumpfen unabhängig von ihrer Malignität. In einer italienischen Beobachtungsstudie mit 992 Patienten mit zusammen 1.567 initial als gutartig bewerteten Knoten zeigte sich über 5 Jahre bei 11,1 % ein Größenwachstum; 75,8 % blieben größenstabil und 13,1 % schrumpften. Wie schon erwähnt, ergab sich nur bei 0,3 % im Beobachtungszeitraum eine Krebsdiagnose (Durante et al. 2015). Man geht davon aus, dass gutartige Knoten nicht etwa entarten, sondern dass Knoten von Anfang an entweder maligne oder benigne sind.

Aber Schilddrüsenkrebs ist nicht gleich Schilddrüsenkrebs. Bei der überwiegenden Mehrzahl der durch Überdiagnostik auffallenden Fälle von Schilddrüsenkrebs handelt es sich um papilläre Karzinome, die meist nur langsam wachsen und selten metastasieren oder zum Tod führen (Ahn et al. 2016).

Unsere Patientin erhielt über Jahre L-Thyroxin mit der Begründung, dass dieses ihr Knotenwachstum verringern würde. Die Leitlinien raten explizit von einer solchen Wachstumsprophylaxe ab (Gharib et al. 2010; Haugen et al. 2016). Entgegen diesen Leitlinien erhielten in der Studie von Wienhold et al. (2013) 13 % der operierten Patienten mit uninodösen Strumen in Deutschland bereits präoperativ L-Thyroxin. In einer anderen deutschen Studie wiesen 29,5 % der mit L-Thyroxin behandelten Patienten einen TSH Wert außerhalb des Normbereichs auf (Hannemann et al. 2010). Etwa die Hälfte der Thyreotoxikosen ist iatrogen bedingt, mit den höchsten Raten unter älteren Frauen, die dadurch noch stärker für Vorhofflimmern oder Osteoporose gefährdet sind (Mammen et al. 2015). Dies ist auch der Grund, warum die Deutsche Gesellschaft für Endokrinologie in ihren „Klug Entscheiden"-Empfehlungen rät:

„Eine Dauertherapie mit Levothyroxin bei Struma nodosa soll nicht durchgeführt werden."

Feldkamp et al. (2016)

Eine Untersuchung von Krankenakten deutscher Hausärzte ergab, dass 9,2 % aller Patienten Schilddrüsenhormone einnahmen, davon 82,5 % Frauen. In 47,7 % der Fälle fand sich dafür in den Krankenakten keine begründende Diagnose (Viniol et al. 2013).

14.3 Wo liegen die Probleme, und was sind die Ursachen dafür?

L-Thyroxin lag im Jahr 2016 mit 44.939.906 Euro auf Rang 16 der umsatzstärksten Arzneimittel allein unter den Versicherten der BARMER-GEK. Da die Therapiekosten pro Patient bei nur 48 Euro pro Jahr liegen, wurde dieser Umsatz durch die hohe Zahl der Patienten erreicht (Grandt et al. 2017). Behandelt wurden 929.949 der 8.933.087 BARMER-Versicherten (10,4 %). Was die eine Seite etwas kostet, wird von einer anderen Seite verdient.

Am aktivsten wird das Thema Schilddrüsenknoten wahrscheinlich von der Fa. Sanofi-Aventis beworben, deren Schilddrüsenmedikamente in Deutschland unter dem Namen Henning vertrieben werden. Die Firma unterhält gleich zwei Webseiten, eine davon vor allem für Patienten, auf denen sie das betreibt, was man „disease mongering“ nennt, also dass man Geld verdient, indem man die Krankheit verstärkt ins Bewusstsein der Menschen bringt (Sanofi Aventis, Online Zugriff am 3.1.2020). Die Slogans lauten z. B. „Schilddrüsenwoche 2019 – Deutschland macht den Schilddrüsen-Check“. Selbst eine eigene Zeitschrift, der „Schilddrüsenexpress“, wird zu diesem Zweck herausgegeben (ebda.) Ärzte können dort von der Firma finanzierte Fortbildungen buchen, einschließlich Verköstigung im Wert von etwa 60 Euro. Sanofi-Aventis unterstützt für die medizinischen Fachgesellschaften ganze Kongresse, deren Kosten für die Besucher weit unter den sonst üblichen Kongressgebühren liegen und unter dem Firmennamen „Henning-Symposium“ laufen. Das Logo ist dabei immer ein hübscher kleiner Schmetterling (frz. „papillon“), unter dessen Namen die „weltweit größte Schilddrüsenstudie“ gelaufen ist (Reiners et al. 2004). An der Studie, die in ihrer Dimension einem nicht empfohlenen Screening gleichkommt, waren sämtliche deutsche Fachgesellschaften beteiligt, die sich mit dem Thema Schilddrüse beschäftigen. Finanziert wurde sie wesentlich durch die Fa. Sanofi-Aventis, die parallel dazu eine massive begleitende „Disease-Awareness“-Kampagne startete, um die vermeintliche Krankheit „Schilddrüsenknoten“ ins Bewusstsein von Ärzten und Patienten zu bringen. Die entsprechenden Aussagen der Kampagne lauten:

„Jeder 3. erwachsene Bundesbürger hat krankhafte Veränderungen an der Schilddrüse, von denen er bisher nichts wusste.
Jeder 4. erwachsene Bundesbürger hat Knoten in der Schilddrüse.
Jeder 2. erwachsene Bundesbürger über 45 ist bereits an der Schilddrüse erkrankt.“

Obwohl ein Ultraschallscreening von keiner Leitlinie empfohlen wird und an der Repräsentativität der Daten erhebliche Zweifel bestehen, wird festgestellt:

„Eine Ultraschall-Untersuchung der Schilddrüse ist eine wichtige präventive Maßnahme, wie die repräsentativen Ergebnisse für Deutschland eindrucksvoll belegen.“
Sanofi Aventis (Online Zugriff am 5.1.2020)

> Bisher regte sich nur wenig Widerstand gegen diese unselige Allianz aus Industrieinteressen und Spezialistentum.

Die DEGAM-Leitlinie „Schutz vor Über- und Unterversorgung – gemeinsam entscheiden“ berührt das Thema leider nicht, da sie ausschließlich auf den relevanten Empfehlungen der bestehenden DEGAM- und der Nationalen VersorgungsLeitlinien aufbaut, die keine Leitlinie zur Versorgung von Schilddrüsenknoten umfassen (DEGAM 2018). Vonseiten der Fachgesellschaften liegen bislang einzig Negativempfehlungen gegen ein Schilddrüsenscreening und gegen eine dauerhafte L-Thyroxin-Behandlung von Patienten mit Struma nodosa durch die Klug-Entscheiden-Initiative der Deutschen Gesellschaft für Endokrinologie vor (Feldkamp et al. 2016). 2019 startete die Bertelsmann Stiftung eine Initiative gegen Überversorgung, in der auch das Thema Schilddrüsenknoten eine Rolle spielte.

Eine weitere Quelle für Überversorgung bei Schilddrüsenknoten dürften die nuklearmedizinischen Zentren sein, die sich in Deutschland zunehmend als „Schilddrüsenärzte“ etablieren. Hier ist von einem erheblichen Interessenkonflikt durch nicht gerechtfertigte Indikationsstellung insbesondere für bildgebende Diagnostik auszugehen. Auch die nicht evidenzbasierte Empfehlung der nuklearmedizinischen Leitlinie, Schilddrüsenknoten ab 1 cm Größe zu szintigrafieren, scheint ein deutlicher Hinweis auf diesen Interessenkonflikt zu sein (DGN 2014).

14.4 Was muss sich ändern, und was brauchen wir?

Da es zum Umgang mit Schilddrüsenknoten keine aktuelle deutschsprachige Leitlinie gibt, kann ein entsprechendes Vorgehen hier nur als Vorschlag zur Diskussion behandelt werden. Zunächst einmal ist man sich weltweit einig, dass ein systematisches Screening auf Schilddrüsenknoten nicht nur nicht sinnvoll, sondern sogar schädlich ist und unterbleiben sollte. Das Gleiche gilt für das verbreitet stattfindende opportunistische oder graue Screening. Steht ein Symptom (z. B. Müdigkeit, Haarausfall …) unter

Verdacht, durch eine Fehlfunktion der Schilddrüse verursacht zu sein, genügt es, diesen Verdacht zunächst durch Bestimmung des TSH basal abzuklären. Eine sonografische Abklärung macht nur bei Schilddrüsenüberfunktion, tastbarem Kropf oder Knoten Sinn. Auch malignitätsverdächtige Halslymphknoten und eine frühere Bestrahlung im Halsbereich können Indikationen darstellen. Eine Überfunktion könnte, wenn über Labormarker eine Thyreoiditis oder ein Morbus Basedow ausgeschlossen sind, Folge eines autonomen Adenoms sein, dessen Vorhandensein sich nur durch die Abfolge von Sonografie und Szintigrafie klären lässt. Eine Schilddrüsenunterfunktion lässt sich dagegen kaum durch eine Sonografie abklären. Sonografische Zeichen, z. B. einer Hashimoto-Thyreoiditis, wie das inhomogene aufgelockerte Reflexmuster, sind unspezifisch und nicht diagnostisch. Die Diagnose einer Hashimoto-Thyreoiditis wird vielmehr laborchemisch über die Bestimmung der Anti-TPO-Antikörper gestellt.

Eine weitere Quelle für das Auffallen von Schilddrüsenknoten stellen, wie gesagt, die sogenannten „incidentalomas“ (Zufallsbefunde) dar, die z. B. bei Thorax-CTs oder Ultraschalluntersuchungen der Karotiden entstehen können. Eine Reduktion dieser Zufallsbefunde wäre durch eine Reduktion des ebenfalls nicht indizierten grauen Screenings auf Karotisstenosen zu erreichen. Sind Schilddrüsenknoten erst einmal aufgefallen, sollte man versuchen, ihre Dignität abzuklären. Szintigrafien sind hierfür selten hilfreich. Weisen die Knoten im Ultraschall Malignitätskriterien auf, sollte eine Punktion erfolgen. Ergibt die Punktion einen benignen Knoten, können weitere Kontrollen unterbleiben. Selbst bei kleinen, gut abgekapselten papillären Schilddrüsenkarzinomen könnte man durchaus zunächst nur beobachtend vorgehen (Rosario et al. 2018). Dieses Vorgehen stellt jedoch vermutlich nur für wenige Patienten eine erträgliche Option dar.

14.5 Wer ist in der Pflicht, der Überversorgung bei Schilddrüsenknoten zu begegnen?

Die wichtigste Maßnahme zur Verbesserung der Versorgung von Patienten mit Schilddrüsenknoten wäre eine verantwortungsvoll erstellte Leitlinie, die nicht nur klarmacht, wann eine Ultraschalluntersuchung der Schilddrüse indiziert, sondern auch wann sie nicht indiziert ist. Weiterhin sollte sie klarstellen, dass eine regelhafte Szintigrafie der Schilddrüse ab einer bestimmten Knotengröße nicht sinnvoll ist und dass eine Resektion der Schilddrüse ohne vorangehende Feinnadelpunktion einen Behandlungsfehler darstellt. Die Leitlinie sollte federführend aus der Allgemeinmedizin kommen, ihre Empfehlungen sollten streng evidenzbasiert sein und dem Nutzer neben den Möglichkeiten insbesondere die Risiken vor allem bildgebender Diagnostik der Schilddrüse verständlich darlegen. Die Leitlinie müsste auch für Patienten verständliches Begleitmaterial zur Verfügung stellen. Sie könnte dann die Grundlage sein, z. B. nicht sinnvolle Szintigrafien, die einfach aufgrund der Knotengröße durchgeführt werden, nicht mehr zu honorieren.

> Diese Überdiagnostik durch nicht indizierten Ultraschall führt zu einem steilen Anstieg der Inzidenz von Schilddrüsenkrebs, der den betroffenen Patienten in der Mehrzahl der Fälle nie geschadet hätte.

Auch wenn die Patienten die Entfernung papillärer Schilddrüsenkarzinome meist gut überstehen, kommt es immer wieder zu OP-Komplikationen wie Rekurrensparesen. Die Patienten müssen in der Folge lebenslang Schilddrüsenhormone einnehmen. Das Schlimmste aber ist vermutlich, dass man sie unnötig zu Krebspatienten macht, was mit einer erheblichen Traumatisierung einhergeht. Schon 2008 fragte John J. Cronan (2008) in der Zeitschrift „Radiology“, ob es nicht an der Zeit sei, die Ultraschallgeräte auszuschalten. Seine Antwort lautete: Ja, wenn wir der steigenden Flut von Schilddrüsenknoten entgehen wollen.

Fallbeispiel

So hätte es laufen müssen

Die Deutsche Gesellschaft für Allgemein- und Familienmedizin gibt eine Leitlinie zum Beratungsanlass Müdigkeit heraus (DEGAM 2017). Danach hätte der Hausarzt im obigen Fallbeispiel der 35-jährigen Patientin zur Abklärung der Schilddrüse als Ursache der Müdigkeit ausschließlich TSH basal abnehmen sollen, mehr nicht. Normale TSH-Werte hätten gemäß Leitlinie die Schilddrüse als Ursache der Müdigkeit ausgeschlossen, sodass keine weitere Diagnostik nötig gewesen wäre: keine Bestimmung von freiem T_3 und T_4 und kein Ultraschall. So wären keine Knoten entdeckt worden und keine Kontrollen erforderlich gewesen, es wäre kein L-Thyroxin gegeben und die Patientin nicht operiert worden.

Was stattdessen passierte, wird in der Medizin als Kaskadeneffekt bezeichnet. Kaskadeneffekte sind definiert als „Prozesse die – einmal begonnen – schrittweise bis zu ihrem scheinbar unvermeidlichen Ausgang fortschreiten". Damit gleichen sie einer Lawine, die zu stoppen immer schwerer wird. Besser wäre, sie gar nicht erst auszulösen.

14

LITERATUR

Ahn HS, Kim HJ, Welch HG (2014). Korea's thyroid-cancer "epidemic" – screening and overdiagnosis. N Engl J Med 371: 1765–1767.

Ahn HS, Kim HJ, Kim KH, Lee YS, Han SJ, et al. (2016). Thyroid cancer screening in South Korea increases detection of papillary cancers with no impact on other subtypes or thyroid cancer mortality. Thyroid 26(11): 1535–1540.

Anderson TJT, Atalay MK, Grand DJ, Baird GL, Cronan JJ, Beland MD (2014). Management of nodules with initially nondiagnostic results of thyroid fine-needle aspiration: Can we avoid repeat biopsy? Radiology 272(3): 777–784.

Bertelsmann Stiftung (2019). Überversorgung schadet den Patienten; www.bertelsmann-stiftung.de/de/themen/aktuelle-meldungen/2019/november/ueberversorgung-schadet-den-patienten/ (letzter Zugriff: 4.3.2020).

Cronan JJ (2008). Thyroid nodules: Is it time to turn off the US-machines? Radiology 247: 602–604.

Durante C, Costante G, Lucisano G, Bruno R, Meringolo D, et al. (2015). The natural history of benign thyroid nodules. JAMA 313(9): 926–935.

Feldkamp J, Schott M, Quinkler M, Blüher M, Diederich S, Reincke M. Deutsche Gesellschaft für Endokrinologie (DGE) (2016). Klug Entscheiden … in der Endokrinologie. Dtsch Arztebl 113(17): A821–824.

Gharib H, Papini E, Paschke R (2008). Thyroid nodules: a review of current guidelines, practices, and prospects. Eur J Endocrin 159: 493–505.

Grandt D, Schubert I (Hrsg.) (2018). Arzneimittelreport 2017. Schriftenreihe zur Gesundheitsanalyse. Band 3; www.barmer.de/blob/121882/fb95b983d313c453d9ebaa01c2ac783d/data/dl-barmer-arzneimittelreport-2017.pdf (letzter Zugriff: 4.3.2020).

Guth S, Theune U, Aberle J, Galach A, Bamberger CM (2009). Very high prevalence of thyroid nodules detected by high frequency (13 MHz) ultrasound examination. Eur J Clin Invest 39(8): 699–706.

Hannemann A, Friedrich N, Haring R, Krebs A, Völzke H, et al. (2010). Thyroid function tests in patients taking thyroid medication in Germany: results from the population-based Study of Health in Pomerania (SHIP). BMC Research Notes 3: 227.

Jegerlehner S, Bulliard JL, Aujesky D, Rodondi N, Germann S, Konzelmann I, Chiolero A. NICER Working Group (2017). Overdiagnosis and overtreatment of thyroid cancer: a population-based temporal trend study. PLoS One 12(6): e0179387.

Mammen JS, McGready J, Oxman R, Chia CW, Ladenson PW, Simonsick EM (2015). Thyroid hormone therapy and risk of thyrotoxicosis in community-resident older adults: findings from the Baltimore longitudinal study of aging. Thyroid 25(9): 979–986.

McHenry CR, Huh ES, Machekano RN (2008). Is nodule size an independent predictor of thyroid malignancy? Surgery 144: 1062–1069.

Reiners C, Wegscheider K, Schicha H, Theissen P, Vaupel R, et al. (2004). Prevalence of thyroid disorders in the working population of Germany: ultrasonography screening in 96,278 unselected employees. Thyroid 14(11): 926–932.

RKI – Robert Koch-Institut (Hrsg.) (2010). Verbreitung von Krebserkrankungen in Deutschland. Entwicklung der Prävalenzen zwischen 1990 und 2010. Beiträge zur Gesundheitsberichterstattung des Bundes. Berlin: Robert Koch-Institut.

Rosario PWS, Mourão GF, Oliveira PHL, Silva TH (2018). Are papillary thyroid carcinomas that are candidates for active surveillance in fact classical microcarcinomas restricted to the gland? Eur Thyroid J 7: 258–261.

Sanofi Aventis (2020). Forum Schilddrüse; www.forum-schilddruese.de/ (letzter Zugriff: 21.4.2020).

Sanofi Aventis (2020). Schilddrüse; www.schilddruese.de/ (letzter Zugriff: 21.4.2020).

Schilddrüsen-Initiative Papillon. Jeder Dritte hat eine kranke Schilddrüse; www.kern-medical.com/download/Palillon %20Studie.pdf (letzter Zugriff: 21.4.2020).

US Preventive Services Task Force (2017). Screening for Thyroid Cancer US Preventive Services Task Force Recommendation Statement. JAMA 317(18): 1882–1887.

Verburg FA (2015). Wird die Schilddrüse in Deutschland zu oft operiert? Nuklearmedizin 54: 101–105.

Viniol A, Bösner S, Baum E, Donner-Banzhoff N (2013). Forgotten drugs: long-term prescriptions of thyroid hormones – a cross-sectional study. Int J Gen Med 6: 329–334.

WHO – World Health Organization (2004). Iodine status worldwide - WHO Global Database on Iodine Deficiency. Geneva; https://apps.who.int/iris/bitstream/handle/10665/43010/9241592001.pdf (letzter Zugriff: 4.3.2020).

Wienhold R, Scholz M, Adler JB, Günster C, Paschke R (2013). Versorgung bei Schilddrüsenknoten - Eine retrospektive Analyse von Krankenkassendaten. Dtsch Arztebl Int 110(49): 827–834.

ZITIERTE LEITLINIEN

DEGAM – Deutsche Gesellschaft für Allgemeinmedizin und Familienmedizin (2016). Erhöhter TSH-Wert in der Hausarztpraxis. S2k-Leitlinie, AWMF-Register-Nr. 053–046. Stand: 06 / 2016; www.awmf.org/uploads/tx_szleitlinien/053-046l_S2k_erhoehter_TSH_Wert_2017-04.pdf (letzter Zugriff: 4.3.2020).

DEGAM – Deutsche Gesellschaft für Allgemeinmedizin und Familienmedizin (2017). Leitlinie Müdigkeit. Stand: 11 / 2017; www.degam.de/files/Inhalte/Leitlinien-Inhalte/Dokumente/DEGAM-S3-Leitlinien/053-002_Leitlinie %20Muedigkeit/Aktuelle %20Fassung %20 2018/053-002l_LL_Muedigkeit_180423_online22-05-18.pdf (letzter Zugriff: 4.3.2020).

DEGAM – Deutsche Gesellschaft für Allgemeinmedizin und Familienmedizin (2018). Schutz vor Über- und Unterversorgung – gemeinsam entscheiden. S2e-Leitlinie. AWMF-Register-Nr. 053-045; www.degam.de/files/Inhalte/Leitlinien-Inhalte/Dokumente/DEGAM-S2-Leitlinien/053-045 %20Schutz %20vor %20Ueber-und %20 Unterversorgung/053-045l_S2e_SchutzvorUeberund-Unterversorgung.pdf (letzter Zugriff: 4.3.2020).

DGN – Deutsche Gesellschaft für Nuklearmedizin e.V. (2014). DGN-Handlungsempfehlung (S1-Leitlinie) Schilddrüsenszintigraphie (Version 4). Stand: 10 / 2014 – AWMF-Registernummer: 031-011; www.nuklearmedizin.de/leistungen/leitlinien/docs/031-011l_S1_Schilddruesenszintigraphie_2014-10.pdf (letzter Zugriff: 20.3.2020).

Gharib H, Papini E, Paschke R, Duick DS, Valcavi R, et al. for the AACE / AME / ETA Task Force on Thyroid Nodules (2010). American Association of Clinical Endocrinologists, Associazione Medici Endocrinologi, and European Thyroid Association Medical Guidelines for Clinical Practice for the Diagnosis and Management of Thyroid Nodules. Endocr Pract 16 (Suppl 1): 1–43.

Haugen BR, Alexander EK, Bible KC, Doherty GM, Mandel SJ, et al. for the American Thyroid Association Guidelines Task Force on Thyroid Nodules and Differentiated Thyroid Cancer (2016). 2015 American Thyroid Association Management Guidelines for Adult Patients with Thyroid Nodules and Differentiated Thyroid Cancer. Thyroid 26 (1): 1–133.

KAPITEL 15

Günther Egidi

Über- und Fehlversorgung in der Diabetes-Behandlung: Sitagliptin und Insulin-Analoga

Fallbeispiel

Diabetes-Patientin in der Hausarztpraxis

Frau Y. erscheint nach 8-monatigem Türkeiaufenthalt gemeinsam mit ihrer Tochter in der Hausarztpraxis und bittet um Verordnung von Janumed® und Lantus® – die beiden Präparate hatten ihr türkische Ärzte verschrieben. Unter Metformin 3 × 850 mg und Glibenclamid 3,5 mg lag der letzte HbA_{1c}-Wert bei 7,8 %. Frau Y. gehört zur ersten Generation türkischer Vertragsarbeiterinnen in Deutschland. Nach dem Tod ihres Ehemannes vor 3 Jahren hält sie sich überwiegend in der Türkei auf. Ganz dorthin zurückzukehren, dazu kann sie sich nicht entschließen, weil ihre Kinder und Enkel in Deutschland leben. Frau Y. ist stark übergewichtig, doch bis auf gelegentliche Gelenkschmerzen und eine etwas eingeschränkte körperliche Belastbarkeit ist sie beschwerdefrei.

Aber: Sollten die Kombination aus Sitagliptin und Metformin und das Insulin-Analogon Glargin hier verordnet werden? Oder liegt bei Frau Y. vielmehr eine Über- und damit auch eine Fehlversorgung vor?

15.1 Stellenwert in der Gesundheitsversorgung

15.1.1 Bedeutung des Typ-2-Diabetes

Ein Typ-2-Diabetes erhöht das Risiko für eine Vielzahl von Erkrankungen, welche die Lebensqualität z. T. erheblich einschränken (Chen et al. 2012): Herzinfarkt, Schlaganfall, Amputation, Dialyse, Erblindung und andere. Allerdings sinkt die Sterblichkeit an kardiovaskulären Erkrankungen kontinuierlich, bei Menschen mit Diabetes möglicherweise noch stärker als bei Menschen ohne Diabetes (Gregg et al. 2018). Auch die Häufigkeit von Folgeerkrankungen eines Diabetes geht zurück. Ob dieser Rückgang an einer guten klinischen Versorgung liegt oder einfach an einem allgemein besseren gesundheitlichen Zustand der Bevölkerung, ist nicht ganz sicher zu definieren.

Die durch eine Diabeteserkrankung nahezu verdoppelte Sterblichkeit ist im Wesentlichen altersabhängig – bei den über 75-Jährigen ist die diabetesbedingte Sterblichkeit nicht mehr erhöht (Tancredi et al. 2015). Im Versorgungsprogramm DMP Diabetes im Bereich Nordrhein (Groos et al. 2015) waren 32,9 % der eingeschlossenen Patienten älter als 76 Jahre, weitere 28,6 % 66–75 Jahre. 46,5 % der DMP-Patienten hatten einen HbA_{1c}-Wert < 6,5 %. Wenn diese Patienten Diabetesmedikamente einnähmen, wäre dies ein Hinweis auf eine unnötige Behandlung (Überversorgung), denn es gibt keine Nutzenbelege für eine Senkung des HbA_{1c} unter 6,5 % (Horvath et al. 2011). Wenn die betroffenen Patienten nicht antidiabetisch behandelt werden, dann hätten sie sogar keinen Diabetes – ein Hinweis auf Überdiagnostik und damit eine falsche Diagnose. Denn von Diabetes mellitus sprechen wir nur bei einem HbA_{1c} > 6,5 %, wenn dieser Wert für die Diagnosestellung herangezogen wird.

15.1.2 Stellenwert von Sitagliptin und Insulin-Analoga

Unter allen Antidiabetika führen DPP4-Hemmer (Gliptine) – an der Spitze steht Sitagliptin – zur höchsten

Rate an Therapieversagern (Palmer et al. 2016). Im Direktvergleich verschiedener Antidiabetika (Zheng et al. 2018) waren SGLT-2-Hemmer und GLP-1-Agonisten hinsichtlich der Senkung der Sterblichkeit den DPP4-Hemmern überlegen – diese wiederum zeigten im Vergleich zu Placebo keinen Nutzen. Mit Empagliflocin (Zinman et al. 2015) und Liraglutid (Marso et al. 2016) stehen inzwischen für Patienten mit Diabetes nach Herzinfarkt wirksame Alternativen zur Verfügung. Für die Sulfonylharnstoffe Glibenclamid (Kahn et al. 2006) und Glimepirid (Rosenstock et al. 2019) ist die Unschädlichkeit hinsichtlich Herzinfarkt und Schlaganfall belegt. Beide Substanzen sind als Generika erheblich preiswerter als Sitaglipitin.

Somit verbleibt für Sitagliptin allenfalls eine Nischenindikation: Wenn bei Niereninsuffizienz das HbA_{1c} gesenkt werden soll, um Symptomfreiheit zu erzielen – und Insulin vehement abgelehnt wird, kann Sitagliptin in seltenen Fällen eine Option sein. Allerdings senkt es das HbA_{1c} nur geringfügig.

Insulin-Analoga kosten rund 50 % mehr als Humaninsulin (die Rabattverträge der Krankenkassen mit den Herstellern sind völlig intransparent, sodass nicht beurteilt werden kann, wie viel die Kassen am Ende real erstatten müssen). Bei Typ-2-Diabetes beurteilt sie der G-BA als unwirtschaftlich. Auch für sie bleiben letztlich nur einige wenige Reserveindikationen:

- Besonders stark durch Hypoglykämien gefährdete Personen
- Personen mit kontinuierlichem Glukosemonitoring, bei denen eine besonders schnelle Reaktion des via Pumpe applizierten Insulins von Bedeutung ist
- Personen, die kognitiv oder motorisch nicht in der Lage sind, das erforderliche Schwenken des schlecht löslichen humanen Basalinsulins vor der Applikation durchzuführen

15.2 Wo liegt das Problem?

15.2.1 Wie wird aktuell bei Typ-2-Diabetes medikamentös behandelt?

Die Verordnungen von DPP4-Hemmern („Gliptinen") zulasten der gesetzlichen Krankenversicherung haben die der Sulfonylharnstoffe inzwischen überholt. Unter den DPP4-Hemmern steht Sitagliptin mit Abstand an der Spitze (Freichel und Menge 2018; ➤ Abb. 15.1).

Die Verordnungszahlen für Insuline haben sich in Deutschland massiv verändert: Die Zahl der Verordnungen von Humaninsulin hat sich in den letzten Jahren fast halbiert, die von Insulin-Analoga mehr als verdoppelt(➤ Abb. 15.2). Insgesamt betrugen im Jahr 2017 die Nettokosten für alle Insulinpräparate 1.290 Mio. Euro.

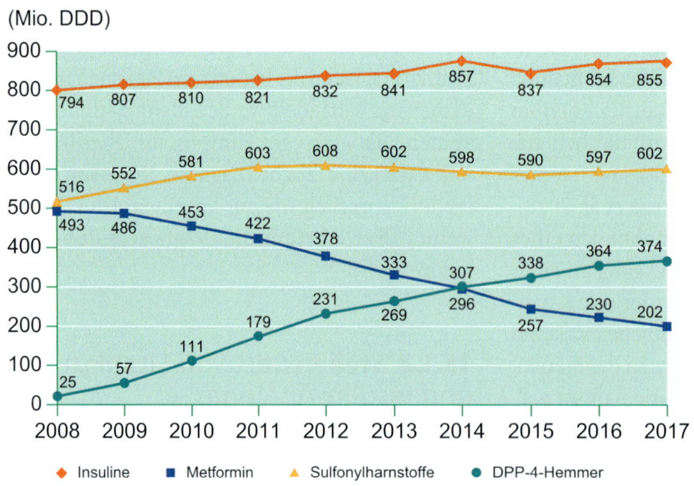

Abb. 15.1 Verordnungen von Antidiabetika 2008 bis 2017. Gesamtverordnungen nach definierten Tagesdosen (Freichel und Menge 2018) [G791-002, L231]

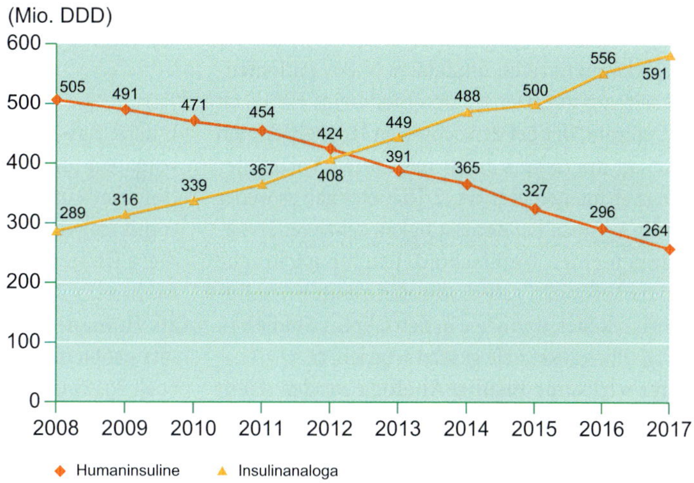

Abb. 15.2 Verordnungen von Insulinen 2008–2017 in definierten Tagesdosen (Freichel und Menge 2018) [G791-002, L231]

15.2.2 Wie sehen dagegen die Fachempfehlungen aus?

In der Nationalen VersorgungsLeitlinie (NVL) Diabetes von 2013 führten die Deutsche Gesellschaft für Allgemeinmedizin und Familienmedizin (DEGAM) und die Arzneimittelkommission der deutschen Ärzteschaft (AKdÄ) noch – falls Metformin allein nicht ausreicht – die Kombinationen Metformin + Insulin, Metformin + Glibenclamid und Metformin + DPP4-Hemmer jeweils unter Nennung der Vor- und Nachteile nebeneinander auf. Hinsichtlich der Insuline wurde weder einem speziellen Präparat noch bestimmten Insulinregimes der Vorzug gegeben. In der momentan in Überarbeitung befindlichen NVL setzen sich DEGAM und AKdÄ für einen HbA_{1c}-Korridor von 7,0–8,0 %, bei über 70-Jährigen von 7,0–9,0 % ein. Weder DPP4-Hemmer noch Insulin-Analoga werden empfohlen.

Der Gemeinsame Bundesausschuss (G-BA) erklärte in der Arzneimittelrichtlinie vom 15.2.2019 die Verordnung von Insulin-Analoga bei Patienten mit Typ-2-Diabetes in den meisten Fällen zusätzlich für unwirtschaftlich.

15.3 Was läuft schief? Was muss sich ändern?

In der mit 14.671 eingeschlossenen Patienten größten **Sitagliptin**-Studie TECOS (Green et al. 2015) konnte ein Vorteil von Sitagliptin gegenüber Placebo (!) nicht belegt werden. Der einzige in den Zulassungsstudien nachgewiesene Vorteil bestand darin, dass im Vergleich mit Sulfonylharnstoffen weniger Unterzuckerungen auftraten (Seck et al. 2010; Krobot et al. 2012). Dieser Vorteil ließ sich aber nur nachweisen, wenn der Blutzucker so stark gesenkt wurde, dass die Sulfonylharnstoffe zu Unterzuckerungen führen mussten. Der Nutzen einer solch starken Blutzuckersenkung ist aber nicht belegt (Horvath et al. 2011).

In einem 2019 veröffentlichten direkten Vergleich mit Glimepirid (Rosenstock et al. 2019) konnte für den DPP4-Hemmer Linagliptin kein Vorteil im Sinne einer Reduktion von Herzinfarkt, Schlaganfall und vorzeitigem Tod nachgewiesen werden.

Für **lang wirksame Insulin-Analoga** wird mit einer Senkung von Unterzuckerungen geworben. Häufigkeit und Schwere dieser Unterzuckerungen unter Insulin-Analoga wurden bei Typ-1- (Monami et al. 2009; Laranjeira et al. 2018) und Typ-2-Diabetes (Monami et al. 2008) untersucht. Bei Typ-1-

Diabetes lag das HbA_{1c} unter den lang wirkenden Analoga um 0,07 Prozentpunkte niedriger, schwere Hypoglykämien traten um 0,02 % (0,86 / Patientenjahr) seltener auf. Der Unterschied beim HbA_{1c} ist nicht relevant, der bei den schweren Hypoglykämien zu gering, um daraus einen relevanten Vorteil der Analoga abzuleiten. Bei Typ-2-Diabetes gab es weder beim HbA_{1c} noch bei der Häufigkeit schwerer Hypoglykämien einen Unterschied. Leichte nächtliche Unterzuckerungen gab es nur dann unter Insulin-Analoga seltener, wenn wie in den Gliptin-Studien zu niedrige Blutzuckerziele gesetzt wurden.

Kurz wirksame Insulin-Analoga werden damit beworben, dass kein Abstand zwischen Spritzen und Essen eingehalten werden müsse. Ein solcher Abstand ist aber auch bei Normalinsulin nicht erforderlich (Müller et al. 2013). Bei Typ-2-Diabetes waren bzgl. des HbA_{1c} keine Unterschiede zwischen Analoga und Humaninsulin feststellbar, bei Typ-1-Diabetes lag es – klinisch nicht relevant – um 0,1 Prozentpunkte niedriger.

15.4 Ausblick: Wer ist konkret in der Pflicht?

Etliche Kassenärztliche Vereinigungen haben Zielvorgaben für geringe Verordnungsraten von DPP4-Hemmern und Insulin-Analoga eingeführt. Es liegt somit im wirtschaftlichen Interesse der Hausärzte, diese Quoten nicht zu überschreiten. In den USA, wo Insulin-Analoga sogar bis zu 10-fach teurer sind als Humaninsulin, wurde untersucht, ob ein Ersatz problemlos möglich ist. In einer Studie (Lipska et al. 2018) lag die Rate schwerer Unterzuckerungen, die sogar zur Klinikeinweisung führte, unter den Analoga sogar höher als unter Normalinsulin. In einer zweiten Untersuchung (Luo et al. 2019) stieg das HbA_{1c} nach Umstellung auf Normalinsulin anfangs um 0,14 % (klinisch nicht relevant) – am Ende der Studie war kein Unterschied mehr nachweisbar.

Insulin-Analoga können also in den allermeisten Fällen durch Normalinsulin ersetzt werden, Sitagliptin meist durch Glibenclamid. Wenn das HbA_{1c} so niedrig ist, dass schwere Unterzuckerungen drohen, sollte Sitagliptin reduziert oder sogar ganz abgesetzt werden.

Fallbeispiel

So müsste es laufen

Die Hausärztin bestimmt bei Frau Y. zunächst die Nierenwerte und das HbA_{1c} im Blut. Bei einem HbA_{1c} von 6,9 % und einem normalen Kreatinin wird sie das lang wirksame Insulin-Analogon und das Janumet® absetzen und stattdessen wieder Metformin in einer Dosis von 3 × 850 mg verordnen.

Gemeinsam mit ihren Kolleginnen und Kollegen im hausärztlichen Qualitätszirkel verständigt sie sich darauf, generell sehr restriktiv bei der Verordnung von Sitagliptin und Insulin-Analoga vorzugehen, und das nicht nur aus medizinischen Gründen. Ein solches Vorgehen wird allein schon bei Frau Y. Kosten einsparen.

Bezieht man das auf alle potenziell zu behandelnden Patienten, können sogar immense – und zudem völlig unnötige – Zusatzkosten für die Krankenversicherung entfallen. Menschen, deren Lebensqualität womöglich durch das Krankheitslabel Diabetes wie auch bei Frau Y. eingeschränkt war, werden diesbezüglich aufatmen können.

Und wenn dieser Überversorgung Einhalt geboten wird, werden dadurch schließlich auch weniger Personen dem Risiko einer Pankreatitis oder sogar eines Pankreaskarzinoms (Singh et al. 2013; Rehman et al. 2017) ausgesetzt.

LITERATUR

Bundesärztekammer, Kassenärztliche Bundesvereinigung, Arbeitsgemeinschaft der Wissenschaftlichen Medizinischen Fachgesellschaften (2014). Nationale VersorgungsLeitlinie Therapie des Typ-2-Diabetes 1. Auflage Version 2. August 2013; zuletzt geändert: April 2014. AWMF-Registernummer: nvl-001 g; www.diabetes.versorgungsleitlinien.de (letzter Zugriff: 14.2.2020; die NVL derzeit aktualisiert).

Chen L, Magliano DJ, Zimmet PZ (2012). The worldwide epidemiology of type 2 diabetes mellitus – present and future perspectives. Nat Rev Endocrinol 8: 228–236.

Cheng Y, Imperatore G, Geiss L, et al. (2018). Trends and disparities in cardiovascular mortality among U.S. adults with and without self-reported diabetes mellitus, 1988–2015. Diab Care 41: 2306–2315.

Freichel M, Menge K (2018). Antidiabetika. In: Schwabe U, Paffrath D, Ludwig W-D, Klauber J (Hrsg.). Arzneiverordnungs-Report 2018. Heidelberg: Springer, S. 353–368.

G-BA – Gemeinsamer Bundesausschuss. Übersicht über Verordnungseinschränkungen und -ausschlüsse in der Arzneimittelversorgung durch die Arzneimittel-Richtlinie und aufgrund anderer Vorschriften (§ 34 Absatz 1 Satz 6 und Absatz 3 SGB V) … sowie Verordnungseinschränkungen und -ausschlüsse von sonstigen Produkten. Anlage III; www.g-ba.de/downloads/62-492-1349/AM-RL_2016-10-20_iK-2017-02-15_AT-10-01-2017-B2.pdf (letzter Zugriff: 21.4.2020).

Green J, Bethel A, Armstrong P, et al.; TECOS study group (2015). Effect of sitagliptin on cardiovascular outcomes in type 2 diabetes. N Engl J Med 373: 232–242.

Gregg E, Cheng Y, Srinivasan M, et al. (2018). Trends in cause-specific mortality among adults with and without diagnosed diabetes in the USA: an epidemiological analysis of linked national survey and vital statistics data. Lancet 391: 2430–2440.

Groos S, Kretschmann J, Macare C, Weber A, Hagen B. Nordrheinische Gemeinsame Einrichtung (2015). Qualitätsbericht 2015 Disease-Management-Programme in Nordrhein; www.kvno.de/downloads/quali/qualbe_dmp15.pdf (letzter Zugriff: 14.2.2020).

Horvath K, Jeitler K, Matyas E et al.; Institut für Qualität und Wirtschaftlichkeit im Gesundheitswesen (IQWiG) (2011). Rapid Report Nutzenbewertung einer langfristigen normnahen Blutzuckersenkung bei Patienten mit Diabetes mellitus Typ 2. IQWiG-Bericht Nr. 87; www.iqwig.de/download/A05-07_Rapid-Report_Normnahe-Blutzuckersenkung-bei-Diabetes-mellitus-Typ-2.pdf (letzter Zugriff: 14.2.2020).

Kahn S, Haffner S, Heise M, et al. (2006). Glycemic durability of rosiglitazone, metformin, or glyburide monotherapy. N Engl J Med 355: 2427–2443.

Krobot KJ, Ferrante SA, Davies MJ, Seck T, Meininger GE, Williams-Herman D, et al. (2012). Lower risk of hypoglycemia with sitagliptin compared to glipizide when either is added to metformin therapy: a pre-specified analysis adjusting for the most recently measured HbA_{1c} value. Curr Med Res Opin 28: 1281–1287.

Laranjeira FO, de Andrade KRC, Figueiredo ACMG, Silva EN, Pereira MG (2018). Long-acting insulin analogues for type 1 diabetes: an overview of systematic reviews and meta-analysis of randomized controlled trials. PLoS One 13(4): e0194801.

Lipska K, Parker M, Moffet H, Huang E, Karter A (2018). Association of initiation of basal insulin analogs vs neutral protamine Hagedorn insulin with hypoglycemia-related emergency department visits or hospital admissions and with glycemic control in patients with type 2 diabetes. JAMA 320: 53–62.

Luo J, Khan N, Manetti T, et al. (2019). Implementation of a health plan program for switching from analogue to human insulin and glycemic control among Medicare beneficiaries with type 2 diabetes. JAMA 321: 374–384.

Marso S, Daniels G, Brown-Frandsen K, et al. ; LEADER trials investigators (2016). Liraglutide and cardiovascular outcomes in type 2 diabetes. N Engl J Med 375: 311–322.

Monami M, Marchionni N, Mannucci E (2008). Long-acting insulin analogues versus NPH human insulin in type 2 diabetes: a meta-analysis. Diabetes Res Clin Pract 81: 184–189.

Monami M, Marchionni N, Mannucci E (2009). Long-acting insulin analogues vs. NPH human insulin in type 1 diabetes. A meta-analysis. Diabetes Obes Metab 11: 372–378.

Müller N, Frank T, Kloos C, Lehmann T, Wolf G, Müller UA (2013). Randomized crossover study to examine the necessity of an injection-to-meal interval in patients with type 2 diabetes mellitus and human insulin. Diabetes Care 36: 1865–1869.

Palmer S, Mavridis D, Nicolucci A, et al. (2016). Comparison of clinical outcomes and adverse events associated with glucose-lowering drugs in patients with type 2 diabetes: a meta-analysis. JAMA 316: 313–324.

Rehman MB, Tudrej BV, Soustre J, et al. (2017). Efficacy and safety of DPP-4 inhibitors in patients with type 2 diabetes: metaanalysis of placebo-controlled randomized clinical trials. Diabetes Metab 43: 48–58.

Rosenstock J, Kahn S, Johansen O, et al. (2019). Effect of linagliptin vs glimepiride on major adverse cardiovascular outcomes in patients with type 2 diabetes: The CAROLINA randomized clinical trial. JAMA 322(12): 1155–1166.

Seck T, Nauck M, Sheng D, et al. Safety and efficacy of treatment with sitagliptin or glipizide in patients with type 2 diabetes inadequately controlled on metformin: a 2-year study. Int J Clin Pract 2010; 64: 562–576.

Singh S, Chang H-J, Richards TM, et al. Glucagon-like peptide 1-based therapies and risk of hospitalization for acute pancreatitis in type 2 diabetes mellitus. A population-based matched case-control study. JAMA Intern Med 2013; 173: 534–539.

Tancredi M, Rosengren A, Svensson AM, et al. Excess mortality among persons with type 2 diabetes. New Engl J Med 2015; 373: 1720–1732.

Zheng S, Roddick A, Aghar-Jaffar R, et al. Association between use of sodium-glucose cotransporter 2 inhibitors, glucagon-like peptide 1 agonists, and dipeptidyl peptidase 4 inhibitors with all-cause mortality in patients with type 2 diabetes: a systematic review and meta-analysis. JAMA 2018; 319: 1580–1591.

Zinman B, Wanner C, Lachin J, et al.; EMPA-REG OUTCOME investigators. Empagliflozin, cardiovascular outcomes, and mortality in type 2 diabetes. N Engl J Med 2015; 373: 2117–2128.

KAPITEL

Raphael Kunisch und Marco Roos

16 Praxismanagement Schwindel zur Eindämmung der Überversorgung: systemische und politische Aspekte

Fallbeispiel

Was lief hier schief?

Am Freitagvormittag wird die 78-jährige Frau S. von ihrer Tochter in die Notaufnahme des lokalen Krankenhauses gebracht. Am Empfang sagt sie der Pflegekraft, ihrer Mutter gehe es nicht gut. Sie sehe seit dem Aufstehen nicht richtig, könne nicht gehen, und die Tochter befürchte, es könne ein Schlaganfall sein. Das habe ihr Vater auch erst kürzlich gehabt und ein Bild vom Kopf gebraucht. Deshalb sei sie sofort in die Klinik gekommen. Daraufhin wird umgehend die Dienstärztin angefunkt, die auch unverzüglich in die Notaufnahme eilt. In der Anamnese schildert die Patientin, dass sie seit dem Aufstehen unter starker Übelkeit leide, dass sie nicht mehr richtig stehen könne und ihr schwindlig sei. Um einen Schlaganfall auszuschließen, wird eine Schnittbildgebung des Kopfes mittels Computertomografie (CT) durchgeführt. Hier zeigt sich kein Hinweis auf einen Schlaganfall. Im Rahmen der folgenden neurologischen Untersuchung führt die Ärztin ein Lagerungsmanöver mit der Patientin durch, bei dem diese auf der Liege hin und hergeworfen wird. Dadurch wird der Patientin schwindlig und schlecht, woraufhin die Ärztin sagt, es handle sich um einen Lagerungsschwindel. Dieser sei harmlos und könnte ambulant behandelt werden, wie sie auch auf dem Notaufnahmebrief vermerkt. Nach Gabe eines Mittels gegen die Übelkeit wird die Patientin nach Hause entlassen.

Am nächsten Montag ruft die Tochter der Patientin gleich beim niedergelassenen Neurologen an und erhält einen Termin in 6 Wochen, den die Patientin aber leider nicht wahrnehmen kann, da sie in der Zwischenzeit gestürzt ist und sich eine Oberschenkelhalsfraktur zugezogen hat. Sowohl in der orthopädischen Fachklinik als auch in der auf die Operation folgenden Anschlussheilbehandlung klagt die Patientin über Schwindel (➤ Abb. 16.1), was die Mobilisation deutlich erschwert.
Was ist hier schiefgelaufen?

16.1 Zustandsbeschreibung: Was fehlt?

Untersuchungen zeigen, dass fast die Hälfte aller Schwindelpatienten eine entsprechende Bildgebung erhält (Ammar et al. 2017). Ein Schlaganfall lässt sich bei Schwindel auch durch eine klinische Untersuchung ausschließen, sogar mit höherer Sicherheit als durch eine Bildgebung (Kattah et al. 2009). Die erforderlichen klinischen Untersuchungen scheinen jedoch weniger verfügbar zu sein als Schnittbildverfahren. Nach der vermutlich vermeidbaren Bildgebung ist in unserem Beispiel die Versorgung recht gut verlaufen, da die Ärztin der Notaufnahme rasch eine akkurate Verdachtsdiagnose gestellt hat, bei der keine stationäre Versorgung erforderlich ist. Das entscheidende Problem lag an der Schnittstelle zwischen ambulanter und stationärer Versorgung. Die weitere Behandlung erfolgt bei dieser wie den meisten Schwindelformen in der ambulanten Versorgung. Und so wie die Tochter der Patientin bereits eine Vorstellung im Krankenhaus in die eigene Hand genommen hatte, hat sie auch eigenständig die Vorstellung beim Neurologen entschieden – vermutlich in bester Absicht, weil sie eine höhere Behandlungs-

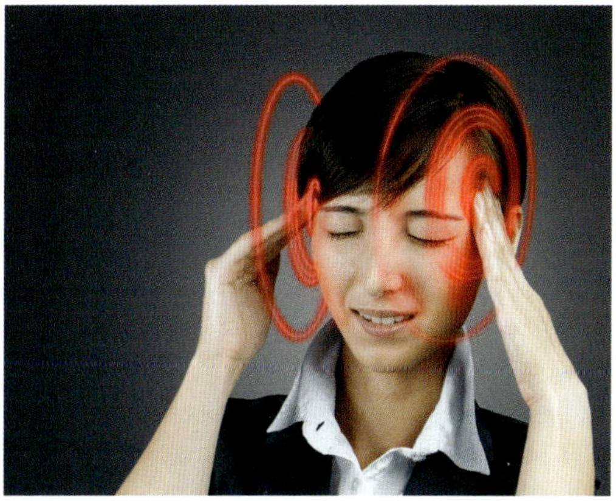

Abb. 16.1 Schwindel entsteht, wenn verschiedene Sinneseindrücke unvereinbare Informationen liefern, und hat immer auch einen psychischen Aspekt. [J787–068]

qualität beim Fachgebietsspezialisten erwartet und Schwindel ja ein Problem des Kopfes ist. Auch eine eigenständige Vorstellung beim Hals-Nasen-Ohren-Arzt wäre denkbar und vielleicht mit einer etwas kürzeren Wartezeit verbunden.

All diesen Szenarien ist jedoch gemein, dass die Entscheidung über die Behandlungspfade in unserem Gesundheitswesen maßgeblich dem Patienten und dem Zufall überlassen ist. Was fehlt, ist eine steuernde und koordinierende Instanz, die einen niederschwelligen und raschen Zugang gewährleistet.

Diese existiert in Deutschland auch in Form von Hausärzten und hausarztzentrierter Versorgung, wird aber durch das Fehlen eines Primärarztsystems häufig nicht adäquat genutzt. Gerade beim Symptom Schwindel macht sich dies deutlich bemerkbar, da dieses Symptom auch keine klare Zuordnung zu einem Teilgebiet aufweist. So kann der Schwindel bei Störungen des Innenohrs eine Domäne des HNO-Arztes sein, mit der zentralen Ursache ein Fall für den Neurologen, bei rhythmogenem Schwindel einen Kardiologen oder bei phobischem Schwankschwindel einen Psychotherapeuten erfordern. Zwischen diesen Spezialdisziplinen fällt der Patient – wenn er nicht ins Schema passt – auch leicht mal durch die Maschen, wie es unserer Patientin in der orthopädischen Klinik und Reha-Einrichtung ergangen ist.

Häufig ist auch gar keine sekundärmedizinische Vorstellung nötig, da der Schwindel direkt – wie in unserem Beispiel – in der Hausarztpraxis behandelt werden kann. Die Entscheidung hierüber ist auch für Ärzte eine Herausforderung, für medizinische Laien aber meist unmöglich. Dies führt dann wie in unserem Beispielfall zu überflüssigen Konsultationen und teilweise langen Wartezeiten auf eine Behandlung, die hohen Leidensdruck bei den Patienten hervorruft, Chronifizierung fördert oder – wie bei Frau S. – auch Komplikationen mit sich bringt, die potenziell vermeidbar gewesen wären.

Doch auch die Untersuchung von Primärmedizinern zeigt, dass diese die Versorgung von Schwindelpatienten oft als Herausforderung erleben. Dies wird z. T. auf die erwähnte Fragmentierung der Versorgung, z. T. aber auch auf eigene Unsicherheit in der Diagnostik und Therapie zurückgeführt (Stephan et al. 2018).

Hausärzte sind aus zweierlei Gründen die wichtigsten Ansprechpartner beim Leitsymptom Schwindel: zum einen aufgrund ihrer primärärztlichen Funktion als erster Anlaufstelle bei Gesundheitsproblemen, zum anderen da sie in ihrer Lotsenfunktion eine mögliche zweite Versorgungsebene bei Spezialisten koordinieren. Dies ist beim Symptom „Schwindel" besonders bedeutungsvoll, da hier je nach Ursache des Schwindels viele unterschiedliche Disziplinen vom Augenarzt über den Neurologen bis hin zum HNO-Arzt involviert werden können. Ohne fachkundige Einschätzung erfolgt eine ziellose Beanspruchung zahlreicher Spezialisten, was hohe Gesundheitskosten verursacht (Grill et al. 2014).

Insgesamt lassen sich somit vier Kernprobleme in der Versorgung von Schwindelpatienten feststellen:

1. Die Fragmentierung der Versorgung
2. Unklares Vorgehen bei Diagnostik und Therapie
3. Überflüssige technische Untersuchungen – insbesondere Bildgebung
4. Übermäßige Beanspruchung von Notfallversorgung

16.2 Wie oft kommt das vor?

Bei der epidemiologischen Beschreibung des Schwindels stellen sich mehrere Probleme. Das grundlegendste stellt bereits der Begriff an sich dar, da dieser keineswegs scharf definiert ist. Unter dem Symptom Schwindel werden vielmehr unterschiedliche Empfindungen subsumiert. So kann sich hinter dem Ausdruck Schwindel genauso ein Gefühl von Benommenheit verbergen wie ein Dreh- oder Schwankschwindel. Auch andere Beschreibungen wie z. B. Geh- und Standunsicherheit werden von Betroffenen zunächst häufig unter dem Begriff Schwindel geäußert. In anderen Sprachen ist dies teilweise anders definiert. So bestehen beispielsweise im Englischen die Begriffe „dizziness“ für Schwindel im Allgemeinen, „lightheadedness“ für Benommenheit sowie „vertigo“ für Drehschwindel. Dies erschwert die Vergleichbarkeit epidemiologischer Daten unterschiedlicher Sprachräume. Darüber hinaus existieren angesichts der Häufigkeit des Symptoms relativ wenige epidemiologische Untersuchungen. Vermutlich ist dies der Heterogenität der dem Schwindel zugrunde liegenden Diagnosen sowie der bereits erwähnten unklaren Zugehörigkeit zu einer Spezialdisziplin geschuldet.

16.2.1 Wie entsteht der Zahlenwirrwarr?

Unter Berücksichtigung obiger Ausführungen zeigt sich für das Leitsymptom Schwindel als Sammelbegriff eine hohe 1-Jahres-Prävalenz, die je nach Untersuchung zwischen 15 und 35 % schwankt (Neuhauser 2016; Wang et al. 2019). Auch in den Daten der Primärversorgung rangiert Schwindel stets unter den 20 häufigsten Beratungsanlässen (Fink und Haidinger 2007; Laux et al. 2010). Allerdings zeigt sich in der Auswertung der Diagnosen von Hausarztpraxen lediglich eine Prävalenz von etwa 3 %, womit sich nur jeder fünfte bis zehnte Patient mit Schwindel in der Primärversorgung auch entsprechend vorzustellen scheint (Kruschinski et al. 2008; Laux et al. 2010). Damit scheint Schwindel in der Allgemeinbevölkerung auf den ersten Blick unterdiagnostiziert und wohl auch untertherapiert zu sein.

Betrachtet man jedoch die Inanspruchnahme von Gesundheitsleistungen durch Personen, bei denen Schwindel erfasst wurde, stellt sich ein ganz anderes Bild dar. Weniger als 50 % aller Patienten mit dem Leitsymptom Schwindel stellen sich aktuell zunächst bei ihrem Primärversorger vor, sondern wenden sich direkt an andere Leistungserbringer (Grill et al. 2016). Doch auch knapp die Hälfte aller Patienten, die mit dem Symptom Schwindel in der Hausarztpraxis vorstellig werden, wird in Deutschland an eine andere Spezialdisziplin überwiesen (Sczepanek et al. 2011). Bei Betrachtung der Ätiologien des Schwindels und ihrer Häufigkeiten zeigt sich jedoch, dass etwa drei Viertel aller Schwindelformen durch Anamnese und körperliche Untersuchung erkannt werden können, was somit in der Hausarztpraxis ohne spezielle Untersuchungsverfahren erfolgen kann (Abholz und Jendyk 2016). Zugleich werden aber drei Viertel aller Schwindelpatienten in der Sekundärversorgung behandelt, womit sich eine Überdiagnostik dieser Gruppe ergibt. Dies verursacht hohe Kosten, und trotzdem sind diese Patienten nur unzureichend therapiert (Grill et al. 2014; Wang et al. 2019).

16.2.2 Was läuft schief bei der Diagnostik?

Das häufigste technische Untersuchungsverfahren ist eine Bildgebung des Kopfes, die in Form von CT-Untersuchungen bei etwa einem Viertel bis zur Hälfte aller Schwindelpatienten erfolgt. Knapp 5–20 % der Patienten erhalten sogar eine Magnetresonanztomografie (MRT) (Kovacs et al. 2019). Hierbei ist zu bemerken, dass in Deutschland mit über 14.000 jährlichen MRT-Aufnahmen pro 100.000 Einwohner mehr als der doppelte Wert des europäischen Durchschnitts erreicht wird (Eurostat 2017). Neben diesen direkten medizinischen Kosten entsteht auch ein hoher Schaden durch sekundäre Krankheitskosten (Wang et al. 2019). Dazu zählen Erwerbsausfall, aber auch Komplikationen von Erkrankungen. Im Gegensatz zu Alltagsunfällen wie dem Sturz unserer Beispielpatientin, zu denen keine Daten verfügbar sind, wurde für Verkehrsunfälle ein mehr als dreifach erhöhtes Risiko bei Schwindelpatienten festgestellt (Odds-Ratio 3,5) (Wei und Agrawal 2018). Somit ist Schwindel zu Recht auch meist ein Grund für eine Einschränkung der Fahrtüchtigkeit, wie dies auch in den Begutachtungsrichtlinien festgelegt ist. Angesichts der hohen Prävalenz muss an einer konsequenten Umsetzung dieser Richtlinie jedoch gezweifelt werden, die vermutlich, da im deutschen Recht stets eine Einzelfallprüfung vorgesehen ist, im aktuellen Verfahren auch schwierig wäre.

Zusammenfassend ist festzuhalten, dass Schwindel in der Allgemeinbevölkerung sehr verbreitet ist, aber häufig nicht oder unzureichend diagnostiziert und behandelt wird. Dessen ungeachtet rangiert Schwindel stets unter den 20 häufigsten Ursachen einer Vorstellung in der Primärversorgung. Patienten, die sich in das Gesundheitssystem wegen Schwindels begeben, scheinen zu viele technische Untersuchungen und zu wenig zielführende klinische Diagnostik zu erhalten. All dies verursacht hohe direkte und indirekte Gesundheitskosten.

16.3 Was muss sich ändern? Was brauchen wir?

16.3.1 Plädoyer für ein Primärarztsystem

Schwindel ist in Bezug auf sowohl Diagnostik als auch Therapie ein interdisziplinäres Phänomen. Als solches ist es dafür prädestiniert, primär durch Generalisten behandelt zu werden, die eine zweite Versorgungsebene gezielt bei Bedarf koordinierend hinzuziehen. Eine konsequente Anwendung dieser Maxime ist Kernelement eines Primärarztsystems, in dem Patienten zwar ihren Hausarzt frei wählen, weitere Konsultationen bei Teilgebietsspezialisten jedoch durch den Hausarzt gesteuert werden. Das wird dann als „Gatekeeping" oder im Deutschen als „Lotsenfunktion" bezeichnet. Dadurch lassen sich überflüssige Konsultationen vermeiden, und es wird verhindert, dass Informationen im Behandlungsprozess verloren gehen. Für das Symptom Schwindel ist davon auszugehen, dass maximal ein Viertel aller Patienten überhaupt eine zweite Versorgungsebene benötigt.

16.3.2 Festgezurrte Strukturen hinterfragen

Dies leitet über zum zweiten Erfordernis, und zwar einer strukturierten und kompetenten Behandlung von Patienten mit dem Beratungsanlass Schwindel. Um Phänomene wie die Überversorgung mit technischen Untersuchungen zu reduzieren, ist es wichtig, sowohl Behandler als auch Patienten mehr für die Problematik zu sensibilisieren. Die negativen Effekte übermäßiger Diagnostik müssen in der ärztlichen Aus-, Weiter- und Fortbildung thematisiert werden. Auch ist im Sinne einer angebotsinduzierten Nachfrage kritisch zu reflektieren, ob in Deutschland nicht ein Überangebot technischer Verfahren wie der Bildgebung zu stark verbreitet ist. Zuletzt ist es dringend nötig, den Zugang zur Notfallversorgung zu reformieren und ihre Inanspruchnahme durch ein verbindliches Triagesystem zu reglementieren. Die zunehmende Zweckentfremdung von Notfallbehandlungen als Ersatz für ambulante Behandlungen produziert wie in unserem Beispiel suboptimale Behandlungsverläufe und bindet dabei wichtige Ressourcen.

„Für eine Primärversorgung bedarf es eines Systems, in dem im Regelfall ein festgelegter Primärarzt (Generalist) der erste Ansprechpartner ist, der zudem die geforderte Kontinuität der Versorgung verbindlich gewährleistet. Dies wird typischerweise durch ein Einschreibsystem und eine stabile Arzt-Patient-Beziehung gewährleistet. Patienten können den Primärarzt frei wählen, ein Wechsel ist möglich. Für Notfälle und spezielle Beratungsanlässe, z. B. Augenprobleme und Schwangerschaft, gibt es definierte Ausnahmen. Es handelt sich dabei immer um eine gegliederte Versorgung. Diese hat ihre inhaltliche Begründung darin, dass Gesundheitsprobleme und Krankheiten von Patienten einer gewissen Vorselektion und einer klaren Zuständigkeit bedürfen."

Popert et al. (2018: 251)

Ein Primärarztsystem bietet:

1. „einen zeitnahen, flächendeckenden und niedrigschwelligen Zugang,
2. weniger Notfall- / Krankenhausbehandlungen,
3. bessere Versorgungsqualität, gesteigerte Lebenserwartung und besseren Gesundheitszustand der Bevölkerung,
4. höhere Zufriedenheit von Patienten und Ärzten,
5. niedrigere Gesundheitsausgaben trotz zunehmender Komplexität" (Popert et al. 2018: 250).

16.4 Gibt es Vorbilder oder modellhafte Versorgungsansätze?

Mit der „Hausarztzentrierten Versorgung" ist ein freiwilliges Einschreibemodell für eine Primärversorgung in Deutschland etabliert. Erste Auswertungen bescheinigen diesem System eine Reduktion der sekundärmedizinischen Kontakte bei gleichzeitiger Verbesserung der Behandlungsqualität und eine Reduktion ungeplanter Krankenhausaufenthalte (Laux et al. 2015). Bisher nehmen jedoch weniger als 5 % aller Versicherten an dieser Versorgungsform teil, die auch nicht alle Aspekte eines vollumfänglichen Primärversorgungssystems aufweist (Lübeck et al. 2015). Im internationalen Vergleich weisen Länder mit einem starken Primärversorgungsystem eine bessere Gesundheit der Bevölkerung bei vergleichsweise niedrigeren Kosten auf (Sripa et al. 2019). In 15 EU-Staaten ist ein Primärversorgersystem etabliert, in sechs weiteren sind Anreize zur Vermeidung des direkten Zugangs zur Sekundärversorgung geschaffen worden (OECD 2016).

Einen wichtigen Grundstein für die Verbesserung der klinischen Versorgung von Schwindelpatienten legte 2016 die Publikation der Leitlinie „Schwindel“ der Deutschen Gesellschaft für Allgemeinmedizin und Familienmedizin (DEGAM), die in ihrer Kurzversion auf zwei Doppelseiten eine strukturierte und fundierte Handreichung zur Behandlung von Schwindelpatienten bietet (Abholz and Jendyk 2016). Auch eine weitere Verbesserung und vor allem Strukturierung der Weiterbildung angehender Generalisten sollte dafür sorgen, dass diese sich auch komplexen Problemen wie dem Symptom Schwindel gewachsen fühlen. Das *Kompetenzorientierte Weiterbildungscurriculum Allgemeinmedizin* bietet hierfür eine Basis, indem es eine Grundlage zur strukturierten und umfassenden Weiterbildung von Primärversorgern definiert (Flum et al. 2015). Darüber hinaus stellt die Reform der Weiterbildungsordnung mit einer Entwicklung weg von Checklistenkatologen und hin zu echtem Kompetenzerwerb eine Möglichkeit dar, die Problemlösefähigkeit in Diagnostik und Behandlung eines Patienten mit Schwindel in den Vordergrund zu rücken. Auch die Kompetenzorientierung und (Neu-)Strukturierung des Medizinstudiums tragen dazu bei, angehende Ärzte besser auf den Umgang mit komplexen Beratungsanlässen vorzubereiten (Fischer et al. 2015). Ziel all dieser Maßnahmen ist es, eine Generation von (haus-)ärztlichem Nachwuchs hervorzubringen, der den Anforderungen eines Primärarztsystems gewachsen ist, indem Anwendungskompetenz und – nicht wie bisher – primär theoretisches Wissen Ärzte in Weiterbildung auszeichnet (Schneider et al. 2016).

Überdiagnostik mit technischen Geräten wird in der Literatur zunehmend als eine der Hauptursachen der Über- und Fehlversorgung identifiziert (Hofmann 2015). Initiativen wie „Choosing Wisely“ und ihr deutsches Pendant „Gemeinsam klug entscheiden“ adressieren diese Themen und versuchen das Bewusstsein für Überversorgung zu stärken (Nothacker et al. 2017). Allerdings zeigen Untersuchungen aus dem In- und Ausland, dass diese Kampagnen nur einer Minderheit von Ärzten bekannt sind und bisher keine nachweisbaren Effekte erbracht haben (Rosenberg et al. 2015). Es existieren auch erste Pilotprojekte, um Über-, Unter und Fehlversorgung in der Lehre zu etablieren (Goldmann et al. 2017). Diese sind jedoch noch weit von einer allgemeinen Verbreitung entfernt.

Um den fälschlichen Gebrauch der Notfallversorgung und insbesondere der Notaufnahmen zu reduzieren, hat der Sachverständigenrat zur Begutachtung der Entwicklung im Gesundheitswesen mehrere Maßnahmen wie z. B. die sektorübergreifenden integrierten Notfallzentren und eine integrierte Notfallnummer mit klarer Triage von Notrufen vorgeschlagen (Herr et al. 2019). Ein Gesetzentwurf des Bundesgesundheitsministeriums, der weitgehend auf diesen Empfehlungen basiert, ist zum Zeitpunkt dieser Dokumentenerstellung gerade dem Parlament vorgelegt worden.

16.5 Wer ist in der Pflicht?

Um die Fehlversorgung von Schwindelpatienten zu verbessern, wird eine Kombination verschiedener Maßnahmen unterschiedlicher Akteure nötig sein. Auf der Mikroebene müssen sich die Behandler hinterfragen, inwieweit ihr Umgang mit Schwindelpatienten strukturiert und evidenzbasiert abläuft. Patienten sollten gezielt über die Gefahr von Über- und Fehlversorgung aufgeklärt werden. Überweisungen vom Primär- zum Sekundärmediziner sollten mit einer klaren Fragestellung und erst nach eigener differenzialdiagnostischer Überlegung erfolgen sowie die Ausnahme statt die Regel darstellen. Aber auch die Patienten selbst sind hier in der Verantwortung, grundsätzlich ihre Hausärzte als ersten Ansprechpartner zu nutzen und dies ggf. auch im Rahmen einer freiwilligen Einschreibung in die Hausarztzentrierte Versorgung zu formalisieren. Zumindest sollten ziellose Vorstellungen ohne medizinische Dokumentation vermieden werden, um sich nicht selbst der Gefahr von Überversorgung auszusetzen. Hierzu ist Aufklärungsarbeit nötig, um auch eine Gesundheitskompetenz bzgl. der Gefahren von Über- und Fehlversorgung in der Bevölkerung zu etablieren.

Eine ideale Plattform hierfür böte Schulunterricht, aber auch eine öffentliche Diskussion dieser Themen kann hier einen Beitrag leisten. Auf der Makroebene ist in erster Linie der Gesetzgeber gefordert, um Fehlanreize, die Über- und Fehlversorgung begünstigen, zu korrigieren. So wäre die Einführung eines Primärarztsystems sicher die einzelne Maßnahme mit dem größten Einfluss auf eine Verbesserung der fragmentierten Versorgung.

Auch die ökonomische Steuerung in einem System, das Aktionismus und Technokratie belohnt und die sprechende Medizin sowie bewusstes Nicht-Handeln schlechter stellt, sollte durch den Gesetzgeber hinterfragt werden.

Aber auch die ärztliche Selbstverwaltung und die medizinischen Fakultäten können einen wichtigen Beitrag leisten, indem die medizinische Aus- und Weiterbildung konsequent im Sinne einer Kompetenzorientierung reformiert wird und die ambulante Versorgung mehr in den Mittelpunkt rückt. An den Universitäten sind hier bereits umfassende Maßnahmen auf den Weg gebracht wie etwa die Reform der Approbationsordnung und der Staatsexamina.

Um diese Effekte aber auch in die Weiterbildung und damit in die praktische Patientenversorgung zu transportieren, müssen die Landesärztekammern unbedingt auch die Weiterbildungsbedingungen sowie Facharztprüfungen entsprechend überarbeiten. Mit der Reform der Notfallversorgung ist vonseiten des Gesetzgebers ein wichtiger Beitrag zur besseren Strukturierung der Versorgung und zur Überwindung der Sektorentrennung auf den Weg gebracht worden. Im Sinne einer Verbesserung der Patientenversorgung ist es wünschenswert, dass diese von den unterschiedlichen Interessengruppen im Gesundheitswesen im konstruktiven Dialog beschlossen und umgesetzt wird. Am komplexen Beratungsanlass Schwindel zeigt sich, dass die aktuellen Herausforderungen im Gesundheitswesen in ihrer Natur komplex sind. Ihre Lösung setzt daher unabdingbar eine bessere Kooperation und Vernetzung der verschiedenen Behandler sowie zudem ein höheres Maß an Strukturierung der medizinischen Behandlung voraus. Nur auf diese Weise wird das Praxismanagement des Schwindels nachhaltig verbessert werden können.

Fallbeispiel

So könnte es laufen

Dadurch, dass die Tochter die Patientin ins Krankenhaus gebracht hat, hat sie die Behandlung ihrer Mutter maßgeblich beeinflusst. Hätte sie stattdessen beispielsweise die 112 angerufen, wäre es vielleicht gar nicht zu einer Krankenhausbehandlung gekommen, die in diesem Fall auch nicht nötig war. Es wäre aber durchaus auch denkbar, dass der gerufene Rettungsdienst einen Schlaganfall nicht sicher präklinisch hätte ausschließen können und die Patientin zur Sicherheit rasch in eine entfernte „Stroke Unit" transportiert hätte. Im Krankenhaus erfolgt eine Bildgebung des Kopfes, um „ganz sicher" zu sein, dass kein Schlaganfall vorliegt.

Doch wie hätte es mit deutlich geringerem Aufwand insgesamt besser laufen können, ohne sich irgendwelche Versäumnisse vorwerfen lassen zu müssen?

Während der Sprechstunde am Freitagvormittag ruft die Tochter der 78-jährigen Patientin Frau S. in der Praxis an und bittet darum, dass nach ihrer Mutter gesehen wird, da es ihr gar nicht gut gehe, sie nicht richtig sehen und auch kaum gehen könne. Die Tochter befürchtet einen Schlaganfall. Beim unverzüglichen Hausbesuch zeigt die Patientin in der neurologischen Prüfung keinen Hinweis auf einen Schlaganfall. Auf Nachfrage schildert die Patientin Übelkeit mit der Folge, dass sich beim Aufstehen alles um sie drehe. Zur Dauer befragt gibt sie an, die Beschwerden bestünden seit dem Aufstehen vor 2 Stunden. Die Hausärztin führt ein Lagerungsmanöver durch, löst eine Schwindelattacke aus und stellt somit die Diagnose eines „benignen paroxysmalen Lagerungsschwindels". Sie klärt die Patientin und ihre Tochter über die Gutartigkeit der Erkrankung auf, was bereits zu einer spürbaren Entlastung führt. Da sie die Patientin kennt und annimmt, dass diese altersbedingt nicht in der Lage ist, das therapeutische Befreiungsmanöver eigenständig durchzuführen, stellt sie eine Heilmittelverordnung für sechs Termine beim Physiotherapeuten aus. Als sich die Patientin nach 3 Wochen in der Praxis vorstellt, ist sie gänzlich beschwerdefrei.

16

LITERATUR

Abholz H, Jendyk R (2016). S3-Leitlinie „Akuter Schwindel in der Hausarztpraxis." Berlin: Deutsche Gesellschaft für Allgemeinmedizin und Familienmedizin (DEGAM).

Ammar H, Govindu R, Fouda R, Zohdy W, Supsupin E (2017). Dizziness in a community hospital: central neurological causes, clinical predictors, and diagnostic yield and cost of neuroimaging studies. J Community Hosp Intern Med Perspect 7(2): 73–78.

Eurostat (2017). Health in the European Union – facts and figures; https://ec.europa.eu/eurostat/statistics-explained/index.php?title = Healthcare_resource_statistics_-_technical_resources_and_medical_technology&oldid = 280129 (letzter Zugriff: 16.4.2020).

Fink W, Haidinger G (2007). Die Häufigkeit von Gesundheitsstörungen in 10 Jahren Allgemeinpraxis. Z Allg Med 83(3): 102–108.

Fischer MR, Bauer D, Mohn K. NKLM-Projektgruppe (2015). Finally finished! national competence based catalogues of learning objectives for undergraduate medical education (NKLM) and dental education (NKLZ) ready for trial. Zschr Med Ausbild 32(3): Doc35; www.ncbi.nlm.nih.gov/pmc/articles/PMC4580444/ (letzter Zugriff: 16.4.2020).

Flum E, Roos M, Jäger C, Chemnot J-F, Magez J, Steinhäuser J (2015). Weiterentwicklung des Kompetenzbasierten Curriculums Allgemeinmedizin: Ergebnisse aus dem Praxistest. Z Allg Med 91(11): 446–450.

Goldmann M, Middeke A-C, Schuelper N, Dehl T, Raupach T (2017). Klug entscheiden in der Lehre. ZEFQ 129: 22–26.

Grill E, Penger M, Kentala E (2016). Health care utilization, prognosis and outcomes of vestibular disease in primary care settings: systematic review. J Neurol 263(1): 36–44.

Grill E, Strupp M, Müller M, Jahn K (2014). Health services utilization of patients with vertigo in primary care: a retrospective cohort study. J Neurol 261(8): 1492–1498.

Herr D, Schreyögg J, Gerlach FM (2019). Integrierte Notfallzentren – Kernelement der zukünftigen Notfallversorgung! Gesundheits- und Sozialpolitik 73(4–5): 44–50.

Hofmann BM. (2015). Too much technology. BMJ 350: h705.

Kattah JC, Talkad AV, Wang DZ, Hsieh YH, Newman-Toker DE (2009). Hints to diagnose stroke in the acute vestibular syndrome: three-step bedside oculomotor examination more sensitive than early MRI diffusion-weighted imaging. Stroke 40(11): 3504–3510.

Kovacs E, Wang X, Grill E (2019). Economic burden of vertigo: a systematic review. Health Econ Rev 9(1): 37.

Kruschinski C, Kersting M, Breull A, Kochen MM, Koschack J, Hummers-Pradier E (2008). Diagnosehäufigkeiten und Verordnungen bei Schwindel im Patientenkollektiv einer hausärztlichen Routinedatenbank. ZEFQ 102(5): 313–319.

Laux G, Kühlein T, Gutscher A, Szescenyi J (Hrsg.) (2010). Versorgungsforschung in der Hausarztpraxis. Ergebnisse aus dem CONTENT-Projekt 2006–2009. Heidelberg: Springer.

Laux G, Szescenyi J, Mergenthal K, Beyer M, Gerlach F, Stock C, et al. (2015). Hausarztzentrierte Versorgung in Baden-Württemberg. Bundesgesundheitsblatt – Gesundheitsforschung – Gesundheitsschutz 58(4): 398–407.

Lübeck R, Beser M, Gerlach F (2015). Rationale und Stand der hausarztzentrierten Versorgung in Deutschland. Bundesgesundheitsblatt – Gesundheitsforschung – Gesundheitsschutz 58(4–5): 360–366.

Neuhauser HK (2016). The epidemiology of dizziness and vertigo. Handb Clin Neurol 137: 67–82.

Nothacker M, Kreienberg R, Kopp IB (2017). Gemeinsam Klug Entscheiden" – eine Initiative der AWMF und ihrer Fachgesellschaften: Mission, Methodik und Anwendung. ZEFQ 129: 3–11.

OECD (2016). Health at a glance: Europe 2016: State of health in the EU cycle; www.oecd-ilibrary.org/social-issues-migration-health/health-at-a-glance-europe-2016_9789264265592-en (letzter Zugriff: 16.4.2020).

Popert U, Egidi G, Eras J, Kühlein T, Baum E (2018). Warum wir ein Primärarztsystem brauchen. Hintergründe für ein DEGAM-Positionspapier. Z Allg Med 94(6): 250-254; www.online-zfa.de/archiv/ausgabe/artikel/zfa-6-2018/49450-103238-zfa20180250-0254-warum-wir-ein-primaerarztsystem-brauchen/ (letzter Zugriff: 8.5.2020).

Rosenberg A, Agiro A, Gottlieb M, Barron J, Brady P, Liu Y, Li C, DeVries A (2015). Early trends among seven recommendations from the Choosing Wisely Campaign. JAMA Intern Med 175(12): 1913–1920.

Schneider D, Roos M, Steinhäuser J (2016). Mit welchem Kompetenzniveau kommen ärztliche Berufsanfänger im Beruf an? Eine Befragung von Weiterbildungsbefugten in Bayern. ZEFQ 115: 79–84.

Sczepanek J, Wiese B, Hummers-Pradier E, Kruschinski C (2011). Newly diagnosed incident dizziness of older patients: a follow-up study in primary care. BMC Fam Pract 12(1): 58.

Sripa P, Hayhoe B, Garg P, Majeed A, Greenfield G (2019). Impact of GP gatekeeping on quality of care, and health outcomes, use, and expenditure: a systematic review. Br J Gen Pract 69(682): e294–e303.

Stephan AJ, Kovacs E, Phillips A, Schelling J, Ulrich SM, Grill E (2018). Barriers and facilitators for the management of vertigo: a qualitative study with primary care providers. Implement Sci 13(1): 25.

Wang X, Strobl R, Holle R, Seidl H, Peters A, Grill E (2019). Vertigo and dizziness cause considerable more health care resource use and costs: results from the KORA FF4 study. J Neurol 266(9): 2120–2128.

Wei EX, Agrawal Y (2018). Association between vestibular vertigo and motor vehicle accidents: data from the 2016 National Health Interview Survey. Ear Hear 39(6): 1232–1235.

KAPITEL

17

Cornelia Tigges-Zuzok

Zu viele Behandlungen zur falschen Zeit: Effiziente Logopädie zum richtigen Entwicklungszeitpunkt

Fallbeispiel

Johanna: Ausgangslage

Begleiten wir kurz Johanna: Ihre Erstdiagnose im Alter von 4½ Jahren ist Sigmatismus interdentalis bei Frontzahnstufe und Kieferengstand unten. Johanna wurde mir vorgestellt, weil die Mutter bis zum Schulbeginn den Sigmatismus „wegtherapiert" haben wollte. Da Johanna keinen Zungenvorfall hat und deshalb keine mundmotorischen Übungen benötigt, bestelle ich sie nach dem 7. Geburtstag zur Überprüfung ihres Schluckmusters ein. Sie hat ein viszerales (kindliches) Schluckmuster, d. h., sie presst beim Schlucken die Zunge von innen an die Zähne. Diese Fehlfunktion korrigiere ich zur weiteren Rückbildung des Sigmatismus und zur Unterstützung der späteren kieferorthopädischen Behandlung in einer Sitzung – immer ergänzt durch ein häusliches Übungsprogramm. Nach 3 Monaten soll die Kontrolle stattfinden.

Das Problem: Entsprechend der Intention „Viel hilft viel" erwartet die Mutter mindestens einmal wöchentlich ein Sprechtraining. Sie wechselt deshalb zu einem anderen Sprachtherapeuten. In der Folge absolviert die Tochter dort 30 Sitzungen – allein, ohne die Mutter. Der gewünschte Erfolg will sich nicht einstellen. Der Sigmatismus besteht weiter, und der Mutter wird schließlich eröffnet, dass ihre Tochter „austherapiert" sei. Ein harter Schlag für die Mutter.

Was ist hier schiefgelaufen? Der Zeitpunkt für Johannas Sigmatismus-Behandlung war zu früh und ohne Einbindung des Kieferorthopäden ungünstig gewählt worden.

17.1 Stellenwert in der Versorgung

17.1.1 Vorbemerkung

Die jährliche Zunahme an logopädischen Verordnungen ist weder Naturgesetz noch Anlass zur Freude für die betroffenen Kinder, deren sprachliche Leistungen sich dadurch auch nicht verbessert haben (Fegeler und Jäger-Roman 2008). Für eine rationale Therapieindikation sind die Kenntnis der normalen Sprachentwicklung und ihrer zeitlichen Varianten, umfassendes Hintergrund- und Erfahrungswissen, aber auch starke Nerven zur prognostischen Einschätzung der kindlichen Entwicklung Voraussetzung. Auch angloamerikanische und australische Studien stützen diese Argumentation und relativieren die deutsche Test- und Therapiegläubigkeit (Reilly et al. 2009; Wake et al. 2014). Aus Fallbeispielen kindlicher Entwicklungsverläufe lassen sich anhand bestimmter Konstellationen Regeln ableiten sowie alltagstaugliche Theorien und Leitsätze entwickeln. Aus der Praxis entstandenes Vorgehen und prospektive Beobachtungen sind Basis unseres Schemas zur Therapieindikation, auf das zum weiteren Vorgehen am Beispiel der Dyslalie (Artikulationsstörung) verwiesen wird (Tigges-Zuzok und Kohns 1995; Tigges-Zuzok et al. 2007).

17.1.2 Stigmatisierung und Defektbewusstsein

Solange wir bei den sprachlichen Problemen von jungen Kindern nicht zwischen Sprachentwicklungsstörung und mangelnder Sprachbeherrschung trennen, birgt die Frühidentifikation als „sprachgestört" oder als „Risikokind" nicht unerhebliche Risiken. Bei den Eltern kann starke Besorgnis ausgelöst werden, die ihrerseits negative Effekte auf die Kommunikation mit ihrem Kind hat. So mögen Eltern ihr Interaktionsverhalten dem Kind gegenüber verändern. Sie verfallen in einen didaktischen Stil, weil sie meinen, dem Kind so etwas „beizubringen". Sie vermitteln Sorge, reduzieren das kognitive Niveau und unterfordern das Kind somit (Bishop 1979; Szagun 2014).

Nach unserer Erfahrung im Rahmen der Erstellung von Zweitmeinungen entsteht durch Überdiagnostik und Übertherapie beim Kind leicht das Gefühl der Stigmatisierung und ein Defektbewusstsein. Dem Kind und seinen Eltern wird durch inadäquate Diagnosestellung suggeriert, dass mit ihm etwas nicht stimmt. Daraus entwickelt sich ein Krankheitsgefühl, das sich wiederum negativ auf Motivation und Selbstwertgefühl auswirkt. Sprachtherapie kann aber das Selbstbewusstsein eines Kindes festigen, wenn sie zum richtigen Entwicklungszeitpunkt einsetzt, seine Stärken herausarbeitet und Schwächen bis zur individuellen Grenze ausgleicht, damit es sich auf die Schule freut.

Künftiges Ziel muss daher sein, sprachauffällige Kinder exakt zu ihrem richtigen Entwicklungszeitpunkt in eine effiziente Kurztherapie zu nehmen – wohl wissend, dass diesem Ansatz in der Praxis teilweise massive wirtschaftliche Interessen entgegenstehen.

17.2 Wo liegt das Problem?

17.2.1 Je mehr Sprachtests, desto mehr Diagnosen

Von Suchodoletz (2009) zeigt im Ergebnis auf, dass sich mit zunehmender Anzahl der Tests die Zahl der als sprachgestört eingestuften Kinder erheblich erhöht.

Standardisierte Sprachtests können den Arzt unterstützen. Sie können ihm aber nicht die Diagnosestellung abnehmen, weil die standardisierten Sprachtests nach vorgegebenen Ablaufschemata vorgehen und nicht die individuelle Allgemeinentwicklung und das soziokulturelle Umfeld des einzelnen Kindes berücksichtigen können. Standardisierte Tests erfassen also nicht, was die Kinder in ihrem Alltag leisten, über welches Sprachwissen sie verfügen und welche Erfahrungen sie in ihrem individuellen Umfeld schon gemacht haben. Die Individualität des Kindes stellt deshalb die größte Schwierigkeit dar, mittels standardisierter Tests den angestrebten Gruppenvergleich zu erreichen (Krause 2003). Am Ende muss der Arzt für den einzelnen Patienten Entscheidungen treffen. Bei Unsicherheit zum richtigen Indikationszeitpunkt und zur richtigen Ansprache werden dann zunehmend weitere Tests durchgeführt.

Genau dieses Vorgehen führt zu einer **Sicherheit gebenden Scheingewissheit** im Sinne von Manfred Grohnfeldt (1989: 210):

„Gleichzeitig gehen wir aber davon aus, die sprachliche Normalität von Kindern mit standardisierten Testverfahren messen zu wollen, die (…) eher eine fiktive Sicherheit gebende Gewissheit vortäuschen. Was ist normal?! Wohl kaum lässt sich diese Frage anhand von statistischen Mittelwerten beantworten."

17.2.2 Unterschiedliche Tests – unterschiedliche Ergebnisse

Die verschiedenen Testverfahren unterscheiden sich hinsichtlich ihres Schwierigkeitsgrades und ihrer Aufgabenmodalitäten, sodass es nicht in jedem Fall zur eindeutigen Beurteilung der Ergebnisse eines Kindes als auffällig oder altersgemäß kommt. So wird schlussfolgernd der Einsatz mehrerer Testverfahren empfohlen (Amorosa und Noterdaeme 2003; Sarimski 2013). Dabei wird vernachlässigt, dass es kein einziges diagnostisches Testverfahren gibt, das umfassend und ausreichend valide innerhalb der kurzen Aufmerksamkeitsspanne eines Vorschulkindes von etwa 30 min messen kann: Gleichzeitig sind für die deutschsprachigen diagnostischen Instrumente gegenwärtig keine verlässlichen Gütekriterien berichtet, die eine Entdeckung von Kindern mit umschriebenen Sprachentwicklungsstörungen in der Gesamtbevölkerung erlauben. Damit fehlen in Deutschland derzeit wesentliche methodische Grundlagen für ein Screening auf umschriebene Sprachentwicklungsstörungen (G-BA 2015).

17.2.3 Sprachscreening im Vorschulalter ohne Nutzenbeleg

Zu diesem Ergebnis kommt der Bericht des IQWiG aus dem Jahr 2008, auf den sich der G-BA bezieht. Kein einziger Test ist verlässlich. Jürgen Kasper, einer der Autoren, weist auf die Gefahr hin, dass Kinder fälschlicherweise als „sprachgestört" diagnostiziert werden und dadurch die Eltern-Kind-Beziehung belastet wird, oder es erfolge eine Therapie, von der die Kinder keinen Nutzen haben. Besonders schwierig ist es, bei der Diagnosestellung sehr junger Kinder eine mögliche Störung von einem normalen Entwicklungsverlauf abzugrenzen.

Die Bemühungen der Heilmittelverbände und wissenschaftlichen Fachverbände um Standardisierung von Sprachtests führen zu einer Simplifizierung und zeigen nur einen sehr begrenzten Ausschnitt der kindlichen Sprache in einer wenig natürlichen und nicht alltäglichen Sprechsituation. Sie orientieren sich daran, dass ein als ausreichend erachtetes Mittelmaß angestrebt wird. Der einzelne Patient mit seinen individuellen Bedürfnissen und Problemen wird der Normierung untergeordnet. Das Kind hingegen will als Persönlichkeit wahrgenommen werden und Rückmeldung erhalten – aber differenzierter als nur im Sinne von „richtig" oder „falsch". Bei Versagen entsteht in ihm das Gefühl, insgesamt nicht gut anzukommen.

Testergebnisse sind Schlaglichter

Der Entwicklungszustand eines Kleinkindes kann sich innerhalb kurzer Zeitspannen erheblich verändern (Largo 1999). Ergebnisse von standardisierten und normierten Sprachtests, die den Ist-Zustand der kindlichen Entwicklung zu einem bestimmten Zeitpunkt festhalten, unterliegen Fehleranfälligkeiten und Zufälligkeiten oder verhaltensbedingten Leistungsschwächen (z. B. Aufgeregtheit, Konzentrationsschwäche). Erfahrene Kinderärzte gleichen Testergebnisse grundsätzlich über den geschulten Blick auf die Allgemeinentwicklung des Kindes anhand ihrer praktischen Urteilskraft ab. Professionalität besteht gerade nicht darin, strikt nach Schema F vorzugehen (Maio 2016).

17.2.4 Marktgerecht ist noch längst nicht kindgerecht

In den letzten Jahren ist eine Inflation bei der Verordnung entwicklungsfördernder Maßnahmen zu beobachten (Schlack 2001; Müller 2003). Überdies fordern die Heilmittelverbände den freien Zugang zum Kind. KBV-Chef Dr. Andreas Gassen hat sich dagegen klar gegen einen Direktzugang ausgesprochen. Die Qualität unseres Gesundheitssystems begründe sich darin, dass der Arzt die Versorgung koordiniert und verantwortet. Auch sein Kollege Dr. Norbert Metzke, Urheber des bisherigen Heilmittelkatalogs, spricht sich gegen den Direktzugang aus. Der Facharzt habe eine 12-jährige Hochschulausbildung. Da könne ein Beruf mit 3 Jahren Ausbildungszeit nicht die gleiche Kompetenz aufbieten.

Seit Jahren besteht die Tendenz, Kinder zum frühestmöglichen Zeitpunkt, nämlich mit 2 Jahren zu diagnostizieren und oft auch schon zu therapieren. Um zu gewährleisten, dass die Indikation zur Sprachtherapie altersgerecht und der Gesamtentwicklung angepasst erfolgt, ist in logischer Konsequenz die Indikation zur Sprachtherapie durch den pädiatrisch tätigen Arzt zu stellen.

Beobachtung physiologischer Variabilität und genaue Kenntnis altersgebundener neurophysiologischer Auffälligkeiten (Müller 2003) sind auch essenziell für Artikulationsprozesse im Rahmen der Sprachentwicklung. Sie sind damit notwendige Grundlagen für eine sprachliche Therapieindikation.

So kann bei ausreichendem Engagement der Verordner künftig eher dem Trend vorgebeugt werden, dass Kinder in der Logopädie unnötig als krank eingestuft und in der Folge lange behandelt werden, ohne einen Nutzen daraus zu ziehen.

Box 17.1

Kitas: Claims zur Patientenakquise

Die gesellschaftlich gewünschte teilweise ganztägige Erwerbstätigkeit von Müttern wie Vätern führt nach meinen Erfahrungen vermehrt zu Sprachentwicklungsstörungen. Die betroffenen Kinder erfahren in heterogenen Migrantengruppen, insbesondere in Großstädten, und auch infolge der zu geringen Personaldecke der Kitas nicht das erforderliche Maß an Sprachförderung. Für Sprachtherapeuten hatte sich hier schon seit Jahren ein fruchtbares Feld zum Gewinn neuer Patienten aufgetan – bisher ohne Legitimation, auch nicht, wie von ihnen erhofft, im Rahmen der neuen Heilmittelrichtlinie.

Auf die Dauer der Behandlung bzw. die Anzahl der Sitzungen wirkt sich wieder einmal entscheidend aus, dass die Eltern oder eine Bezugsperson während der Sprachtherapie anwesend sind und angeleitet werden. Wird das Erlernte in der Alltagssituation täglich geübt und stabilisiert, ist die Sprachtherapie bei normaler Allgemeinentwicklung deutlich verkürzt.

17.2.5 Übertherapie bei Mehrsprachigkeit

Wann ein mehrsprachiges Kind überhaupt Sprachtherapie braucht und wann nicht, wissen wir bislang nicht. Schwierig ist bei der Diagnosestellung von Mehrsprachigen, eine mögliche Sprachentwicklungsstörung von einem normalen Entwicklungsverlauf abzugrenzen bzw. zu entscheiden, wann eine Sprachtherapie und wann Sprachförderung in der deutschen Sprache erforderlich ist.

Die deutschen Sprachscreenings und -tests sind bis auf das Heidelberger Auditives Screening in der Einschulungsuntersuchung (HASE; Schöler und Brunner 2008) auf monolinguale Kinder validiert. Sofern das mehrsprachige Kind deutsche Zahlen bis 10 kennt, kann man das HASE zur Entscheidung von Sprachtherapie oder Sprachförderung einsetzen, immer unter Einbeziehung der Gesamtentwicklung und Kontaktzeit von mindestens 1 Jahr mit der deutschen Sprache.

Mehrsprachige mit unauffälliger Allgemein- und Sprachentwicklung in ihrer Muttersprache lernen im günstigen Fall die Zweitsprache Deutsch in ca. 1–1½ Jahren rechtzeitig vor Schulbeginn durch Sprachförderung in der Kindertageseinrichtung. Kinder **mit familiärem Sprachschwächetyp**, die trotz eines Jahres deutscher Kontaktzeit kaum ein Wort Deutsch sprechen und deren Eltern dies trotz mehrjährigen Aufenthalts im Gastland ebenfalls nicht können, wird i. d. R. eine Sprachtherapie vor Abschluss der Sprachentwicklung bis spätestens zum Schulbeginn verordnet.

Dies geschieht i. d. R., ohne genau zu entscheiden, ob eine medizinische Indikation vorliegt. Mediziner und Lehrer sollten berücksichtigen, dass nach aktuellen wissenschaftlichen Erkenntnissen unter optimalen Umständen und fortlaufendem und beständigem Kontakt zu zwei Sprachen in der Grammatik zweisprachige Kinder zu einsprachigen Kindern im Alter von 10 Jahren aufholen (Hoff et al. 2015). Demnach besteht keine medizinische Indikation zur Logopädie wegen eines eingeschränkten Wortschatzes und Dysgrammatismus nach Abschluss der Sprachentwicklung. Kinder mit familiärem Sprachschwächetyp haben ihre biologisch bedingten Grenzen, brauchen schulbegleitende Sprachförderung – auch über die Schriftsprache. Nicht selten haben sie bessere Noten in Mathematik und damit das Potenzial, in der Regelschule zu bleiben.

> Es stellt sich an dieser Stelle die Frage, ob politisch erwünscht ist, dass der Unterversorgung mit Fachlehrkräften für Sprachförderung in Kitas und Schulen eine Überversorgung mit Sprachtherapeuten im kurativen Bereich gegenübersteht. Zur Unterstützung der Sprachförderung wird von den Schulen – auch von Sprachheilschulen – zunehmend die Hilfe von niedergelassenen medizinisch tätigen Sprachtherapeuten angefordert.

17.3 Was muss sich ändern?

17.3.1 Entgegen der Konsummentalität: Viel hilft nicht viel

Choosing wisely bedeutet den Mut zu haben, etwas zum richtigen Zeitpunkt oder aber auch erst einmal gar nichts zu tun. Das generelle Ziel ist, überflüssige Diagnostik und Therapie zu vermeiden. Dazu müssen wir mit Aufklärung und viel Hintergrundwissen dem Patienten ein Bewusstsein schaffen, dass zu viel Diagnostik und Therapie für ihn wenig Nutzen bringt. Aktionismus schadet dem Kind und den Eltern. Dem Kind fehlen die Ruhe- und Spielzeiten, die es braucht, um das Gelernte zu verarbeiten. Daher müssen Arzt und Therapeut den Patienten mitnehmen bei gemeinsamen Entscheidungen auch gegen bestimmte Maßnahmen der Wunschmedizin, die vielleicht sogar schädlich sind.

So ist auch die Sprachtherapie wohldosiert und zum richtigen Entwicklungszeitpunkt zu verordnen. Aus der sehr großen Menge an diagnostischen und therapeutischen Möglichkeiten sollte das individuell Notwendige ausgewählt werden. Leider wird die *Kunst des Unterlassens* (Maio 2015a) durch das deutsche Honorarsystem im Gegensatz zu aktivem Handeln nicht belohnt.

Fallbeispiel

Jonas

Ein typisches Beispiel aus mittlerweile Tausenden von Fällen: Jonas wächst zweisprachig auf (griechisch-deutsch). Nach Angaben der deutschen Mutter lag sein Sprechbeginn in der deutschen Sprache nach dem 3. Geburtstag. Die deutsche Satzbildung holt Jonas bis zum Alter von 5½ Jahren ohne Sprachtherapie auf. Er versteht Griechisch, antwortet aber auf Deutsch. Mit 4½ Jahren ist noch eine multiple Dyslalie vorhanden (SCH lateral, CH_1, CH_2, Dr- / Tr-Lautverbindungen, Auslassung der Vorsilbe ge-, Sigmatismus interdentalis bei Tendenz zum frontalen Kreuzbiss). In einer ortsansässigen Logopädiepraxis wird ein Artikulationstraining eingeleitet, das die Mutter nach 20 Sitzungen abbricht, da es ihrer Ansicht nach auch nach Monaten keine Besserung erbracht hat. Es erfolgt der Wechsel in meine Praxis. Die Behandlung wird von mir nach 3-monatiger Pause ausnahmslos in Anwesenheit der Mutter fortgesetzt. Jonas ist jetzt 5 Jahre und 9 Monate alt, und die Sprachtherapie ist bis auf den Sigmatismus in 10 Sitzungen abgeschlossen.

Was ist schiefgelaufen? Die Behandlung der multiplen Dyslalie wurde entsprechend einer verbreiteten Lehrmeinung zu früh eingeleitet. Der Schetismus lateralis sollte bei Vorliegen einer Regelbisslage frühestens nach dem 5. Geburtstag behandelt werden. Bei Vorliegen einer Kiefer- / Zahnfehlstellung im Milchgebiss wird eine Untersuchung durch den Kieferorthopäden empfohlen. Nicht selten leitet dieser eine Frühbehandlung ein. Besteht nämlich eine Kiefer- / Zahnfehlstellung, kann die Korrektur des lateralen Schetismus dadurch erschwert sein.

Zusätzlich werden bei inkompetentem (unvollständigem) Lippenschluss nach Anleitung der Eltern durch den Therapeuten überwiegend im häuslichen Umfeld mundmotorische Übungen durchgeführt. Diese werden in ¼-jährlichen Abständen kontrolliert und korrigiert. Der Fortschritt wird dokumentiert.

Mit 5½ Jahren leite ich die Korrektur der weiteren genannten Laute und Lautverbindungen sowie ihre Automatisierung ein, also die Übernahme in die Alltagssprache. Dabei ist die Anwesenheit und Einbindung der Eltern oder einer Beziehungsperson wesentliches Element der Kurztherapie von durchschnittlich 10 Sitzungen. Die Behandlung des Lispelns setzt wesentlich später ein (→ Fallbeispiel Johanna).

Nicht honoriert wird auch der Mut, aufgrund von exzellentem Wissen und Erfahrung „gar nichts zu tun", wenn sich voraussichtlich durch Entwicklungsprozesse des Kindes eine Sprachtherapie erübrigen wird oder zum aktuellen Zeitpunkt noch nicht notwendig ist. *Die Indikation als Kernstück der ärztlichen Identität* (Maio 2015b) muss in der Hand des Arztes bleiben.

17.3.2 Indikationsstellung auf Basis der Allgemeinentwicklung

„Die Manifestationen sind komplex und Sprachentwicklungsstörungen verändern abhängig vom Alter des Kindes ihre Erscheinungsform."

IQWiG (2008: 145)

In den Vorsorgeuntersuchungen prüft der Kinder- und Jugendarzt Motorik, kognitive Entwicklung, Wahrnehmungsbereiche, Sprache und psychosoziale Entwicklung durch Beobachtung und Beschreibung etwaiger Symptome. Das Wissen um die große Variabilität der Sprach- und Allgemeinentwicklung sowie deren Zusammenhänge ist zum Erstellen einer Therapieindikation zum altersgerechten Zeitpunkt absolut notwendig. Eine standardisierte Messung der Sprachentwicklung ohne Einbeziehung der Allgemeinentwicklung und soziokultureller Faktoren ignoriert die Realität (s. auch Rodens 2014).

17.3.3 Toleranzbereiche und beginnende Therapiebedürftigkeit

Laute und Lautverbindungen weisen in der deutschen Sprache einen unterschiedlichen Schwierigkeitsgrad auf, der sich in der Artikulationsfähigkeit bestimmter Lebensaltersstufen widerspiegelt (Grohnfeldt 1980).

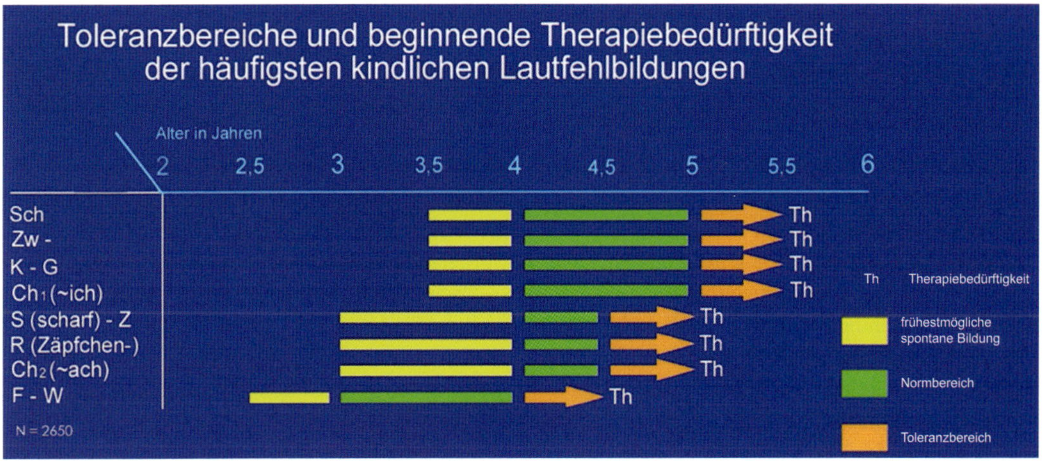

Abb. 17.1 Beispiel für Toleranzbereiche und beginnende Therapiebedürftigkeit der häufigsten kindlichen Lautfehlbildungen [P717]

17

Auf der Basis unserer Langzeitstudie mit Daten von 2.650 sprachauffälligen Kindern mit ansonsten unauffälliger Allgemeinentwicklung wurde ein Therapieindikationsschema für die kinderärztliche Praxis vorgestellt. Die sich ergebenden Entwicklungsphasen und Interventionszeitpunkte der Störungen sind in der Synopsis auf einer Zeitschiene in Halbjahresschritten dargestellt (➤ Abb. 17.1). Die Art der Darstellung erlaubt eine Sicht der typischen Störungsbilder in ihrer zeitlichen Entwicklung und ihre Behandlungsnotwendigkeit (Tigges-Zuzok et al. 2007). Die Synopsis der häufigsten Fehlbildungen in der Lautbildung unter Berücksichtigung der Gesamtentwicklung dient der Übersichtlichkeit und als Entscheidungshilfe für eine altersgerechte Indikation zur Sprachtherapie.

„Die Kenntnis des natürlichen Verlaufs von Sprachentwicklungsstörungen ermöglicht im idealen Fall Rückschlüsse darauf, welche auffälligen Kinder tatsächlich von einer Behandlung profitieren.“

IQWiG (2008: 135)

Aus unseren Langzeitergebnissen leiten sich Empfehlungen ab, wann bei den häufigsten Sprachentwicklungsstörungen zum günstigsten Zeitpunkt eine effiziente Kurztherapie einsetzen sollte. Diese Herangehensweise ist für Sprachtherapeuten und Einrichtungen geeignet, die durch den Einsatz von therapiebegleitender Elternschulung sowie Intervalltherapie mit dem aktuellen Störungsbild angepassten Kontrollintervallen die Therapiedauer und -belastung der Kinder auf das erforderliche Maß beschränken wollen (Tigges-Zuzok 2008a).

17.3.4 Das Wunder vom heilenden Therapeuten

Nicht unerwähnt bleiben sollte: Keine Sprachtherapie kann die Sprachentwicklung beschleunigen oder begradigen. Wohl sollte man dem Kind Angebote unterbreiten. Aufnehmen und verarbeiten kann das Kind sie nur vor dem Hintergrund seiner Hirnreifung und Eigenaktivität. Der Nutzen von Therapien wird also häufig überschätzt. „*Was als unmittelbarer Nutzen einer Therapie angesehen wird, beruht manchmal lediglich auf Zufall oder dem natürlichen Genesungsverlauf*“ (Casarett 2016: 1203).

Fallbeispiel

Johanna: die Lösung

Vollkommen niedergeschlagen meldet die Mutter Johanna mit 9 Jahren wieder in meiner Praxis an. Im Rahmen der folgenden Beratung mache ich ihr klar: Die Forderung von Eltern und Therapeuten, dass das Lispeln zur Einschulung behoben sein soll, lässt sich in den meisten Fällen trotz vieler Therapiesitzungen nicht erfüllen. Entscheidender Punkt: Bis zum Schulbeginn ist das Training des kompetenten Lippenschlusses als Auslöser zum Abbau des Lispelns ausreichend.

Der bevorstehende Zahnwechsel führt hingegen häufig erst zu einem Zungenvorfall und Sigmatismus. In dieser Situation entscheidend ist eine korrekte und kompetente Beratung, wie die Eltern die Behandlung täglich in der häuslichen Situation unterstützen sollen.

Zurück zu Johanna: Nach 3-monatiger Erholungsphase setze ich die Sigmatismus-Therapie in Kombination mit einer kieferorthopädischen (KFO) Behandlung fort. Bei dem hier vorliegenden Kieferengstand und der Frontzahnstufe bleibt der Sigmatismus i. d. R. bestehen. Bei Sigmatismus interdentalis ist nach dem 7. Geburtstag eine Überprüfung des Kiefer-Zahn-Status sowie des Schluckmusters (infantil oder adult?) zu empfehlen, um die Voraussetzungen zur prozesshaften Rückbildung des Lispelns zu schaffen. Zu entscheiden ist dann, ob eine KFO-Frühbehandlung einsetzen soll. Gegebenenfalls müssen mundmotorische Übungen zum Training des kompetenten Lippenschlusses oder auch die Korrektur des viszeralen Schluckmusters diese Behandlung vorbereiten und auch erst ermöglichen.

Nach Überführung in die Regelbisslage bildet sich der Sigmatismus dann in der Mehrzahl der Fälle – so wie bei Johanna – zurück. Die korrekte Bildung der Sprachlaute ist altersabhängig und sollte zum jeweils optimalen Entwicklungszeitpunkt ökonomisch, d. h. kurz und „schmerzlos" korrigiert werden.

17.4 Naheliegender Zusammenhang – und doch gern ignoriert

Die kürzesten Therapiezeiten und die geringste Anzahl von Therapiesitzungen erreiche ich seit Jahrzehnten generell dadurch, dass Eltern oder Bezugspersonen in der Sprachtherapie anwesend sind und angeleitet werden. Eine gute Sprachtherapie setzt gezielt an und bindet die ganze Familie in die Behandlung ein (Tigges-Zuzok 2008b). So kann angewandtes Verlaufswissen über die Sprachentwicklung im Kontext der kindlichen Gesamtentwicklung sowohl in der Entwicklungspädiatrie wie auch in den sprachtherapeutischen Disziplinen zu einer *Behandlung just in time* – also zum richtigen Entwicklungszeitpunkt – erfolgen und damit letztlich zu einem sozialpolitisch und gesundheitsökonomisch gebotenen Heilmitteleinsatz führen.

LITERATUR

Amorosa H, Noterdaeme M (2003). Rezeptive Sprachstörungen – ein Therapiemanual. Göttingen: Hogrefe.

Bishop DVM (1997). Uncommon Understanding: Development and Disorders of Language Comprehension in Children. London: Psychology Press.

Casarett D (2016). The science of choosing wisely – overcoming the therapeutic illusion. New Engl J Med 374: 1203–1205.

Fegeler U, Jäger-Roman E (2008). Sprachfrühförderung in Berliner Kitas – ermutigende Ergebnisse einer Breitenförderung in sozialen Brennpunkten. Kinder-Jugendarzt 39: 15–17.

Grohnfeldt M (1980). Erhebungen zum altersspezifischen Lautbestand bei drei- bis sechsjährigen Kindern. Sprachheilarbeit 25: 169–177.

Grohnfeldt M (1989). Zur Abgrenzung „normaler" und gestörter Spracherwerbsprozesse. Sprachheilarbeit 34: 209–217.

Hoff E (2015). What clinicians need to know about bilingual development. Seminars in Speech and Language 36: 89–99.

IQWiG – Institut für Qualität und Wirtschaftlichkeit im Gesundheitswesen (2009). Abschlussbericht S06-01 Früherkennung umschriebener Störungen des Sprechens und der Sprache; www.iqwig.de/download/S0601_Kurzfassung (letzter Zugriff: 17.3.2020).

Krause MP. Zur Frage der Wirksamkeit von Frühförderung. Kindheit und Entwicklung 2003; 12: 35–43.

Largo RH (2019). Babyjahre. Entwicklung und Erziehung in den ersten vier Jahren. München: Piper.

Maio G (2015a). Die Kunst des Unterlassens. Plenarvortrag „Die ärztliche Kunst des Seinlassens" auf dem DGIM-Kongress in Mannheim 18.4.2015.

Maio G (2015b). Indikation als Kernstück der ärztlichen Identität. Dtsch Arztebl 112: 609.

Maio G (2016). Von der Umwertung der Werte in einer ökonomisierten Pädiatrie. Monatsschr Kinderheilkd 12: 1150–1153.

Müller I (2003). Stellenwert der Kinderneurologie im interdisziplinären Ansatz der Frühförderung. Kindheit und Entwicklung 12: 3–11.

Reilly S, Bavin EL, Brethertin L, Conway LJ (2009). The Early Language in Victoria Study (ELVS): a prospective, longitudinal study of communication skills and expressive vocabulary development at 8, 12 and 24 months. Int J Speech Language Pathol 11: 344–357.

Rodens K (2014). Rationale Indikationshilfe für Sprachbeobachtung, -förderung und -therapie. Vortragsreihe zum neuen Sprachleitfaden in Baden-Württemberg und Bayern.

Sarimski K (2013). Untersuchungen zur Validität des TROG-D in der Diagnostik sprachauffälliger Vorschulkinder. Frühförderung interdisziplinär 32: 43–46.

Schlack HG (2001). Inflation funktioneller Therapien im Kindesalter. Was wirkt? Was ist sinnvoll? Kinderärztl Prax 72: 6–11.

Schöler H, Brunner M (2008). HASE Heidelberger Auditives Screening in der Einschulungsuntersuchung. Binswangen: Westra.

Szagun G (2006). Sprachentwicklung beim Kind. Weinheim: Beltz.

Szagun G (2007). Das Wunder des Spracherwerbs. So lernt ihr Kind sprechen. Weinheim: Beltz.

Szagun G (2014). Beurteilung des Sprachstandes und die Indikation zur Sprachtherapie in der pädiatrischen Praxis. In: BVKJ (Hrsg.). Leitfaden zur Beurteilung der Sprachentwicklung in der kinder- und jugendärztlichen Praxis. Köln, S. 8-23; www.bvkj-shop.de/media/attachment/file/s/p/sprachleitfaden_bvkj.pdf (letzter Zugriff: 19.3.2020).

Tigges-Zuzok C (2008a). Wann soll behandelt werden. Indikation zur Logopädischen Therapie in der pädiatrischen Praxis. Kinder- und Jugendarzt 39: 11–12.

Tigges-Zuzok C (2008b). Wie Kinder besser sprechen lernen. Düsseldorf: ObersteBrink 2008b.

Tigges-Zuzok C, Kohns U (1995). Sprachdiagnostik und Therapieindikation in der pädiatrischen Praxis. Kinderarzt 3: 358–364.

Tigges-Zuzok C, Michaelis R, Szagun G (2007). Sprachentwicklungsstörungen: Differenzialdiagnostik und indikationsgerechter Therapiebeginn. Pädiatr Prax 69: 595–606.

von Suchodoletz W (2009). Kinder mit Verdacht auf auditive Wahrnehmungsstörungen. Pädiatr Prax 73: 3–14.

Wake M, Tobin S, Levickis P, Gold L, Ukoumunne OC, Zens N, et al. (2013). Randomized trial of a population-based, home-delivered intervention for preschool language delay. Pediatrics 132: 895–904.

KAPITEL

18

Johannes Oepen

Zu viele dicke und adipöse Kinder und Jugendliche: Wie Defizite bei der Rehabilitation und Nachsorge beseitigt werden können

Fallbeispiel

Was lief hier schief?

Sandra (11) kann nicht selbst sagen, weshalb sie zur Reha kommt. Die Mutter (Begleitperson) berichtet, ihre Tochter komme „zum Abnehmen". Das passt zur Information im Formular der Deutschen Rentenversicherung (DRV) und zu den Kliniknotizen über Gespräche vor der Aufnahme. Die Mutter hatte die Initiative zur Reha.

Anamnese Seit der Grundschulzeit habe Sandra an Gewicht zugenommen.

Ernährung Morgens sei das „Frühstück meist ausgefallen". Pausenmahlzeit: belegtes Brot und Gemüse oder belegtes Brötchen vom Kiosk; warmes Mittagessen. Zu Hause Abendessen ohne konkrete Angaben. Sandra esse sehr schnell und auch große Portionen, spüre kein Sättigungsgefühl, habe dann oft Bauchschmerzen, fühle sich so voll. Sie trinke meist Wasser (bis zu 3 l / Tag), bei Feiern auch Fanta, selten Bananensaft.

Bewegung Sandra sei nur schwer zu motivieren.

Stärken und Schwächen Die Mutter schildert Sandra als sehr zappelig, wolle immer im Mittelpunkt stehen, falle oft ins Wort, habe häufige Stimmungswechsel, in den letzten Wochen schlechte Konzentration. Auf Nachfrage zu Ressourcen (sei bisher nie gefragt worden): hilfsbereit, liebevoll, aufmerksam, kümmere sich gern um Jüngere.

Weitere Angaben

- Sandra gehe gern in die Realschule Plus, 6. Klasse (24 Schüler), möge: Kunst / Musik; nicht: Mathe / Deutsch. Freunde: in der Klasse, sei in der Freizeit kreativ, 1,5 h / Tag TV.
- Die leiblichen Eltern, seit 2006 verheiratet, haben das gemeinsame Sorgerecht. S. hat ein eigenes Kinderzimmer, lebt mit Eltern und Geschwistern in einer Wohnung.
- Mutter: 32 Jahre, in Deutschland geboren, nicht berufstätig, aktuell Hausfrau. Deutliche Adipositas (167 cm, zum Gewicht keine Angabe).
- Vater: 37 Jahre, gesund, in Bulgarien geboren, seit 2006 in Deutschland, erlernte Berufe Schneider, Maurer, Arbeit Vollzeit (Metallbau). Größe 178 cm, Gewicht 98 kg.
- Schwester: 9 Jahre alt, 3. Klasse Grundschule, Normalgewicht, oft Bronchitis (gebessert).
- Bruder: 12 Jahre, 5. Klasse Hauptschule, gesund, grenzwertig übergewichtig.

Rehabilitationsziele Die Reha-Ziele sehen ganz unterschiedlich aus:

- *Sandra:* 1.) in die Jeans reinpassen, 2.) Schwindel soll weggehen.
- *Mutter:* 1.) Schritte zum Normalgewicht, 2.) zufriedener werden, 3.) Respekt vor anderen.
- *Antragsbegleitender Arzt:* Veränderung der Esssituation, Gewichtsreduktion, Erlernen von Bewegung und richtigem Essverhalten.
- *Ergänzung aus Sicht der Klinik:* Training und Einleitung eines angemessenen Ernährungs- und Bewegungsverhaltens – insoweit auch Einleitung einer Gewichtsreduktion. Konzept für entwicklungsgemäßes Selbstmanagement formulieren. Für die Mutter fachliche Beratung

und Teilnahme an Adipositas-Elternschulung (s. a. BAR 2017).

Verlauf Sandra fand schnell Anschluss in der Gleichaltrigengruppe. Es gelang ihr noch nicht immer, konstruktiv zu Konfliktlösungen beizutragen. Gruppenangebote wie Gesellschaftsspiele nahm sie gut an, für Angebote im Bewegungs- und Sportbereich musste sie oft motiviert werden. Altersgemäßes Essverhalten fiel ihr noch schwer: Sie brauchte bei Mahlzeiten fast immer Rückmeldung, z. B. zu angemessenen Portionen.

Im Fokus der Schulung stand ein verhaltensmedizinisches, am biopsychosozialen Modell ausgerichtetes Programm (Warschburger et al. 2001) mit Betonung der Stärkung von Selbstwerterleben, entwicklungsentsprechender sozialer Kompetenz und Selbstfürsorge. Sandra zeigte sich hier interessiert, motiviert und bereicherte die Gruppe mit konstruktiven Beiträgen. Teilweise lagen jedoch Verständnisprobleme vor. Die Anwendung besprochener Strategien im Alltag gelang ihr auch im unterstützenden Stationsrahmen nur teilweise.

Reha-Abschluss nach 4 Wochen Sandra kam mit ihrer Mutter „wegen" Adipositas permagna: Gewicht 82,5 kg, Länge 155,5 cm (BMI 34,1 kg / m^2; P100, SDS 2,97). Im Reha-Verlauf zunächst 1 kg Gewichtsabnahme, am Ende 2 kg mehr: Entlassgewicht 84,5 kg (BMI 34,5 kg / m^2, P100). Bauchumfang konstant 105 cm.

Ernährungstechnisch gut geschult: Sie konnte sportliche Aktivitäten besser durchhalten.

Die Reha-Ziele „Gruppenintegration, Training und Einleitung eines gesunden Ernährungs- und Bewegungsverhaltens" wurden zwar ansatzweise erreicht. Das individuelle Reha-Ziel konnte aber eigentlich nicht erreicht werden: beim Gewicht sogar leichte Zunahme. Ist hier etwas versäumt worden oder belegt das Beispiel nur, dass dieses Kind es im wahrsten Sinne des Wortes „sehr schwer hatte"?

18.1 Stellenwert der Thematik in der Gesundheitsversorgung

Es herrschen viele Vorurteile im Patientenalltag – nicht nur bei Laien:

- „Adipöse sind selbst schuld – oder ihre Eltern."
- „Das ist doch jedem klar: einfach falsches Essen und falsche Erziehung."
- „Also, die Kinder essen heute auch mehr als früher, mehr Fett und Zucker."
- „Die heutigen Eltern sind schuld, weil sie ihren Kindern mehr und süßeres Essen anbieten, keine Grenzen setzen."
- „Dicke sind faul und essen unüberlegt – und haben keine Lust sich anzustrengen."

Daher hört man oft den Rat: „Sagt doch den Kindern, dass sie sich mehr bewegen und weniger essen sollen." So einfach ist das?

Nein, glücklicherweise wissen wir es heute etwas besser. Solche Aussagen sind – so wie hier formuliert – falsch (wenn auch oft gesellschaftlicher Konsens). Es zeigt sich darin auch wenig Verständnis für soziale und seelische Belastungen. Auch gibt es häufig kaum Überlegungen bzw. Hilfen für eine Teilhabeverbesserung oder gar für das Zurechtkommen (Adaptation) mit der chronischen und fortschreitenden Krankheit Adipositas und dem Einbezug sozialer Aspekte (Kontextfaktoren). Wohl keine andere chronische Gesundheitsstörung von Kindern und Jugendlichen ist so von „Kontextfaktoren" und bestimmten Entwicklungsphasen abhängig und wird gleichzeitig ausdrücklich oder unbewusst so sehr – abwertend – als Folge einer „Schuld" der Betroffenen oder ihrer Eltern angesehen.

18.2 Wie häufig kommt das vor? Daten und Fakten zur Adipositas

Übergewicht und Adipositas hängen eng mit Inaktivität und Rückzugsverhalten zusammen und betreffen in Deutschland und weltweit in den letzten Jahrzehnten immer mehr Menschen. Die Mehrheit (!) der älteren Erwachsenen hat bereits zu hohes und kein „Normalgewicht". Bei Kindern und Jugendlichen sind 15 % übergewichtig, 6,3 % adipös (www.KiGGS.de;

Tab. 18.1 Definition von Unter-, Normal- und Übergewicht (inkl. Adipositas) anhand des BMI

Gewicht	BMI	Einschätzung
Untergewicht	< 18,5	niedrig
Normalgewicht	18,5–24,9	„durchschnittlich"
Übergewicht	≥ 25,0	
Präadipositas	25–29,9	geringfügig erhöht
Adipositas Grad I	30–34,9	erhöht
Adipositas Grad II	35–39,9	hoch
Adipositas Grad III	≥ 40	sehr hoch

Tab. 18.2 Häufigkeit von Übergewicht und Adipositas bei Kindern und Jugendlichen

Altersgruppe	Übergewicht	Adipositas
3–6-Jahre	9 %	2,9 %
7–10 Jahre	15 %	6,4 %
14–17-Jahre	17 %.	8,5 %

18

weitere Basisinformationen der Arbeitsgemeinschaft Adipositas im Kindes- und Jugendalter (AGA 2020).

Der **Body-Mass-Index** (BMI) (Körpergewicht / Körpergröße zum Quadrat: Maßeinheit kg / m²) teilt die Körpermasse nach Schweregraden ein (➤ Tab. 18.1; für Kinder und Jugendliche in Prozentkurven).

Mit dem Eintritt ins Schulalter ist dabei vieles schon gebahnt: Bei Vorschulkindern bis zur Einschulung bleibt der BMI (bzgl. Perzentilenkurven) konstant. Danach tritt mit dem Alter **Übergewicht** häufiger auf (etwas unterschiedlich im Vergleich der Bundesländer); die Zahlen für Adipositas sind ähnlich (➤ Tab. 18.2).

Dabei gibt es bei beiden Geschlechtern eine Verschiebung zu einem höheren BMI: je stärker, desto höher die Perzentile: „Schlanke bleiben schlank, Adipöse werden adipöser."

In der Folge kann wirklich jedes Organsystem von Adipositas bedroht werden: Blutdruck, Fett- und Zuckerstoffwechsel (Typ-2-Diabetes, früher als „Altersdiabetes" bezeichnet), chronische Entzündung, Hautinfektionen, Beschwerden / Abnutzung insbesondere der Beine, Eiweißausscheidung der Nieren, Atemnot bei Anstrengung, Atemregulation im Schlaf, Tagesmüdigkeit / Konzentration (besonders bei extremer Adipositas), starker Kopfschmerz bei Hirndruckerhöhung („Pseudotumor cerebri"), Gallensteine (nach zu schneller Gewichtsabnahme), Pubertätsentwicklung frühzeitig (Mädchen) oder verspätet (Jungen), Brustentwicklung bei Jungen („Hormonveränderungen").

Im Alltag erleben Kinder und Jugendliche oft Ausgrenzungen und Mobbing und verfügen so über eine verminderte Lebensqualität. Das Klischee der „fröhlichen Dicken" ist abwertend!
Seelische Befunde: Depression (43 %), Angststörungen (40 %), Somatisierungsstörung (15 %), Essstörungen wie z. B. unkontrollierte Essattacken, Bulimie oder „Binge Eating" (17 %).

Kinder aus Familien in sozial belasteter Situation (z. B. relative Armut, alleinerziehende Mütter) sind auch in Deutschland häufiger von Adipositas betroffen als Kinder sozial „besser gestellter" Familien. Bei 14- bis 17-Jährigen aus Familien mit sozialer Belastung ist Adipositas mit 14 % fast dreimal so häufig wie in Familien mit hohen Ressourcen. Auch Kinder und Jugendliche mit Migrationshintergrund sind häufiger betroffen, am häufigsten Mädchen und Jungen aus der Türkei, Mädchen aus Mittel- und Südeuropa sowie Jungen aus Polen. Im Jugendalter scheint der Migrationshintergrund an Einfluss wieder zu verlieren! Potenzielle Risikofaktoren (Übergewicht der Eltern und hoher Medienkonsum bzw. geringe körperliche Aktivität als Ausdruck eines inaktiveren Lebensstils) sind bei Migrationshintergrund häufiger.

18.3 Wo liegen die Probleme? Defizite bei den Schnittstellen

18.3.1 Vielfältige soziale Strukturebenen

Wie komplex die Zusammenhänge der Entstehung von Adipositas wirklich sind, zeigt die Arbeitsgemeinschaft Adipositas im Kindes- und Jugendalter (AGA) in ➤ Abb. 18.1.

Die Abbildung zeigt konkret, dass es eben nicht nur um individuelles Verhalten von betroffenen Kindern und Jugendlichen geht, sondern auch um das von Eltern, Freunden und Nachbarschaft. Die Überschriften benennen auch Faktoren, die auf verschiedenen sozialen Strukturebenen wirksam sind.

Das meistverbreitete Ziel ist die Beeinflussung des individuellen Verhaltens (ganz rechts). Hier werden aber auch Faktoren benannt, die das individuelle Verhalten prägen und die Vorstellung individueller freier Willensentscheidung in Nahrungsauswahl und Energieverbrauch (nach Zusammenfassung dieser Autoren) infrage stellen.

Wirklich jeder Lebensbereich wird nach heutiger Kenntnis durch übergeordnete Faktoren beeinflusst: Beispielsweise ist Schule nicht nur „Lernort", sondern auch ein wichtiger Lebensbereich, in dem Nahrungsmittelauswahl und körperliche Aktivität junger Menschen durch Erleben (!) gebahnt – und somit verändert werden können. Dieses Potenzial wird häufig aber noch nicht genutzt, da Gemeinschaftserleben bzw. „Gesundheitsthemen" oft noch als zweitrangig angesehen werden.

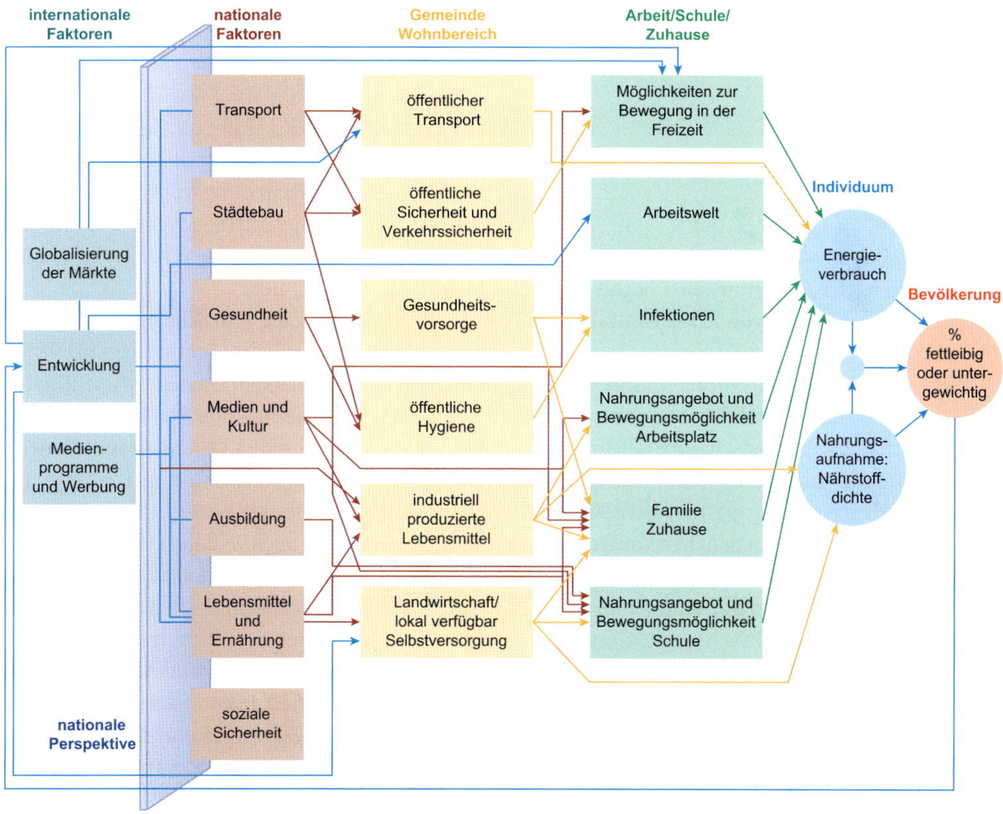

Abb. 18.1 Kausale Faktoren der Adipositas [T1092]

18.3.2 Zu wenig Kommunikation und Vernetzung

In der Kinder- und Jugendreha gibt es zumindest beim wichtigsten Reha-Träger, der Deutschen Rentenversicherung (DRV), seit 2–3 Jahren den Begriff „Familienorientierung". Damit kommt es bereits zu mehr Mitaufnahme von Begleitpersonen, aber noch nicht zum notwendigen Einsatz von therapeutischer Arbeit und Diagnostik, z. B. evaluierten Fragebögen zur Klärung, welche Kompetenzen Kinder und Eltern bisher schon entwickelt haben. Es bleibt somit bisher den zu Hause begleitenden Fachkräften überlassen, ermutigende und partizipative Unterstützung – zumeist immer noch über die Mütter – aufzubauen.

Hilfreiche konkrete Adressen vor Ort kann die Klinik aber i. d. R. nicht mitgeben, z. B. für eine fachlich geleitete Adipositas-Gruppe und geeignete Bewegungsgruppe oder für ein notwendiges Rückfallmanagement: Nicht selten gibt es diese Adressen gar nicht! Das ist kein Fehler des Reha-Teams, eher des aktuellen Hilfesystems, das noch viel zu wenig auf Vernetzung und Kooperation ausgerichtet ist.

18

18.3.3 Potenziale der Reha oft nicht ausgeschöpft?

Das Thema Lebensqualität wird nur indirekt berührt und delegiert, in der Annahme, dass Fachleute vor Ort in Teilhabeförderung von Kindern und Eltern „fit" sind.

Die tragende Struktur zur Vorbereitung der Reha und Nachsorge bleibt so fälschlicherweise oft auf der Strecke. Durch konkrete längerfristige Abstimmung mit den Eltern und zumindest ihrem medizinischen Hilfeteam zu Hause und das partizipative Arbeiten mit Eltern, Kindern und Jugendlichen vor Ort, dann in der Reha und wieder zu Hause könnte vieles wirksamer gestaltet werden als in doch immer noch „isolierter" Klinikarbeit. Für Psychologie-Gespräche, Trainingsstunden, Schulungen, Ernährungswissen usw. sind DRV-Ziele vorgegeben, die auch bzgl. ihrer Umsetzung, aber noch nicht im Hinblick auf ihre Wirksamkeit kontrolliert werden (DRV 1998).

Für die Kinder- und Jugendreha hält andererseits die aktuellste Studie (Hoffmeister 2011) fest: Gewichtsreduktion, verbunden mit Verbesserung des kardiovaskulären Risikoprofils und Verhaltensänderungen, ist auch im Reha-Prozess heute im Ansatz schon „langfristig" möglich.

Die Reha ist im Grundsatz schon lange mehr als reine „Mediziner-Leistung": Das multiprofessionelle Team muss aber „Manpower" zum Thema „aufrechterhaltende Faktoren" einplanen können. Dafür braucht es einen bezahlten Auftrag für „Menschenzeit" – mit den Kindern und Jugendlichen zu reden, in eine zeitbezogene Beziehung zu kommen. Diese ist aber oft nicht in ausreichendem Maße vorhanden.

18.3.4 Dringend benötigtes Reha-Netz fehlt

Was aktuell konkret also noch fehlt, ist eine funktionierende „Reha-Kette" oder besser: ein Reha-Netz, das „die Reha" für Verhaltensbeobachtung und (darauf aufbauend) für die Einleitung von Verhaltensänderungen – bezogen auf den Schweregrad der Erkrankung sowie den Kontext und das Entwicklungsalter – nutzen kann. Es geht NICHT um die Gewichtsreduktion selbst, sondern um die langfristige Anpassung von Ernährungs- und Bewegungsverhalten mit Unterstützung u. a. durch verhaltenstherapeutische Maßnahmen, um adipositasbedingte Folgeerkrankungen möglichst einzudämmen.

Entscheidend ist, die – für Kinder subjektiv wichtigsten – Faktoren Teilhabe („mitmachen KÖNNEN") und Aktivitäten zu stärken. Was kann dieses Kind von seinen Fähigkeiten als Nächstes am besten einbringen, um seinen eingefahrenen Lebensstil und seine Aktivitäten am ehesten zu entwickeln? (➤ Abb. 18.2) Dafür sind Parameter wie Gewicht und „Blutwerte" als Messwerte zwar auch wichtig. Oberstes Ziel muss aber die Teilhabe sein! Dabei lautet die Herausforderung konkret: Wie bewältige ich meine chronische Erkrankung am besten, und wie vermindere ich meine Einschränkungen in Teilhabe und Aktivität?

Um das zu erreichen, muss in jedem einzelnen Fall ein individuell abgestimmtes und den Umgebungsfaktoren angepasstes Reha-Netz aufgebaut werden, das bislang aber gänzlich fehlt oder nur vereinzelt vorhanden ist.

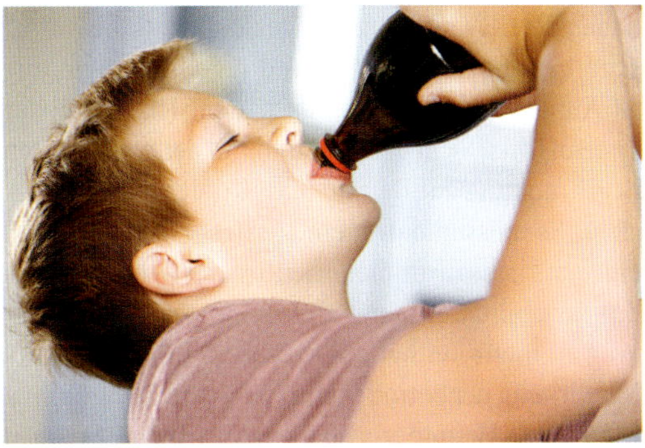

Abb. 18.2 Für eine Änderung seines Zuckerkonsums braucht es Einsicht und eigene Motivation, aber auch Unterstützung und Ermutigung! [J787]

18.4 Was sich ändern muss: Es braucht neue Arbeitsweisen

Der Adipositas-Chirurgie ist eine „Nachbetreuung" bereits vorgeschrieben – beides scheint immerhin im Aufbau zu sein. Nach Reha-Vorgaben der DRV gelten zur stationären medizinischen Rehabilitation zurzeit noch Ziele, die eigentlich so komplett nicht in 4–6 Wochen zu lösen sind, schon gar nicht mit der heutigen Personalstruktur – ohne Vernetzung ambulanter Hilfen im Nachgang.

Der Aufbau von Reha-Netzen und die Ergänzung von Klinikteams, die sich um die jungen Patienten kümmern, müssen vorangebracht werden: Dafür sind Mitarbeiter nötig, die die Situation von Bezugspersonen – Eltern, Angehörige, Praxen, Ambulanzen, Kindergarten, Schule, Jugendamt – kennen und Förder- bzw. Barrierefaktoren zu Hause erkennen, um diese verbessern zu können.

Die Arbeit im biopsychosozialen Modell muss dabei evaluiert und angepasst werden, da weder Leistungsträger noch Kliniken hier aus Erfahrung Vorgaben formulieren, deren Qualität bereits belegt ist. Dafür sind wiederum ausreichend Zeit und eine angemessene Finanzierung sowie Partner erforderlich, die diese Evaluation sicherstellen können.

18.5 Wie eine gute Versorgung hin zur „Reha-Kette" aussehen muss

Fachgesellschaften fordern neben der individuellen Ebene (auch in der Medizin) ein Zusammenwirken mit Gestaltung der Umgebungsbedingungen und einer nationalen Politik, die wirksame Anreize oder finanzielle Unterstützung bereitstellt, um tiefgreifende Veränderungen im Kontext von z. B. Therapie, aber auch Schule, Kindergarten, Berufsanfang usw. – unabhängig vom pädagogischen Programm – herbeizuführen (AGA 2020).

18.5.1 Grundsätzliches Umdenken auf allen Ebenen

Wo ist das erforderlich? Zunächst erst einmal bei der Bereitstellung von *frischen* Nahrungsmitteln im Setting (Schulen, Kindergarten). Da muss man evtl. auch ans Eingemachte gehen und z. B. gut verkäufliche Snacks („Fett mit Zucker" oder „Fett mit Salz") zur Disposition stellen. 18

Es gibt viele Beispiele, die Wechselwirkungen und Abhängigkeit in diesem Netz von Faktoren zeigen. Kein Bereich allein kann Motivation und individuelles Verhalten ändern! Eine Verringerung der Häufigkeit von Adipositas bewirkt immer eine Wechselwirkung mit anderen („kompetitiven") Interessen! Koalitionen mit der Verpflichtung, Änderungen herbeizuführen, müssen über alle Ebenen hinweg realisiert werden. Für alle Akteure muss also eine breite Public-Health-Perspektive gelten. Medizinische Hilfen sind „ein Fass ohne Boden", wenn sie nicht mit einem strukturellen Wandel einhergehen (AGA 2020).

Es ist paradox und entbehrt nicht einer gewissen Ironie, dass die erfolgreichste „Reparatur" der Adipositas heute in chirurgischen Eingriffen besteht, die mittlerweile – gezielter und mit nicht mehr so schrecklichen Nebenwirkungen – einige Schäden sogar rückgängig machen können, wenn auch weiterhin mit erheblichen Einschränkungen im Leben der Betroffenen!

Dagegen werden im Diskurs leider immer noch Vorschläge zur Verbesserung von Lebensqualität oder zur Minderung von Verführung, sich gegen die eigene Gesundheit zu verhalten, als Eingriff in „freie" Entscheidung und „freie" Wirtschaft hochemotional bekämpft.

Beispiele hierfür sind Vorschläge zum Ernährungsverhalten (freiwilliger „Veggie-Day“) und zum Bewegungsverhalten (fußgänger- und fahrradfreundlichere Kommunen).

18.5.2 Biopsychosoziales Modell mit Aktivitäten und Teilhabe

Das Sozialgesetzbuch (SGB) IX in Deutschland gibt seit 2001 übergeordnet vor, dass in der Akutmedizin (SGB V) und in der medizinischen Rehabilitation (SGB V / SGB VI) das biopsychosoziale Modell mit Aktivitäten und Teilhabe zugrunde gelegt wird. Neu dabei ist: die Einbeziehung von Beteiligten und Betroffenen (Motto: „Was bringt es *mir*? Was kann *ich* selbst dabei tun?“) anstatt des bisherigen Dogmas „*Du* musst dich so und so verhalten!“ Eigene Leistung ja, aber mit Blick auf Kontextbedingungen und die Möglichkeiten in diesem Zusammenhang.

Die Betonung liegt bisher noch zu stark auf Verletzlichkeit und Veranlagung. Das sind wichtige, aber rein defizitorientierte Faktoren. Mehr Gewicht muss aber künftig auf den auslösenden und hauptsächlich auf den aufrechterhaltenden Faktoren und nutzbaren Stärken (Förderfaktoren) des Kindes und der Personen in seinem Umfeld liegen – und das sowohl im Denken und Planen als auch bei der Finanzierung der Strukturen und der Evaluation (AGA 2020).

Bisher wird Krankheit also immer noch zu sehr vorrangig als Problem des Einzelnen gesehen. Messwerte (Gewicht) werden verglichen und zur Erfolgsbewertung herangezogen. Wesentliche Reha-Leistungen (z. B. „Beziehung erproben“) werden als „Nebenprodukt“ angesehen, zumindest werden sie nicht in den Strukturaufwand einbezogen. Allerdings haben die DRV als Pionierträger, die Deutsche Gesellschaft für Sozialpädiatrie und Jugendmedizin, die AGA und andere Fachgesellschaften sich aktuell der systemischen Sicht geöffnet und mit der prinzipiellen Beschränkung auf Befunde des Kindes allein gebrochen: Es müssen damit ein Kinderbewusstsein und eine wirkliche „Familienorientierung“ – nicht nur in der Rehabilitation – erst einmal entstehen! Aber der Weg zu mehr Teilhabe ist geebnet: Eine verstärkte Mitwirkung der betroffenen Kinder und Jugendlichen (und deren Hauptbezugspersonen) wird aufzubauen sein, nicht zuletzt mit der dafür ausreichenden Finanzierung im Rahmen neuer Strukturen und Prozesse – zur Verminderung von Folgekosten!

Die Vernetzung mit ambulanten Angeboten scheitert bisher noch daran, dass es diese Angebote bisher nur punktuell gibt. Eine Strukturfinanzierung ist auch noch nicht definiert und damit bislang auch keine systematische Erprobung / Evaluation. Pionieransätze z. B. von DRV Rheinland und Uni-Kinderklinik Köln, Universität Landau-Koblenz sind aber ebenso am Start wie Qualifizierungsangebote für Reha und ICF (BKJR 2020; DGSPJ 2019; Philippi et al. 2019).

Der Weg ist also geebnet, wenn es auch eigentlich keinen „Patentweg" gibt. Aktuell sollte aber zumindest das Denken Einzug halten (Oepen 2004), dass wir uns von der Ausrichtung auf Parameter- und Messwertziele verabschieden und Teilhabe und Aktivitäten stärker entwickeln. Ein Qualitätsmanagement, das ausschließlich an Daten und Fakten aus „Basiszahlen" orientiert ist und zugrunde liegende eigentliche Ziele vergisst, wäre ein Rückschritt.

Mit dem Märchen von der Schlüsselblume möchte ich sagen:

„Vergiss das Wichtigste nicht“: Beziehung ist wirksam, Beziehung ist ein Grundbedürfnis, gute Technik muss immer daran orientiert sein. Noch vor „Funktionsverbesserung“.

Fallbeispiel

So müsste es laufen

Wie hätte es bei der 11-jährigen Sandra laufen müssen? Was hat bei der Behandlung / Betreuung besonders gefehlt?

Allgemein

- Konkrete Erhebung (evaluiert wie CASP, de Bock et al. 2017, 2019) zu Befunden, Stärken und Schwächen, Zielsetzungen für Sandra und ihre Bezugspersonen.
- Beschreibung von Barriere- und Förderfaktoren: Belastungen und Fähigkeiten / Befähigungen von Kind *und* „Kontext" – nicht nur der Mutter.
- Reha-Ziel: nicht „Abnahme" oder gar – stigmatisierend – „Abspecken", sondern „mit der chronischen Krankheit Adipositas besser zurechtzukommen und zu leben".
- Das multiprofessionelle Reha-Team kann es „leisten", sich primär am konkreten Bedarf und nicht an Durchschnitts-Qualitätsvorgaben zu orientieren, die „für alle passen".
- Pragmatisch: Ehrliche Grenzen des Machbaren – und Gewollten – klar benennen!

Wenn man hinsieht, ist das indirekt in den Empfehlungen eigentlich für Sandra enthalten:

Ärztliche Aktivität Fachärztliche Verlaufskontrolle.

Ernährung Optimierte Mischkost (keine Diät), Ernährungsberatung zu Tageskost.

Übende Therapien Ambulante Adipositasgruppe / pädagogisch geleitete Bewegungsgruppe (Förderung, Ermutigung für Anstrengungsfreude, Selbstmanagement u. Ä.).

Psychotherapie / Beratung Verhaltenstherapie: langfristige Änderung des „Essverhaltens" und emotionale Stabilisierung. Tagesklinik, wenn die ambulante Hilfe nicht ausreicht. Für die Mutter (bei subjektivem Bedarf) eigene Psychotherapie, z. B. zu „Stressüberlastung".

Zusätzliche Maßnahmen Unterstützung durch das Jugendamt(!): Hilfe zur Erziehung (§ 27 SGB VIII); förderpädagogische Begutachtung zur schulischen Förderung.

Wichtig und hier noch fehlend: Wer tut jetzt was? Wer übernimmt Verantwortung?

LITERATUR

AGA – Arbeitsgemeinschaft Adipositas im Kindes- und Jugendalter (2020); https://aga.adipositas-gesellschaft.de/ (letzter Zugriff: 15.4.2020).

BAR – Bundesarbeitsgemeinschaft für Rehabilitation (Hrsg.) (2017). Wegweiser für Fachkräfte – Rehabilitation von Kindern und Jugendlichen; www.bar-frankfurt.de/service/publikationen/produktdetails/produkt/123.html (letzter Zugriff: 15.4.2020).

BKJR – Bündnis Kinder- und Jugendreha; www.kinder-und-jugendreha-im-netz.de/startseite/ (letzter Zugriff: 15.4.2020).

De Bock F (2017). Elternfragebogen zu Teilhabe und Partizipation (CASP); www.umm.uni-heidelberg.de/miph/instrumente/ (letzter Zugriff: 15.4.2020).

De Bock F, Bosle C, Graef C, Oepen J, Philippi H, Urschitz MS (2019). Measuring social participation in children with chronic health conditions: validation and reference values of the child and adolescent scale of participation (CASP) in the German context. BMC Pediatrics 19: 125.

DGSPJ – Deutsche Gesellschaft für Sozialpädiatrie und Jugendmedizin e.V. (2019). Checklisten ICF-CY; www.dgspj.de/service/icf-cy/ (letzter Zugriff: 15.4.2020).

DRV – Deutsche Rentenversicherung (1998). Konzept zur stationären Rehabilitation von Kindern und Jugendlichen bei der Indikation Adipositas mit Folgestörungen; www.deutsche-rentenversicherung.de/SharedDocs/Downloads/DE/Experten/infos_reha_einrichtungen/konzepte_systemfragen/konzepte/konzept_kinder_adipositas.html (letzter Zugriff: 15.4.2020).

Hoffmeister U, Bullinger M, van Egmond-Fröhlich A, Goldapp CC, Mann R, et al. (2011). Übergewicht und Adipositas in Kindheit und Jugend – Evaluation der ambulanten und stationären Versorgung in Deutschland in der „EvAKuJ-Studie" Bundesgesundheitsblatt 54: 128–135.

Oepen J (2004). Rehabilitation unter dem neuen ICF-Paradigma. Kinderärztl Prax 7: 466–475.

Philippi H (2019). ICF-CY Handlungswissen für die Praxis; http://wp.vae-kontexte.de/icf-cy-handlungswissen-fuer-die-praxis (letzter Zugriff: 15.4.2020).

RKI – Robert-Koch Institut (2014). KiGGS-Studie; www.KiGGS.de (letzter Zugriff: 15.4.2020).

Warschburger P, Fromme C, Wojtalla N, Oepen J, Petermann F (2001). Verhaltensmedizinische Interventionen bei Adipositas. In: Petermann F, Warschburger P (Hrsg.). Kinderrehabilitation. 2. überarb. A. Göttingen: Hogrefe, S. 165–192.

KAPITEL

19 Zu viel Alkohol in der Schwangerschaft: Wie wir ein weit unterschätztes Problem effektiv angehen müssen

Reinhold Feldmann

Fallbeispiel

Wie Versorgung misslingen kann

Dennis wohnt seit seinem 5. Lebensjahr in einer Pflegefamilie. Er zeigte schon als Kleinkind motorische und sprachliche Entwicklungsverzögerungen, bald auch erhebliche soziale und emotionale Auffälligkeiten. Mit 7 Jahren erhielt er die Diagnose „ADHS", mit 8 Jahren die Diagnosen „Bindungsstörung mit Enthemmung" und „Autismus-Spektrum-Störung". Frühförderung und vielfältige andere Therapieversuche hatten keinen positiven Einfluss auf die Störungen bei Dennis. Auffallend war, dass die Therapien von den Therapeuten abgebrochen wurden, weil Dennis „faul und frech" sei und man mit ihm „immer von neuem bei null anfangen" müsse. Dennis erhielt erst im Alter von 16 Jahren die Diagnose „fetales Alkoholsyndrom". Er selbst lehnte die Diagnose ab: Er sei doch nicht plötzlich „behindert".

Dennis besuchte die Förderschule und musste immer wieder die Klassen wechseln, weil seine Lehrkräfte mit ihm überfordert waren. Am Ende verließ er die Schule ohne Abschluss. Nach einigen gescheiterten Praktika bekam Dennis einen Platz im Berufsbildungsbereich einer Werkstatt für Menschen mit Behinderung bewilligt. Dort sollte er auch in einer ambulant betreuten Wohngruppe leben. Das hat ihn völlig überfordert, sein Zimmer war „verdreckt und vermüllt". Dennis konnte seinen Alltag nicht bewältigen und driftete ins Obdachlosen- und Bahnhofsmilieu ab. Sein Geld gab er vermeintlichen Freunden, die seine Arglosigkeit intensiv ausnutzten. Dennis erzählte immer wieder erstaunliche, unglaubwürdige Geschichten darüber, wie er in Schwierigkeiten geraten war. Den eigentlichen Hergang, die tatsächlichen Zusammenhänge verstand er selbst nie. Inzwischen wohnt Dennis wieder bei seinen Pflegeeltern. Er hat dort das Gästezimmer für sich, der Alltag ist allerdings sehr konflikthaft. Was ist hier schiefgelaufen?

19.1 Stellenwert der FASD-Thematik in der Gesundheitsversorgung

19.1.1 Formen und Häufigkeit

Unter dem Begriff **fetale Alkoholspektrumstörung** („fetal alcohol spectrum disorder", FASD) werden körperliche und geistige Auswirkungen zusammengefasst, die durch mütterlichen Alkoholkonsum in der Schwangerschaft beim Kind verursacht werden können. Beim FASD werden drei Ausprägungen unterschieden (Hoff-Emden 2013; Landgraf / Heinen 2017):

- Das Vollbild der alkoholbedingten körperlichen Veränderungen beim Kind heißt **fetales Alkoholsyndrom (FAS).**
- Sind die körperlichen Veränderungen nur teilweise vorhanden (also z. B. typische Gesichtsmerkmale, aber keine Kleinwüchsigkeit), spricht man vom **partiellen fetalen Alkoholsyndrom (pFAS).**
- Fehlen körperliche Anzeichen der vorgeburtlichen Alkoholschädigung, während die alkoholbedingten kognitiven, sozialen und emotionalen Einschränkungen beim Kind umfänglich bestätigt werden, wird das Störungsbild **Entwicklungsstörung nach vorgeburtlicher Alkoholexposition (ARND)** genannt.

Jährlich werden in Deutschland ca. 2.000 Kinder mit FAS geboren. **Alkoholkonsum in der Schwangerschaft ist damit die häufigste Ursache für nicht genetisch bedingte kindliche Fehlbildungen** (Nordhues et al. 2013). Hinzu kommen pro Jahr ca. 4.000 Kinder mit pFAS und ARND. In Deutschland werden jährlich also etwa 6.000 Kinder mit FASD geboren. Das entspricht 1 von 100 Neugeborenen.

FASD hat nicht nur einen Stellenwert im Gesundheitswesen, sondern auch in der Bildung und in der Jugendhilfe. Für Nordrhein-Westfalen (NRW) etwa gilt: Durch das FAS allein entstehen pro Kind jährliche Kosten in Höhe von durchschnittlich ca. 32.000 Euro (Koch 2018). Die Basis dieser Zahl sind die in NRW anfallenden Mehrkosten, die sich durch besondere Wohn- (Unterbringung der Kinder in Pflegefamilien oder Heimeinrichtungen) und Ausbildungssituationen (Förderkindergärten, Förderschulen) ergeben. Berücksichtigt wurde, dass nicht alle Kinder mit FAS in Obhut leben oder eine Förderschule besuchen. In NRW leben 3,1 Mio. Kinder (Stand 2013, Quelle: it.nrw.de), von denen ca. 9.500 ein FAS haben. Demnach entstehen allein durch das FAS in NRW im Vergleich zum Bildungs- und Jugendhilfeaufwand für gesunde Kinder jährliche Mehrkosten in Höhe von ca. 300 Mio. Euro. Die Kosten, die durch das FASD insgesamt verursacht werden, sind sicherlich noch deutlich höher anzusetzen.

19.1.2 Diagnostik und Differenzialdiagnostik

Zur Diagnose des Vollbildes **„fetales Alkoholsyndrom“ (FAS)** gehört:

- Das Kind, der Jugendliche oder junge Erwachsene ist zu klein oder zu leicht im Vergleich zur Altersgruppe.
- Veränderungen im Gesicht: Die Lidspalten sind sehr kurz, die Oberlippe ist sehr schmal und das Philtrum (Doppelfalte zwischen Nasenspitze und Oberlippe) fehlt oder ist kaum erkennbar. Diese drei Abweichungen müssen nicht aktuell bestehen, aber in der kindlichen Entwicklung zumindest einmal bestanden haben. (Hier können ältere Fotografien des Kindes – mit Vorsicht – diagnostisch ausgewertet werden.)
- Das Kind, der Jugendliche oder junge Erwachsene zeigt eine Störung im Denken (z. B. bzgl. Konzentration, Gedächtnisleistung oder Abstraktionsvermögen) oder eine soziale Störung (z. B. Distanzlosigkeit oder Verleitbarkeit) oder eine emotionale Störung (z. B. Aggressivität) oder Mikrozephalie (geringer Kopfumfang).
- Treffen die Bedingungen zu, lautet die Diagnose FAS, unabhängig davon, ob etwas über den Alkoholkonsum der leiblichen Mutter bekannt ist.

Das **partielle Alkoholsyndrom (pFAS)** wird diagnostiziert, wenn Folgendes zutrifft:

- Von den Veränderungen im Gesicht müssen mindestens zwei bestätigt sein. Diese Abweichungen müssen nicht aktuell bestehen, aber in der kindlichen Entwicklung zumindest einmal bestanden haben.
- Von den Störungen im Denken, den Störungen im sozialen und im emotionalen Bereich und der Mikrozephalie müssen drei zutreffen. Weiter gehört zur Diagnose des pFAS, dass ein Alkoholkonsum der leiblichen Mutter in der Schwangerschaft zumindest als wahrscheinlich anzunehmen ist.

Die **„Entwicklungsstörung nach vorgeburtlicher Alkoholexposition“ (ARND)** wird diagnostiziert, wenn Folgendes zutrifft:

- Von den Störungen im Denken, den Störungen im sozialen und im emotionalen Bereich und der Mikrozephalie müssen drei zutreffen.
- Weiter gehört zur Diagnose des ARND, dass ein Alkoholkonsum der leiblichen Mutter in der Schwangerschaft sicher bekannt sein soll. Eine solche Sicherheit ergibt sich etwa, wenn die leibliche Mutter einen Alkoholkonsum in der Schwangerschaft bestätigt (auch gegenüber Dritten) oder andere sichere Quellen davon berichten.

Zu den genannten kognitiven und sozialen Defiziten bei FASD gehört, dass die Betroffenen Regeln und Sinnzusammenhänge nur schwer erfassen können. Lerninhalte, aber auch Absprachen und Zusagen werden schnell, oft am gleichen Tag, wieder vergessen. Schulische Laufbahn und Ausbildungsversuche der betroffenen Kinder bzw. Jugendlichen sind folglich häufig von Abbrüchen und Misserfolgen gekennzeichnet.

Die Risiken des eigenen Verhaltens können von betroffenen Kindern und Jugendlichen oft nicht richtig ein-

19

geschätzt werden. Die natürliche Angst vor Gefahren fehlt. Aufgrund ihrer Leichtgläubigkeit geraten die betroffenen Kinder und Jugendlichen immer wieder in Situationen, deren Konsequenzen sie nicht verstehen. Fremde Absichten durchschauen sie nur selten. Auf ein freundliches Wort hin leisten sie gern Folge, ohne erfassen zu können, was mit ihnen geschieht, und ohne zu bemerken, dass ihr Vertrauen ausgenutzt wird (Feldmann et al. 2014; Feldmann und Noppenberger 2019).

Kinder und Jugendliche, die in einer FASD-Ambulanz vorgestellt werden, haben oft bereits eine diagnostische „Odyssee" hinter sich. Häufigste Vordiagnosen sind ADHS, Autismus-Spektrum-Störung, Bindungsstörung, dissoziale Störung, Schizophrenie und – bei jungen Erwachsenen mit FASD – Borderline-Störung. Die richtige Diagnosestellung ist allerdings entscheidend für die Auswahl und den Erfolg geeigneter Therapie- und Ausbildungsversuche. Da FASD-Betroffene sehr vergesslich sind, bleiben Belohnungssysteme (anders als bei ADHS) i. d. R. wirkungslos. Auch Therapieabsprachen werden trotz guten Willens meist vergessen. In einer Studie zur Entwicklung von Menschen mit FASD bis ins Erwachsenenalter wurde gezeigt, dass Therapieabbrüche i. d. R. von den Therapeuten ausgingen, die am Therapiewillen ihrer FASD-Klienten zweifelten (Freunscht und Feldmann 2011).

19

Auch in der Ausbildung entstehen Schwierigkeiten durch Vergesslichkeit und durch Überforderung der jungen Menschen mit FASD. In Ausbildungsverhältnissen wird selbstständiges Arbeiten erwartet. Anweisungen werden vielleicht nur einmal gegeben und erklärt und dann als selbstverständlich vorausgesetzt. Junge Menschen mit FASD brauchen dagegen häufige Wiederholungen. Sie halten sich an Routinen und können Lösungswege selbst in Situationen, die nur leicht vom Üblichen abweichen, nicht gut allein finden. In einer Querschnittstudie hatten 37 % der jungen Erwachsenen mit FASD mindestens eine abgebrochene Berufsausbildung; die Spannweite reichte von einem bis vier Ausbildungsabbrüchen. Insgesamt blieb fast die Hälfte der jungen Erwachsenen mit FASD ohne Berufsausbildung (46 %); 26 % befanden sich in einer Berufsausbildung, 28 % hatten ihre Ausbildung abgeschlossen. Von den nicht mehr in Ausbildung befindlichen Erwachsenen arbeitete ein Drittel in einer Werkstatt für behinderte Menschen. Ein weiteres Viertel war nicht berufstätig (Freunscht und Feldmann 2011).

19.2 Wo liegen die Probleme? Ursachen der Versorgungsschwierigkeiten

Die Erstbeschreibung vorgeburtlicher Schäden am Kind durch den Alkoholkonsum der Mutter während der Schwangerschaft geht auf eine Studie des französischen Arztes Paul Lemoine zurück (Lemoine et al. 1968). Einige Jahre später bekam das Krankheitsbild den Namen „fetales Alkoholsyndrom (FAS)" (Jones et al. 1973). Das Störungsbild wurde intensiv wissenschaftlich untersucht (Überblick bei Spohr 2016). In den Jahren nach der ersten medizinischen Beschreibung der vorgeburtlichen Alkoholschäden des Kindes nahmen auch die Medien das Thema vielfältig zur Kenntnis. Politik und Medizin dagegen reagierten kaum. Präventionsmaßnahmen oder eine flächendeckende fachliche Versorgung der betroffenen Kinder und ihrer Familien wurden nur langsam etabliert. Bis heute gilt das FASD zuweilen noch als „Modediagnose".

So wird die **Diagnose gemeinhin noch zu selten und oft auch zu spät gestellt.** Nach einer Studie von Alex und Feldmann (2012) korreliert eine frühe Diagnosestellung (d. h. vor der Einschulung) mit einer deutlich besseren sozialen und emotionalen Entwicklung der betroffenen Kinder. Ist FASD beim Kind bekannt, wird es seltener Überforderungen ausgesetzt, sein Verhalten wird seltener als „faul" oder „frech" gewertet, werden Therapien für das Kind und Unterstützung für seine (Pflege-)Familie häufiger angefragt und gewährt.

Auch die betroffenen Kinder können eine frühe Diagnose besser akzeptieren. Sie sind nach der Diagnose FASD oft sogar erleichtert, weil sie erfahren, dass sie nicht „schuld" daran sind, wenn ihre Leistungen hinter den Erwartungen an Gleichaltrige zurückbleiben, und dass sie nicht so „böse" oder „schlecht" sind, wie ihnen von ratlosen Erwachsenen bislang vorgeworfen wurde. Jugendliche dagegen können es nicht gut annehmen, wenn sie plötzlich mit der Diagnose FASD konfrontiert und Themen wie „Schwerbehindertenausweis" oder „Behindertenhilfe" besprochen werden. Die Jugendlichen fühlen sich damit weniger diagnostiziert als vielmehr beleidigt. Entsprechende Hilfen werden ungern angenommen oder sogar verweigert.

Bei bestehender Diagnose können Therapien für das Kind und Hilfen für die Familien beginnen. Das klingt zunächst gut, findet aber schnell Grenzen.

- Während FASD in Gynäkologie und Kinderheilkunde inzwischen gut bekannt ist, kann von einer weiten Akzeptanz der Diagnose in der Kinder- und Jugendpsychiatrie nicht gesprochen werden. Entsprechend bleibt die Behandlung etwa mit Stimulanzien oder Neuroleptika zaghafter, als oft tatsächlich erforderlich wäre. Auch werden ambulante oder stationär-psychiatrische Behandlungen noch zu oft abgebrochen, weil die Kinder oder Jugendlichen „nicht mitwirken" oder „den Stationsalltag sprengen".
- Kinder mit FASD sind trotz aller kognitiven und sozialen Einschränkungen oft recht eloquent und wirken kompetenter, als sie sind. Schulempfehlungen sind daher nicht selten zu ambitioniert und überfordern das Kind. Wird der Besuch einer geeigneten Schule, oft durchaus einer Förderschule, verweigert, sind Konflikte mit dem Kind in der überfordernden Schule oder Schulabsentismus die Folge (Lüders et al. 2020).
- Kinder mit FASD wirken oft ungezogen: Sie können Regeln nicht gut einhalten, tun sich schwer mit Körperpflege oder mit dem Ordnunghalten. Eltern, die nach Beratung oder Hilfen für den häuslichen Alltag suchen, bekommen oft keine auf das Kind bezogene Unterstützung, sondern werden aufgefordert, sich selbst einer Therapie zu unterziehen. Eltern berichten, dass das Unverständnis seitens zuständiger Ämter oder Beratungsstellen im Alltag stark belastet (Möller 2014).
- Kinder und Jugendliche mit FASD sind leicht verleitbar, sie sind oft Mitläufer (➢ Abb. 19.1). Aus den Konsequenzen ihres Verhaltens lernen sie nicht gut. Sie beteuern, etwas „nicht wieder tun zu wollen", machen aber im nächsten Moment den gleichen Unsinn erneut. Jugendliche mit FASD begehen auch strafbare Handlungen (Ladendiebstahl, Beleidigungen) wiederholt, was dann zu Jugendstrafen führt, die sich wiederholen und verstärken. Tatsächlich setzt das Jugendstrafrecht aber voraus, dass eine Besserung von Jugendlichen erreicht werden soll und kann. Der Erfolg der Jugendstrafe bei Jugendlichen mit FASD ist allerdings sehr begrenzt. Eine Studie unter Jugendstrafgefangenen fand einen Anteil von 20 % Inhaftierter mit FASD (Kaiser und Feldmann 2019).

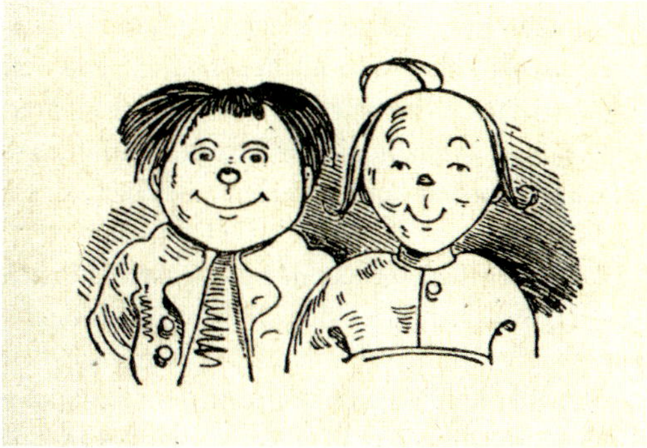

Abb. 19.1 Max und Moritz (Bildergeschichte von Wilhelm Busch aus dem Jahr 1865). Moritz ist das erste künstlerisch dargestellte Kind mit FAS. Er hat schmale Lidspalten, ein verstrichenes Philtrum und eine schmale Oberlippe. Wie viele Kinder mit FAS hat er auch eine kurze, aufgeworfene Stupsnase, einen kleinen Unterkiefer und schüttere Haare. In der Geschichte der beiden Knaben handelt der delinquente Max, während Moritz stets nur dabei ist, zuschaut oder bestenfalls assistiert. Er ist ein Mitläufer, von Max zu den Streichen verleitet (Feldmann 2011).

Auch bei zeitiger Diagnosestellung kann die Versorgung der Kinder und Jugendlichen mit FASD also unzulänglich bleiben. Verbesserungsmöglichkeiten bestehen zuvorderst in der Kinder- und Jugendlichenpsychiatrie bzw. -psychotherapie, in der Eltern- und Schulberatung sowie im angewandten Jugendstrafrecht.

19.3 Was muss passieren? Wer ist in der Pflicht?

Die FASD entsteht durch Alkoholkonsum der schwangeren Frau. Die schädliche Wirkung des Alkoholkonsums wird oft unterschätzt oder ist immer noch schlicht unbekannt. Es steht zu erwarten, dass Aufklärung die Zahl der betroffenen Kinder verringern könnte. Wirksam sind **Aufklärungsmaßnahmen, die langfristig betrieben werden.** Zeitlich begrenzte „Kampagnen" hingegen sind daher weniger hilfreich. Aber selbst daran mangelt es. Es mag überraschen,

19

dass eine nachhaltige und zielgenaue Aufklärungsarbeit bislang nicht von staatlicher, sondern privat von „interessierter“ Seite betrieben wird. Seit 10 Jahren werden über gynäkologische Praxen Aufklärungsbroschüren an Schwangere verteilt, die der Bundesverband der Spirituosenindustrie (BSI) finanziert. Fast 70 % der niedergelassenen Frauenärzte werden erreicht, was alljährlich einen „Nachschub“ hunderttausender Broschüren erfordert. Die Zusammenarbeit mit der Alkoholindustrie ist umstritten; in einigen Ländern, etwa in Skandinavien, ist sie verpönt, andernorts, etwa in Großbritannien, hingegen durchaus akzeptiert.

Wünschenswert wäre eine gesundheitspolitische Entscheidung für eine umfassende Aufklärung von Schwangeren auf Bundes- und Landesebene.

Durchaus vorbildlich ist hier bereits die Arbeit der früheren Drogenbeauftragten Bätzing, Dykmans und Mortler, die nicht nur lokale Präventionsprojekte unterstützten, sondern auch die Entwicklung medizinischer Leitlinien zur Diagnostik der FASD förderten.

Der „politischen“ Präventionsarbeit ging das Aufklärungsbemühen engagierter Gruppen aus der Selbsthilfe voraus. Auf diesem Gebiet ist als Dachverband der Verein „FASD-Deutschland“ tätig, der regelmäßig Fachtagungen veranstaltet. Auch regionale Selbsthilfegruppen sind in der Präventionsarbeit aktiv; exemplarisch zu nennen ist der Verein „FASD-Nordbayern“, der mit der attraktiven Wanderausstellung „Zero“ bevorzugt Schülerinnen und Schüler zu erreichen sucht. Das Wirken der Selbsthilfegruppen geschieht durchweg ehrenamtlich und verdient breite Aufmerksamkeit und Unterstützung.

Prävention ist nicht nur als Bemühen zu verstehen, die Erkrankung selbst zu verhindern. Präventives Handeln betrifft auch die Folgen der bestehenden Erkrankung.

Eine unglückliche biografische Entwicklung der von FASD betroffenen Menschen kann verhindert werden, wenn Jugendhilfe, Schulen, psychiatrische Einrichtungen, Berufsbildungsstätten, Werkstätten und auch die Justiz die Diagnose „FASD“ nicht beiseite schieben, sondern in ihrem Wirken gut berücksichtigen.

19.4 Wie muss eine gute Versorgung aussehen?

Während in einigen Bundesländern wie Bayern, Baden-Württemberg, Berlin, Hamburg, Nordrhein-Westfalen und Sachsen bereits Diagnose- und Beratungszentren für die betroffenen Kinder und Jugendlichen bestehen, fehlen sie in anderen Bundesländern noch. Allerdings entscheiden sich vermehrt Sozialpädiatrische Zentren (SPZ) dazu, ihrerseits FASD zu diagnostizieren und die betroffenen Kinder und ihre Familien beratend zu begleiten. Nun müssten noch möglichst rasch kinder- und jugendpsychiatrische Einrichtungen hinzukommen, die Patienten mit FASD auch angemessen behandeln können.

Jugendhilfeeinrichtungen, Schulen, Berufsbildungswerke und Werkstätten wissen heute, dass Kenntnisse zur FASD in ihren Häusern hilfreich sind. Vermehrt lassen sich Mitarbeitende etwa zur „Fachkraft FASD“ ausbilden. Einrichtungen, die für einen professionellen Umgang mit betroffenen Kindern und Jugendlichen bekannt sind, werden schnell mit Anfragen überhäuft. Hier ist eine bislang schon recht gute Entwicklung also sicherlich noch weiterzuführen. Das Angebot an Einrichtungsplätzen wächst, allerdings noch recht langsam.

Jugendliche mit FASD sind i. d. R. deutlich entwicklungsverzögert und nicht altersgerecht selbstständig. Eine Verselbstständigung der jungen Menschen, die von der Jugendhilfe erwartet wird, kann bis zur Volljährigkeit nicht geleistet werden.

(Pflege-)Eltern und Jugendhilfeeinrichtungen fragen sich bereits früh, in welchem Rahmen einmal eine geschützte Verselbstständigung oder zumindest eine angemessene Betreuung des jungen Erwachsenen nachfolgend geleistet werden kann. Hier sind **mehr vollstationäre Einrichtungen wünschenswert, die auf junge Erwachsene mit FASD ausgerichtet sind.**

Die Transition, also der Wechsel des Klienten aus der abgebenden Jugendhilfeeinrichtung in die aufnehmende Einrichtung, sollte vermehrt in gutem Austausch beider Einrichtungen stattfinden.

19.5 Gibt es modellhafte Versorgungsansätze?

Sowohl in der Prävention als auch in der Versorgung bestehen gute Ansätze auf kommunaler Ebene. So hat die Kroschke-Stiftung Informationsmaterial für alle involvierten Einrichtungen der Stadt Braunschweig (u. a. Schwangeren- und Suchtberatung, Jugend- und Gesundheitsamt, Kitas und Schulen) erstellt. Die Stadt Dortmund hat ein vorbildliches FASD-Netzwerk aufgebaut, das u. a. die Träger der Jugendhilfe zusammenführt.

Eine professionelle Beratung von Eltern (meist Pflege- und Adoptiveltern) kann lokal in strukturierten „Settings" erfolgen. Geeignete Coachingprogramme entwickelten etwa das SPZ Leipzig und die Erziehungsberatungsstelle Neustadt / Aisch (Feldmann et al. 2019).

Einige Jugendhilfeeinrichtungen haben in jüngerer Zeit Wohngruppen für Kinder und Jugendliche mit FASD etabliert. Aus eigener Kenntnis sind hier der Hof Seggert des Eylarduswerkes, die „Moritzburg" des Vinzenzwerkes (Münster) oder etwa das „Haus Moritz" von Christiani-Lippe e. V. zu nennen. Wohngruppen für Erwachsene mit FASD betreiben etwa das Stift Tilbeck und der Wittekindshof. Eylarduswerk und Wittekindshof haben gemeinsam ein Programm für die professionelle Transition von der Jugend- in die Sozialhilfe entwickelt (Franke 2017). Einzelwohnmöglichkeiten für Erwachsene mit FASD bietet der Evangelische Verein Sonnenhof e. V. in Berlin. Die genannten modellhaften Versorgungsansätze sind Vorbilder unter anderen, die hier nicht alle vollständig aufgeführt werden können.

Fallbeispiel

Wie Versorgung gelingen kann

Lena kam im Alter von 3 Jahren in eine Pflegefamilie. Die Anbahnungsphase blieb sehr kurz; Lena wollte gleich wissen: „Kann ich bei euch wohnen?" Sie zeigte sich auch weiterhin distanzlos. Einmal, im Supermarkt, folgte sie einer anderen Familie mit der Frage, ob sie mit ihnen gehen dürfe. Lena war völlig angstfrei, kletterte viel, hörte nicht auf die Pflegeeltern. Im Kindergarten war sie recht beliebt, vor allem bei den Jungen, deren Bewegungsspiele sie bevorzugte. Im Grunde war Lena rastlos, in steter Bewegung. Es gelang ihr nicht, Bilderbücher anzuschauen oder Rollenspiele aufzubauen. War sie nicht draußen unterwegs, imitierte sie das Spiel anderer Kinder oder hielt sich nahe an die Erzieherinnen. Der Kinderarzt äußerte den Verdacht auf eine Alkoholschädigung und empfahl eine diagnostische Abklärung in einer FASD-Ambulanz, wo ein partielles fetales Alkoholsyndrom (pFAS) bestätigt wurde.

In der Grundschule störte Lena viel, rief in die Klasse oder lief spontan davon. Altersgerechte Freundschaften entstanden nicht. Lena wurde von anderen Kindern abgelehnt: „Lena nervt." Lena bemerkte das selbst und war zunehmend unglücklich. Der Kinderarzt verschrieb nach einigem Zögern Methylphenidat. Lena konnte dank der Medikation Spielregeln besser einhalten, wollte nicht mehr allein im Mittelpunkt stehen und konnte – das hat die Eltern und Lena selbst überrascht – plötzlich Bilder malen, auf denen das Gemalte erkennbar war. Vor allem aber konnte sie erstmals einen freundschaftlichen Kontakt aufbauen und wurde sogar von einem anderen Mädchen eingeladen. Der Kinderarzt beließ es allerdings nicht bei der Medikation. Er empfahl, dass Lena im Erlernen angemessenen Sozialverhaltens weiter unterstützt werden sollte, und befragte die Eltern nach Lenas Fähigkeiten. Lena war sehr musikalisch, durfte bald in einem Chor mitsingen. Ganz leicht fiel es ihr nicht, sich dort einzufügen; sie wurde als „immer wieder einmal recht albern" beschrieben.

Wie ging es mit Lena weiter? Eltern und Lehrkräfte „sahen" Lena nicht in einer großen weiterführenden Schule, etwa der nahen Gesamtschule. Lena verirrte sich nämlich sogar in der kleinen Grundschule. Sie konnte auf eine Schule für körperlich motorische Entwicklung wechseln. Hier traf sie auf Lehrkräfte, die sich mit den durch FASD bedingten Schwierigkeiten auskannten. Auf dieser Schule kam Lena auch bei den Mitschülern gut an. Sie war ungemein hilfsbereit und zeigte Lernerfolge, auf die sie stolz war. In der Pubertät gab Lenas Distanzlosigkeit Anlass zu neuer Sorge: Verhütung wurde notwendig. Die Frauenärztin zögerte wegen des jungen Alters ihrer Patientin, verordnete Lena aber schließlich ein Depot-Kontrazeptivum.

Lena durchlief eine Reihe von Praktika, die ihr die Schule vermittelte. Besonders gern half sie in einem Werkstattcafé. Nach dem Abschluss ihrer Schulzeit wollte sie dort mitarbeiten und vielleicht auch in eine vollstationäre Wohngruppe der Einrichtung ziehen. Jedenfalls drohte sie stets mit dem Auszug aus dem Elternhaus, wenn sie dort aufgefordert wurde, ihr Zimmer aufzuräumen. Tatsächlich begann sie zuerst im Café, was für sie bereits Neuerung und Belastung genug war. In die Wohngruppe zog sie erst ein ganzes Jahr später. Lena konnte und kann nicht gut mit Geld umgehen. Schon ihr Taschengeld gab sie am ersten Tag aus oder verschenkte es an vermeintliche Freunde. Früher teilten die Eltern das Geld ein. Heute hat Lena eine gesetzliche Betreuerin. Zwischenzeitlich zog Lena aus der Wohngruppe in eine „Verselbstständigungswohnung", was allerdings wohl noch zu früh war. Sie verschlief, wodurch sie ihre eigentlich sehr geschätzte Mitarbeit im Café gefährdete. Seit ihrer Rückkehr in die Wohngruppe läuft es mit ihren alltagspraktischen Aufgaben wieder besser.

LITERATUR

Alex K, Feldmann R (2012). Children and adolescents with fetal alcohol syndrome (FAS): better social and emotional integration after early diagnosis. Klin Pädiatr 224: 66–71.

Feldmann R (2011). Das Fetale Alkoholsyndrom in der Kunstgeschichte. Z Prakt Augenhlkd 31: 21–22.

Feldmann R, Noppenberger A (2019). FAS(D) perfekt. München: Reinhardt.

Feldmann R, Juretko K, Adler K, Küpper M, Freunscht I, Weglage J (2014). Das Fetale Alkoholsyndrom (FAS): Kognitive, soziale und emotionale Entwicklung betroffener Kinder und Jugendlicher. Pädiatr Prax 82: 479–491.

Feldmann R, Graf E, Kampe M (2019). Coaching für Pflegeeltern von Kindern mit FASD. Jugendhilfe 57: 656–664.

Franke M (2017). Übergänge sanft gestalten. Abschlussarbeit zum Zertifikatskurs „FASD-Fachkraft", Fachhochschule Münster, Fachbereich Sozialwesen.

Freunscht I, Feldmann R (2011). Young adults with fetal alcohol syndrome (FAS): social, emotional and occupational development. Klin Pädiatr 223: 33–37.

Hoff-Emden H (2013). Fetale Alkoholspektrumstörungen. Eine interdisziplinäre sozialmedizinische Herausforderung. Ärztebl Sachsen 9: 386–389.

Jones KL, Smith DW (1973). Recognition of the fetal alcohol syndrome in early infancy. Lancet 2: 999–1001.

Kaiser L, Feldmann R (2019). Junge Erwachsene mit Fetaler Alkohol-Spektrumstörung (FASD) in Haft. Bayerische Sozialnachrichten 4: 15.

Koch A (2018). Gesamtgesellschaftliche Kosten des Fetalen Alkoholsyndroms bis in das Erwachsenenalter. Dissertation zur Erlangung des doctor medicinae dentium der Medizinischen Fakultät der Westfälischen Wilhelms-Universität Münster.

Landgraf M, Heinen F (2017). Fetale Alkohol-Spektrumstörungen. S3-Leitlinie zur Diagnostik. Stuttgart: Kohlhammer.

Lemoine P, Harousseau H, Borteyru JP, Menuet JC (1968). Les enfants de parents alcooliques. Anomalies observeés à propos de 127 cas. Quest Méd 25: 476–482.

Lüders L, Feldmann R, Jungbauer J (2020). Kinder mit FASD in der Schule. Weinheim: Beltz.

Möller J, Feldmann R (2013). Fetales Alkoholsyndrom (FAS): Belastungen von Pflege- und Adoptiveltern mit einem an FAS erkrankten Kind. In: Feldmann R, Michalowski G, Lepke K (Hrsg.). Perspektiven für Menschen mit Fetalen Alkoholspektrumstörungen (FASD). Idstein: Schulz-Kirchner, S. 149–174.

Nordhues P, Weischenberg M, Feldmann R (2013). Das fetale Alkoholsyndrom: Eine Studie zur Erfassung der Prävalenz bei Pflegekindern. In: Feldmann R, Michalowski G, Lepke K (Hrsg.). Perspektiven für Menschen mit Fetalen Alkoholspektrumstörungen (FASD). Idstein: Schulz-Kirchner, S. 18–34.

Spohr HL (2016). Das Fetale Alkoholsyndrom im Kindes- und Erwachsenenalter. 2. A. Berlin: de Gruyter.

KAPITEL

Frank W. Paulus

20 Kindergesundheit in der Digitalisierung: Hohes Risiko durch Exzesse und Defizite

Fallbeispiel

Was lief hier schief?

Erstvorstellung in der Kinderpsychiatrischen Institutsambulanz: Marcel (14) wird von der alleinerziehenden Mutter in der Psychiatrischen Institutsambulanz vorgestellt. Die Mutter hat nach längerem Suchen durch „Mundpropaganda" von einem entsprechenden Versorgungsschwerpunkt gehört. Der Jugendliche habe keine anderen Interessen mehr außer „Zocken" („… dass ihm außer der Zockerei mit der Computerspielkonsole nichts wichtig ist oder ihm Spaß macht"), sodass er kein soziales Leben mehr habe. Bei Wunschversagen und Begrenzung der Spielzeit bekomme er extreme Wutausbrüche, die 60–70 Minuten andauern könnten (z. B. schreit, schimpft, haut mit Fäusten gegen die Wand, selten mit dem Kopf, wirft mit Gegenständen, einmalig mit Stuhl). Die Mutter: „Mit jedem Streit geht ein kleines Stückchen von mir kaputt". Marcel schreie dann auch „Keiner hilft mir". Vor 4 Monaten rief die Mutter während eines solchen Ausrasters einmal die Polizei. Sie sorgt sich, weil Marcel sich in letzter Zeit immer mehr verschließe. Seine früher guten Schulnoten haben sich im letzten ½ Jahr deutlich verschlechtert und liegen aktuell im befriedigenden Bereich. Es besteht also dringender Handlungsbedarf, zumal im weiteren Verlauf eine Computerspielabhängigkeit diagnostiziert wird. Hätte dies nicht früher erkannt und hätten Interventionen nicht früher erfolgen müssen?

20.1 Zustandsbeschreibung: Nutzung digitaler und internetbezogener Medien

Das Alltagsleben von Kindern und Jugendlichen ist in den letzten zwei Jahrzehnten einem umfassenden und kontinuierlichen sozialen und kulturellen Wandel ausgesetzt, der durch elektronische und digitale Technologien und Kommunikationsmöglichkeiten vorangetrieben wird. Heutzutage wachsen die meisten Kinder und Jugendlichen in Haushalten mit umfassender Medienausstattung auf (Fernsehen, Internetzugang, Smartphone, Computer / Laptop, zunehmend auch Tablet); diese Medienverfügbarkeit ist die Grundlage für den Medienkonsum. Repräsentative Studien belegen für alle Altersklassen (Jugendalter / Kindesalter / Vorschulalter) eine **hohe Medienverfügbarkeit und beeindruckende Nutzungszeiten.** In repräsentativen Studien werden fast ausnahmslos Durchschnittswerte berichtet; Daten und Analysen zu Extremgruppen von Vielnutzern fehlen.

Für das **Jugendalter (12–19 Jahre)** ist ein hoher eigener Gerätebesitz festzustellen: Heutzutage besitzen 97 % der Jugendlichen ein Smartphone, 71 % einen Computer / Laptop, 66 % eine Spielkonsole, 50 % einen Fernseher, 26 % ein Tablet. Täglichen Zugang zum Internet haben 91 % der Jugendlichen. Sie sind an einem durchschnittlichen Wochentag 214 Minuten online. 95 % der Jugendlichen in Deutschland tauschen sich regelmäßig über die Kommunikationsplattform *WhatsApp* aus (im Mittel 36 pro Tag empfangene Nachrichten). Auf Platz 2 folgt *Instagram* (67 %), dahinter *Snapchat* (54 % regelmäßige Nutzer). Unabhängig vom Inhalt nutzen 90 % der Jugendlichen *YouTube* mehrmals pro Woche, 64 % täglich. Die durchschnittliche Spieldauer von Computerspielen der 12- bis 19-Jährigen liegt nach eigener Schätzung unter der Woche bei 103 Minuten / Tag (125 Minuten am Wochenende). Im Vergleich zu 2017 zeigt sich ein Anstieg der Spieldauer um mehr als 20 % (2017 unter der Woche um durchschnittlich 84 Minuten). Dieser geht vermutlich auf das 2017 eingeführte erfolgreiche Spiel *Fortnite* zurück (Medienpädagogischer Forschungsverbund Südwest 2018).

Im **Kindesalter (6–13 Jahre)** ist Fernsehen immer noch die häufigste Freizeitbeschäftigung: Knapp drei Viertel der Kinder sehen jeden oder fast jeden Tag fern. Unter ihnen finden sich auch 68 % Internetnutzer (Mädchen und Jungen gleichermaßen; 6–7 Jahre: 35 % Internetnutzer; 12–13 Jahre: 94 %). Von den das Internet nutzenden Kindern sehen 21 % (fast) täglich *YouTube*-Videos an, 35 % nutzen dieses Internetformat ein- oder mehrmals wöchentlich. Digitale Spiele haben im Alltag der Kinder einen ebenso großen Stellenwert. Über alle Spieloptionen (Computer, Konsole, Tablet und Smartphone) zählen zwei Drittel der Kinder zu den regelmäßigen Spielenden (mindestens 1 × / Woche), die Faszination für digitales Spielen wächst mit zunehmendem Alter. An einem durchschnittlichen Tag sehen die 6- bis 13-Jährigen 82 Minuten fern, nutzen 45 Minuten das Internet, spielen 31 Minuten Computer- / Konsolen- / Online-Spiele, hören 26 Minuten Radio, lesen 22 Minuten ihre Bücher und spielen 19 Minuten am Smartphone (Medienpädagogischer Forschungsverbund Südwest 2019).

Insbesondere die tägliche Mediennutzung durch **Kleinkinder** (Fernsehen, Smartphone, Computer / Laptop und Tablet) ist deutlich angestiegen, und zwar laut Angaben der Eltern von Kindern im Alter von 3 und 5 Jahren in Deutschland von durchschnittlich 59 in 2016 auf 74 Minuten in 2018 (25-prozentige Steigerung in 2 Jahren). Betrachtet man nur diejenigen, die das entsprechende Gerät benutzen dürfen, nutzen 3- bis 5-Jährige das Smartphone 10 Minuten, 15 Minuten das Tablet und 17 Minuten Laptop / PC (Guth 2018). Insbesondere durch berührungssensible Touchscreens wird das „Einstiegsalter" erheblich in Richtung Säuglings- und Kleinkindalter abgesenkt (➤ Abb. 20.1). Durch diese technische Innovation und das Verfügbarmachen durch Eltern kann geradezu „kinderleicht" gespielt werden. In den ersten 5 Lebensjahren nimmt die Nutzung von Touchscreens rapide zu (jenseits all dessen, was dem Entwicklungsalter angemessen ist).

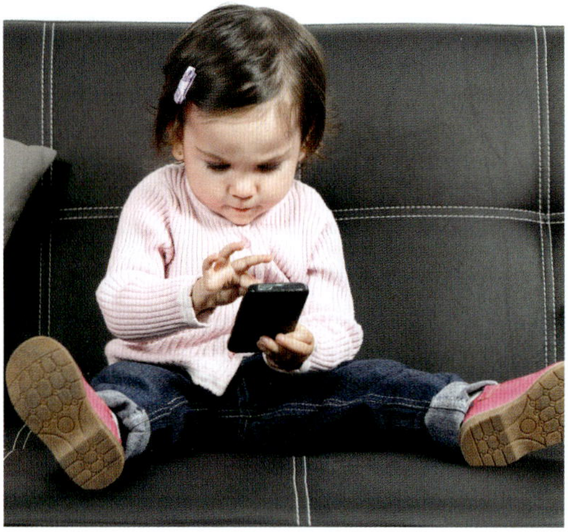

Abb. 20.1 Mediennutzung „kinderleicht", aber dem Entwicklungsalter angemessen … [J787]

Im Alter von 24 Monaten verfügen viele Säuglinge über spezifische Fähigkeiten (Wischen, Entsperren, aktives Zuschauen), um mit der Touchscreen-Technologie zu interagieren (Ahearne et al. 2015). Im Säuglingsalter (1 Monat bis 1 Jahr) sind signifikante Zusammenhänge zwischen Fütter- und Einschlafstörungen des Säuglings zu entdecken, wenn die Mutter während der Betreuung parallel digitale Medien nutzt (BLIKK-Studie 2016).

Auf der Basis dieser Nutzungsdaten kann von einer **Überversorgung mit digitaler Technologie** gesprochen werden, die zu Beeinträchtigungen („impairment") im Alltag führt. Zudem findet die Beschäftigung und Exposition mit diesen Technologien in immer früherer Phase statt. Die übermäßige Beschäftigung vieler Jugendlicher (aber auch Kinder und Vorschulkinder) mit digitalen Medien steht im Kontrast zu einer **noch defizitären Gesundheitsversorgung** in diesem Bereich: Exakte Daten zur Versorgungssituation liegen nicht vor, jedoch ist z. B. das Fehlen von nachhaltigen Präventionskampagnen und deren Evaluation, von einheitlichen Diagnostikinstrumenten und vor allem von spezialisierten Ambulanzen und stationären Behandlungsangeboten zu konstatieren. Eine passgenau zu vergebende ICD-10-Diagnose zu Computerspielabhängigkeit, Cybermobbing, Online-Sexsucht oder exzessiver Online-Kommunikation fehlt gleichermaßen. Die folgenden Ausführungen sind auf die zurzeit am besten untersuchte Computerspielabhängigkeit fokussiert.

20

20.2 Computerspielabhängigkeit: Häufigkeit und Folgen

Computerspielabhängigkeit ist keine ICD-10-Diagnose und damit aktuell **keine valide Krankheitsdefinition**, und es liegt keine administrative Datenquelle (Daten aus der Krankenversicherung) zu Prävalenz und Behandlung vor. Dies steht in Kontrast mit den Eindrücken in der Profession, dass der pathologische Mediengebrauch bei Kindern und Jugendlichen in Prävention, Diagnostik, Beratung und Psychotherapie zunehmend an Bedeutung gewinnt und oftmals als beeinträchtigend und behandlungsbedürftig eingeschätzt wird.

Behelfsmäßig kann auf die **Forschungskriterien des DSM-5** zurückgegriffen werden (Falkai und Wittchen 2015: 1088 ff.): übermäßige Beschäftigung mit Computerspielen, Entzugssymptomatik (schädliche körperliche / psychologische Reaktionen bei Nichtverfügbarkeit), Toleranzentwicklung (Ansteigen der Spielzeiten), erfolglose Kontrollversuche über das Spielverhalten, Interessensverlust für andere Aktivitäten, fortgesetztes Spielen trotz Wissens um negative Konsequenzen und schädliche Folgen, Täuschung bedeutsamer Bezugspersonen über das Ausmaß das Spielens, Internetspielen zum Beenden / Reduzieren negativer Gefühle, Gefährdung oder Aufgeben einer Beziehung, des Jobs oder von schulischen- bzw. Karrierechancen.

Im Sommer 2018 folgte erstmalig die Veröffentlichung der „Gaming Disorder" (GD, Spielstörung), die für die zukünftige **ICD-11** als neue eigenständige Krankheitseinheit vorgeschlagen wird (WHO 2018). Damit wird die Zuständigkeit des medizinischen Versorgungssystems für die Prävention, Diagnostik und Behandlung der GD anerkannt.

Was nützt, kann auch schaden!

Die heutigen modernen Medien sind **Unterhaltungsprodukte mit klinischer Relevanz.** Neben dem vielfältig Positiven, das das Beschäftigen mit diesen modernen technischen Geräten mit sich bringt, entwickeln sich gefährdende Wirkungen auf Kinder und Jugendliche (und Erwachsene), wenn

- auf der Basis prämorbid bestehender psychischer Störungen die exzessive Computer- und Internetnutzung zum **dysfunktionalen Lösungsansatz oder zur aufrechterhaltenden Bedingung** für ebendiese psychischen Störungen wird, vor allem ADHS (Paulus et al. 2018b), Autismus-Spektrum-Störungen (ASS; Paulus et al. 2019b), Angst- und depressive Störungen,
- die exzessive Nutzung die weitere biopsychosoziale Entwicklung des Kindes oder Jugendlichen beeinträchtigt, sodass **entwicklungsphasentypische** (motorische, sprachliche, sozioemotionale) **Kompetenzen nicht erworben** werden können. Aktivitäten wie Teilnahme am Schulunterricht, Wissenserwerb am Ausbildungsplatz und im Hobby, Vereinsmitgliedschaften oder Sport werden vernachlässigt oder gänzlich aufgegeben,
- aus der exzessiven Nutzung **sekundär körperliche Probleme** (z. B. Schlafstörungen, Tag-Nacht-Umkehr, ungesunde Ernährung, Vernachlässigung der Hygiene, Ausscheidungsstörungen, Kopfschmerzen, Adipositas, Gelenkbeschwerden, trockene Augen) oder **psychische Symptome** und Störungen (Depression, Angst, Halluzinationen, Suizidalität) entstehen,
- eine **eigenständige Störung** in Gestalt einer Computer- und Internetabhängigkeit besteht (Paulus 2018, 2014; Paulus et al. 2019a).

Die durchschnittliche **Prävalenz der Computerspielabhängigkeit** beläuft sich bei ausschließlicher Berücksichtigung repräsentativer Studien auf **2 %,** bei zusätzlichem Einschluss klinischer Inanspruchnahme-Populationen steigt die mittlere Häufigkeit auf 5,5 % (Paulus et al. 2018a). An diesem Punkt ist eine starke Jungenlastigkeit zu verzeichnen.

Die **Ätiologie** ist **multikausal.** Es besteht ein komplexes Zusammenspiel zwischen:

- verschiedenen **internalen Faktoren des Spielenden** (z. B. Dysregulation des Belohnungssystems, geringe Selbstwirksamkeitserwartungen, Identitätsproblematik, strukturelle und funktionelle neurobiologische Auffälligkeiten, komorbide psychische Störungen wie ADHS, ASS, Angst- und depressiven Störungen) und
- **externalen Faktoren:** familiäre Faktoren (z. B. Beziehungsprobleme mit den Eltern, mangelnde Kontrolle, elterliches Rollenmodell bei Medien zu Hause), soziale Faktoren (z. B. soziale Isolierung, nicht erfüllte Zugehörigkeitsgefühle, Bedeutungsverlust der Realwelt), spielbezogene, dem Medium inhärente Faktoren (z. B. Spielbindung durch getätigte Investitionen an Zeit und Geld,

Weiterentwicklung der Spielwelt auch in Spielpausen mit Verantwortungs- und Pflichtgefühl den Mitspielern gegenüber bei Pausieren, Realitätsnähe der Grafik) und gesellschaftlicher Kontext (s. Digitalisierungskampagne der Regierung; Geschäftsinteresse der Spieleindustrie) (Paulus et al. 2018a, 2019a).

In der **Diagnostik** gelangen einerseits in der Anamnese die Kernsymptome und ergänzende Fragen bei Verdacht auf Computer- und Internetabhängigkeit (Paulus 2018: 126) zur Anwendung, andererseits werden normierte Fragebogen verwendet wie die *Skala zum Computerspielverhalten bei Kindern und Jugendlichen* (CSVk-S) mit Kategorisierung in Normal, Missbrauch und Abhängigkeit (Wölfling et al. 2011), die *Compulsive Internet Use Scale* (CIUS) mit einem Grenzwert für Abhängigkeit (Wartberg et al. 2014) oder die *Computerspielabhängigkeitsskala* mit einer Normierung mit Standard-Nine-Werten (CSAS; Rehbein et al. 2015).

Die **Wirksamkeit kognitiv-behavioraler Therapien** ist inzwischen mit mittleren bis hohen Effektstärken im internationalen Bereich belegt (King et al. 2017; Kuss et al. 2016; Zajac et al. 2017). Psychotherapie (Verhaltenstherapie) lässt einen gesundheitlichen Nutzen erwarten. Jedoch fehlen randomisierte, kontrollierte Langzeitstudien. Die vorliegenden deutschsprachigen Manuale fokussieren außerdem weitgehend das junge Erwachsenenalter.

Ein **Versorgungsbedarf** liegt bei den geschätzten 2 % Prävalenz allein bei Computerspielabhängigkeit (ohne weitere digitalisierungsbedingte Störungen) und den Wirksamkeitsbefunden zur Behandlung vor.

20.3 Ursachenanalyse: Wo liegen die Probleme?

Die Digitalisierung der Gesellschaft stellt Kinder und Jugendliche und Eltern, aber auch Erzieher, Lehrer, Berater, Psychotherapeuten und Ärzte vor **neuartige Problemlagen und Störungsbilder.** Die Phänomene sind in ihren Auswirkungen auf die kindliche Entwicklung allerdings wenig untersucht und randomisierte, kontrollierte Längsschnittstudien fehlen weitgehend. In der Dynamik der technischen Entwicklung und unter Industrieinteressen wird die Wahrnehmung dysfunktionaler Nutzungsverhaltensweisen bei Kindern und Jugendlichen erschwert.

Bei **reduzierter Krankheitseinsicht und fehlender Veränderungsmotivation** bedarf es erheblichen Mutes und großer Anstrengungen aufseiten der Patienten (wie der Behandler), die süchtigen Nutzungsmuster zu reflektieren und zu verändern. Der Forschungsstand und die Versorgungssituation (Angebot und Inanspruchnahme von Beratung und Therapie) lassen sich im Fall von Computerspielabhängigkeit als defizitär, bei Internetpornografie und Cybermobbing als deutlich defizitär beschreiben.

Eltern sind die zentrale Instanz für die frühe Prävention einer Computerspielabhängigkeit. Sie sind das **Modell der Mediennutzung** für ihre Kinder und handeln zugleich erzieherisch im Aufstellen und nachhaltigen Durchsetzen von Regeln zur Mediennutzung. Eltern legen (unreflektiert oder bewusst) fest, mit welchen Medien, in welchem Ausmaß und unter welchen Rahmenbedingungen (beiläufig-unkontrolliert, kontrolliert und gezielt, begleitet oder allein) ihr Kind (bereits als Säugling, Klein- und Vorschulkind) eigene Medienkontakte hat. Eltern scheuen aber bisweilen davor zurück, Frustrationen zu verursachen, obwohl ihre Kinder durch Mediennutzungsregeln den Umgang mit diesen Medien erlernen können. Eine erfolgreiche Prävention bezieht die Eltern mit ein, z. B. durch Verbesserung der Eltern-Kind-Beziehung, Verbesserung des Konfliktmanagements, Stärkung der Erziehungskompetenz der Eltern (Liau et al. 2015; Saunders et al. 2017).

Weiteres ist ➤ Tab. 20.1 zu entnehmen; zeilenorientiert wird zuerst ein Überschuss beschrieben, dem wieder ein Defizit entspricht.

20.4 Was sich ändern muss: Multiprofessionelle und interdisziplinäre Anstrengungen

Ein initiales Problem der Therapie der Computerspiel- und Internetabhängigkeit liegt in der mangelnden Krankheitseinsicht und Veränderungsmotivation des Patienten: Wie kann jemandem geholfen werden, der

Tab. 20.1 Gegenüberstellung von digitalisierungsbedingten Exzessen und Defiziten bei Kindern und Jugendlichen

Exzess („zu viel")	Defizit („zu wenig")
Digitaler Medien- und Bildschirmkonsum (Smartphone, Tablet, Computer, Laptop, Spielkonsolen, Fernsehen)	Bewegung, Bewegungskoordination, multisensorische Erfahrungen, Naturerleben, Achtsamkeit, soziale Kompetenzen, Empathie, gesundes Schlaf- und Ernährungsverhalten
Frühe Exposition und früher Konsum im Vorschulalter (0–5 Jahre)	Dem Entwicklungsalter und den Entwicklungszielen angemessene Beschäftigung mit digitalen Medien
Unbegleiteter, selbstständiger Konsum des (jungen und sehr jungen) Kindes; Geräte zur Ablenkung oder als „Pseudo-Babysitter" eingesetzt	Alleiniger Konsum pädagogisch hochwertiger Medien unter Begleitung / Anwesenheit einer Bezugsperson
„Ruhigstellen" des Kindes vor dem Bildschirm	Gemeinsame Unternehmungen und Erfahrungen des Kindes in der realen Welt mit seinen Bezugspersonen
„Wischen" über den berührungsempfindlichen Bildschirm	„Be-greifen" der nahen Umwelt und der Gegenstände
Passiver Konsum digitaler Medien, Hintergrundfernsehen („background TV")	Digitale Medien gezielt gebrauchen
Modelllernen des Medienkonsums an Eltern und älteren Geschwistern (Beobachtungslernen)	Bewusstheit und Achtsamkeit der Eltern, dass die Kinder sich an ihnen orientieren
Ahnungslosigkeit oder Desinteresse / Gleichgültigkeit der Eltern	Wissen der Eltern über die digitalen Aktivitäten ihrer Kinder (Welche Spiele werden gespielt?)
Digitale Medien überall … in den Kinderzimmern, im Schlafzimmer, bei den Mahlzeiten	Konkreter „Mediennutzungsplan" mit klaren und nachvollziehbaren Regeln; medienfreie Räumlichkeiten (Schlafzimmer, Esszimmer) und Tätigkeiten (z. B. Schlaf, Sport)
Vielfalt an und Verwirrung durch unterschiedliche Begrifflichkeiten, z. B. Computersucht / -abhängigkeit / -nutzung, -gebrauch, pathologisches / exzessives / problematisches Spielen, (Internet) Gaming Disorder, Medien- / PC- / Onlinesucht	Keine nosologische Verortung in der ICD-10; es fehlen einheitliche diagnostische Kriterien und ein Konsens bzgl. eines Störungsbegriffs
Medienkompetenz: eine primär an der Machbarkeit, technischen Umsetzung und kompetenten Beherrschung der Mediennutzung orientierte Wissensvermittlung („Wie ist was technisch zu erzielen?")	Medienmündigkeit: ein reflektierter, kritischer, selbstbestimmter und sinnvoller Umgang mit den elektronischen / digitalen Medien(-geräten) und den über sie zugänglichen Inhalten („Muss alles gemacht werden, was gemacht werden kann?"; „Wie reflektiere und modifiziere ich meine Mediennutzung?")
Veröffentlichung von Leitlinien vor allem pädiatrischer Fachgesellschaften	Nachhaltige Umsetzung und Implementierung der Leitlinien in der Realität der Gesellschaft und des Familienlebens
Dynamik der technischen Entwicklung („was technisch möglich ist, wird realisiert und vermarktet") Verdienstinteressen der Industrie: zunehmende Kommerzialisierung der digitalen Kindheit; Digitalisierung schon der frühen Kindheit	Forschung: Studien zur Auswirkung der Digitalisierung auf die (früh-)kindliche Entwicklung, zur Wirksamkeit von Prävention und Behandlung digitalisierungsbedingter Störungen Ausbau der Präventions- und Interventionsangebote für das Vorschulalter

ein schädigendes Verhalten nicht ändern möchte oder sich dazu nicht in der Lage fühlt?

Ausgehend davon hat **Prävention** immer Priorität: Wie ist eine wirksame Prävention zu erreichen? Welche Möglichkeiten gibt es, neben universeller Prävention selektive und indizierte Prävention für risikobehaftete Kinder und Jugendliche („children at risk") sowie deren Eltern zu implementieren? Welche Kinder und Familiensysteme sind risikobehaftet für die Entwicklung einer Computerspielabhängigkeit? Prävention ist möglich, z. B. in der Schule durch Untersagung von Smartphones und mobilen Spielkonsolen in den Schulgebäuden, durch Verzicht auf Spielkonsolen in Kaufhäusern, Werbeverbote im TV, Förderung von Lesefähigkeiten und Büchern.

Sollte künftig aber nicht auch die **Games-Branche** finanziell zu Prävention, Therapien und Forschungen zu Computerspielabhängigkeit beitragen – durch Abführen eines Umsatzanteils oder mittels Steuerrecht? Von ihr könnten Beiträge zur Finanzierung von Aufklärungskampagnen und Prävention, zur Forschung oder für professionelle Beratungsangebote für Eltern und Fachpersonal abgeführt werden. Die Forschung muss dabei unabhängig von den Interessen der Medienindustrie konzipiert sein. Eine Werbung für Medienprodukte als entwicklungsförderlich im Altersbereich von Säuglingen und Kleinkindern sollte unterbleiben (Werbebeschränkung).

Wie können Informationen über Computerspielabhängigkeit und andere digitalisierungsbedingte Störungen (Symptome, Verlauf, Anamnese, Screening und Diagnostik, Kurzinterventionen) und Basiskenntnisse von der virtuellen Welt der Kinder bzw. der Jugendlichen in die **Aus-, Fort- und Weiterbildung relevanter Berufsgruppen,** etwa Allgemeinmediziner oder Pädiater, aufgenommen werden? Wie sind Anamnese und präventive Beratungsbausteine zur Computerspiel- und Internetabhängigkeit in die U- und J-Früherkennungsuntersuchungen als Standard einzubeziehen?

Zielrichtung ist die konsequente und fachkundige Aufklärung von Eltern, Kindern und Jugendlichen sowie Fachpersonen durch medizinische, psychologische, psychotherapeutische und medienpädagogische Fachkräfte über die gesundheitlichen Folgen eines zu frühen und eines zu exzessiven Medienkonsums.
Der Bedarf umfasst eine **bundesweite Grundversorgung** und zusätzlich **spezialisierte stationäre Therapieangebote** für Kinder und Jugendliche sowie deren Eltern, die erst in Ansätzen vorhanden sind.

20.5 Wie eine gute Versorgung aussehen könnte

Wegen der multikausalen Ätiologie der Computerspielabhängigkeit ist in Prävention, Diagnostik und Therapie ein **interdisziplinärer Ansatz** aufzubauen mit Zusammenführung und Austausch von verschiedenen **Berufsgruppen** (also Fachärzte für Kinder- und Jugendmedizin, Allgemeinmediziner, Kinder- und Jugendlichenpsychiater, Kinder- und Jugendlichenpsychotherapeuten, Erwachsenenpsychotherapeuten, Psychologen, Schulsozialarbeiter, Sozialpädagogen, Lehrer, Sozialdienst der Jugendämter, Medienpsychologen, Medienpädagogen) und **Versorgungssystemen** (medizinisches, psychosoziales, schul- und ausbildungsbezogenes Versorgungssystem, Krankenversicherung, Ämter). Mitunter müssen auch Kommunikationsbarrieren, Vorurteile und unterschiedliche „Sprachspiele" bei den einzubeziehenden Professionen abgebaut werden.

Fachärzte für Kinder- und Jugendmedizin sind im Rahmen der Regelversorgung und der U- und J-Untersuchungen für die Früherkennung von Computerspielabhängigkeit (einschließlich der Vorstufen exzessiven Spielens) und bei Fragen zu altersunangemessenen digitalen Inhalten (z. B. Pornografie) von zentraler Bedeutung und fungieren als erste Ansprechpartner. Gegebenenfalls ist eine Überweisung an eine **Beratungsstelle** (Suchtberatungsstelle mit Schwerpunkt digitale Medien oder spezialisierte Erziehungsberatungsstelle) als nötig zu erachten. Wenn dort durchgeführte primärpräventive, psychoedukative und beraterische Maßnahmen nicht ausreichen, werden gezielte und intensivere Interventionen notwendig.

Dies können bei deutlicher Symptomausprägung oder bereits bestehenden Störungen und funktionellen Beeinträchtigungen eine **ambulante verhaltenstherapeutische Psychotherapie** und eine ambulante kinder- und jugendpsychiatrische Behandlung sein. Diese sind ggf. mit Maßnahmen der sozialen Kontrolle (**Jugendhilfe**) und **Selbsthilfegruppen** (für Jugendliche und / oder Eltern) zu kombinieren. Bei ausgeprägten Widerständen bis hin zu aggressiven Handlungen des Kindes bzw. des Jugendlichen als Reaktion auf eine Verringerung des pathologischen Mediengebrauchs, bei schweren Störungen mit komorbiden psychischen Störungen wie ADHS oder sozialer Phobie und Verlust sozialer Kontakte sowie Schul- / Ausbildungsabbruch ist eine **stationäre Behandlung** indiziert. Hier nehmen Kliniken für Kinder- und Jugendpsychiatrie in der ambulanten und insbesondere stationären Behandlung der Computerspiel- und Internetabhängigkeit (und ihrer komorbiden psychischen Störungen) eine zentrale Rolle ein. Bei anderen Zuweisungsdiagnosen (z. B. ADHS, Angst, Depression) ist die integrierte Versorgung eines assoziierten Krankheitsbildes Computerspiel- und Internetabhängigkeit aufzubauen und nachhaltig zu sichern.

Feststellbar sind eminente Veränderungen in Mediennutzungsmöglichkeiten (Technik) und Mediennutzungsgewohnheiten (Verhalten) mit deutlicher Auswirkung auf die Kinderwelten. Dies gilt es in der pädiatrischen Anamnese aktiv zu erfragen.
Prognostizieren lässt sich eine **Zunahme der Problematik** der Computerspiel- und Internetabhängigkeit in den nächsten Jahren, mit hoher Aktualität in den asiatischen Ländern, wo die beschriebene Problematik deutlich akzentuierter und mindestens ein Jahrzehnt früher aufgetreten ist.

Fallbeispiel

So müsste es laufen

Das übermäßige Mediennutzungsverhalten wird bei Marcel schon im Vorschulalter während einer Vorsorgeuntersuchung von der Kinderärztin aktiv erfragt und identifiziert. Die Kinderärztin führt daraufhin ein Screening durch und erkennt das problematische Verhalten. Sie überweist den Jungen für eine differenzierte weiterführende Diagnostik an eine Suchtberatungsstelle mit Schwerpunkt auf digitalisierungsbedingte Störungen. Nun erfolgen eine Psychoedukation und Beratung der Eltern.

Wegen des Schweregrades der Symptomatik wird ergänzend an eine Spezialambulanz einer Psychiatrischen Institutsambulanz überwiesen, um eine Psychotherapie einzuleiten. Die angewandten (kognitiv-)verhaltenstherapeutischen Methoden übernehmen den Aufbau von Veränderungsmotivation und einer positiven Patient-Therapeut-Beziehung, eine Psychoedukation des Patienten, die Protokollierung des Problemverhaltens und das Erstellen eines individuellen biopsychosozialen Störungsmodells, Übungen zur Selbstwahrnehmung und Selbstmanagement des pathologischen Mediennutzungsverhaltens sowie die Analyse und Veränderung von dysfunktionalen Gedanken und Gefühlen. Alternativ als Ersatz zum pathologischen Mediennutzungsverhalten wird eine altersgemäße attraktive und aktive Freizeitgestaltung in der realen Lebenswelt von Marcel angeboten, um auch dort wieder positive Erlebnisse erfahren zu können.

LITERATUR

Ahearne C, Dilworth S, Rollings R, Livingstone V, Murray D (2015). Touch-screen technology usage in toddlers. Arch Dis Child 101: 181–183.

BLIKK-Studie (2016). BLIKK-Medien: Kinder und Jugendliche im Umgang mit elektronischen Medien; www.bundesgesundheitsministerium.de/fileadmin/Dateien/5_Publikationen/Praevention/Berichte/Abschlussbericht_BLIKK_Medien.pdf (letzter Zugriff: 6.2.2020).

Falkai P, Wittchen HU (2015). Diagnostisches und statistisches Manual psychischer Störungen DSM-5 (1. Auflage). Göttingen: Hogrefe.

Guth B (2018). Vorschulkinder im Fokus. Mediennutzung bei den Kleinen. Super RTL. ; www.ip.de/fakten_und_trends/zielgruppen/kinderwelten_archiv.cfm (letzter Zugriff: 6.2.2020).

Kinder-Medien-Studie (KMS) (2019). https://kinder-medien-studie.de/wp-content/uploads/2019/08/KMS2019_Berichtsband.pdf (letzter Zugriff: 6.2.2020).

King DL, Delfabbro PH, Wu AMS, Doh YY, Kuss DJ, Pallesen S, et al. (2017). Treatment of internet gaming disorder: an international systematic review and consort evaluation. Clin Psychol Rev 54: 123–133.

Kuss DJ, Lopez-Fernandez O (2016). Internet addiction and problematic internet use: a systematic review of clinical research. World J Psychiatry 6(1): 143–176.

Liau AK, Choo H, Li D, Gentile, DA, Sim T, Khoo A (2015). Pathological video-gaming among youth: a prospective study examining dynamic protective factors. Addict Res Theory 23(4): 301–308.

Medienpädagogischer Forschungsverbund Südwest (Hrsg.) (2018). JIM-Studie 2018. Jugend, Information, Medien. Basisuntersuchung zum Medienumgang 12- bis 19-Jähriger in Deutschland. Stuttgart: Mpfs.

Medienpädagogischer Forschungsverbund Südwest (Hrsg.) (2019). KIM-Studie 2018. Kindheit, Internet, Medien. Basisuntersuchung zum Medienumgang 6- bis 13-Jähriger in Deutschland. Stuttgart: Mpfs.

Paulus FW (2014). Computerspiel- und Internetabhängigkeit. Seelische Entwicklung in der virtuellen und realen Welt. Pädiatr Prax 82: 539–548.
Paulus FW (2018). Kinderwelten im Wandel: von der analogen zur digitalen Welt. Kinderärztl Prax 89(2): 121–128.
Paulus FW, Ohmann S, von Gontard A, Popow C (2018a). Internet gaming disorder in children and adolescents: a systematic review. Dev Med Child Neurol 60(7): 645–659.
Paulus FW, Sinzig J, Mayer H, Weber M, von Gontard A (2018b). Computer gaming disorder and ADHD in young children – a population-based study. Int J Ment Health Addict 16: 1193–1207.
Paulus FW, von Gontard A, Ohmann S, Popow C (2019a). Entwicklungsrisiken bei Kindern und Jugendlichen im digitalen Zeitalter. Kinder- und Jugendarzt 10(50): 629–636.
Paulus FW, Sander CS, Nitze M, Kramatschek-Pfahler AR, Voran A, von Gontard A (2019b). Gaming disorder and computer-mediated communication in children and adolescents with autism spectrum disorder. Zschr Kinder Jugendpsychiatr Psychother 27: 1–10.
Rehbein F, Baier D, Kleimann M, Mößle T (2015). Computerspielabhängigkeitsskala. Ein Verfahren zur Erfassung der Internet Gaming Disorder nach DSM-5. Göttingen: Hogrefe.
Saunders JB, Hao W, Long J, King DL, Mann K, Fauth-Bühler M, et al (2017). Gaming disorder: its delineation as an important condition for diagnosis, management, and prevention. J Behav Addict 6(3): 271–279.
WHO – World Health Organization (2018). „Gaming disorder". www.who.int/features/qa/gaming-disorder/en/ (letzter Zugriff: 6.2.2020).
Wartberg L, Petersen KU, Kammerl R, Rosenkranz M, Thomasius R (2014). Psychometric validation of a German version of the compulsive internet use scale. Cyberpsychol Behav Soc Netw 17: 99–103.
Wölfling K, Müller KW, Beutel M (2011). Reliability and validity of the scale for the assessment of pathological computergaming (CSV-S). Psychother Psychosom Med Psychol 61: 216–224.
Zajac K, Ginley MK, Chang R, Petry NM (2017). Treatments for Internet gaming disorder and internet addiction: a systematic review. Psychol Addict Behav 31(8): 979–994.

B UNTERVERSORGUNG

B

III Krankheitsübergreifende systembedingte Fehlversorgung

KAPITEL

21

Michaela Olm und Antonius Schneider

Zu wenig Steuerung von Patienten: Vom hohen Nutzen der hausärztlichen Steuerung in der ambulanten Medizin

Fallbeispiel

Was lief hier schief?

Die privat versicherte Münchner Medizinstudentin Frau B. konsultierte wegen seit 2 Wochen bestehender Rückenschmerzen einen Orthopäden. Die dort veranlasste kernspintomografische Untersuchung (MRT) zeigte keinen pathologischen Befund, weshalb der Orthopäde die Patientin zum Rheumatologen schickte (➤ Abb. 21.1). Dieser führte neben Anamnese und körperlicher Untersuchung auch Labortests inkl. Rheumaserologie durch. Da sich kein richtungweisender Befund zeigte, empfahl der Orthopäde den Besuch eines Genetikers, um eine etwaige Erbkrankheit auszuschließen. Die Studentin sagte den Termin bei dem Genetiker ab, denn sie bekam nun Sorge wegen zunehmend hoher Kosten. Außerdem hatten die Schmerzen schon von allein nachgelassen. Der Vater erhielt eine Gesamtrechnung von knapp 2.000 Euro.

Hätte sich auch eine derartige diagnostische Kaskade mit Inanspruchnahme von mehreren Spezialisten entwickelt, wenn die Patientin wegen der Rückenschmerzen zuerst zu ihrer Hausärztin gegangen wäre?

21.1 Stellenwert der Thematik in der Gesundheitsversorgung

21.1.1 Herausforderungen Demografie und medizinischer Fortschritt

Das deutsche Gesundheitssystem sticht im internationalen Vergleich in mehrerlei Hinsicht hervor. Auffällig sind die hohen Gesundheitsausgaben, die im Jahr 2017 etwa 11,5 % des Bruttoinlandsprodukts und somit ein Finanzvolumen von rund 376 Mrd. Euro betrugen. Für das Jahr 2018 wird ein Anstieg der Ausgaben um weitere 3,1 % geschätzt (Statistisches Bundesamt 2019). Dieser rasante Kostenanstieg lässt sich bereits seit mehreren Jahren beobachten und wird zwei Hauptursachen zugeschrieben:

- Auf der einen Seite ist dies der sogenannte **demografische Wandel,** einer Alterung der Gesellschaft, der mit vermehrt auftretenden chronischen Krankheiten wie etwa Herz-Kreislauf-Erkrankungen, Diabetes mellitus oder Krebs einhergeht. Nicht selten sind diese Patienten von „Multimorbidität“ betroffen, also dem gleichzeitigen Vorliegen von mehreren behandlungsintensiven (und damit auch teuren) Erkrankungen (Lehnert und König 2012).
- Einen weiteren ausgabensteigenden Faktor stellt der **medizinische Fortschritt** dar, der mit innovativen und komplexeren Technologien, Verfahren und Medikamenten verbunden ist (Breyer 2013).

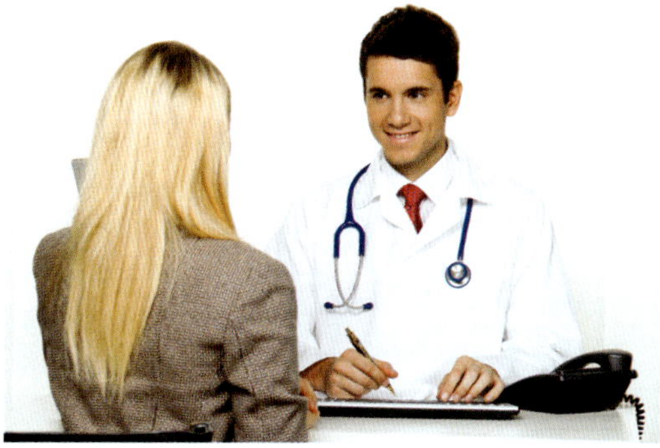

Abb. 21.1 Beispielhafte Situation beim Arzt [J787-028]

Trotz des eingangs erwähnten **hohen Finanzvolumens** des deutschen Gesundheitssystems kommt es in diesem Spannungsfeld zwischen Alterung der Gesellschaft und medizinischem Fortschritt zu einer **Knappheit der Ressourcen** (Geld, Zeit etc.) und damit verbunden zu einem Wettstreit um die Allokation der verfügbaren Ressourcen. Um Entspannung in diese Problematik zu bringen, wird häufig eine **„Rationalisierung"** medizinischer Leistungen gefordert. Im Unterschied zur **„Rationierung"** (Vorenthaltung medizinisch notwendiger Leistungen) sieht die Rationalisierung vor, das Versorgungsniveau bei gleichbleibendem finanziellem Aufwand zu erhöhen bzw. bei geringerem Aufwand trotzdem das gleiche Niveau beizubehalten (Fuchs et al. 2009).

21.1.2 Herausforderungen Steuerung und „Gatekeeping"

Ein möglicher Ansatz hin zu einer effektiveren Gesundheitsversorgung stellt die **bedarfsgerechte Steuerung der Patientenwege** dar. Zu dieser Thematik hat der „Sachverständigenrat zur Begutachtung der Entwicklung im Gesundheitswesen" (SVR) 2018 ein Gutachten veröffentlicht, das eine „Bedarfsgerechte Steuerung der Gesundheitsversorgung" beschreibt. Um eine bedarfsgerechtere Steuerung zu erreichen, schlägt der SVR konkret folgende vier Ansätze vor:

- eine Verbesserung des Entlassungsmanagements,
- eine Erweiterung der Patienteninformation,
- eine finanzielle Selbstbeteiligung von Patienten an medizinischen Leistungen (z. B. eine Kontaktgebühr) sowie
- die Stärkung des sogenannten „Gatekeepings" (SVR 2018).

Die Idee dahinter ist, dass ein speziell qualifizierter Arzt, etwa der Hausarzt, im Krankheitsfall als feste erste Anlaufstelle dient und im Anschluss mit einer gezielten Leistungssteuerung eine bedarfsgerechte Versorgung des Patienten ermöglicht (➤ Box 21.1).

Box 21.1

Bedeutung einer hausärztlichen Steuerung

Die Bedeutung einer solchen Leistungssteuerung ergibt sich durch die besondere Struktur der ambulanten Versorgung im deutschen Gesundheitssystem. Patienten haben bei uns einen freien, unmittelbaren Zugang zu ärztlichen Leistungen und können, neben dem Hausarzt, direkt einen Facharzt aufsuchen. Eine vorhergegangene Überweisung ist nicht zwingend notwendig. In anderen Ländern, etwa den Niederlanden oder dem Vereinigten Königreich, sind Spezialisten nur im stationären Bereich (Krankenhaus) tätig, wobei diese dann nur nach vorheriger Überweisung in Anspruch genommen werden können (Ausnahme: Notfälle). Eine hausärztliche Koordination schützt vor Über- und Fehlversorgung.

Im Zuge der zuvor beschriebenen „Steuerungsfunktion" wird der als **Gatekeeper** fungierende Hausarzt gern auch als **Lotse** bezeichnet. Allerdings geht die Tätigkeit des Hausarztes – also des Facharztes für Allgemeinmedizin – weit über diese „Lotsenfunktion" hinaus. Verständlicher wird dies durch eine getrennte Betrachtung von haus- und fachärztlicher Tätigkeit. Mit verhältnismäßig einfachen Mitteln können Hausärzte 80–90 % *„aller Patientenanliegen ohne Informationsverluste, zeitnah, abschließend, in guter Qualität und mit einer sehr hohen Kosteneffektivität behandeln"* (DEGAM 2018). Somit wäre in nur 10–20 % der Krankheitsfälle eine Überweisung zum Spezialisten notwendig. Tatsächlich suchen jedoch deutlich mehr den Kontakt zum Spezialisten. Hieran lässt sich nun der Effektivitätsverlust erkennen: Spezialisierte Fachärzte absolvieren ihre Aus- und Weiterbildung in einem klinischen Umfeld, haben es also mit einem gewissen Schweregrad diverser Krankheitsbilder zu tun. Leichtere Krankheitsfälle, die beim Hausarzt eine ausreichende und adäquate Versorgung erhalten hätten, „verwässern" die spezialisiert-fachärztliche Patientenschaft.

> Die Folge: „Härtefälle" werden anteilsmäßig seltener und Spezialisten wenden – salopp formuliert – „die richtigen Behandlungsmethoden" (umfassende diagnostische und therapeutische Maßnahmen) auf ein „falsches Patientenkollektiv" (breite Bevölkerung) an.

Erfahrene Spezialisten können mit dieser Problematik durchaus umgehen. Nichtsdestotrotz werden zeitliche und monetäre Ressourcen ineffektiv eingesetzt (Abholz 2004; Starfield et al. 2005). Die Problemlage hinsichtlich einer Über- und Fehlversorgung wird bei privat krankenversicherten Patienten besonders deutlich, wie das eingangs skizzierte Fallbeispiel zeigt. Bei gesetzlich versicherten Patienten werden die Prozeduren und die daraus entstehenden Kosten weniger offensichtlich, da die ärztlichen Leistungen für gesetzlich versicherte Patienten „gedeckelt" werden.

21.2 Wie häufig kommt das vor?

Im Vergleich zu anderen OECD-Ländern hat Deutschland mit jährlich 14,7 Arztkontakten im Jahr 2016 pro Patient eine sehr hohe Kontaktrate (Grobe et al. 2018). Um diese hohe Zahl der Arztkontakte zu senken und gleichzeitig die koordinierende Rolle des Hausarztes zu stärken, wurde im Jahr 2004 die sogenannte „Praxisgebühr" eingeführt. Pro Quartal wurde für den ersten ambulanten Arztbesuch eine Zuzahlung von 10 Euro erhoben, unabhängig davon, ob hierbei ein Hausarzt oder ein Facharzt konsultiert wurde. Wenn der Patient im gleichen Quartal eine weitere Praxis aufsuchte, wurde die Zuzahlung auf Überweisung des ambulanten Haus- oder Facharztes erlassen. Für jeden weiteren Arztkontakt ohne Überweisung mussten die 10 Euro somit erneut entrichtet werden. Aufgrund der mangelnden Wirksamkeit im Verhältnis zu einem relativ hohen Verwaltungsaufwand und massiven Widerständen vonseiten der Ärzte und Patienten wurde die Praxisgebühr bereits Ende 2012 wieder abgeschafft.

Die Bedeutung der hausärztlichen Koordination zu Zeiten der Praxisgebühr zeigte eine Routinedatenanalyse der Kassenärztlichen Vereinigung Bayerns (KVB) für das Jahr 2011. Es zeigte sich, dass etwa 45 % der Patienten einen Facharzt auf Basis einer hausärztlichen Überweisung konsultierten. Insbesondere Patienten mit Wohnsitz in einer ländlichen Region und Patienten mit chronischen Erkrankungen besuchten Fachärzte mit einer Überweisung. Patienten mit psychischen Erkrankungen oder Wohnsitz in der Stadt hatten hingegen seltener Facharztkontakte mit Überweisung (Mehring et al. 2017).

Eine weitere Analyse kam zu dem Ergebnis, dass hausärztlich koordinierte Patienten im Schnitt 9,65 Euro weniger Gesundheitsausgaben auslösten als Patienten ohne Koordination (ohne Überweisung) (Schneider et al. 2016), obwohl die koordinierten Patienten im Durchschnitt deutlich älter waren und erheblich mehr chronische Erkrankungen aufwiesen.

Aus einer Untersuchung des Zentralinstituts für die kassenärztliche Versorgung (Zi) geht hervor, dass es nach Abschaffung der Praxisgebühr zu einer Zunahme der Facharztkontakte ohne Überweisung kam. Die Ergebnisse deuten darauf hin, dass die 10 Euro für die Patienten eine gewisse Hemmschwelle darstellten, einen Arzt ohne Überweisung aufzusuchen (Heuer 2016).

21.3 Was muss sich ändern?

In der Rückschau zeigt sich, dass die Praxisgebühr hinsichtlich der Anzahl der Arztkontakte kaum Einfluss hatte, jedoch in moderater Form auf die Zahl der Facharztbesuche ohne Überweisung (Mehring et al. 2017).

Was nun benötigt wird, ist ein umfassende Form der primärärztlichen Steuerung in Deutschland, um eine effektivere und gleichzeitig bedarfsgerechte Versorgung zu erzielen. Eine Schlüsselfunktion könnte dabei dem Hausarzt zukommen. Im Krankheitsfall ermöglicht er einen niederschwelligen Zugang zu medizinischen Leistungen. Ältere, meist chronisch erkrankte und multimorbide Patienten kennen ihren Hausarzt seit mehreren Jahren – und umgekehrt. Als Person des Vertrauens ist der Hausarzt somit in der Lage, eine langfristige, kontinuierliche, umfassende und insbesondere patientenorientierte Gesundheitsversorgung zu gewährleisten, welche die meisten gesundheitlichen Bedürfnisse abbildet. Ressourcenschonend erfolgt eine bedarfsgerechte Versorgung der Patienten (Haggerty et al. 2003; Starfield 1998).

Internationale Untersuchungen konnten in den letzten Jahren zeigen, dass chronische, multimorbide Patienten von einer „starken" Primärversorgung profitieren würden (Starfield 1998), indem etwa die Sterblichkeit gesenkt (Basu et al. 2019; Gray et al. 2018) und sozioökonomische Ungleichheiten abgeschwächt werden könnten (Haggerty et al. 2003; Kringos et al. 2013a).

Vor dem Hintergrund eines effektiven Ressourceneinsatzes werden in Deutschland zunehmend die Probleme der Über-, Unter- und Fehlversorgung diskutiert. Patienten haben einen mehr oder weniger freien Zugang zu Leistungen – und nutzen diesen auch („moral hazard", ➤ Box 21.2).

Box 21.2

Moral Hazard

Der Fachausdruck „moral hazard" („moralisches Risiko / Wagnis") stammt aus der Gesundheitsökonomie und beschreibt ein fahrlässigeres Verhalten von gesetzlich Versicherten (im Vergleich zu unversicherten Personen), verbunden mit einem höheren Schadensrisiko. Ursächlich für dieses Verhaltensmuster ist die Tatsache, dass die Gewährung von Versorgungsleistungen bei versicherten Personen unabhängig von der Höhe der Beitragszahlungen erfolgt und Patienten für die Konsequenzen ihres Handelns nicht unmittelbar einstehen müssen. Zudem entsteht patientenseitig ein gewisser Anreiz, so viel Leistung wie möglich in Anspruch zu nehmen, nach dem Motto „Ich habe dafür bezahlt, also kann ich mich auch bedienen – das steht mir zu".

Ökonomen sprechen hierbei auch von einer „Rationalitätenfalle", bei der das individuelle Risiko kollektiviert wird. Die Gesamtbevölkerung muss im Sinne der Solidargemeinschaft somit für das „Fehlverhalten" des Individuums einstehen (etwa durch höhere Krankenversicherungsbeiträge). Als Gegenmaßnahmen zu diesem Phänomen gelten Zuzahlungen zu Gesundheitsleistungen (Reiners 2012).

Aufgrund des teilweise „marktähnlichen" Charakters des deutschen Gesundheitssystems sprechen Ökonomen gar von einem Wandel des „Patienten" hin zum „Konsumenten" (Dierks und Schwartz 2001). In diesem Kontext fällt zunehmend der Begriff **„Ärztehopping".** Dieser Ausdruck umschreibt das Aufsuchen mehrerer Ärzte der gleichen Fachgruppe aufgrund ein und desselben Krankheitsbildes innerhalb eines Quartals – und das oft auf Eigeninitiative der Patienten, da sie mit der Leistung des vorgehenden Arztes nicht zufrieden sind.

Verbunden damit ist die **mehrfache Durchführung von diagnostischen Verfahren** (Röntgen, MRT) sowie **Multimedikation.** Die Folge: unnötige, ressourcenverbrauchende Untersuchungen (→ Fallbeispiel), die nicht zwingend mit einem Zusatznutzen, jedoch mit einem gewissen Schadenspotenzial einhergehen können, etwa durch vermehrte Röntgenstrahlenbelastung oder unerwünschte Wechselwirkungen von Arzneimitteln (➤ Box 21.3).

Da jeder Euro im Gesundheitssystem nur einmal ausgegeben werden kann, fehlen diese Ressourcen an anderer Stelle. Darüber hinaus zeigen sich fachärztliche Termin- und Kapazitätsprobleme, da auch nichtmonetäre Ressourcen wie etwa „Zeit" limitiert sind. Der Hausarzt könnte dieser Problematik als bedarfs- und patientenorientierter Versorgungskoordinator entgegenwirken sowie „Diagnostik und Therapie auf das notwendige Maß begrenzen" (DEGAM 2018).

Box 21.3

Iatrogene Erkrankungen

Dass ein „Mehr an ärztlicher Behandlung" nicht immer mit einem „Mehr an Gesundheit" einhergeht, zeigt das Beispiel der iatrogenen Erkrankungen. „Iatrogen" bedeutet wörtlich übersetzt so viel wie „vom Arzt erzeugt / durch einen Arzt verursacht". Es gibt also Krankheitsbilder, die durch ärztliche Maßnahmen hervorgerufen oder verschlimmert werden. Dies sind z. B. Infektionen, fehlerhafte Medikamentenverordnungen oder unerwünschte Wechselwirkungen zwischen verschiedenen Arzneimitteln. Patienten mit funktionellen / psychosomatischen Erkrankungen fordern häufig zusätzliche Diagnostik an, um mit vermeintlich letzter Sicherheit eine organische Erkrankung nachweisen oder ausschließen zu können. Aus diesem Grund finden sich diese iatrogenen Erkrankungen gehäuft bei Patienten mit psychischer (Ko-) Morbidität (Fink 1992; Kouyanou et al. 1997).

21.4 Gibt es Vorbilder / modellhafte Versorgungsansätze?

Eine Übersichtsarbeit von Kringos et al. (2013b) stellte die Ausprägungen der Primärversorgung verschiedener europäischer Länder einander vergleichend gegenüber. In diesem Vergleich zeigte Deutschland ein relativ schwach ausgeprägtes Primärarztsystem. Als „stark“ wurde dagegen die Primärversorgung in den Niederlanden, in Portugal und im Vereinigten Königreich bewertet. In jedem dieser drei Länder ist die Gesundheitsversorgung durch ein striktes Gatekeeping-System gekennzeichnet.

Exemplarisch sollen im Folgenden die primärärztliche Versorgung des Vereinigten Königreichs und der Niederlande herausgegriffen werden.

21.4.1 Gatekeeper in Großbritannien

Die Primärversorgung im Vereinten Königreich gilt als eine der am besten entwickelten in Europa. Patienten müssen zunächst einen Allgemeinarzt („general practitioner“, GP) aufsuchen, der eine Art „Türsteher“-Rolle („gatekeeper“) zum Gesundheitssystem einnimmt. Im Bedarfsfall werden die Patienten im Anschluss vom GP an den sekundären Bereich (fachärztlich, krankenhausgebunden) weiterüberwiesen. Patienten können ihren Hausarzt jedoch nicht frei wählen, sondern müssen sich bei einem GP in ihrer Region einschreiben. Anders als in Deutschland schließen die selbstständig tätigen GPs direkt einen Vertrag mit dem *National Health Service* (NHS) ab. In ihrer Praxis werden GPs häufig durch Pflegekräfte unterstützt, sogenannte „practice nurses“. Nicht selten schließen sich GPs zudem mit anderen Gesundheitsberufen in multiprofessionellen Primärversorgungszentren zusammen.

Ein weiterer Unterschied zum deutschen Gesundheitssystem ist, dass die Finanzierung der Gesundheitsversorgung nicht über Sozialversicherungsbeiträge, sondern fast ausschließlich über das Steueraufkommen erfolgt. Die Gesundheitsaufwendungen betragen hier 9,6 % des Bruttoinlandprodukts (OECD / EU 2018). Häufig kritisiert wird das NHS-System jedoch wegen seiner langen Wartezeiten für Krankenhausbehandlungen, die auf einen Ärztemangel im fachärztlichen Bereich zurückgeführt werden.

21.4.2 Primärversorgungssystem in den Niederlanden

Als „Musterschüler“ in Sachen Gatekeeping gelten die Niederlande mit einem der modernsten Primärversorgungssysteme in Europa, das zudem laufend weiterentwickelt wird. Gekennzeichnet ist die Versorgung durch multiprofessionelle Zusammenschlüsse von mehreren Allgemeinmedizinern, Physiotherapeuten, Pharmazeuten, Psychologen und Hebammen. Ähnlich wie im NHS werden die Allgemeinmediziner in der Praxis durch Pflegekräfte unterstützt, die etwa das Management chronischer Erkrankungen unterstützen oder sogar Medikamente verschreiben und diagnostische Tests anordnen dürfen. In der Regel sind die Patienten bei einem Hausarzt eingeschrieben, dürfen diesen jedoch wechseln.

Im Unterschied zum deutschen Gesundheitssystem gibt es eine klare Trennung zwischen der allgemeinmedizinischen Primär- und der fachärztlichen Sekundärversorgung. Ein Großteil der Beratungsanlässe kann bereits in der Hausarztpraxis gelöst werden, sodass nur ein geringer Teil der Patienten an die Sekundärversorgung (Fachärzte am Krankenhaus) überwiesen werden muss. Größere Ärztekooperationen ermöglichen eine 24-Stunden-Versorgung und füllen die Gatekeeping-Rolle auch in der Notfallversorgung aus. Nur im Bedarfsfall werden Patienten an ein Krankenhaus weiterüberwiesen (van den Bussche et al. 1995).

21.4.3 Hausarztzentrierte Versorgung in Deutschland

Seit einigen Jahren gibt es jedoch auch im deutschen Gesundheitssystem Bestrebungen (neben der Praxisgebühr), Gatekeeping-Elemente modellhaft zu implementieren. Dies geschieht anhand der sogenannten „Hausarztzentrierten Versorgung“ (HZV). Gesetzliche Krankenversicherungen sind seit 2004 durch das Gesundheitsmodernisierungsgesetz dazu verpflichtet, ihren Patienten flächendeckend als zusätzliche Versorgungsalternative Hausarztmodelle anzubieten. Versicherte können freiwillig am Hausarztmodell teilnehmen, verpflichten sich im Falle einer Teilnahme jedoch für mindestens 1 Jahr, Fachärzte nur auf Überweisung des von ihnen gewählten Hausarztes aufzusuchen (ausgenommen: Notfälle, Konsultation von Gynäkologen, Augen- und Kinderärzten). Die HZV kann somit als ein „freiwilliges Primärarztsystem“ gesehen werden (Osterloh 2018).

Die **Vorteile** für die eingeschriebenen Patienten sind:

- koordinierte, leitlinienorientierte und qualitätsgerechte Versorgung,
- erweiterte Terminsprechstunden für berufstätige Versicherte,
- Begrenzung der Wartezeit sowie
- eine enge Verzahnung des behandelnden Hausarztes mit den übrigen Leistungserbringern (Fachärzte, Krankenhäuser) und der jeweiligen Krankenversicherung (etwa durch Sammlung, Dokumentation und Übermittlung aller für die Diagnostik und Therapie relevanten vorliegenden Befunde).

Erste HZV-Evaluationen zeigen, dass eingeschriebene Versicherte häufiger mit Überweisung zum Facharzt gehen (Ose et al. 2008). In einer Evaluation der HZV Baden-Württemberg konnten zudem positive Effekte hinsichtlich der 5-Jahres-Mortalität beobachtet werden (Wensing et al. 2019). Auch gibt es Anzeichen dafür, dass die Verzahnung zwischen den einzelnen Leistungserbringern besser funktioniert (z. B. weniger Bildgebungen bei Rückenschmerzen, weniger Krankenhaustage infolge weniger schwerwiegender Komplikationen bei Diabetes mellitus) (Osterloh 2018).

21.5 Wer ist in der Pflicht?

Eine Stärkung der hausärztlich koordinierten Versorgung im deutschen Gesundheitssystem erfordert umfassende strukturelle Veränderungen. Konkrete Ansätze sind hierbei von den Interessenverbänden wie der Bundesärztekammer (BÄK) und der Kassenärztlichen Bundesvereinigung (KBV) gefordert. Deren Vorsitzende haben sich bereits positioniert: Der Präsident der Bundesärztekammer Dr. Klaus Reinhardt plädiert für das Hausarztmodell und fordert höhere Beiträge für Patienten, die einen Facharzt ohne Überweisung aufsuchen (dpa 2020). Auch der KBV-Vorstandsvorsitzende Dr. Andreas Gassen fordert eine Begrenzung der freien Arztwahl. Um einem Ärztehopping entgegenzuwirken, hält Gassen die Einführung von Wahltarifen für notwendig. So sollen etwa Patienten, die sich zu einer hausärztlichen Koordination verpflichten, einen günstigeren Tarif bei ihrer Krankenkasse erhalten (Ärzteblatt News 2019). Kritiker befürchten bei diesem Vorstoß jedoch eine Benachteiligung kranker Personen, Vertreter der Gesetzlichen Krankenversicherung (GKV) sprechen gar von „Strafzahlungen".

Politische Vertreter sind daher gefordert, eine konsensfähige Lösung zu finden, um widerstrebende Bewegungen zu vermeiden, die 2012 bereits nach verhältnismäßig kurzer Zeit zur Abschaffung der Praxisgebühr geführt hatten. Im Zuge dessen darf eine Beteiligung der Patientenschaft nicht außer Acht gelassen werden, damit auch von dieser Interessensgruppe die – für eine bedarfsgerechte Versorgungssteuerung notwendige – Zustimmung gegeben ist. Um etwa ein Gefühl der „Fremdbestimmung" zu vermeiden, ist eine umfangreiche evidenzbasierte Patienteninformation unumgänglich (SVR 2018).

Fallbeispiel

So könnte / müsste es laufen

Idealerweise hätte Frau B. wegen ihrer Rückenschmerzen zuerst einen Hausarzt konsultiert. Dieser hätte unter Berücksichtigung der familiären und beruflichen Belastungen – die Studentin stand unter erheblichem Prüfungsstress und musste sehr viel sitzen und lernen – die erste Einschätzung getroffen, dass kein abwendbar gefährlicher Verlauf vorliegt, insbesondere kein Verdacht auf einen Bandscheibenvorfall. Entsprechend der Nationalen VersorgungsLeitlinie (NVL) Kreuzschmerz wäre weder eine Bildgebung noch eine andere vertiefte organische Abklärung der Rückenschmerzen notwendig gewesen. Der Hausarzt hätte der Patientin eine sportliche Betätigung zum Ausgleich empfohlen und sie im Hinblick auf den Prüfungsstress beruhigt. Unter dem Paradigma des „abwartenden Offenlassens" wäre hier die Patientin dann nach 4 Wochen erneut einbestellt worden. Da die Schmerzen im vorliegenden Fall nach dieser Zeit verschwunden waren, wäre eine weitere Abklärung nicht erforderlich gewesen. Insgesamt erhält der Vater hier eine Rechnung in Höhe von 60 Euro.

Dies verdeutlicht den Nutzen einer koordinierten Versorgung; zudem wird damit untermauert, dass ein verbindliches Primärarztsystem sowohl für gesetzlich als auch für privat krankenversicherte Patienten sinnvoll wäre.

LITERATUR

Abholz H-H (2004). Generalist und Spezialist-Zwei unterschiedliche Welten von Arbeit und Arbeitsauftrag. Allgemeinmed 80(10): 411–413.

Ärzteblatt News (2019). Reinhardt für höheren Beitrag bei Facharztbesuch ohne Überweisung;. www.aerzteblatt.de/nachrichten/108444/Reinhardt-fuer-hoeheren-Beitrag-bei-Facharztbesuch-ohne-Ueberweisung (letzter Zugriff: 18.3.2020).

Basu S, Berkowitz SA, Phillips RL, Bitton A, Landon BE, Phillips RS (2019). Association of primary care physician supply with population mortality in the United States, 2005-2015. JAMA Intern Med 179(4): 506–514.

Breyer F (2013). Demografie, medizinischer Fortschritt und Ausgabenentwicklung im Gesundheitswesen. Urologe 52(6): 777–784.

DEGAM – Deutsche Gesellschaft für Allgemeinmedizin und Familienmedizin (2018). Wir brauchen ein Primärarztsystem. Positionspapier; www.degam.de/files/Inhalte/Degam-Inhalte/Ueber_uns/Positionspapiere/DEGAM_Positionspapier_Prim %C3 %A4rarztversorgung_final_NEU.pdf (letzter Zugriff: 18.3.2020).

Dierks M-L, Schwartz FW (2001). Rollenveränderungen durch New Public Health. Vom Patienten zum Konsumenten und Bewerter von Gesundheitsdienstleistungen. Bundesgesundheitsblatt – Gesundheitsforschung – Gesundheitsschutz 44(8): 796–803.

dpa (2020). Gesundheitsversorgung: Reinhardt plädiert für Hausarztmodell. Dtsch Arztebl 117(1-2): 5.

Fink P (1992). Surgery and medical treatment in persistent somatizing patients. J Psychosom Res 36(5): 439–447.

Fuchs C, Nagel E, Raspe H (2009). Rationalisierung, Rationierung und Priorisierung – was ist gemeint? Dtsch Arztebl 106(12): A-554 / B-474 / C-458.

Gray DJP, Sidaway-Lee K, White E, Thorne A, Evans PH (2018). Continuity of care with doctors – a matter of life and death? A systematic review of continuity of care and mortality. BMJ Open 8(6): e021161.

Grobe TG, Steinmann S, Szecsenyi J (2018). BARMER Arztreport. Schriftenreihe zur Gesundheitsanalyse Bd. 7. Berlin: BARMER; www.barmer.de/blob/144368/08f7b513fdb6f06703c6e9765ee9375 f./data/dl-barmer-arztreport-2018.pdf (letzter Zugriff: 18.3.2019).

Haggerty JL, Reid RJ, Freeman GK, Starfield BH, Adair CE, McKendry R (2003). Continuity of care: a multidisciplinary review. BMJ 327(7425): 1219–1221.

Heuer J (2016). Placebo oder Wunderpille? Wie die Praxisgebühr Patientenverhalten und Verordnungsmuster veränderte. Berlin: Zentralinstitut für die kassenärztliche Versorgung in der Bundesrepublik Deutschland; www.zi.de/fileadmin/images/content/PDFs_alle/ZiPaper_08-2016_Trends_Arzneiverordnungen_V3.pdf (letzter Zugriff: 18.3.2019).

Kouyanou K, Pither CE, Wessely S (1997). Iatrogenic factors and chronic pain. Psychosom Med 59(6): 597–604.

Kringos D, Boerma W, van der Zee J, Groenewegen P (2013a). Europe's strong primary care systems are linked to better population health but also to higher health spending. Health Aff (Millwood) 32(4): 686–694.

Kringos D, Boerma W, Bourgueil Y, Cartier T, Dedeu T, Hasvold T, et al. (2013b). The strength of primary care in Europe: an international comparative study. Br J Gen Pract 63(616): e742 – e750.

Lehnert T, König H-H (2012). Effects of multimorbidity on health care utilization and costs. Bundesgesundheitsblatt – Gesundheitsforschung – Gesundheitsschutz 55(5): 685–692.

Mehring M, Donnachie E, Schneider A, Tausche, M, Gerlach R, Storr C, et al. (2017). Impact of regional socioeconomic variation on coordination and cost of ambulatory care: investigation of claims data from Bavaria, Germany. BMJ Open 7(10): e016218.

OECD / EU (2018). Health at a Glance: Europe 2018: State of Health in the EU Cycle. Paris: OECD Publishing; https://doi.org/10.1787/health_glance_eur-2018-en (letzter Zugriff: 18.3.2020).

Ose D, Broge B, Riens B, Szecsenyi J (2008). Mit Überweisung vom Hausarzt zum Spezialisten – Haben Verträge zur Hausarztzentrierten Versorgung (HZV) einen Einfluss? Z Allg Med 84(8): 321–326.

Osterloh F (2018). Hausarztzentrierte Versorgung: Patienten geht es besser. Dtsch Arztebl 115(43): A-1934 / B-1620 / C-1604.

Reiners H (2012). Steuerung der medizinischen Versorgung und Ideologien: Zur politischen Ökonomie des Gesundheitswesens. Medizinökonomie 9: 369–399.

Schneider A, Donnachie E, Tauscher M, Gerlach R, Maier W, Mielck A, et al. (2016). Costs of coordinated versus uncoordinated care in Germany: results of a routine data analysis in Bavaria. BMJ Open 6(6): e011621.

Starfield B (1998). Primary Care: Balancing Health Needs, Services, and Technology. Oxford: Oxford University Press.

Starfield B, Shi L, Macinko J (2005). Contribution of primary care to health systems and health. Milbank Q 83(3): 457–502.

Statistisches Bundesamt (2019). Gesundheitsausgaben im Jahr 2017 – Pressemitteilung Nr. 109,;. www.destatis.de/DE/Presse/Pressemitteilungen/2019/03/PD19_109_23611.html (letzter Zugriff: 18.3.2020).

SVR – Sachverständigenrat zur Begutachtung der Entwicklung im Gesundheitswesen (2018). Bedarfsgerechte Steuerung der Gesundheitsversorgung. Gutachten 2018; www.svr-gesundheit.de/fileadmin/user_upload/Gutachten/2018/SVR-Gutachten_2018_WEBSEITE.pdf (letzter Zugriff: 16.1.2020).

van den Bussche H, Dukelberg S, Middel B, van Dijk J (1995). Mythos und Realität des Hausarztes in den Niederlanden. Jahrbuch für kritische Medizin 25: 147–165.

Wensing M, Szecsenyi J, Kaufmann-Kolle P, Laux G (2019). Strong primary care and patients' survival. Scientific Reports 9(1): 10859.

KAPITEL

22

Boris Augurzky und Ingo Kolodziej

Uns gehen die Fachkräfte aus! Was passieren muss, um dem Personalmangel entgegenzuwirken

Fallbeispiel

Weil es vielfach schlecht läuft

Am 11. November 2019 meldete die Uniklinik Gießen und Marburg, dass sie wegen Personalmangels drei Stationen schließe (aerzteblatt.de 2019). Der Arbeitsmarkt für Pflege- und Gesundheitsfachberufe sei extrem angespannt, der Wettbewerb um Personal zwischen den Kliniken hoch. Ähnliche Fallbeispiele lassen sich zuhauf finden. So konnte das Klinikum Ludwigsburg im August 2019 insgesamt 84 Betten nicht zur Verfügung stellen. Der dortige Direktor beklagte die angespannte Situation bei den Pflegekräften. Dies sei eine Ursache für die Schließung von gleich drei Stationen (Schwarz 2019). Unter dem Suchbegriff „Klinik schließt Station“ finden sich zahllose weitere Beispiele. In Sachsen-Anhalt zahlt die Asklepios-Klinik Weißenfels Neueinsteigern für einen Vertrag über 1½ Jahre eine **Antrittsprämie** von 10.000 Euro (Beck 2019). Auch dies ist keineswegs ein Einzelfall. In Bremen erhalten examinierte Gesundheits- und Krankenpfleger, die sich für wenigstens 18 Monate im „Diako“ verpflichten, einen Einmalzuschlag in Höhe von 10.000 Euro (Doll 2019). Die Liste ließe sich beliebig fortsetzen. Klar ist, dass es an Pflegefachkräften mangelt. Besonders hart trifft es die Altenheime und ambulanten Dienste, die „am Ende der Kette“ stehen. Das ist die Realität, doch sind diese besorgniserregenden Beispiele alternativlos?

22.1 Stellenwert der Thematik in der Gesundheitsversorgung

Woher kommt die Knappheit von Fachpersonal? Der Hauptgrund ist, dass die Bevölkerung in Deutschland immer älter wird. Im Jahr 1990 lag das Durchschnittsalter bei 40 Jahren, Ende 2017 bei 45 Jahren. Ende 2017 lebten rund 1.045.000 Menschen im Alter von 63 Jahren in Deutschland, die spätestens 2020 in Rente gehen (Statistisches Bundesamt 2019). Dem standen 842.000 Menschen im Alter von 18 Jahren gegenüber, von denen viele im Jahr 2020 in den Arbeitsmarkt eintreten oder sich noch im Studium befinden. Aktuell fehlen also rund 200.000 Menschen, um die aus dem Erwerbsleben ausscheidende Kohorte vollständig zu ersetzen. Diese Lücke wird von nun an jedes Jahr größer werden. Im Jahr 2025 wird sie auf 500.000 und bis 2030 sogar auf 700.000 steigen – Nachwuchs, der jedes Jahr aufs Neue fehlt, um die sich in den Ruhestand verabschiedenden Kohorten zu ersetzen. Nach 2030 wird die Lücke zwar wieder sinken. Sie bleibt jedoch immer noch bestehen, sodass die über Jahre kumulierte Lücke trotz allem immer weiterwächst.

22.2 Wo liegt das Problem?

22.2.1 Der Personalengpass wird immer gravierender

Dies spüren alle Arbeitgeber. Händeringend werden Handwerker, Lokführer und viele weitere Fachkräfte, darunter auch Pflegekräfte, in großer Zahl gesucht. Zwar hat diese Nachfrage nach Arbeitskräften auch mit der in Deutschland lange anhaltenden konjunkturellen Hochphase des vergangenen Jahrzehnts zu tun. Aber gerade im Gesundheitsbereich führt die Alterung der Bevölkerung zusätzlich dazu, dass die

Nachfrage nach Gesundheitsleistungen noch stärker steigt. Denn ältere Menschen gehen häufiger zum Arzt und suchen öfter ein Krankenhaus auf. Hochbetagte Menschen benötigen darüber hinaus Unterstützung im Alltag und vielfach Pflegeleistungen. Fast 30 % der Frauen im Alter von 80–85 Jahren erhalten Leistungen aus der Pflegeversicherung. Bei Frauen über 90 Jahren sind es fast 80 % (Heger et al. 2020). Ähnlich verhält es sich bei Krankenhausleistungen: Während im Durchschnitt pro Jahr 23 Krankenhausfälle auf 100 Menschen kommen, sind es im Alter von 80 Jahren und mehr rund 70 Krankenhausfälle auf 100 Menschen (Augurzky et al. 2019). Während die Bevölkerungszahl Deutschlands zwischen 2000 und 2017 nahezu konstant blieb, stieg die Zahl der hochbetagten Menschen im Alter von mindestens 80 Jahren um 67 % bzw. um fast 2,1 Mio. Im Gegenzug sank die Zahl der Menschen im Alter unter 20 Jahren um 12 % bzw. um mehr als 2,1 Mio. (Statistisches Bundesamt 2018c).

Die große Frage zu Beginn dieses neuen Jahrzehnts lautet daher: Wie versorgen wir immer mehr ältere Menschen, wenn hierzu immer weniger jüngere zur Verfügung stehen? Können wir es schaffen, die Menge an Fachkräften im Gesundheitswesen zu erhöhen oder umgekehrt vielleicht sogar die Nachfrage nach Gesundheitsleistungen pro Kopf zu reduzieren? Oder können wir im Gesundheitswesen noch produktiver werden, sodass eine Fachkraft mehr Menschen versorgen kann, ohne dabei eine höhere **Arbeitsbelastung** zu spüren? Augurzky und Kolodziej (2018) haben sich diesen Fragen gewidmet und versucht, die damit zusammenhängenden Größenordnungen abzuschätzen.[1] Im Folgenden wird häufig darauf Bezug genommen.

Der Personalengpass im Gesundheitswesen zeigt sich z. B. an den steigenden **Vakanzzeiten** zur Wiederbesetzung offener Stellen.

Im Jahr 2018 dauerte in der Altenpflege die Wiederbesetzung 175 Tage, in der Krankenpflege 154 Tage (Augurzky et al. 2018; Bundesagentur für Arbeit 2018). Über alle Berufe gemittelt waren es „nur" 107 Tage – jedoch mit steigender Tendenz. Im Jahr 2010 waren es lediglich 57 Tage.

Auch die Zahl der bei der Bundesagentur für Arbeit **gemeldeten offenen Stellen** im Gesundheitswesen nimmt stetig zu. Zwischen 2000 und 2020 hat sie sich

[1] Siehe zudem Augurzky und Kolodziej (2019a, b)

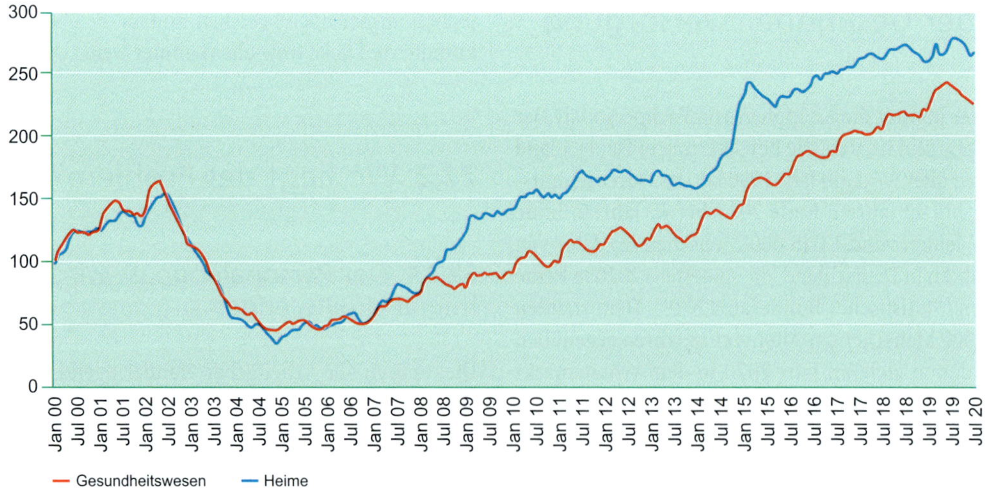

Abb. 22.1 Zahl der offenen Stellen im Gesundheitswesen (Quelle: RWI, Augurzky et al. 2018; Bundesagentur für Arbeit 2020). Gesundheitswesen = Krankenhäuser, Arztpraxen und sonstige Einrichtungen; Heime = alle Heime ausschließlich Erholungsheime; Sozialwesen = Betreuung älterer Menschen und Behinderter sowie sonstiges Sozialwesen [G867]

mehr als verdoppelt, bei Heimen lag sie sogar 2,7-mal so hoch wie im Jahr 2000 (➤ Abb. 22.1).

22.2.2 Löhne steigen bereits stärker als anderswo

Was knapp ist, ist teuer. Die zunehmende Verknappung an Fachkräften im Gesundheitswesen lässt inzwischen auch die **Löhne überproportional wachsen.** In der jüngsten Vergangenheit sind sie im Gesundheitswesen mit 3,3 % im Jahr 2019 wieder deutlich stärker als in anderen Branchen gestiegen (zum Vergleich 2,7 %), nachdem der Anstieg 2018 im Gesundheitswesen mit 2,2 % etwas geringer als in anderen Branchen ausgefallen war (2,7 %) und 2017 noch bei hohen 4,0 % (im Vergleich 2,8 %) gelegen hatte (Augurzky und Kolodziej 2018; Statistisches Bundesamt 2020).

Im Übrigen folgt daraus, dass das Gesundheitswesen bei Fortschreibung des Status quo deutlich teurer wird, wenn sowohl die Löhne überproportional als auch die Menge an Personal zunehmen. Mithin steigt sein Anteil am Bruttoinlandsprodukt weiter, der 2018 bei 11,7 % lag und 2000 noch bei 10,2 %.

22.2.3 Kein Ende in Sicht: Bis 2030 fehlen 1,3 Mio. Fachkräfte

Wenn wir den Status quo unter Berücksichtigung bereits heute bekannter Veränderungen wie die schrittweise Anpassung des Renteneintrittsalters sowie die Veränderung der Bevölkerungsstruktur fortschreiben, zeigt sich ein erhebliches Auseinanderdriften des Bedarfs an Fachkräften einerseits und des zur Verfügung stehenden Angebots andererseits (➤ Abb. 22.2). Der Bedarf an Fachkräften im Gesundheits- und Sozialwesen würde unter diesen Annahmen bis 2030 voraussichtlich 4,9 Mio. Vollkräfte betragen. Das prognostizierte Arbeitsangebot würde dagegen auf 3,6 Mio. Vollzeitbeschäftigte sinken. Insgesamt würden in diesem Szenario also 1,3 Mio. Vollkräfte fehlen, sodass eine hohe Zahl an Patienten und Pflegebedürftigen unversorgt bliebe.

22.3 Was muss sich ändern?

Grundsätzlich gibt es mehrere Stellhebel, um die bei einer Fortschreibung wachsende Diskrepanz zwischen dem erwarteten Bedarf und dem erwarteten Angebot zu schließen, ohne dass Patienten und Pflegebedürftige gänzlich unversorgt bleiben müssen. Klar ist, dass eine einzelne Maßnahme nicht ausreichen wird und dass Geduld nötig sein wird, bis ein größeres Maßnahmenbündel Wirkung entfalten kann. Teilweise müssen dabei Politik und Gesellschaft zu großen Veränderungen bereit sein.

22.3.1 Weniger stationäre Krankenhausfälle

Erstens müssen Maßnahmen ergriffen werden, um die im internationalen Vergleich **hohe Inanspruchnahme von Krankenhausleistungen zu reduzieren**

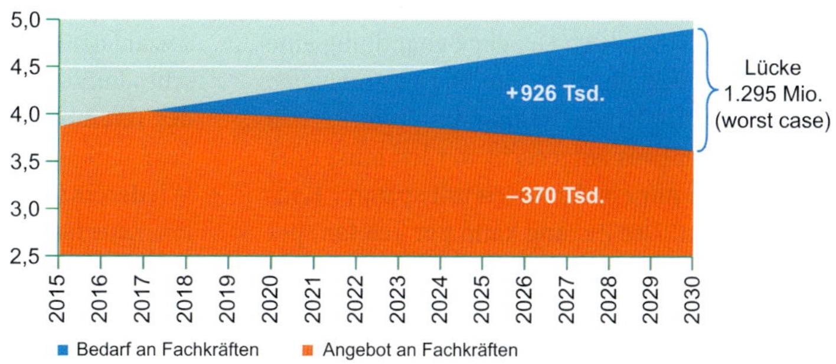

Abb. 22.2 Erwarteter Bedarf und erwartetes Angebot an Fachkräften im Gesundheits- und Sozialwesen. Vollkräfte in Mio. bei Fortschreibung des Status quo (Quelle: RWI, Augurzky und Kolodziej 2018) [G867]

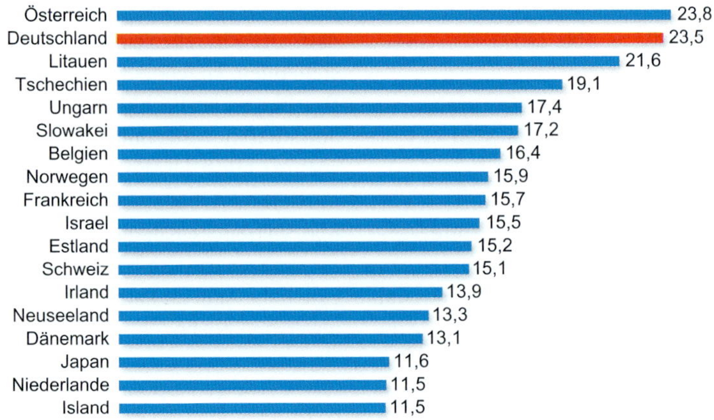

Abb. 22.3 Krankenhausfälle je 100 Einwohner (Quelle: RWI, Augurzky et al. 2018; OECD 2018) [G867]

(> Abb. 22.3). Hierzu sind Anpassungen an den gegenwärtigen Vergütungssystemen nötig. Krankenhäuser brauchen einen finanziellen Anreiz, um Patienten – wann immer möglich – ambulant zu behandeln. Sundmacher et al. (2015) gehen davon aus, dass rund 27 % der derzeit stationär behandelten Krankenhausfälle auch ambulant erbringbar wären. Auch der internationale Vergleich untermauert diese Abschätzung. Außerdem braucht es eine Gesundheitsversorgung, die viel stärker am Patienten orientiert ist, um die vielfältigen Friktionen an den bestehenden Sektorengrenzen zu minimieren, z. B. beim Übergang vom Krankenhaus zur Reha, in die Kurzzeitpflege oder in die häusliche Umgebung.

22.3.2 Zugänge zum System effektiver steuern

Zweitens sollte der **Zugang zur Gesundheitsversorgung besser gesteuert werden.** Patienten müssen sich im Bedarfsfall an eine Stelle wenden können, die über die Art und den Ort der Behandlung eine fundierte Entscheidung fällt, ob z. B. eine ambulante haus- oder fachärztliche Behandlung erforderlich ist, ein Krankenhaus aufgesucht werden muss oder vielleicht auch nur ein Abwarten mit späterer Kontrolle ausreicht. Der Zugang kann per Telefon, per Video, über eine App oder durch den Hausarzt erfolgen. Eine solch **effektive Steuerung** kann dazu beitragen, eine im System angelegte Übernachfrage seitens der Patienten zu vermindern, die dadurch zustande kommt, dass Gesundheitsangebote für Patienten praktisch kostenlos sind.

Eine Alternative zur Zugangssteuerung wären Zuzahlungen durch Patienten, um über **Preissignale** eine Steuerungswirkung zu entfalten (s. auch Augurzky et al. 2017). Die frühere Praxisgebühr war ein solches, wenn auch bescheidenes Instrument.

22.3.3 Mehr Wiedereinsteiger und mehr ältere Beschäftigte

Drittens gilt es, die **Erwerbstätigenquote in der Gesamtwirtschaft zu erhöhen.** Je mehr Menschen einer Erwerbsarbeit nachgehen, desto geringer ist der Wettbewerb um die knappen Arbeitskräfte, was letztendlich auch dem Gesundheitswesen zugutekommt. Denn gerade bei jungen Menschen, die in das Berufsleben starten, steht die Gesundheitsbranche im Wettbewerb mit allen anderen Branchen der Volkswirtschaft.

- Denkbar wären z. B. Anreize zur Steigerung der Anzahl der Rückkehrer nach Elternzeit (Statistisches Bundesamt 2018a) oder die Verbesserung der Vereinbarkeit von Familie und Beruf durch flexible Betreuungsmöglichkeiten für Kinder.
- **Wiedereinstiegsprogramme** könnten ferner helfen, neue fachliche Kenntnisse zu erlernen oder Vertrauen in die eigenen Kenntnisse nach einer Auszeit wieder zu stärken.
- Auch die Nutzung des Arbeitskräftepotenzials der wachsenden Zahl älterer Menschen wäre ein

wichtiger Beitrag. So sollte das Prinzip „Reha vor Rente" gestärkt und sämtliche Anreize zur Frühverrentung sollten abgebaut werden. Eine **höhere Arbeitsmarktpartizipation älterer Arbeitnehmer** könnte durch eine Förderung altersgerechter Arbeitsbedingungen, Steuervergünstigungen für die Arbeit im Rentenalter, Teilzeitarbeit und flexiblere Arbeitszeitmodelle erzielt werden (Fujisawa und Colombo 2009).

22.3.4 Neue Karrierewege für nichtärztliche Fachkräfte

Um dies zu erreichen, muss viertens auch die **Attraktivität der Gesundheitsberufe gesteigert werden.** Hierdurch würden sowohl mehr Schulabgänger für eine Ausbildung oder ein Studium im Bereich des Gesundheitswesens als auch ausländische Pflegekräfte für Deutschland begeistert werden können.

> Denn international hat die Pflege – anders als in Deutschland – öfter einen dem Arzt gleichberechtigten Stand (GPP 2020). Werden der **Pflege verantwortungsvollere Tätigkeiten übertragen** und außerdem eine stärkere Akademisierung des Berufs angestrebt, macht dies den Pflegeberuf nicht nur für ausländische Pflegekräfte und für den inländischen Nachwuchs attraktiver, sondern trägt gleichzeitig dazu bei, die zahlenmäßig ebenfalls knappen Ärzte zu entlasten.

Auch können dadurch neue Karrierewege für die Pflege eröffnet werden, womit eine längere Bindung an den Beruf erreicht werden kann (s. hierzu auch Lehmann et al. 2019).

22.3.5 Fachkräftepotenzial nicht unnötig vergeuden

Damit ließe sich fünftens wahrscheinlich auch das in Deutschland vorhandene, durchaus große Fachkräftepotenzial besser nutzen. Zwischen 1991 und 2015 sank die Zahl der Arbeitsstunden pro Beschäftigten in allen Wirtschaftsbereichen um 12 %, im Gesundheits- und Sozialwesen um 14 % (Statistisches Bundesamt 2017a). Gerade **im Gesundheitswesen ist außerdem die Teilzeitquote besonders hoch.** Zwei Drittel der Altenpflegerinnen und etwa 50 % der Altenpfleger arbeiten in Teilzeit (Statistisches Bundesamt 2016, 2017b). Im Krankenhaus ist der Anteil der Ärzte und der Pflegekräfte in Teilzeit seit Erhebung der Daten im Jahr 2000 kontinuierlich gestiegen (Statistisches Bundesamt 2017a). All diese Beschäftigen in Teilzeit verfügen bereits über sämtliche nötigen Kenntnisse. Ihr Potenzial könnte theoretisch sofort genutzt werden. Dabei handelt es sich um einen sehr großen Hebel zur Reduktion der Diskrepanz zwischen Bedarf und Angebot an Fachkräften. Wichtigste Voraussetzung dazu ist, dass der Pflegeberuf attraktiver und die Vereinbarkeit von Familie und Beruf besser werden. Auch der höhere **Krankenstand im Gesundheitswesen** ließe sich damit vermutlich angehen. Mit 5,8 % im Gesundheits- und Sozialwesen und 7,2 % im Pflegebereich liegt er über dem Durchschnitt aller Wirtschaftsbereiche (Badura et al. 2017).

22.3.6 Produktivität erhöhen mit künstlicher Intelligenz

Sechstens wird man sich intensiv der Frage widmen müssen, ob und wie die Produktivität in der Gesundheitsbranche erhöht werden kann. Im Gegensatz zur übrigen Wirtschaft war das **Produktivitätswachstum** im Gesundheitswesen in der Vergangenheit aufgrund einer geringeren Kapitalintensität niedrig (Statistisches Bundesamt 2015, 2017c, 2018b). Beispielsweise können aber Fachkräfte durch klug gestaltete Prozesse entlastet werden. Dabei können **moderne Technologien** aus dem Bereich des weiten Feldes der **Digitalisierung und Robotik** helfen. Zudem kommt einer sektorenübergreifenden elektronischen Sammelstelle medizinischer Patientendaten in Form der elektronischen Patientenakte große Bedeutung zu. Damit können z. B. Doppeluntersuchungen vermieden, bürokratische Abläufe reduziert und die medizinische Behandlung durch die genaue Verfolgung der Behandlungshistorie inkl. der Medikation optimiert werden (Augurzky und Beivers 2019).

Gesundheits-Apps können präventiv oder zu therapeutischen Zwecken eingesetzt werden und den Patienten hierdurch mit mehr Kompetenzen ausstatten (Evers-Wölk et al. 2018). Niedergelassene Ärzte können chronisch kranke Menschen durch die Nutzung von zertifizierten Videosprechstunden betreuen und beraten. Durch die ortsunabhängige Kontaktaufnahme kann die Versorgung im ländlichen Raum verbessert werden und dazu beitragen, Krankenhauseinweisungen zu reduzieren (BMG 2019). **Künstliche Intelligenz** (KI) kann darüber hinaus Muster und Gesetzmäßigkeiten in einer Anwendungshistorie erkennen, wodurch Erkrankungen frühzeitig erkannt, Patienten individueller behandelt und Sicherheit gewährleistet werden können (BPA 2019).

22.4 Gibt es Vorbilder und modellhafte Ansätze?

Ja durchaus, zumindest partiell. So kann durch eine qualifizierte Zuwanderung die Menge an Fachkräften erhöht werden. Auf das hohe Potenzial von Ländern mit einer jungen Bevölkerungsstruktur und einer großen Zahl von Einwohnern – wie z. B. in Brasilien, den Philippinen und Indien – könnte durch gezielte Anwerbung von Fachkräften zurückgegriffen werden. Weitere potenzielle Herkunftsländer von ausländischen Erwerbstätigen, die bereits punktuell in Bereichen des deutschen Gesundheitswesens arbeiten, stellen Griechenland, Rumänien und Syrien dar. Bereits zur weiteren Rekrutierung ausländischer Fachkräfte sind darüber hinaus vorgesehen: Albanien, Bosnien-Herzegowina, Kroatien, Serbien inkl. Kosovo, Slowenien und die Philippinen.

Die noch viel gezieltere **Rekrutierung ausländischer Fachkräfte** als bislang muss aber durch ein passendes Zuwanderungsgesetz unterstützt werden. Jungen Menschen aus Ländern mit einer günstigen Bevölkerungsstruktur muss weltweit die Möglichkeit geboten werden, legal nach Deutschland einzuwandern, sollten sie die nötigen Voraussetzungen erfüllen. Wichtig ist aber auch, dass die entsprechenden Behörden in Deutschland ausreichend Kapazitäten besitzen, um die Anträge zügig und trotzdem gründlich abarbeiten zu können.

Konkret illustrieren Augurzky und Kolodziej (2019b) das Potenzial am Beispiel Asiens: Dieser Kontinent bildet mit Abstand die Region mit dem größten Migrationspotenzial vor Südamerika, Osteuropa und Südeuropa. Die Bundesregierung hat hierfür das durchaus vorbildliche mehrsprachige Internetportal „Make it in Germany" aufgebaut (BMWi 2019). Es soll bei der Anwerbung von ausländischen Fachkräften unterstützen und Einwanderungsinteressierte über aktuelle Stellenangebote, Karrierechancen und weitere Möglichkeiten des deutschen Arbeits- und Ausbildungsmarktes informieren. Deutschland sollte sich dabei allerdings jedoch nicht allein auf die Anwerbung von bereits examinierten Pflegefachkräften konzentrieren, sondern vielmehr auf junge Menschen, die eine Tätigkeit als Pflegekraft anstreben. Sie könnten in ihrem Heimatland eine von Deutschland finanzierte Pflegeausbildung absolvieren und parallel einen Deutschkurs besuchen. Sollten sie beides erfolgreich abschließen, würden sie die Erlaubnis erhalten, legal nach Deutschland einzuwandern.

Lernen können wir aber auch noch von Japan. Ähnlich wie Deutschland steht Japan vor der Herausforderung eines weiterhin starken Anstiegs der Zahl an pflegebedürftigen Personen bei zeitgleichem Rückgang der Zahl an Arbeitskräften. In der Pflege wird Japan häufig als Vorreiter des Einsatzes innovativer Technologien gesehen. Hohes Potenzial verspricht dabei der Einsatz von Servicerobotern. Diese **Robotersysteme** werden in Japan im Bereich der Pflege bislang nur sporadisch eingesetzt. Auch in Deutschland könnten künftig gerade im Bereich der Pflege weit mehr spezielle Serviceroboter eingesetzt werden, um pflegebedürftige Personen zu unterstützen und Pflegekräfte zu entlasten (Klein et al. 2018). Hierbei unterscheidet man zwischen zwei Arten von Robotern (Kehl 2018):

- **Assistenzroboter,** die bei Transport- und Liefertätigkeiten sowie als Unterstützung beim Heben und Bewegen von pflegebedürftigen Personen eingesetzt werden können
- **Sozial-interaktive Roboter,** bei denen die soziale Betreuung des Patienten im Vordergrund steht

Auch in Deutschland zeigen die punktuellen Erfahrungen bereits, dass der Einsatz von innovativer Technologie das Pflegepersonal entlastet. Gleichwohl werden noch längst nicht alle Einsatzpotenziale ausgeschöpft. Innovative Produkte werden nicht flächendeckend und meist nur gelegentlich für die Interaktion mit pflegebedürftigen Personen eingesetzt. Weit verbreitet ist dagegen die technische Unterstützung der Pflege im Bereich der Organisation in Form der elektronischen Pflegedokumentation. Gründe, die den **Einsatz digitaler und technischer Lösungen**

Tab. 22.1 Potenziale zur Schließung der Lücke zwischen dem Bedarf und dem Angebot an Fachkräften im Gesundheits- und Sozialwesen in Vollkräften bis 2030 (RWI, Augurzky und Kolodziej 2018)

		Erwartete Anzahl VK 2030 in Tausend
Gesamtwirtschaft	Steigerung der **Erwerbstätigenquote** in der Gesamtwirtschaft von 79,6 auf 83,7 %	197
	Reduktion des Anteils der **Frührentner** von 11,2 auf 3,7 %	48
Gesundheits- und Sozialwesen	Halbierung des künftigen **Nachfragewachstums** im G + S	403
	Steigerung des Anteils der **Erwerbstätigen im G + S** von 14,7 auf 15,5 %	205
	Steigerung der Relation Vollkräfte-zu-Köpfe von 66,5 auf 70,7 %	244
	Reduktion des **Krankenstands** im G + S von 5,8 auf 5,3 %	21
	Qualifizierte **Zuwanderung** von Fachkräften in das G + S	177
Erwartete Fachkräftelücke 2030 bei Fortschreibung des Status quo: 1.295	Zusätzliches Fachkräftepotenzial:	**1.295**

G + S = Gesundheits- und Sozialwesen, VK = Vollkräfte

hierzulande hemmen, sind mangelnde Kenntnisse über die auf dem Markt erhältlichen Produkte, die mangelnde Benutzerfreundlichkeit der Innovationen, zu hohe Kosten oder fehlende Zeit für Schulungen (Braeseke et al. 2019). Daran gilt es nun zu feilen, weil dies ein zentraler Baustein sein kann, den Fachkräftemangel zumindest zu kompensieren und auf Dauer sogar zu reduzieren.

Der wachsende Fachkräftebedarf ließe sich grundsätzlich decken. Entscheidend wird ein gesunder Mix von Maßnahmen sein (➤ Tab. 22.1).

➤ Tab. 22.1 stellt die Größenordnung der oben diskutierten Potenziale im Gesundheits- und Sozialwesen unter Annahmen dar, die Augurzky und Kolodziej (2018) genauer beschreiben. Die Annahmen sind so gewählt, dass sie eine realistische Größenordnung haben. Würden diese Potenziale genutzt, könnte es gelingen, die Diskrepanz zwischen dem Bedarf und dem Angebot an Fachkräften bis 2030 zu schließen.

Fallbeispiel

Wie es besser laufen könnte

Anzunehmen ist, dass auch in den nächsten Jahren aufgrund des Fachkräftemangels in den oben genannten Beispielen und darüber hinaus manche Stationen geschlossen werden müssen. Es könnten aber deutlich weniger sein, wenn ein Umdenken erfolgt. Künftig dürften im Krankenhaus nur noch die schweren und komplexen Fälle im Bett liegen und dies auch nur relativ kurz. Leichtere Fälle müssten viel häufiger ambulant im Krankenhaus oder in Arztpraxen behandelt werden. Dann wäre es sogar möglich, fast jeden Patienten in einem Ein-Bett-Zimmer unterzubringen und damit gleichzeitig die Behandlungsabläufe zu verbessern.

Ein weiterer wichtiger Baustein: Akademisierte Pflegekräfte könnten zunehmend die ärztlichen Kollegen unterstützen, die für diese Entlastung äußerst dankbar sein dürften. Sie managen dann professionell ihr Pflegeteam und organisieren wichtige Abläufe rund um den Patienten – sowohl während als auch vor und nach dem kurzen Krankenhausaufenthalt. Die Fachkräfte selbst würden wiederum durch moderne digitale Technologien tatkräftig unterstützt – ebenso wie natürlich die ärztlichen Kollegen – und hätten einen elektronischen Zugriff auf alle nötigen Patientendaten. Sie müssten nicht erst mühsam zusammengesucht oder gar selbst nochmals erhoben werden. Das medizinische Personal würde Tipps der auf dieser Datenbasis arbeitenden Künstlichen Intelligenz annehmen, die insbesondere den Ärzten bei der Diagnosestellung hilft, womit Ärzte auf einen weltweiten Fundus an medizinischem Know-how zurückgreifen könnten. Das alles erspart allen Fachkräften wertvolle Zeit und eröffnet neue Räume, die weit besser als bislang für die Arbeit am Patienten eingesetzt werden können.

LITERATUR

Aerzteblatt.de (2019). Uniklinik Gießen und Marburg schließt wegen Personalmangels drei Stationen. 2019. www.aerzteblatt.de/nachrichten/107318/Uniklinik-Giessen-und-Marburg-schliesst-wegen-Personalmangels-drei-Stationen (letzter Zugriff: 16.4.2020).

Augurzky B, Beivers A (2019). Digitalisierung und Investitionsfinanzierung. In: Augurzky B, Krolop S, Mensen A, et al. (2019c), S. 67–82.

Augurzky B, Kolodziej I (2018). Fachkräftebedarf im Gesundheits- und Sozialwesen 2030: Gutachten im Auftrag des Sachverständigenrates zur Begutachtung der Gesamtwirtschaftlichen Entwicklung; www.sachverstaendigenrat-wirtschaft.de/fileadmin/dateiablage/gutachten/jg201819/arbeitspapiere/Arbeitspapier_06-2018.pdf (letzter Zugriff: 16.4.2020).

Augurzky B, Kolodziej I (2019a). Fachkräftebedarf – Potenziale und Maßnahmen. In: Augurzky B, Krolop S, Mensen A, et al. (2019), S. 175–181.

Augurzky B, Kolodziej I (2019b). Migrationspotenzial für das deutsche Gesundheitswesen. In: Augurzky B, Krolop S, Mensen A, et al. (2019), S. 181–187.

Augurzky B, Krolop S, Pilny A, Schmidt CM, Wuckel C (Hrsg.) (2017). Krankenhaus Rating Report 2017: Strukturfonds – Beginnt jetzt die große Konsolidierung? Heidelberg: medhochzwei.

Augurzky B, Krolop S, Mensen A, Pilny A, Schmidt CM, Wuckel C (Hrsg.) (2018). Krankenhaus Rating Report 2018: Personal – Krankenhäuser zwischen Wunsch und Wirklichkeit. Heidelberg: medhochzwei.

Augurzky B, Krolop S, Mensen A, Pilny A, Schmidt CM, Wuckel C (Hrsg.) (2019). Krankenhaus Rating Report 2019 – Das Ende des Wachstums? Heidelberg: medhochzwei.

Badura B, Ducki A, Schröder H, Klose J, Meyer M (2017). Fehlzeiten-Report 2017: Krise und Gesundheit – Ursachen, Prävention, Bewältigung. Berlin, Heidelberg: Springer.

Beck J (2019). 10.000 Euro Kopfprämie für Pfleger; www.volksstimme.de/sachsen-anhalt/personalmangel-10000-euro-kopfpraemie-fuer-pfleger (letzter Zugriff: 16.4.2020).

BMG – Bundesministerium für Gesundheit (2019). Konzertierte Aktion Pflege; www.bundesgesundheitsministerium.de/fileadmin/Dateien/3_Downloads/K/Konzertierte_Aktion_Pflege/0619_KAP_Vereinbarungstexte_AG_1-5.pdf (letzter Zugriff: 16.4.2020).

BMWi – Bundesministerium für Wirtschaft und Energie (2019). Das Portal der Bundesregierung für Fachkräfte aus dem Ausland; www.bmwi.de/Redaktion/DE/Publikationen/Ausbildung-und-Beruf/flyer-make-it-in-germany.pdf?__blob = publicationFile&v = 45 (letzter Zugriff: 16.4.2020).

BPA – Presse- und Informationsamt der Bundesregierung (2019). Digitalisierung gestalten; www.bundesregierung.de/resource/blob/975226/1552758/c34e443dbe732e79c9439585b4fbade5/pdf-umsetzungsstrategie-digitalisierung-data.pdf?download = 1 (letzter Zugriff: 16.4.2020).

Braeseke G, Naegele G, Lingott N, Waldenberger F, Park S (2019). Einsatz von robotischen Systemen in der Pflege in Japan mit Blick auf den steigenden Fachkräftebedarf; www.bmwi.de/Redaktion/DE/Publikationen/Studien/einsatz-von-robotischen-systemen-pflege-japan.pdf?__blob = publicationFile&v = 4 (letzter Zugriff: 16.4.2020).

Bundesagentur für Arbeit (2018). Fachkräfteengpassanalyse. Berichte: Blickpunkt Arbeitsmarkt. Nürnberg; https://statistik.arbeitsagentur.de/Statistikdaten/Detail/201806/arbeitsmarktberichte/fk-engpassanalyse/fk-engpassanalyse-d-0-201806-pdf.pdf (letzter Zugriff: 16.4.2020).

Bundesagentur für Arbeit (2020). Gemeldete Arbeitsstellen nach Wirtschaftszweigen, Bestand, Zeitreihe ab Januar 2000, Datenstand bis Juli 2010: September 2018. Datenstand ab August 2010: Januar 2020. Nürnberg; https://statistik.arbeitsagentur.de/Navigation/Statistik/Statistik-nach-Themen/Arbeitslose-und-gemeldetes-Stellenangebot/Gemeldete-Stellen/Gemeldete-Arbeitsstellen-Nav.html (letzter Zugriff: 16.4.2020).

Doll S (2019). Hohe Prämien für Pflegekräfte in Bremer Kliniken; www.weser-kurier.de/bremen/bremen-stadt_artikel,-hohe-praemien-fuer-pflegekraefte-in-bremer-kliniken-_arid, 1874412.html (letzter Zugriff: 16.4.2020).

Evers-Wölk M, Oertel B, Sonk M, Jacobs M (2018). Gesundheits-Apps. Innovationsanalyse. Arbeitsbericht Nr. 179; www.tab-beim-bundestag.de/de/pdf/publikationen/berichte/TAB-Arbeitsbericht-ab179.pdf (letzter Zugriff: 16.4.2020).

Fujisawa R, Colombo F (2009). The Long-Term Care Workforce: Overview and Strategies to Adapt Supply to a Growing Demand. OECD Health Working Papers 44. Paris: OECD Publishing; www.oecd-ilibrary.org/social-issues-migration-health/the-long-term-care-workforce-overview-and-strategies-to-adapt-supply-to-a-growing-demand_225350638472 (letzter Zugriff: 16.4.2020).

GPP - Gemeinsames Positionspapier von Stiftung Münch, Bertelsmann Stiftung, Robert Bosch Stiftung (2020). Pflege kann mehr! Positionspapier der Stiftungsallianz für eine neue Rolle der professionellen Pflege im Gesundheitswesen. Pflege & Gesellschaft 25 (1): 78–85.

Heger D, Augurzky B, Kolodziej I, Krolop S, Wuckel C (2020). Pflegeheim Rating Report 2020 – Zwischen Nachfragewachstum und Kostendruck. Heidelberg: medhochzwei.

Kehl C (2018). Robotik und assistive Neurotechnologien in der Pflege – gesellschaftliche Herausforderungen. Berlin: Büro für Technikfolgen-Abschätzung beim Deutschen Bundestag (TAB).

Klein B, Graf B, Schlömer IF, Roßberg H, Röhricht K, Baumgarten S (2018). Robotik in der Gesundheitswirtschaft – Einsatzfelder und Potenziale. Heidelberg: medhochzwei.

Lehmann Y, Schaepe C, Wulff I, Ewers M (2019). Pflege in anderen Ländern: vom Ausland lernen? Stiftung Münch (Hrsg.). Heidelberg: medhochzwei.

OECD - Organisation for Economic Cooperation and Development (ed.) (2018). OECD Health Data 2016; www.oecd-ilibrary.org/social-issues-migration-health/data/oecd-health-statistics_health-data-en (letzter Zugriff: 16.4.2020).

Schwarz M (2019). Klinikum Ludwigsburg schließt Stationen; www.stimme.de/suedwesten/nachrichten/pl/Klinikum-Ludwigsburg-schliesst-Stationen;art19070,4243999 (letzter Zugriff: 16.4.2020).

Statistisches Bundesamt (2015). Volkswirtschaftliche Gesamtrechnung, Inlandsberechnung – Detaillierte Jahresergebnisse. Fachserie 18 Reihe 1.4; www.destatis.de/DE/Themen/Wirtschaft/Volkswirtschaftliche-Gesamtrechnungen-Inlandsprodukt/Publikationen/Downloads-Inlandsprodukt/inlandsprodukt-endgueltig-pdf-2180140.pdf?__blob = publicationFile (letzter Zugriff: 16.4.2020).

Statistisches Bundesamt (2016). Statistisches Jahrbuch Deutschland und Internationales. Wiesbaden; www.destatis.de/GPStatistik/servlets/MCRFileNodeServlet/DEAusgabe_derivate_00000273/StatistischesJahrbuch2016.pdf (letzter Zugriff: 16.4.2020).

Statistisches Bundesamt (2017a). Gesundheit – Personal (2000 bis 2015). Fachserie 12 Reihe 7.3.4; www.destatis.de/GPStatistik/servlets/MCRFileNodeServlet/DEHeft_derivate_00031019/2120732157004.pdf;jsessionid = 26E0176D45DCAB14CE13A793D5CC4FEC (letzter Zugriff: 16.4.2020).

Statistisches Bundesamt (2017b). Statistisches Jahrbuch Deutschland und Internationales. Wiesbaden; www.destatis.de/DE/Themen/Querschnitt/Jahrbuch/statistisches-jahrbuch-2018-dl.pdf?__blob = publicationFile (letzter Zugriff: 16.4.2020).

Statistisches Bundesamt (2017c). Volkswirtschaftliche Gesamtrechnung – Inlandsproduktberechnung. Lange Reihe ab 1970. Fachserie 18. Wiesbaden; www.destatis.de/DE/Service/Bibliothek/_publikationen-fachserienliste-18.html (letzter Zugriff: 16.4.2020).

Statistisches Bundesamt (2018a). Statistik zum Elterngeld. Stand: 3.8.2018; www-genesis.destatis.de/genesis/online/link/tabellen/22922* (letzter Zugriff: 19.8.2020).

Statistisches Bundesamt (2018b). Volkswirtschaftliche Gesamtrechnung. Inlandsberechnung – Detaillierte Jahresergebnisse. Fachserie 18; www.destatis.de/DE/Service/Bibliothek/_publikationen-fachserienliste-18.html (letzter Zugriff: 16.4.2020).

Statistisches Bundesamt (2018c). Bevölkerung und Erwerbstätigkeit – Bevölkerungsfortschreibung auf Grundlage des Zensus 2011. Fachserie 1; www.destatis.de/DE/Service/Bibliothek/_publikationen-fachserienliste-1.html (letzter Zugriff: 16.4.2020).

Statistisches Bundesamt (2019). Bevölkerung im Wandel – Annahmen und Ergebnisse der 14. koordinierten Bevölkerungsvorausberechnung; www.destatis.de/DE/Presse/Pressekonferenzen/2019/Bevoelkerung/pressebroschuere-bevoelkerung.pdf?__blob = publicationFile (letzter Zugriff: 16.4.2020).

Statistisches Bundesamt. (2020), Verdienste und Arbeitskosten: Index der Tarifverdienste und Arbeitszeiten. Fachserie 16. Reihe 4.3.

Sundmacher L, Fischbach D, Schuettig W, Naumann C, Augustin U, Faisst C (2015). Ein konsentierter deutscher Katalog ambulant-sensitiver Diagnosen: Versorgungsatlas-Bericht Nr. 15 / 18. Zentralinstitut für die kassenärztliche Versorgung in Deutschland (Zi); www.versorgungsatlas.de/fileadmin/ziva_docs/69/VA-69-ASK-Diagnosekatalog-final.pdf (letzter Zugriff: 16.4.2020).

KAPITEL 23

Jan Dorr

Zu wenige akutgeriatrische Versorgungsangebote – viel zu knappe Ressourcen und falsche Anreize

Fallbeispiel

Herr T. (85) hatte sich bei einem Sturz in seiner Wohnung im 3. Stock einen Oberschenkelbruch zugezogen und 7 Stunden auf dem Boden gelegen, bevor Nachbarn aufmerksam wurden und den Rettungsdienst informierten. Nach Türöffnung durch die Feuerwehr wurde der Patient in eine Klinik eingeliefert, wo er nach Diagnosestellung operiert wurde. Postoperativ war der Patient für 2 Tage delirant, danach wieder ruhig und kooperationsfähig. Eine leichte Lungenentzündung aufgrund des langen Liegens ließ sich mithilfe von Antibiotika erfolgreich behandeln. Die empfohlene Reha-Behandlung lehnte der Patient ab. Er erklärte, man wolle ihn danach sicher in ein Heim stecken, und bestand nach abgeschlossener Behandlung mit guter Wundheilung auf der Entlassung in seine Wohnung. Es gab keinen Fahrstuhl im Haus; Herr T. erklärte aber, seine Nachbarn würden für ihn einkaufen. Angehörige gab es nur in 450 km Entfernung, zu denen der Patient seit Jahren keinen Kontakt hatte. Eine engmaschigere Versorgung durch einen Pflegedienst lehnte der Patient aus Angst vor den Kosten ab. Die Pflegeüberleitungsmitarbeiterin der Klinik hatte vor Entlassung einmal tägliche Besuche durch einen Pflegedienst sowie Hilfsmittel (Rollator und Toilettenstuhl) organisiert und einen Eilantrag auf einen Pflegegrad gestellt.

10 Tage nach Entlassung wurde Herr T. abends erneut in die Klinik eingeliefert. Er war wieder gestürzt, diesmal mit einer Schädelprellung. In der Notaufnahme zeigten sich zudem zahlreiche Prellmarken und Blutergüsse unterschiedlichen Alters. Der Patient war exsikkiert (Flüssigkeitsmangel) und zur Situation nicht orientiert. Von unfallchirurgischer Seite ergab sich nach gründlicher Untersuchung kein Handlungsbedarf. Nach Verordnung einer Schmerztherapie wurde auch in Anbetracht der überfüllten Abteilung eine chirurgische Aufnahme nicht empfohlen. Der hinzugerufene Internist veranlasste wegen der Exsikkose eine Infusion und schloss eine akute internistische Erkrankung aus. Schließlich sah er keinen Grund zur internistischen Aufnahme des Patienten. Ein anschließend konsultierter Neurologe sah keinen akuten Schlaganfall oder sturzbedingte Hirnverletzungen. Der Verwirrtheitszustand wurde mit der Exsikkose und einer möglicherweise vorbestehenden demenziellen Entwicklung erklärt. Eine neurologische Aufnahme wurde mit Hinweis auf das Fehlen einer akuten, stationär behandlungsbedürftigen neurologischen Erkrankung abgelehnt. Ein hinzugerufener Urologe bestätigte den Verdacht auf Bakterien im Urin, wegen des Fehlens sonstiger Symptome wurde aber auf eine antibiotische Therapie verzichtet. Eine stationäre urologische Aufnahme wurde ebenfalls abgelehnt.

Herr T. hatte mittlerweile mehr als 6 Stunden in der Notaufnahme und mit den verschiedenen Untersuchungen verbracht. Eine Rückkehr des Patienten in seine Wohnung war in Anbetracht von Verwirrtheit, massiver Gangunsicherheit und fortbestehender Schmerzen nicht vertretbar, sodass er den Rest der Nacht in der Notaufnahme verbrachte. Am nächsten Morgen wurde er wegen der anhaltenden Verwirrtheit in der Neurologie zur weiteren Diagnostik und Therapie aufgenommen. Nach 10-tägigem Aufenthalt in der neurologischen Abteilung wurde Herr T. in eine geriatrische Reha-Klinik verlegt. Von dort wurde er mit täglichen Besuchen durch einen Pflegedienst in seine Wohnung entlassen. Da hätte angesichts des Zustands des Patienten eine Menge besser laufen können, ja müssen.

23.1 Häufigkeit: Zunahme des Anteils älterer Menschen

Der Anteil älterer Menschen an der Bevölkerung in Deutschland steigt weiter an. Für das Jahr 2040 prognostiziert das Statistische Bundesamt 82,1 Mio. Menschen in Deutschland; davon werden 21,4 Mio. 67 Jahre und älter sein (14. Koordinierte Bevölkerungsrechnung 2019). Dabei entfällt schon jetzt ein erheblicher Anteil der Gesundheitskosten auf ältere Menschen. Im Vergleich zu den 45- bis 64-Jährigen verursacht die Gruppe der 65- bis 84-Jährigen ungefähr das Doppelte und Patienten ab 85 Jahren ungefähr das Vierfache an Kosten (Gesundheitsberichterstattung des Bundes 2019). Der Anteil der Bevölkerung im Erwerbsalter wird dagegen bis 2035 voraussichtlich um 4–6 Mio. sinken (Statistisches Bundesamt 2019), was die Finanzierung des Gesundheitswesens vor erhebliche Herausforderungen stellen wird.

23.2 Stellenwert der Geriatrie in der Gesundheitsversorgung

Geriatrie (= Altersmedizin) ist die Lehre von den Krankheiten des alternden Menschen. Dabei handelt es sich nicht zwangsläufig um Krankheiten, die nur ein alter Mensch erleidet. Knochenbrüche z. B. kommen in allen Altersgruppen vor; ältere Menschen weisen dabei aber häufig eine geriatrietypische **Multimorbidität** (= gleichzeitiges Vorhandensein mehrerer Erkrankungen, die sich gegenseitig beeinflussen) auf, z. B. Diabetes, Niereninsuffizienz, Herzerkrankungen, Demenz. Die stationäre (und natürlich auch die ambulante) Behandlung wird folglich komplexer, zeitaufwendiger und teurer. Bei einem Knochenbruch ist daher nicht nur die unfallchirurgische Diagnostik / Behandlung der Fraktur von Bedeutung, sondern auch das Beachten der Multimorbidität.

An Demenz erkrankte Patienten haben zudem ein erhöhtes Risiko, während eines Krankenhausaufenthalts ein **Delir** (= Verwirrtheitszustand) zu erleiden. Geriatrische Patienten können **unterschiedliche Formen eines Delirs** entwickeln:

- Das **hyperaktive Delir** mit Unruhe, lautem Rufen nach Angehörigen, Umherirren auf der Station und weiterem herausforderndem Verhalten ist meist leicht zu erkennen. Die Patienten sind für Pflegepersonal und Arzt anstrengend. Sehr häufig werden dämpfende Antipsychotika (Neuroleptika) verordnet, die den Patienten besser führbar machen sollen. In schweren Fällen kann dadurch evtl. der Einsatz weiterer unterbringungsähnlicher Maßnahmen – z. B. fixierender Gurte (bei längerem oder absehbar wiederholtem Einsatz gerichtlich genehmigungspflichtig) – eingespart werden. Psychopharmaka tragen aber nicht unmittelbar zur Genesung des Patienten bei. Eine bessere Alternative ist die 1:1-Betreuung durch eine in der Delirversorgung erfahrene Person oder eine Bezugsperson aus der Familie. Dies ist allerdings personalaufwendig und lässt sich insbesondere nachts nur selten umsetzen. Ferner kann auch die Verlegung deliranter Patienten in eine Gerontopsychiatrie erwogen werden, was aber meist an einer akuten körperlichen Erkrankung (z. B. Sepsis, frischer Schlaganfall, frische OP) scheitert. Häufig sind die zuständigen Gerontopsychiatrien voll belegt und können den Patienten nicht kurzfristig übernehmen.
- Mindestens doppelt so häufig kommt das **adyname Delir** vor. Kennzeichnend sind Teilnahmslosigkeit, Müdigkeit und eine eingeschränkte Wahrnehmungsleistung. Diese Delirform wird häufig nicht als solche erkannt und dementsprechend nicht optimal behandelt. Auch diese Patienten benötigen besonders intensive pflegerische und ärztliche Aufmerksamkeit.

Bei der Entstehung eines Delirs spielt u. a. die Medikation eine bedeutsame Rolle. Ältere Menschen erhalten aufgrund ihrer Multimorbidität zahlreiche Medikamente, die sich gegenseitig beeinflussen können. Besonders bei Medikamenten mit einem anticholinergen[1] Wirkpotenzial ist das Delirrisiko stark erhöht. Es gilt, möglichst bereits bei Klinikaufnahme eines Patienten mit wachsamem Blick die meist umfangreiche Liste

[1] anticholinerg = Eine Substanz mit dieser Eigenschaft mindert die Wirkung von Acetylcholin, einem Botenstoff, der im Gehirn auch Aufmerksamkeit und Gedächtnisleistung steuert. Bei der Alzheimer-Krankheit werden z. B. Medikamente gegeben, welche die Wirkung von Acetylcholin verstärken.

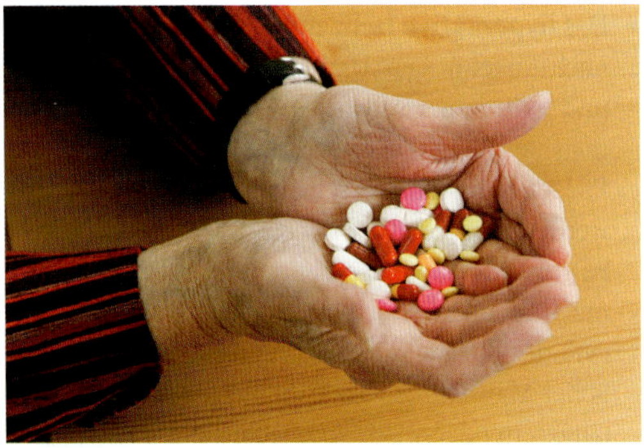

Abb. 23.1 Macht satt: Bei geriatrischen Patienten finden sich häufig umfangreiche Medikamentencocktails. [J787-028]

der eingenommenen Medikamente zu erfassen (**Multimedikation**; ➤ Abb. 23.1).

23.3 Was läuft schief? Wo liegen die Probleme?

23.3.1 Medikation

Unglücklicherweise sind gerade Demenzpatienten oftmals nicht in der Lage, bei der Anamnese (Befragung des Patienten durch Arzt oder Pflegepersonal) alle verordneten Medikamente und deren Dosierung korrekt anzugeben. Zudem sind frei verkäufliche Medikamente („over the counter", OTC-Präparate) oft nicht in den Medikationsplänen aufgeführt, da die behandelnden Ärzte nichts von diesen Medikamenten wissen. In einer Klinik mit hoher Anzahl von Notfallpatienten und – wirtschaftlich angestrebt – kurzen Verweildauern bleibt wenig Zeit für eine sorgfältige Medikamentenanamnese und eine Anpassung im Falle schädlicher Medikamentenkombinationen. Es findet sich in manchem Arztbrief die Formulierung zur Medikation: „Die häusliche Medikation bleibt unverändert bestehen." Welche Medikamente konkret gemeint sind, kann z. B. ein Vertretungshausarzt im Notdienst kaum wissen.

Die ab 2021 von Kliniken unterstützte freiwillige elektronische Patientenakte (ePA) bietet eine rasche digitale Verfügbarkeit von relevanten medizinischen Daten und aktuellen Medikamenten (Bundesministerium für Gesundheit 2019a). Menschen mit Demenz werden – ohne Unterstützung durch Dritte – davon ungefähr so viel Nutzen haben wie von einem Social-Media-Account. OTC-Medikamente werden nur selten vollständig in der ePA aufgeführt sein. Erhebliche Probleme bestehen zudem in einem angemessenen Datenschutz.

Eine sorgfältige Dokumentation der Medikamente bei Aufnahme und Entlassung sowie die Erörterung der evtl. vorgenommenen Änderungen an der Medikation sind zwar in den Ausführungen zum **Entlassmanagement** von 2017 vorgeschrieben (Deutsche Krankenhausgesellschaft 2019), können jedoch teilweise nicht befriedigend umgesetzt werden. Dies liegt oft in der Arbeitsbelastung der Klinikmitarbeiter begründet, die das Entlassmanagement zusätzlich zu ihren Aufgaben zu bewältigen haben. Zusätzliche Stellen oder Vergütung für diesen Mehraufwand sind nicht vorgesehen. Die vom G-BA beschlossene Entwicklung eines zukünftigen sektorenübergreifenden und datengestützten Qualitätssicherungsverfahrens für das Entlassmanagement ist ein wichtiger Schritt in Richtung besserer Umsetzung. Es bleibt abzuwarten, ob die pflegerische und ärztliche Versorgung in den Kliniken in Anbetracht des Personalmangels verbessert wird.

23.3.2 Pflege

Die Definition von Mindestgrenzen beim Pflegepersonal hat bisher in der Praxis nicht zu mehr verfügbaren Pflegekräften geführt. Personalvermittlungen gewinnen an Bedeutung, Kliniken werben sich gegenseitig Mitarbeiter ab, aber die Attraktivität des Pflegeberufs – insbesondere in der Geriatrie – hat nicht zugenommen. Geriatrische Patienten sind aufgrund ihrer Multimorbidität, besonders wegen ihrer Anfälligkeit für ein Delir, auf intensive pflegerische Versorgung angewiesen. Die pauschale Kopfzahl in der Geriatrie von 1 Pflegekraft auf 10 Patienten im Tagdienst und 20 Patienten im Nachtdienst als Mindestgrenze ist im klinischen Alltag bei deliranten Patienten zu gering bemessen (Bundesministerium für Gesundheit 2019b).

Wichtiger Bestandteil der Geriatrie ist die aktivierende Pflege. Das bedeutet, dass der Patient z. B. beim Essen möglichst zu eigener Leistung angeregt und motiviert werden soll. Geduldiges Ermuntern, Unterstützen und Schutz vor Verschlucken als aktivierende Maßnahme beim Essen dauert deutlich länger als das Füttern durch eine Pflegekraft. Diese und viele weitere Aspekte machen die pflegerische Arbeit in der Geriatrie anspruchsvoll und – in Anbetracht oft unzureichender Wertschätzung und überschaubarer Bezahlung – nicht besonders attraktiv.

23.3.3 Vergütungssystem mit falschen Anreizen?

Für die akutgeriatrische Behandlung eines Patienten kann eine Klinik unter bestimmten Umständen eine Prozedur (OPS = Operationsschlüssel nach § 301 SGB V) berechnen. Es handelt sich um die **geriatrische frührehabilitative Komplexbehandlung** (OPS 8–550.0 bis 2). Die dafür zu erbringenden Leistungen durch ein multiprofessionelles Team sind klar definiert und können von den Kliniken für 7, 14 und 21 Behandlungstage verschlüsselt und abgerechnet werden.

> Eine Vergütung erhalten die Kliniken allerdings nur für 14 Behandlungstage (OPS 8–550.1); die 7-Tage-Leistung bringt kein Geld und die längere Behandlung über 21 Tage kein zusätzliches Geld über die 14 Tage hinaus.

Wen wundert es daher, dass die Kliniken aus Erlösgründen darauf angewiesen sind, bevorzugt die 14-tägige Variante zu erbringen? Zusätzlich ist zu beachten, dass von den Kostenträgern bzw. vom Medizinischen Dienst der Krankenkassen (MDK) sehr genau geprüft wird, ob der Patient an jedem dieser 14 Tage tatsächlich in einem Akutkrankenhaus stationär behandlungsbedürftig war und tatsächlich alle definierten Leistungen erhalten hat. Ist dies nicht der Fall, wird die erbrachte Leistung vom Kostenträger als nicht notwendig oder als nicht erbracht erachtet und dementsprechend nicht vergütet. Streitfälle beschäftigen die Sozialgerichte und können sich über Jahre hinziehen. Dies führt in den Kliniken zu einem hohen Dokumentationsaufwand und verlangt Controlling-Abteilungen, um die stationäre Behandlungsnotwendigkeit und erfolgten Therapien zu belegen und korrekt abzurechnen. Häufig arbeiten im medizinischen Controlling der Kliniken hochqualifizierte und erfahrene Pflegekräfte und Ärzte, die sich zugunsten attraktiverer Aufgaben aus ihrer Tätigkeit am Patienten zurückgezogen haben.

Das Bestreben der Kliniken, Argumente für die Notwendigkeit einer akutstationären Behandlung gründlich zu dokumentieren, ist nachvollziehbar. Diese Vergütungsform stellt allerdings einen falschen Anreiz zur Leistungserbringung dar. Durch Controlling-Instrumente können Patienten identifiziert werden, die besonders hohe Erlöse bringen. Es besteht die Gefahr, dass solche Patienten bevorzugt einer Frührehabilitation zugeführt und Patienten ohne Erlösaussicht weniger berücksichtigt werden. Kliniken können keine Leistung erbringen, die nicht angemessen vergütet wird.

23.3.4 Drehtüreffekte

Andere Fachabteilungen drängen – nicht zuletzt mit dem Ziel möglichst kurzer eigener Verweildauern – auf rasche Übernahme ihrer Patienten zur Frührehabilitation. Falls dies aus Kapazitätsgründen nicht gelingt, kommt es nicht selten zum **Drehtüreffekt:** Nach möglichst früher Entlassung des Patienten (Verkürzungen der Verweildauer sind durch das Vergütungssystem motiviert) erfolgt sehr bald eine Wiederaufnahme im Krankenhaus wegen neuer und alter Probleme.

Das Entlassmanagement kann hier die nahtlose angemessene Weiterversorgung von Patienten nach Entlassung aus dem Krankenhaus gewährleisten. Eine Überschreitung der oberen Grenzverweildauer ohne medizinische Notwendigkeit, nur aufgrund unzureichender nachfolgender Versorgungsmöglichkeiten, ist zunächst ein organisatorisches und wirtschaftliches Problem des jeweiligen Krankenhauses. Das Bett ist für wartende Patienten blockiert, Kosten für den verlängerten Aufenthalt werden nur in Ausnahmefällen übernommen.

23.3.5 Zu wenige Vollmachten und Verfügungen

Die Entlassung geriatrischer Patienten ist durch eine Vielzahl von Faktoren erschwert und verzögert, die ein Krankenhaus nicht kurzfristig lösen kann und nicht zu verantworten hat. Manche Patienten sind an

Demenz erkrankt und leben allein in ihrer Wohnung. Der Vorschlag einer Versorgung in einer Senioreneinrichtung wird von den Betroffenen meist energisch abgelehnt. Hilfreiche **Vorsorgevollmachten** oder bereits eingerichtete Betreuungen sind in solchen Fällen meist nicht vorhanden. Zudem werden Vollmachten teilweise widerrufen, sobald für den Vollmachtgeber unerwünschte, aber notwendige Entscheidungen getroffen werden sollen. Der Hinweis auf eine Eigenverantwortung zur frühzeitigen Vorsorge bleibt oft ungehört.

Patienten und ihre Angehörigen erklären auf die Frage nach Vorsorgevollmachten und Verfügungen, dass ein solches Formular schon lange auf dem Schreibtisch liege, man aber zum Ausfüllen noch nicht die Zeit gehabt habe. Wenn die Betroffenen dann als Notfall in eine Klinik eingeliefert werden, ist es zum Erteilen einer Vollmacht und Erstellen von Verfügungen häufig zu spät. Die Fähigkeit zur freien Willensbildung als Voraussetzung für die Erteilung einer Vollmacht kann dann krankheitsbedingt bereits erheblich eingeschränkt sein.

23.3.6 Wohnortnahe Versorgung auf der Kippe

Der Ruf nach besserer Qualität in Krankenhäusern ist aufgrund der Verknüpfung mit der Vergütung indirekt mit einer drohenden Schließung kleinerer Krankenhäuser verbunden. Gerade kleinere Krankenhäuser schneiden z. B. aufgrund geringer Behandlungszahlen im Qualitätsvergleich manchmal schlechter ab. Dies geht mit der Gefahr schlechterer Vergütung und finanzieller Einbußen einher. Geriatrische Patienten sind jedoch auf eine wohnortnahe Versorgung angewiesen. Es bedarf daher eines tragfähigen Kompromisses zwischen einerseits wichtigen Qualitätsaspekten und andererseits der ortsbezogenen akutgeriatrischen Versorgung.

23.4 Was muss sich ändern?

Was muss nun aufgrund der defizitären Versorgung passieren, und wer ist in der Pflicht?

- **Verantwortliche in Krankenhäusern und Tarifpartner:** Eine bessere personelle Ausstattung in der Geriatrie würde die verordnete Menge an Psychopharmaka bei deliranten Patienten erheblich verringern. Dafür müssen aber mehr Mittel bereitgestellt werden, damit mehr Fachkräfte eingestellt und dann auch besser bezahlt werden können.
- **Politik:** Die Pflege in der Geriatrie muss in ihrer Attraktivität gesteigert werden. Dies kann neben der besseren Bezahlung auf verschiedenen Ebenen geschehen, z. B. durch hohe gelebte Wertschätzung und Anerkennung der Leistung oder umfangreiche Weiterbildungs- und Karrieremöglichkeiten. Bereits bei der Bewerbung von Ausbildungsplätzen in der Pflege muss diese Attraktivität vermittelt werden.
- **Selbstverwaltung:** Das aktuelle Vergütungssystem muss auf falsche Anreize zur Fall- und Behandlungssteuerung überprüft und entsprechend verbessert werden. Nur dann können geriatrische Patienten auch entsprechend altersgerecht behandelt und betreut werden.
- Die **Patienten** selbst bzw. **Angehörige** geriatrischer Patienten sollten frühzeitig an das Erstellen von Vorsorgevollmacht, Patientenverfügung und Betreuungsverfügung denken. Dies ist nur bei der Fähigkeit zur freien Willensbildung möglich, d. h., der Betroffene muss sich über die Tragweite der erteilten Vollmachten im Klaren sein und sich daran auch erinnern können. Falls Sorgen bzgl. der Anerkennung der Gültigkeit bestehen, ist ein ärztliches Attest über die Geschäftsfähigkeit hilfreich. Eine notarielle Beurkundung allein genügt in manchen Fällen nicht, um bei späteren Auseinandersetzungen die Geschäftsfähigkeit rückwirkend zu klären.
- Der **Gesetzgeber** sollte den Druck zur Verkürzung der Verweildauer reduzieren, weil dieser zur Verschiebung des Problems bei ungeklärter Versorgungssituation führt: Patienten werden in solchen Fällen gern ohne ausreichendes Rehabilitationspotenzial von der Akutgeriatrie für eine Reha-Maßnahme angemeldet. Dann muss sich die Reha-Klinik um die Versorgung nach der Entlassung kümmern.
- **Krankenkassen und Kostenträger:** Die Leistungsträger sollten nicht vorschnell Pauschalurteile abgeben. Patienten mit hohem Pflegegrad

(4 oder 5) haben in vielen Fällen zwar grundsätzlich kein gutes Reha-Potenzial. Der Kostenträger ist schon mit den Leistungen für den Pflegegrad behaftet und möchte – verständlicherweise – für eine möglicherweise wenig erfolgversprechende Reha-Maßnahme nicht noch zusätzliche Mittel ausgeben, die an anderer Stelle vielleicht dringender benötigt werden.

- Es gibt aber Patienten mit hohem Pflegegrad, die dennoch von einer Reha-Maßnahme profitieren können: Wenn sich durch intensive Übungen der Transfer vom Bett in einen Rollstuhl oder vom Rollstuhl auf die Toilette wieder stabilisieren lässt, kann einem Patienten der Verbleib in der bisherigen Wohnsituation ermöglicht und der Umzug in ein Seniorenheim vermieden werden. Ein solches Reha-Ziel lässt sich im Reha-Antrag bei Patienten mit hohem Pflegegrad sowohl den Patienten als auch den Leistungsträgern nur unzureichend vermitteln.

Fallbeispiel

So könnte es besser laufen

Die Wiederaufnahme von Herrn T. resultiert aus einem Sturz in der häuslichen Situation. Eine akutgeriatrische Frührehabilitation in Verbindung mit weiterer Demenzdiagnostik oder eine stationäre geriatrische Rehabilitation im Anschluss an die Hüftoperation arbeitet mögliche Defizite – z. B. ein demenzielles Syndrom oder eine Gangstörung mit Sturzsyndrom – klar heraus und kann das Sturzrisiko durch gezielte Beübung mindern. Bei Verdacht auf eine Demenzerkrankung wird die Medikation des Patienten vollständig erfasst und zur Sicherheit beim Hausarzt nachgefragt. In einem pharmakologischen Konsil und bei wöchentlichen Visiten mit einem Apotheker wird auf die anticholinerge Last und mögliche Wechselwirkungen beim Patienten geachtet. Ein geriatrisches Assessment klärt zudem weitere mögliche Probleme bei der gewünschten häuslichen Wohnsituation. Der Versorgungsaufwand wird geklärt und mit ambulanten Einrichtungen abgesprochen. Ein Notruf-Armband kann bei Notfällen einen Rettungsdienst informieren. Ist Essen auf Rädern für den Patienten eine Option? Würde er bei Unfähigkeit zum alleinigen Verbleib in seiner Wohnung eine 24-Stunden-Kraft in Betracht ziehen? Ist er ausreichend einsichtsfähig, um eine Vorsorgevollmacht, eine Patientenverfügung und eine Betreuungsverfügung für zukünftige Probleme zu erteilen? Ist im Fall einer bisher unerkannten fortgeschrittenen Demenz eine gerichtliche Betreuung erforderlich, bei fehlenden Bezugspersonen aus dem eigenen Umfeld ggf. durch einen Berufsbetreuer?

Wenn der Patient sein Einverständnis zu einer stationären Rehabilitation verweigert, bieten sich zunehmend ambulante Alternativen an: Eine ambulante (in einer Einrichtung) oder mobile (beim Patienten zu Hause) geriatrische Rehabilitation ermöglicht häufig den längeren Verbleib des Patienten in der eigenen Wohnung und mindert die Sorge vor Verlust seiner vertrauten Umgebung.

Dennoch können die aufgeführten Alternativen einen erneuten Sturz nicht zuverlässig verhindern. Auch in Pflegeheimen mit gut ausgebildetem Personal und seniorengerechter Ausstattung kann es zu Stürzen kommen. Schließlich können nicht alle sturzgefährdeten Patienten durchgehend durch Maßnahmen geschützt werden, die einer Freiheitsentziehung gleichkommen.

Im Fall des erneuten Sturzes sollte daher in der Notaufnahme frühzeitig eine akutgeriatrische Aufnahme des Patienten festgelegt werden. Die erforderliche begleitende Diagnostik durch die anderen Fachabteilungen kann je nach Dringlichkeit dann in Ruhe von der Station aus erfolgen, wo der Patient in einer angemessenen Umgebung versorgt wird. Auf einer akutgeriatrischen Station erfolgt ein standardisiertes Assessment, das die Ressourcen und Defizite des Patienten klar beschreibt und gezielte Maßnahmen zur weiteren Versorgung ermöglicht.

Das Entlassmanagement beginnt bereits bei Aufnahme des Patienten, wird bis zur geplanten Entlassung oder Verlegung in eine Reha-Klinik bzw. sonstige Versorgungseinrichtung aktualisiert und im interdisziplinären Team der Akutgeriatrie sowie mit dem Patienten und seinen berechtigten Bezugspersonen kommuniziert.

INTERNETQUELLEN

Bundesministerium für Gesundheit (2019a). Die elektronische Patientenakte. Stand 10.10.2019; www.bundesgesundheitsministerium.de/service/begriffe-von-a-z/e/elektronische-patientenakte.html (letzter Zugriff: 17.2.2020).

Bundesministerium für Gesundheit (2019b). Pflegepersonaluntergrenzen. Stand 3.12.2019; www.bundesgesundheitsministerium.de/personaluntergrenzen.html (letzter Zugriff: 17.2.2020).

Deutsche Krankenhausgesellschaft (2019). Umsetzungshinweise zum Rahmenvertrag über ein Entlassmanagement nach § 39 Abs. 1a Satz 9 SGB V, Stand 28.8.2019; www.bv-geriatrie.de/images/INHALTE/Verbandsarbeit/Entlassmanagement/2017-12-07_Umsetzungshinweise_Entlassmanagement.pdf (letzter Zugriff: 17.2.2020).

Gesundheitsberichterstattung des Bundes (2019); www.gbe-bund.de/oowa921-install/servlet/oowa/aw92/dboowasys921.xwdevkit/xwd_init?gbe.isgbetol/xs_start_neu/&p_aid = 3&p_aid = 917184&nummer = 553&p_sprache = D&p_indsp = 486&p_aid = 263768 (letzter Zugriff: 14.2.2020).

Statistisches Bundesamt (2019a). Ergebnisse der 14. Koordinierten Bevölkerungsberechnung. Stand 4.7.2019; www.destatis.de/DE/Themen/Gesellschaft-Umwelt/Bevoelkerung/Bevoelkerungsvorausberechnung/Tabellen/variante-1-2-3-altersgruppen.html#fussnote-1-353524 (letzter Zugriff: 17.2.2020).

Statistisches Bundesamt (2019b). Bevölkerung im Erwerbsalter sinkt bis 2035 voraussichtlich um 4 bis 6 Millionen. Pressemitteilung Nr. 242 vom 27.6.2019; www.destatis.de/DE/Presse/Pressemitteilungen/2019/06/PD19_242_12411.html.

KAPITEL

24 Pflegende Angehörige: Zu wenig beachtete Säulen im Versorgungssystem

Cathleen Muche-Borowski, Dorit Abiry und Martin Scherer

„Pflege kann nur gut gehen, wenn es den Pflegenden selbst gut geht.“

Jansen und von Kardorff (1995)

Fallbeispiel

Frau G. kommt mit ihrer Tochter wegen eines neuen Rezepts für ihre Medikamente in die Sprechstunde. Frau G. ist über 90 Jahre alt und hat seit mehreren Jahren Demenz. Die Tochter ist nicht mehr vollzeitbeschäftigt und pflegt die Mutter zu Hause im eigenen Haus. Auf die Fragen des Arztes antwortet Frau G. verständlich, wirkt klar und aufgeschlossen, was auf die langjährige Anbindung und Vertrautheit schließen lässt. Die Tochter ist zunehmend irritiert, da sich zu Hause Szenen der Aggressivität und Beschimpfungen abspielen. Sie wirkt erschöpft und unsicher, wie sie den Zustand und das Benehmen ihrer Mutter einordnen soll und wie es mit der Betreuung ihrer Mutter weitergeht, da sie nicht mehr allein zu Hause bleiben kann. Sie selbst hat einen Nebenjob und auch private Termine, die sie immer in großer Sorge wahrnimmt. Zusätzlicher Unterstützungsbedarf wird vonseiten der Tochter nicht offen thematisiert.

Fragen zum Fallbeispiel:

- In welchem Umfang pflegt die Angehörige die Patientin?
- Kennt Sie Angebote vor Ort?
- Gibt es Anzeichen der Erschöpfung / Überlastung / Überforderung der Tochter als pflegende Angehörige, und wie äußern sich diese?

24.1 Stellenwert in der Versorgung

Im Zuge des demografischen Wandels machen die Betreuung und Pflege älterer gesundheitlich beeinträchtigter Personen einen großen Teil des Versorgungssystems aus. Eine überwiegende Mehrheit der Pflegebedürftigen wird zu Hause (71 %) und von ihren Angehörigen versorgt (RKI 2015). Frauen sind häufiger von Pflegebedürftigkeit betroffen als Männer. Zum einen liegt es an der höheren Lebenserwartung von Frauen, und zum anderen sind Frauen ab 75 Jahren häufiger verwitwet (geringeres Heiratsalter und Männer durch Zweiten Weltkrieg stärker dezimiert). Damit steigt auch der Anteil der institutionellen Pflege von pflegebedürftigen Frauen, da Angehörige meist nicht mehr leben und weiter weg wohnen (RKI 2015). Nach Schätzungen des Robert Koch-Instituts (RKI) sind ca. 4,7 Mio. Pflegende Angehörige. Fast zwei Drittel (65 %) sind Frauen (GEDA 2012). Der demografische Wandel zeigt, dass sich die räumliche Distanz zwischen Angehörigen sowie steigende Erwerbsquoten von Frauen hemmend auf die Realisierung der familiären Pflege auswirken. In Deutschland liegt die Demenzerkrankungsrate im Durchschnitt bei 7 %, d. h., es leiden ungefähr zwischen 770.000 und 1,1 Mio. Menschen der ≥ 65-Jährigen an Demenz. Derzeit geht man davon aus, dass in Deutschland rund 1,7 Mio. Menschen mit leicht- bis schwergradiger Demenz leben, und jedes Jahr kommen weitere Erkrankte hinzu. Pro Jahr wird mit einer Gesamtzahl von > 300.000 bzw. pro Tag mit einer Zahl von > 850 Neuerkrankungen an Demenz gerechnet (Bickel 2014, 2018).

Demenzen gehören zu den häufigsten und folgenreichsten psychiatrischen Erkrankungen im höheren Alter, die oft mit umfassender Pflegebedürftigkeit und Betreuung rund um die Uhr verbunden sind.

24.2 Wo liegt das Problem?

24.2.1 Herausforderungen für pflegende Angehörige

Die Angehörigenpflege ist komplex und vielfältig. Pflegende Angehörige müssen sie neben ihrem sonstigen Lebensalltag „nebenbei" bewältigen (Lichte et al. 2005). Die Angehörigenpflege kann Sinn und Zufriedenheit geben, aber auch eine Belastung darstellen. Zu den Herausforderungen der Angehörigenpflege gehören neben den vielfältigen Aufgaben der Versorgung nicht nur die Kontextbedingungen der Pflegesituation oder die Symptome der Krankheit, sondern auch der Wandel der persönlichen Beziehungen und die Einschränkungen der eigenen Lebensvollzüge.

Mit den Krankheitssymptomen gehen auch Veränderungen in der Persönlichkeit des Pflegenden einher, die wiederum auf der zwischenmenschlichen Beziehungsebene zwischen Pflegebedürftigen und pflegenden Angehörigen ansetzen. Man verliert einen Menschen, wie er früher einmal war, unwiederbringlich, mit z. B. gelebten Gemeinsamkeiten, realisierten oder nicht realisierten Plänen und vielleicht auch offenen Konflikten (Kurz und Wilz 2011).

Pflegende Angehörige stehen auch im Konflikt mit ihren anderen Aufgaben in der Familie und / oder im Beruf. Dieses Spannungsfeld kann psychische Belastungen weiter verstärken. Pflegende Angehörige sind damit in Gefahr, eigene Interessen und auch die eigene Gesundheit zu vernachlässigen. (Kurz und Wilz 2011)

Jeder Mensch hat ganz eigene Strategien zur Bewältigung dieser Herausforderungen. Dabei spielen die Krankheitssymptome, der Wandel in der Beziehung zum Pflegebedürftigen, die eigene Einstellung und Haltung zur Pflegendenrolle und natürlich die eigenen Befindlichkeiten eine zentrale Rolle bei der Annahme und Bewältigung dieser anstrengenden Aufgabe (Kurz und Wilz 2011).

Der psychische Stress erhöht sich, wenn pflegende Angehörige keine ausreichende Unterstützung vonseiten der Familie, des sozialen Umfeldes oder den Versorgungseinrichtungen erhalten oder aber die geleistete Unterstützung nicht als hilfreich wahrgenommen wird (Chappel und Reid 2002).

Grenzen der eigenen Kräfte zu erkennen und selbst Hilfe in Anspruch zu nehmen ist wohl die größte Herausforderung und gehört zu einer gelingenden Bewältigung der Aufgaben eines pflegenden Angehörigen (Kneebone und Martin 2003).

24.2.2 Herausforderungen für die ärztliche Versorgung pflegender Angehöriger

Der allgemeine Gesundheitszustand pflegender Angehörigen wird im Vergleich zur Allgemeinbevölkerung als weniger gut beschrieben. Unterschiede bestehen dahingehend, ob die Person allein oder gemeinsam mit anderen Personen oder Institutionen pflegt. Wird Pflege allein übernommen, ist die Einschätzung seltener „sehr gut" oder „gut", als wenn die Pflegeaufgaben geteilt werden. Über die Hälfte der pflegenden Angehörigen gibt Rückenschmerzen und Muskelverspannungen an (52 %) (Bestmann et al. 2014), pflegende Angehörige von Menschen mit Demenz nennen größere körperliche Erschöpfung (58 %), gefolgt von Erkrankungen der Wirbelsäule (44 %), Bluthochdruck (35 %), Arthrose, Osteoporose oder Gicht (30 %) sowie Schlafstörungen (26 %) (Schäufele et al. 2005).

Das „Erkennen" von pflegenden Angehörigen ist die größte Herausforderung in der ärztlichen Versorgung und Aufgabe des gesamten Praxisteams.

Nicht jeder, der pflegt, bezeichnet sich als pflegender Angehöriger oder bringt besondere Merkmale mit, an denen er zu erkennen ist. Daher ist es von großer Bedeutung, in der primärärztlichen Versorgung aktiv nach der Pflegesituation zu fragen, z. B.

- „Kümmern Sie sich unbezahlt um einen kranken, behinderten oder gebrechlichen Angehörigen oder Freund?" oder
- „Sorgen Sie für ein erkranktes oder älteres Familienmitglied?",

aber auch den Raum zu geben, dass der pflegende Angehörige seine Situation, seine Ängste, Sorgen, Bedürfnisse, Wünsche und Gefühle äußern kann. Grundlage dafür sind die Bereitschaft und auch die Fähigkeit des ärztlich Tätigen, sich einzufühlen, Aufmerksamkeit, Gelassenheit, Interesse und Akzeptanz gegenüber den pflegenden Angehörigen zu zeigen und aktiv zuzuhören (Lichte et al. 2005).

LEITLINIEN

Empfehlung aus der Leitlinie „Schutz vor Über- und Unterversorgung"

In den meisten Fällen zieht die Demenz eines Betroffenen die ganze Familie in Mitleidenschaft. Subjektiv leiden die An- und Zugehörigen häufig stärker unter der Demenz der Indexperson als die Betroffenen selbst. In der hausärztlichen Behandlung von Personen mit Demenz soll ein besonderer Fokus auf die spezifischen Risiken der übrigen Familienmitglieder als besonders vulnerabler Gruppe gelegt werden (DGPPN und DGN 2016).

Die Einbeziehung der pflegenden Angehörigen in die Versorgung der Pflegebedürftigen ist nicht immer konfliktfrei. Hier ist das kommunikative Geschick des ärztlich Tätigen gefragt (> Tab. 24.1). Angehörige können überfordert und emotional belastet sein oder Schuldgefühle haben. (Verdeckte) Hierarchische Familienstrukturen und Verhaltensmuster können aufbrechen (Gummersbach 2013).

24.3 Wer ist in der Pflicht?

Die Verantwortung liegt zwar nicht allein auf ärztlicher Seite. Die ärztliche Aufmerksamkeit für die pflegenden Angehörigen als mögliche Patienten sollte jedoch hoch sein, d. h., es sollten Situationen nach-

Tab. 24.1 Gesprächsleitfaden zum Assessment von Pflegeumständen und Situation pflegender Angehöriger (in Anlehnung an DEGAM 2018: 38–42)

Mögliche Aspekte	Bedarfs-/bedürfnisorientierte Handlungsoptionen
Rahmenbedingungen	
Bisherige Dauer der Pflegetätigkeit	Bei längerer Dauer: Einleitung eines Reha-Verfahrens gemeinsam mit dem Gepflegten oder allein („stationäre Reha-Maßnahmen für pflegende Angehörige"
Wohnsituation: gemeinsamer Haushalt mit Gepflegten oder Entfernung zwischen Haushalten	Erreichbarkeit durch Notrufsysteme, Handy, Babyfon
Familiäre Situation (z. B. eigene Kinder)	Hinweis auf Unterstützungsangebote, s. u.
Erwerbstätigkeit (wenn ja, Umfang und Vereinbarkeit mit Pflegetätigkeit)	Weiterleitung an externe Pflegeberatung
Finanzielle Situation	Weiterleitung an externe Pflege-/Sozialberatung
Pflegemotive und Beziehungsqualität	
Wahlmöglichkeit bei der Übernahme der Pflegetätigkeit	
Subjektiv empfundene Qualität der Beziehung zu Gepflegten: Zuneigung/Liebe, gutes Verhältnis, Spannungen, Aggressionen, Schuldgefühle	Insbesondere bei Konflikten: • „Familienkonferenzen": Gespräche mit pflegenden Angehörigen, Pflegebedürftigen und evtl. weiteren Angehörigen des Gepflegten • Hausbesuche
Gesundheit, Wohlbefinden, Belastungen	
Einschränkungen der eigenen körperlichen und psychischen Gesundheit (evtl. Erhebung von ADLs bei älteren, gebrechlichen Pflegenden)	• Gesundheitsuntersuchung nach § 25 SGB V, körperliche Untersuchungen • Ggf. medizinische Behandlung, Physiotherapie • Sensibilisierung für Bedeutung eigener Gesundheitsförderung • Zusätzliche Entlastungsangebote (Essen auf Rädern, Haushaltshilfen, Pflegedienste, pflegeentlastende Maßnahmen, Rehabilitation etc.)
Zu Belastungen s. Häusliche Pflegeskala	Hohe psychische Belastung → Screeningfragen Depression/Angst Weiterleitung an Entspannungsverfahren oder Psychotherapie

Tab. 24.1 Gesprächsleitfaden zum Assessment von Pflegeumständen und Situation pflegender Angehöriger (in Anlehnung an DEGAM 2018: 38–42) *(Forts.)*

Mögliche Aspekte	Bedarfs-/bedürfnisorientierte Handlungsoptionen
Qualität des Nachtschlafs	Individuelle Ausarbeitung von Maßnahmen: z. B. Anpassung von Einnahmezeitpunkten der Medikamente des Gepflegten (falls in derselben Hausarztpraxis betreut), Schaffung einer klaren Tagesstruktur für die Gepflegten, Übernahme der Nachtpflege durch Dritte
Details der Pflegesituation	
Alltagskompetenz der Gepflegten (ADLs, z. B. Baden, Anziehen/IADLs, z. B. Managen der Finanzen, Einnehmen der Medikamente)	Überprüfung eines möglichen Zusammenhangs zwischen Anforderungen der Pflegesituation und gesundheitlichen Beschwerden, ggf. gezielte körperliche Untersuchung, ggf. Hinweis auf gesundheitsfördernde Kursangebote der Krankenkassen oder mögliche Angebote anderer Träger (Sportvereine etc.), Verordnung von Physiotherapie und Krankengymnastik oder Einleitung eines Reha-Verfahrens
Vorrangig ausgeübte Pflegetätigkeiten/Unterstützungsleistungen körperlicher, hauswirtschaftlicher und psychosozialer Art	Hinweis auf Unterstützungsleistungen durch Pflegedienste, Haushaltshilfen, Essen auf Rädern etc.
Pflegeaufwand (Zeit, Intensität)	Hinweis auf Unterstützungsleistungen durch Pflegedienste, Haushaltshilfen, Essen auf Rädern etc.
Pflegeeinstufung vorhanden	Beratung zu Pflegegraden, Unterstützung bei Erstantrag bzw. Höherstufung oder Weiterleitung an externe Pflegeberatung
Vorerfahrungen in der Pflege bzw. Selbsteinschätzung der vorhandenen Fähigkeiten in Bezug auf notwendige Pflegeanforderungen	Hinweis auf Pflegekurse
Nimmt der Gepflegte Hilfe an?	„Familienkonferenz"/„Familiengespräch"
Involvierung von weiteren professionellen oder nichtprofessionellen Pflegenden in die Pflege	Entlastungsmöglichkeiten durch Pflegedienste und soziales Umfeld aufzeigen
Bauliche Ausstattung der Wohnung des Gepflegten	Beratung zur Wohnraumanpassung oder Weiterleitung an externe Pflegeberatung
Vorhandene Hilfsmittel	Beratung zu und/oder Verordnung von Hilfsmitteln, falls Gepflegte in derselben Hausarztpraxis betreut werden; andernfalls Kontaktaufnahme mit Hausarzt der Gepflegten nach Einverständnis der Pflegebedürftigen
Vorrangige Probleme der Pflegesituation	Individuelle Ausarbeitung von Maßnahmen und Hinweis auf Unterstützungsmöglichkeiten
Gesundheit der Pflegebedürftigen	
Erkrankungen, Beeinträchtigungen und Prognosen des Gepflegten (körperlich, psychisch, emotional, kognitiv) aus Sicht der pflegenden Angehörigen	• Aufklärung zu Krankheitsbild und -verlauf • Literaturempfehlungen, Hinweis auf krankheitsspezifische Selbsthilfegruppen • Hinweis auf Unterstützungsleistungen und Hilfsangebote (abhängig von Erkrankungen/Beeinträchtigungen) • (Notfallplanung)
Verhaltensauffälligkeiten der Gepflegten aus Sicht der pflegenden Angehörigen	Hausärztliches Gespräch mit pflegenden Angehörigen zum Umgang mit herausforderndem Verhalten von Menschen mit Demenz (Verstehende Diagnostik) Hinweis auf Entlastung durch Tagespflege, niedrigschwellige Betreuungsangebote, externe Pflegeberatung, Durchführung einer verstehenden Diagnostik

Tab. 24.1 Gesprächsleitfaden zum Assessment von Pflegeumständen und Situation pflegender Angehöriger (in Anlehnung an DEGAM 2018: 38–42) *(Forts.)*

Mögliche Aspekte	Bedarfs-/bedürfnisorientierte Handlungsoptionen
Ressourcen der pflegenden Angehörigen	
Sinnhaftes Gefühl/Zufriedenheit/Gewinn durch Pflegetätigkeit	Wenn nicht: Gespräche (PSGV)
Individueller Umgang mit Stress und Spannung	Individuelle Maßnahmen im Gespräch erarbeiten: z. B. Zeit für sich einplanen, Treffen mit Freunden, Hobbys, Entspannungskurse etc.
Wissen über entlastende und unterstützende Angebote	Hinweise und Flyer zu entsprechenden Angeboten
(Psycho-)Soziale Unterstützung durch Familie/Freunde	„Familienkonferenz"/„Familiengespräch"
Akzeptanz und Nutzung von (gemeindenahen) Unterstützungsangeboten und Hilfen (z. B. Pflegedienste, Tagespflege, Angehörigengruppen, Internetforen, Netzwerke, z. B. für Demenz)	In Abhängigkeit von der Gesamtsituation Nutzung von Unterstützungsangeboten und Hilfen anregen
Vordringlichste Bedürfnisse der pflegenden Angehörigen	
Zusammenfassung der vordringlichsten Bedürfnisse aus Perspektive der pflegenden Angehörigen (s. Assessment-Baum*)	

ADLs = „activities of daily living"; IADLs = „instrumental activities of daily living"; PSGV = psychosomatische Grundversorgung
* Auf der Seite der DEGAM findet sich eine visualisierte Zusammenfassung des Gesprächsleitfadens für ein Assessment, der sogenannte „Assessmentbaum" zum Herunterladen. Dieser kann den pflegenden Angehörigen vorgelegt werden, um in einem gemeinsamen Gespräch prioritäre Bedürfnisse zu identifizieren.

gefragt, Raum und Zeit für Kommunikation gegeben und Bedürfnisse abgefragt werden (➤ Tab. 24.1).

Auf der anderen Seite sollten die pflegenden Angehörigen selbst ermutigt werden, die eigene Situation adäquat einzuschätzen. Durch den Verweis auf praktische Hilfsangebote (Selbsthilfegruppen, Angebote von Wohlfahrtsverbänden, Essen auf Rädern, Tages-, Nacht-, Kurzzeit oder Verhinderungspflege) kann dieser Prozess unterstützt werden. Pflegende Angehörige sollten in erster Linie auf sich selbst achten (ausreichend Schlaf/Erholung, gesund bleiben, Zeit für sich, Entlastungsmöglichkeiten) (Lichte et al. 2005; DEGAM 2018).

24.4 Was muss sich ändern? Was brauchen wir?

Interventionen, bei denen die pflegenden Angehörigen im Fokus stehen, wurden und werden vielfach untersucht. Allerdings lassen die unterschiedlichen Interventionen und die Unterschiedlichkeit der pflegenden Angehörigen allgemeingültige Aussagen zu Maßnahmen für eine bestimmte Personengruppe kaum zu. So individuell wie die einzelne Pflegesituation, der einzelne pflegende Angehörige mit seinem Wohn- und Lebensumfeld ist, so individuell, intensiv, lang andauernd, interdisziplinär und praxisnah müssen die Interventionen zur Entlastung des pflegenden Angehörigen sein (Kurz und Wilz 2011).

Aber trotzdem gibt es einige Wünsche und Forderungen, die allgemeingültigen Charakter haben:

- Wir brauchen die Bereitschaft für zeitintensive Gespräche zwischen ärztlich Tätigen und pflegenden Angehörigen!
- Wir brauchen geeignete Maßnahmen zur Identifizierung von pflegenden Angehörigen!
- Wir brauchen von ärztlicher oder Praxisteamseite initiierte und wiederkehrende wertschätzende Gespräche zur Pflegesituation und Belastung pflegender Angehöriger!
- Wir brauchen eine standardisierte Erfassung von manifesten Gesundheitsproblemen (z. B. Rücken-, Muskelschmerzen) und drohenden Gesundheitsproblemen (z. B. Depression, Erschöpfung, Gewalt

gegenüber dem Pflegebedürftigen) der pflegenden Angehörigen!
- Wir brauchen einen passgenauen Fragenkatalog für die praxisinterne Kommunikation!
- Wir brauchen individualisierte pflegeentlastende Interventionen für pflegende Angehörige!

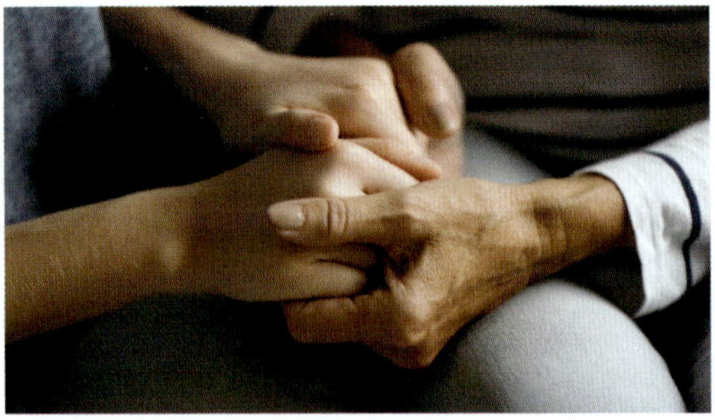

Abb. 24.1 Gemeinsam wird es leichter [J787-069]

Fallbeispiel

So sollte es laufen

Frau G. kommt mit ihrer Tochter wegen eines neuen Rezepts für ihre Medikamente in die Sprechstunde. Frau G. ist über 90 Jahre alt und hat seit mehreren Jahren Demenz. Die Tochter ist nicht mehr vollzeitbeschäftigt und pflegt die Mutter zu Hause im eigenen Haus. Auf die Fragen des Arztes antwortet Frau G. verständlich, wirkt klar und aufgeschlossen, was auf die langjährige Anbindung und Vertrautheit schließen lässt. Die Tochter ist zunehmend irritiert, da sich zu Hause Szenen der Aggressivität und Beschimpfungen abspielen. Sie wirkt erschöpft und unsicher, wie sie den Zustand und das Benehmen ihrer Mutter einordnen soll und wie es mit der Betreuung ihrer Mutter weitergeht, da sie nicht mehr allein zu Hause bleiben kann. Sie selbst hat einen Nebenjob und auch private Termine, die sie immer in großer Sorge wahrnimmt.

Der betreuende Arzt informiert die Tochter, dass es sich bei den Aggressionen und Beschimpfungen um Verhaltens- und psychische Symptome der Demenz handelt und nicht gegen sie persönlich gerichtet sind. Er fragt die Tochter nach Details der Pflegesituation, nach ihrer Gesundheit und ihren Bedürfnissen. Nach der ärztlichen Einschätzung werden in mehreren gemeinsamen Gesprächen mögliche Entlastungssituationen durch Tagespflegeeinrichtungen und einen ambulanten Pflegedienst durchgesprochen. Zudem werden der Tochter Angebote unterbreitet, wie sie ihrer Rolle als pflegende Angehörige besser gerecht werden und damit auch die täglichen Herausforderungen im Alltag besser bewältigen kann (➤ Abb. 24.1).

LITERATUR

Bestmann B, Wüstholz E, Verheyen F (2014). Pflegen: Belastung und sozialer Zusammenhalt; eine Befragung zur Situation von pflegenden Angehörigen. Hamburg. www.tk.de/centaurus/servlet/contentblob/699766/Datei/140122/Bestmann-Pflegen-Belastung-und-sozialer-Zusammenhalt-2014.pdf (letzter Zugriff: 20.4.2020).

Bickel H (2014). Die Häufigkeit von Demenzerkrankungen. Das Wichtigste 1 – Informationsblätter. www.deutsche-alzheimer.de/fileadmin/alz/pdf/factsheets/infoblatt1_haeufigkeit_demenzerkrankungen_dalzg.pdf (letzter Zugriff: 20.4.2020).

Bickel H (2018). Selbsthilfe Demenz. Das Wichtigste 1 – Die Epidemiologie der Demenz; www.deutsche-alzheimer.de/fileadmin/alz/pdf/factsheets/infoblatt1_haeufigkeit_demenzerkrankungen_dalzg.pdf (letzter Zugriff: 20.4.2020).

Chappell NL, Reid RC (2002). Burden and well-being among caregivers: examining the distinction. Gerontologist 42: 772–780. Kurz A, Wilz G (2011). Die Belastung pflegender Angehöriger bei Demenz – Entstehungsbedingungen und Interventionsmöglichkeiten. Nervenarzt 82: 336–342.

DEGAM – Deutsche Gesellschaft für Allgemeinmedizin und Familienmedizin (2018). Pflegende Angehörige von Erwachsenen (Version 07/2018); www.awmf.org/uploads/tx_szleitlinien/053-006l_S3_Pflegende-Angehoerige-von-Erwachsenen_2019-03.pdf (letzter Zugriff: 20.4.2020).

DGPPN, DGN – Deutsche Gesellschaft für Psychiatrie und Psychotherapie Psychosomatik und Nervenheilkunde, Deutsche Gesellschaft für Neurologie (2016). S3-Leitlinie „Demenzen", AWMF-Register-Nr. 038-013; www.awmf.org/leitlinien/detail/ll/038-013.html (letzter Zugriff: 12.1.2020).

Gesundheit in Deutschland aktuell (GEDA) (2012). www.rki.de/DE/Content/Gesundheitsmonitoring/Studien/Geda/Geda_2012_inhalt.html (letzter Aufruf: 20.4.2020).

Gummersbach E (2013). Patient, pflegende Angehörige und Hausarzt: Was gibt es beim Hausbesuch zu beachten? In: Kalitzkus V (Hrsg.). Familienmedizin in der hausärztlichen Versorgung der Zukunft. Düsseldorf: dup, S. 189–198.

Jansen B, von Kardorff E (1995). Plädoyer für ein vernetztes Angebot. Forum Sozialstation 2: 14–20.

Kneebone II, Martin PR (2003). Coping and caregivers of people with dementia. Br J Health Psychol 8: 1–17.

Lichte T, Beyer M, Mand P, Fischer GC (2005). Die neue DEGAM-Leitlinie Nr. 6 „Pflegende Angehörige". Z AllgMed 81(2): 79–84; www.online-zfa.de/archiv/ausgabe/artikel/zfa-2-2005/47160-101055-s-2005-836320-die-neue-degam-leitlinie-nr-6-pflegende-angehoerige/ (letzter Zugriff: 20.4.2020).

Kurz A, Wilz G (2011). Die Belastung pflegender Angehöriger bei Demenz - Entstehungsbedingungen und Interventionsmöglichkeiten. Nervenarzt 82: 336–342.

RKI – Robert Koch-Institut (2015). Gesundheit in Deutschland. Gesundheitsberichterstattung des Bundes gemeinsam getragen von RKI und Destatis. Berlin.

Schäufele M, Köhler L, Teufel S, Weyerer S (2005). Betreuung von demenziell erkrankten Menschen in Privathaushalten: Potenziale und Grenzen. In: Schneekloth U (Hrsg.). Möglichkeiten und Grenzen selbständiger Lebensführung in privaten Haushalten (MuG III). Berlin: Bundesministerium für Familie, Senioren, Frauen und Jugend, S. 99–144.

KAPITEL

25

Ulrich Fegeler, Elke Jäger-Roman und Wolfram Hartmann

Zu wenig politische Kindermedizin: Wo bleibt die Child Advocacy?

Fallbeispiel

Was lief hier schief?

Am 7.5.2012 stellte das Kölner Landgericht in einem Urteil fest, dass eine medizinisch nicht indizierte Vorhautentfernung („Beschneidung") bei einem nicht einwilligungsfähigen Jungen als strafbare Körperverletzung zu bewerten sei. Auf Druck der islamischen wie auch jüdischen Religionsgemeinschaften erfolgte eine hektische politische Aktivität aller im Bundestag vertretenen Parteien, die – im Widerspruch zum grundgesetzlich garantierten Recht auf körperliche Unversehrtheit und im Verstoß gegen die UN-Kinderrechtskonvention – am 12.12.2012 in der Verabschiedung des § 1631d BGB durch den Deutschen Bundestag führte. Hiernach können Beschneidungen an Jungen (nicht an Mädchen!) durch die Eltern straffrei veranlasst werden, wobei innerhalb der ersten 6 Lebensmonate die Beschneidung auch von Nicht-Ärzten ohne Vollnarkose vorgenommen werden darf. Im Vorfeld der politischen Debatten wurde der Pressesprecher des Berufsverbandes der Kinder- und Jugendärzte von der FDP-Fraktion zu einer Diskussion eingeladen, an der neben Politikern auch ein türkischer Imam und ein jüdischer Anästhesist und Rabbiner eingeladen waren. Die Diskussionsteilnehmer begrüßten sich mit Handschlag.[1]

Doch war das Eintreten für das grundgesetzlich garantierte Recht auf körperliche Unversehrtheit – ganz im Sinne der politischen Kindermedizin – von Erfolg gekrönt?

[1]Nur der Vollständigkeit halber: Auch die damalige SPD-Bundestagsfraktion hatte den amtierenden Präsidenten des Berufsverbandes der Kinder- und Jugendärzte (BVKJ) zu einer Anhörung zu diesem Thema eingeladen, an der ebenfalls hochrangige Vertreter vor allem der jüdischen Gemeinde in Deutschland, aber auch ein Vertreter der Deutschen Gesellschaft für Kinderchirurgie teilnahmen. Ebenso hatte der damalige Rechtsausschuss des Deutschen Bundestages den BVKJ-Präsidenten zusammen mit Vertretern des Zentralrats der Juden in Deutschland und einem Vertreter der muslimischen Verbände zu einer Anhörung eingeladen. Im Fallbeispiel wird lediglich die Erfahrung des damaligen Bundespressesprechers geschildert.

25.1 Stellenwert in der Gesundheitsversorgung

Fragen der Öffentlichkeit an die Pädiater zu Themen, welche die Belange von Kindern und Jugendlichen angehen, sind in der Tagesaktualität nicht häufig. Zur Grundlage der Auseinandersetzung mit solchen Fragen dienen den Pädiatern vornehmlich die UN-Kinderrechte. Kinder- und jugendärztliche Positionierungen sind in den entsprechenden Debatten notwendig und hilfreich, da sie aus dem Wissen um mögliche gesundheitliche wie auch sozialpädiatrische Folgen von entsprechenden politischen Entscheidungen entspringen. Angebracht ist hier der Begriff der politischen Kindermedizin als kinder- und jugendärztliche Einmischung in den gesellschaftlichen bzw. politischen Diskurs.

25.2 Wo liegt das Problem?

Der Begriff der politischen Kindermedizin ist in Deutschland nicht eingeführt und fällt meist in Debatten, wenn es um Kinderrechte (§ 24: Recht auf bestmögliche Gesundheit) oder Themen wie Kinderarmut geht: mithin Themen, die in den Bereich der medizinischen Versorgung von Kindern und Jugendlichen fallen, aber auch gelegentlich ihre gesellschaftliche Lebenswelt berühren. Eine klare Definition gibt es bislang nicht, und so wähnt sich jeder, der im engagierten Diskurs um gute medizinische Versorgungs- und Lebensbedingungen von Kindern und Jugendlichen mehr „politische Kindermedizin" fordert, als Vorkämpfer für eine gute Sache. Aber welche genau, bleibt jedem seiner eigenen ungefähren Vorstellung überlassen.

25.3 Zustandsbeschreibung: Positionen zur politischen Kindermedizin

Interessant ist, mit welchen Schwerpunkten sich die deutschen Äußerungen zu kinderrelevanten Themen im Vergleich zur österreichischen, eher auf die medizinische Versorgungsgerechtigkeit fokussierten Vorstellung von einer politischen Kindermedizin und zur amerikanischen Vorstellung, die auch die Lebensbedingungen der Kinder im Sinne der Gesundheitsverbesserung verändern will, positionieren. Wir wollen das im Einzelnen betrachten und untergliedern in die beiden großen Themenkomplexe: medizinischer Versorgungsbereich (➤ Kap. 25.3.1) sowie Kinderrechte und gesellschaftspolitischer Bereich (➤ Kap. 25.3.2).

25.3.1 Medizinischer Versorgungsbereich

Im Folgenden werden Beispiele angeführt.

Gemeinsame Positionspapiere von DGKJ, BVKJ, DGSPJ und DAKJ[2]

„Gleiche gesundheitliche Chancen für Kinder und Jugendliche in Deutschland"
Themen:

- **Gleiche gesundheitliche Chancen für Kinder und Jugendliche in Deutschland:** Die flächendeckende qualifizierte Versorgung von Kindern und Jugendlichen und ihr allgemeiner Zugang zur Behandlung sind aufgrund ungerechter Finanzierungsstrukturen stark gefährdet.
- **Forschung und Ausbildung:** Einrichtung eines **Forschungszentrums Kindergesundheit**
- **Vernetzung:** Sektoren- und systemübergreifende Zusammenarbeit
- **Prävention:**
  - Frühe Weichenstellung und Stärkung von Prävention
  - Frühe Hilfen mit Fallmanagement und Lotsensystem!
  - Das Recht geflüchteter Minderjähriger auf angemessene Behandlung
  - Deutliche Verbesserung der Aus- und Weiterbildung von Erzieherinnen
  - Etablierung von Sprachförderprogrammen in Kitas
- Kinderrechte **und Kinderschutz** (s. u.):
  - Verbesserung des Kinderschutzes
  - Verankerung von Kinderrechten im Grundgesetz
  - Schaffung der Position eines Bundeskinderbeauftragten

Deutsche Gesellschaft für Kinder- und Jugendpsychiatrie (DGKJP), u. a. unter dem Dach der DAKJ

Positionspapier zu Zukunftsthemen in der medizinischen Versorgung von Kindern und Jugendlichen in Deutschland
Themen:

- Kinder haben ein Recht, von Kinderspezialisten behandelt zu werden
- Demografischer Wandel – Sicherstellung von fachlich geschultem Personal in der Krankenversorgung
- Forschung über die Gesundheit von Kindern und Jugendlichen verstärken

Weitere Themen einzelner Verbände

(v. a. die Interessenslage der Verbände betreffend), u. a.:

- **Erhalt von Kinderkliniken, -fachabteilungen** (DGKJ): Kinderkliniken sind Teil der Daseins-

[2] DGKJ: Deutsche Gesellschaft für Kinder- und Jugendmedizin; BVKJ: Berufsverband der Kinder- und Jugendärzte; DGSPJ: Deutsche Gesellschaft für Sozialpädiatrie und Jugendmedizin; DAKJ: Deutsche Akademie für Kinder- und Jugendmedizin

vorsorge. Das DRG-System, das die Ökonomie in den Kinderkliniken über die Notwendigkeiten der Krankenversorgung stellt, muss verändert werden. Die damalige Präsidentin der DGKJ führte u. a. im Magazin „Stern" aus: „*... wir ändern unsere Medizin nicht, damit sie in das DRG-System passt. Das System muss sich den Bedürfnissen anpassen, nicht umgekehrt.*"
Eine zusätzliche Aktion von über 100 Ärzten hat mit dem Appell „Rettet die Medizin – Gegen das Diktat der Ökonomie in unseren Krankenhäusern!" gegen die Vorherrschaft der Ökonomie in der stationären Versorgung aufgerufen und dabei folgende Forderungen aufgestellt:
- Das Fallpauschalensystem muss ersetzt oder zumindest grundlegend reformiert werden.
- Die ökonomisch gesteuerte gefährliche Übertherapie und Unterversorgung von Patienten müssen gestoppt werden. Dabei bekennen wir uns zur Notwendigkeit wirtschaftlichen Handelns.
- Der Staat muss Krankenhäuser dort planen und gut ausstatten, wo sie wirklich nötig sind. Das erfordert einen Masterplan und den Mut, mancherorts zwei oder drei Kliniken zu größeren, leistungsfähigeren und personell besser ausgestatteten Zentren zusammenzuführen.

- **Förderung der pädiatrischen Weiterbildung in der ambulanten Grundversorgung** (BVKJe): Analog der Förderung der allgemeinmedizinischen Weiterbildung muss der Weiterzubildende im Weiterbildungsort „Praxis" finanziell gefördert werden.
- **Ernährung:** „*Die in Deutschland bisher favorisierte Strategie der Stärkung von Familien, z. B. mit gut gemachten Broschüren und vielfältigen Informationsangeboten, hat häufig die ohnehin interessierten Familien aus der Mittelschicht erreicht, aber keinen ausreichenden Schutz der Kinder aus Risikogruppen erzielt. Und mit Projektarbeit allein ist das Problem nicht lösbar*"[3] und „*Das Ergebnis zeigt, dass die Verbraucher sich ein leichtes und auf den ersten Blick verständliches Modell zur Lebensmittelkennzeichnung wünschen. Der von der DGKJ präferierte Nutri-Score erfüllt diese Kriterien. Wir* **unterstützen ausdrücklich die Nährwertkennzeichnung (NWK) in Form des Nutri-Scores,** *wie ihn auch Frankreich, Spanien und Belgien unterstützen. Dieser wurde nach wissenschaftlichen Kriterien entwickelt und eingehend geprüft.*"[4]
Der Nutri-Score ist eine Art Lebensmittelampel, die eine fünfstufige Farbskala enthält. Die Ampelkennzeichnung soll für eine schnelle und verständliche Orientierung beim Einkaufen sorgen und so eine gesündere Ernährungsweise leichter ermöglichen.
- **Masernschutzgesetz** (DAKJ): Das Masernschutzgesetz und die Masernimpfpflicht werden von allen pädiatrischen Einzelgesellschaften und zudem von vielen anderen ärztlichen Verbänden getragen.

25.3.2 Kinderrechte und gesellschaftspolitischer Bereich

Aus verschiedenen Stellungnahmen der pädiatrischen Fachgesellschaften werden im Folgenden einige Positionen dargestellt. Sie sind zusammengefasst und redaktionell bearbeitet.

Kinderrechte in das Grundgesetz (BVKJ, DGKJ, DAKJ)

Von den pädiatrischen Verbänden wurde bereits festgestellt, dass dem Recht der Eltern in Art. 6 GG ein vorrangiger Stellenwert eingeräumt wird.

GESETZE

Art. 6 GG

(1) Ehe und Familie stehen unter dem besonderen Schutze der staatlichen Ordnung.
(2) Pflege und Erziehung der Kinder sind das natürliche Recht der Eltern und die zuvörderst ihnen obliegende Pflicht. Über ihre Betätigung wacht die staatliche Gemeinschaft.

Das führt gelegentlich dazu, dass Familiengerichte Eltern, die aus unterschiedlichen Gründen nicht in der Lage sind, ihrem Erziehungsauftrag und ihrer Fürsorgepflicht nachzukommen, zuvor in Obhut genom-

3 www.kinderaerzte-im-netz.de/news-archiv/meldung/article/wir-koennen-es-uns-nicht-leisten-nichts-zu-tun-kinder-und-jugendaerzte-fordern-neue-konze/ (letzter Zugriff: 21. 4.2020).

4 www.aerztezeitung.de/Panorama/Der-Nutri-Score-solls-sein-401943.html (letzter Zugriff: 21.4.2020).

mene Kinder erneut zugesprochen bekommen. Das Kindeswohl wird gegenüber dem Elternrecht als nachrangig gewertet.

Zwar hat die Bundesrepublik Deutschland die UN-Kinderrechtskonvention unterzeichnet und damit *de jure* die Kinderrechte gesetzlich verankert, allerdings werden sie in der Rechtswirklichkeit nicht immer umgesetzt. Eine gesetzliche Verankerung der Kinderrechte im Grundgesetz würde bedeuten, dass sie besser wahrgenommen und umgesetzt würden, und das politische Bekenntnis ablegen, dass das Grundrecht eines Kindes höher zu bewerten ist als das Erziehungsrecht seiner Eltern. Eine mit großer Unterstützung der Bevölkerung eingereichte Petition (über 120.000 Unterzeichner) zur Ernennung eines Kinderbeauftragten im Deutschen Bundestag (analog dem Wehrbeauftragten) und zur Aufnahme von Kinderrechten im Grundgesetz wird im Bundestag kontrovers diskutiert und findet insbesondere bei der Mehrheit der CDU / CSU-Fraktion keine Zustimmung.

Heute ist die Aufnahme der Kinderrechte in das Grundgesetz aktueller Bestandteil des Koalitionsvertrages zwischen SPD und CDU und wird darüber hinaus von den Grünen und der Linken befürwortet.

Chancengleichheit (BVKJ)

Kinder aus armen und bildungsfernen Familien (unterer sozioökonomischer Status, U-SES) haben eine schlechtere gesundheitliche und soziale Prognose als Kinder aus Familien mit höherem sozioökonomischem Niveau (H-SES). Die frühkindliche Entwicklung dieser Kinder zeigt eine deutlich schlechtere Ausbildung der sprachlichen und kognitiven Entwicklung und des Sozialverhaltens (vgl. auch ➤ Kap. 30). Etwa jedes dritte dieser Kinder verlässt die Schule ohne Schulabschluss. Die weitere Ausbildungs- und Sozialprognose ist ungleich schlechter als die von H-SES-Kindern. U-SES-Kinder haben schlechtere gesundheitliche und soziale Chancen als H-SES-Kinder. Es besteht keine Chancengleichheit.

Dies müsste nicht so sein, wenn U-SES-Kinder, deren Familien die frühe Entwicklung der Kinder nicht ausreichend anregen können (anregungsarme Familien), früher in der Entfaltung ihrer Grundfähigkeiten angeregt würden. Heute wissen wir, dass die ersten 3 Jahre die „Schicksalsjahre des Lebens“ sind.

> Internationale Studien wie das *Perry Preschool Project* haben gezeigt, dass es möglich ist, Kinder aus Risikofamilien durch frühe Intervention nachhaltig zu fördern, sodass sie ihre intellektuellen und sozialen Fähigkeiten entsprechend ihren Anlagen entwickeln und als Erwachsene unabhängig von staatlicher Fürsorge leben können.

Dazu bedarf es entsprechender sozialräumlicher Einrichtungen (z. B. Familienzentren) und einer frühestmöglichen und vor allem wirksamen Weiterleitung der Familien an sozialräumliche Hilfe- und Unterstützungsangebote, wenn ein Bedarf festgestellt wurde. Eine Medikalisierung des Problems über die Verordnung von Heilmitteln verursacht Kosten, schafft aber keine Lösung. Die Schuleingangsuntersuchungen als Spiegel des frühkindlichen Entwicklungserfolgs zeigen seit über 10 Jahren gleichbleibend schlechte Ergebnisse (Beispiel Berlin).

- Von der **DGKJ** wurde im Jahr 2017 für Nordrhein-Westfalen für die Dauer von 3 Jahren das Pilotprojekt **„Soziale Prävention“** ins Leben gerufen, wonach in einzelnen Kinder- und Jugendarztpraxen das Zugangsmanagement zwischen Arztpraxis und den Angeboten der Frühen Hilfen erprobt wurde. Die Abschlussveranstaltung fand im November 2019 statt.
- Auf den Zusammenhang von familiärer Anregungsarmut und schlechter frühkindlicher Entwicklung weist der **Berufsverband der Kinder- und Jugendärzte (BVKJ)** seit mehr als 15 Jahren hin und fordert wirksame Abhilfe. Im Verbandsorgan des BVKJ „Kinder- und Jugendarzt“ erscheinen mehrfach jährlich Beiträge zur sozialen Situation von Kindern und Jugendlichen in Deutschland. Die jährliche Vergabe des **BVKJ-Medienpreises** honoriert journalistische Beiträge in TV-, Radio- und Print-Medien, die auf das Schicksal dieser benachteiligten Kinder hinweisen und Beispiele für Lösungen angeben.

Recht auf körperliche Unversehrtheit für Mädchen und Jungen (BVKJ, DAKJ)

Das Grundgesetz der Bundesrepublik Deutschland betont:

GESETZE

Art. 2 GG

(1) …
(2) Jeder hat das Recht auf Leben und körperliche Unversehrtheit. Die Freiheit der Person ist unverletzlich. …

Art. 3 GG

(1) Alle Menschen sind vor dem Gesetz gleich.
(2) Männer und Frauen sind gleichberechtigt. …
(3) Niemand darf wegen seines Geschlechtes, seiner Abstammung, seiner Rasse, seiner Sprache, seiner Heimat und Herkunft, seines Glaubens, seiner religiösen oder politischen Anschauungen benachteiligt oder bevorzugt werden.…

Bei Mädchen ist jede Form der genitalen Beschneidung verboten und strafrechtlich bewehrt. Bei Jungen interpretieren Gesetzgeber und Gerichte aber das Recht auf körperliche Unversehrtheit (die Bestimmung in Art. 3 Abs. 3 und in Art. 4) nur eingeschränkt. Gemäß § 1631d BGB darf ihnen auch ohne medizinische Indikation allein auf Wunsch der Eltern die Vorhaut komplett – sogar von medizinischen Laien innerhalb der ersten 6 Monate ohne Vollnarkose – entfernt werden. Es besteht somit eine Ungleichbehandlung bzgl. der körperlichen Unversehrtheit zwischen Mädchen und Jungen.

Keine Religion hat das Recht zu verlangen, dass Eltern ihren minderjährigen und nicht entscheidungsfähigen Knaben einen Teil ihrer intakten Körperoberfläche entfernen lassen müssen, damit die Kinder in die Religionsgemeinschaft aufgenommen werden können.

Alle von Vertretern der Kinder- und Jugendmedizin einschließlich der Kinderchirurgie im Vorfeld der Gesetzgebung vorgetragenen Argumente gegen die medizinisch nicht indizierte Beschneidung der männlichen Vorhaut wurden von der Mehrheit der Abgeordneten des Deutschen Bundestages ignoriert; somit wurde ein Grundrecht auch von minderjährigen Jungen missachtet.

25.4 Gibt es Vorbilder?

Die „Politische Kindermedizin" als feststehender Begriff wurde in **Österreich** geboren, als engagierte Kinder- und Jugendmediziner und andere im Kinder- und Jugendbereich engagierte Berufsgruppen die Plattform „Politische Kindermedizin" gründeten. Sie sieht sich als offene Gruppe, die ihre sozial motivierten Anliegen auch durch Einflussnahme auf politischer Ebene verwirklichen möchte.[5]

Die Plattform setzt sich ein für eine gerechte Ressourcenverteilung im Gesundheitssystem, für eine optimale medizinische Versorgung aller Kinder und Jugendlichen und den kostenlosen Zugang zu notwendigen Therapien. Diese Forderungen sind im Wesentlichen auf eine Optimierung der medizinischen Versorgung von Kindern und Jugendlichen fokussiert. (Eine Besonderheit des österreichischen Gesundheitssystems ist, dass alle versorgungsrelevanten Reformvorstellungen direkt mit dem Gesundheitsministerium verhandelt und damit „politisch" werden.) Darüber hinaus setzt sich die Plattform allgemein kinderpolitisch für die Wahrung der Kinderrechte ein, ohne dass dies weiter spezifiziert wird.

In den **USA** ist die *American Academy of Pediatrics* (AAP) die Interessenvertretung der Pädiater in Forschung und Klinik (pädiatrische Versorgung). Als ihren dritten Aufgabenschwerpunkt sieht sie die „Child Advocacy" (politische Anwaltschaft für Kinder) und definiert sich damit von Beginn an als eine auch politische Vereinigung.

www.aap.org/en-us/advocacy-and-policy/Pages/Advocacy-and-Policy.aspx

Die AAP beschreibt den Pädiater in diesem Sinne nicht nur als Arzt, der kranke und verunfallte Kinder professionell behandelt, sondern auch als Anwalt der Kinder und Jugendlichen, der die Lebens- und Umweltbedingungen, die zu kindlichen Erkrankungen und Unfällen beitragen oder sie verursachen, durch präventive Maßnahmen verändern will.

So setzen sich US-Pädiater ganz im Sinne der politischen Kindermedizin sowohl kommunal in der Auseinandersetzung mit Behörden und politischen Entscheidungsträgern, aber auch im jeweiligen Bundesstaat bis hin zur Regierung in Washington für Kinderbelange ein.

[5] www.polkm.org/wwk.html (letzter Zugriff: 21.4.2020)

Die AAP geht von der festen Überzeugung aus, dass Pädiater die Macht und die Glaubwürdigkeit besitzen, neue kommunale und öffentliche Standards zu schaffen, die Säuglingen, Kindern und Jugendlichen zugutekommen. Child Advocacy kümmert sich demzufolge nicht nur um die Optimierung der pädiatrischen Versorgung, sondern auch – wenn geboten – um die Verbesserung der Lebensumstände von Kindern und Jugendlichen, um ihnen ein gesundes Aufwachsen zu ermöglichen. Child Advocacy ist Lehr- und Lernthema in der pädiatrischen Weiterbildung.

Ein schöner Leitgedanke von „Child Advocacy" lautet: Advocacy is many things. It is speaking out, speaking up, speaking for. In its simplest and most profound form, advocacy is giving voice to the questions, "What is wrong here? Couldn't we do better?"
Advocates witness and bring to light abuses and inequities, unfair practices and dangerous conditions.
Advocates take unpopular positions by questioning the status quo. They ask, "Why?", when others assert, "We have always done it this way".

25.5 Gibt es hierzulande modellhafte Ansätze?

Wie oben erwähnt, ist der Begriff der politischen Kindermedizin in **Deutschland** bislang nicht eingebürgert, er wird aber seit Langem von allen pädiatrischen Verbänden und von einzelnen Pädiatern im Umgang mit Politik gebraucht. Überschaut man das Spektrum der Äußerungen, die von den pädiatrischen Verbänden als politische Forderungen, Stellungnahmen oder Analysen zu kinderrelevanten Problemstellungen veröffentlicht wurden, öffnet sich ein weites Feld, das medizinische und versorgungsrelevante Themen, aber auch die Stärkung der Kinderrechte, die Verbesserung schädlicher Lebens- und Umweltbedingungen bis hin zu Forderungen nach Chancengleichheit für alle Kinder umfasst.

Es bestehen auf allen politischen Ebenen, von kommunalen Behörden und Verwaltungen über landespolitische Gremien bis hin zu Bundesregierung, zuständigen Ministerien und Parlament (z. B. Kinderkommission des deutschen Bundestages) insbesondere von den großen pädiatrischen Verbänden vielfältige konkrete Gesprächs- und Arbeitskontakte, die gesundheits- und kinderpolitische Themen transportieren. Die DGKJ und der BVKJ betreiben neben anderen pädiatrischen Verbänden eine intensive Gesprächspolitik mit den gesundheitspolitischen Fachvertretern aller Parteien und sind regelmäßiger Gast bei den entsprechenden Fachministern (Gesundheit, Familie).

- Ein gutes Beispiel für diesen positiven Lobbyismus ist die jetzt erfolgte Verpflichtung zum Nachweis einer Masernimpfung für Kinder in Gemeinschaftseinrichtungen bzw. für das dort arbeitende Personal.
- In Berlin z. B. waren es die Kinder- und Jugendärzte, die in einer vom Gesundheitssenat eingesetzten Kommission für die Formulierung eines Kinderschutzgesetzes durchsetzen konnten, dass in den Bezirken sowohl beim öffentlichen Gesundheitsdienst als auch beim Jugendamt Verwaltungen, die traditionell wenig kooperieren, in einer (verglichen mit den anderen Bundesländern) einzigartigen Weise sogenannte Kinderschutzbeauftragte mit einer Kooperationspflicht eingerichtet bzw. verpflichtende Kooperationsvereinbarungen abgeschlossen wurden. Damit wird sichergestellt, dass beide Behörden von allen gemeldeten Kinderschutzfällen i. d. R. unterrichtet sind und kooperieren.
- Ein weiteres Beispiel ist die Themenverantwortlichkeit von Pädiatern in der Berliner Landesgesundheitskonferenz bei der Erstellung der Gesundheitsziele hinsichtlich einer gelingenden frühkindlichen Entwicklung von sozial benachteiligten Kindern. Ähnliche Kooperationen mit kommunalen oder Landesbehörden / -verwaltungen und Pädiatern finden sich in allen Bundesländern.
- Allgemeine gesellschaftspolitische Ziele wie z. B. die Chancengleichheit für Kinder aus bildungsfernen und ökonomisch schwachen Familien (s. u.), die aus der Kinderrechtecharta erwachsene Verpflichtung zu einer Gleichbehandlung aller Kinder, ob in Deutschland geboren oder mit Migrationshintergrund oder geflüchtet, werden besonders vom Berufsverband der Kinder- und Jugendärzte verfolgt. Der BVKJ verfügt zudem über eine einzigartige Einrichtung für seine Öffentlichkeitsarbeit: In allen Bundesländern gibt es ärztliche Landespressesprecher, daneben

fungiert auf Bundesebene ein gleichfalls ärztlicher Bundespressesprecher. Diese Einrichtung hat es in den ca. 20 Jahren ihres Bestehens geschafft, dass zu allen kindermedizinischen wie auch kinderpolitischen Themen kompetente und von Fachjournalisten bestens trainierte ärztliche Ansprechpartner unkompliziert und schnell erreich- und ansprechbar sind und dass neben dem (ärztlichen) BVKJ-Präsidenten ein (ärztlicher) Bundespressesprecher wie auch die Landespressesprecher auch zu Positionen des Berufsverbandes in allen Medien Stellung nehmen können.

Dieses System authentischer, im öffentlichen Auftreten sicherer Fachvertreter hat nicht zuletzt zum guten Ruf und zur politischen Repräsentanz des BVKJ in den politischen Parteien und den politischen Administrationen beigetragen.

- Der BVKJ hat darüber hinaus seine Sachkunde in zahlreiche Gesetze der letzten Jahre einbringen können (z. B. Bundeskinderschutzgesetz, Präventionsgesetz).

25.6 Politische Kindermedizin: Was könnte besser sein?

Versucht man, die oben gestellte Frage nach der Positionierung der deutschen Variante von politischer Kindermedizin zu beantworten, stellt man fest, dass die spezifisch bundesrepublikanischen Themenbereiche deutlich mehr gesellschaftspolitische Fragestellungen und Analysen betreffen als die österreichische Version der politischen Kindermedizin. Natürlich wird auch in Deutschland immer wieder die Frage nach der medizinischen Versorgungsoptimierung der Kinder und Jugendlichen und einer gerechten Verteilung der Gesundheitsressourcen gestellt, aber in Deutschland werden auch die großen gesellschaftlichen Probleme der Kinder und Jugendlichen angesprochen. Damit ist die deutsche politische Kindermedizin deutlich näher an der amerikanischen „Advocacy" als an der österreichischen Kindermedizin.
Was könnte besser gemacht werden?

25.6.1 Gemeinsame Strategien ausloten

Es wäre beispielsweise besser, bei politischen Terminen das Gespräch mit den Entscheidungsträgern gemeinsam und nicht getrennt zu suchen. Auch in Deutschland sind – wie in Österreich – die medizinischen bzw. medizinpolitischen Themen vorherrschend, wobei hier teilweise die Verbandsinteressen der pädiatrischen Einzelverbände sehr unterschiedlich sind.

25.6.2 Stärkeren öffentlichen Druck erzeugen

So wäre es effektiver, bei brisanten gesundheitspolitischen Themen den Einbezug der Öffentlichkeit in die politische Strategie mit einzuplanen und umzusetzen. Beim hochaktuellen Thema des drohenden Sterbens von Kinderkliniken wird diese Strategie bereits befolgt.

Die medizinischen kinderpolitischen Themen sind sehr häufig „nach innen" gewandt, d. h., sie werden in Verbandszeitschriften beschrieben, in Fachgremien diskutiert und letztendlich mit Fachverwaltungen bzw. -ministerien gelöst. Das hängt z. T. mit den – für die Öffentlichkeit häufig – „sperrigen" Themen zusammen. Die Öffentlichkeit wird deshalb zu wenig bei gesundheitspolitischen Themen informiert und einbezogen. Dies ist sicher ein deutlicher Unterschied zur amerikanischen „Advocacy", bei der die Öffentlichkeitsarbeit (Information und Einbezug) eine zentrale Rolle spielt, da über sie Druck ausgeübt werden kann.

25.6.3 Kinderbelange täglich in die Medien!

Gut wäre es, wenn es endlich gelänge, zur Lösung von drängenden, Kinder betreffenden sozialpolitischen Fragen effektivere Lobbyarbeit gegenüber der Politik zu organisieren sowie Medien und Öffentlichkeit einzubeziehen, um soziale Missstände anzuprangern und zu beseitigen. Hier muss die Stimme des Pädiaters als Anwalt für die Kinder sehr viel lauter und vernehmbarer sein.

Die lebensweltlichen und so wichtigen, das frühe Aufwachsen der Kinder beeinflussenden familiären und sozialen Lebensweltbedingungen sind gegenwärtig in den Hintergrund der kinderpolitischen Fokussierung getreten. Dabei sind es gerade die früh erfahrenen Lebenswelten der Kinder, die einen lebenslang anhaltenden Einfluss auf ihre Ausbildungs- und Sozialprognose haben. Es fehlt in Deutschland nach wie vor an quantitativ ausreichenden sozialräumlichen Strukturen, die sich der sozialen Probleme der Familien annehmen und gleichzeitig über qualifizierte Kindertageseinrichtungen den Kindern zur Entfaltung ihrer angeborenen Potenziale verhelfen könnten.

Politische Kindermedizin betrifft die gesundheitlichen und sozialen Lebensbedingungen, unter denen Kinder aufwachsen. Sie macht sich zum Anwalt für eine gelingende gesundheitliche und soziale Lebensgestaltung unserer Kinder und Jugendlichen. Machen wir es wie die Amerikaner:
Seien wir laut.
Seien wir unbequem.
Bringen wir ans Licht und fragen nach, wenn nichts geändert wird.
Ein „Weiter so" dürfen wir nicht zulassen.

Fallbeispiel

Wie es ausging …

In der Debatte der FDP-Fraktion um die erlaubte, medizinisch nicht notwendige Beschneidung an nicht einwilligungsfähigen Jungen nahm der BVKJ-Pressesprecher die Rolle des Anwalts der Kinder ein und berief sich auf die UN-Kinderrechtskonvention und das Grundgesetz. Das grundgesetzlich garantierte Recht auf körperliche Unversehrtheit eines Kindes z. B. wertete er hinsichtlich der Beschneidung höher als das elterliche Erziehungsrecht. Das, so der Verbandsvertreter, würde in der Konsequenz bedeuten, dass rituelle oder kulturell begründete körperverletzende Praktiken an Kindern nicht erlaubt und strafbewehrt sein müssten, wie das im Übrigen bei Mädchen hinsichtlich der weiblichen Beschneidung auch der Fall ist. Bei Erreichen der sogenannten Religionsreife mit 14 Jahren könnten die Kinder / Jugendlichen dann selbst bestimmen, ob sie sich beschneiden lassen wollen.

Die Vertreter der Religionsgemeinschaften wandten ein, dass mit einer solchen Regelung ein islamisches oder jüdisches religiöses Leben in Deutschland nicht mehr möglich sei. Dem hielt der BVKJ-Sprecher entgegen, dass es z. B. in Israel eine wachsende Zahl von Eltern gebe, die ihre Kinder nicht beschneiden ließen, woraus den Kindern in dem jüdisch-kulturell geprägten Land keine Nachteile erwüchsen. Auch in Deutschland gebe es eine wachsende Zahl von Männern aus dem muslimischen Kulturkreis, welche die frühe Beschneidung muslimischer Jungen infrage stellten. Dem BVKJ-Vertreter wurde in der Diskussion Antisemitismus vorgeworfen. Die Debatte endete offen, und sowohl der Imam als auch der Rabbiner verweigerten dem BVKJ-Vertreter beim Abschied den Handschlag.

Dennoch kann dieses Eintreten für die kindliche Unversehrtheit als positives Beispiel ganz im Sinne der politischen Kindermedizin gesehen werden. Ansonsten wäre dieses kontroverse Thema mit all seinen Facetten niemals an die breite Öffentlichkeit gelangt. Die FDP-Fraktion stimmte übrigens später im Bundestag für die Einführung des § 1631d BGB.

KAPITEL 26

Hans Michael Straßburg

Seit Langem überfällig: Mehr Rechte für Kinder und Jugendliche mit und ohne Behinderung

Fallbeispiele

Fall 1

16 Monate alter deutscher Säugling mit seit den ersten Lebenstagen bestehender ausgeprägter Muskelschlaffheit. Im Alter von 4 Monaten wurde die Diagnose einer spinalen Muskelatrophie Typ Werdnig-Hoffmann molekulargenetisch gesichert. Das Kind wurde in die Behandlungsstudie mit dem zugelassenen Gentherapeutikum Nusinersen® aufgenommen, das in 3- bis 4-monatigen Abständen mittels Lumbalpunktion in Narkose in den Liquorraum injiziert werden muss. Die Kosten hierfür belaufen sich bisher auf über 500.000 EUR im 1. Lebensjahr. Es besteht nach wie vor eine ausgeprägte Schlaffheit der gesamten Muskulatur. Jetzt haben die Eltern von der Weiterentwicklung mit dem Gentherapeutikum Zolgensma® gehört, das nur einmal mittels Infusion verabreicht werden muss, und verlangen die Verordnung. Wäre diese Verordnung aber tatsächlich sinnvoll?

Fall 2

5-jähriges Mädchen mit einer Meningomyelozele (Spina bifida) mit einem Lähmungsniveau im Bereich des 5. Lendenwirbels, d. h. mit einem mittlerweile shuntversorgten Hydrozephalus, einer Blasen- und Mastdarmlähmung und stark eingeschränkter Steh- und Gehfähigkeit. Die Eltern sind Asylbewerber aus Eritrea. Der Antrag auf Versorgung mit einem Rollstuhl mit eingebauter Stehfunktion wurde vom Medizinischen Dienst der Krankenkassen (MDK) nach über 4 Monate dauernder Prüfung wegen zu hoher Kosten abgelehnt. Außerdem lehnte die Krankenkasse die Kostenübernahme für altersentsprechende Windeln ab. Ist das gerechtfertigt, oder liegt hier eine Unterversorgung mit Hilfsmitteln vor?

26.1 Einführung: Entwicklung der Pädiatrie

Kein Fach hat sich in den vergangenen 50 Jahren so gewandelt wie die Kinder- und Jugendmedizin. Bis in die 1960er-Jahre waren Infektionskrankheiten wie Masern, Tuberkulose, eitrige Hirnhautentzündung, Keuchhusten und Poliomyelitis noch häufig. Die Neugeborenensterblichkeit lag bei über 20 %, und Frühgeborene mit einem Geburtsgewicht unter 1.000 g hatten kaum eine Überlebenschance. Bösartige Erkrankungen wie Leukämie waren nicht heilbar, und Kinder mit Mukoviszidose, der häufigsten rezessiv erblichen Erkrankung, starben in der Regel in der Pubertät (Manz 2011).

Mittlerweile gibt es praktisch nebenwirkungsfreie Impfungen zur Vermeidung früher oft tödlicher Infektionskrankheiten, die Neugeborenensterblichkeit liegt deutlich unter 5 ‰. Frühgeborene mit einem Geburtsgewicht von z. T. unter 500 g haben eine reelle Überlebenschance ohne Beeinträchtigungen. Leukämien haben eine ereignisfreie 5-Jahres-Überlebenswahrscheinlichkeit von z. T. > 90 %, Patienten mit Mukoviszidose können weit über 30 Jahre alt werden u. v. m. Diese Fortschritte waren allerdings nur mit einer enormen Spezialisierung und damit einer Aufsplitterung der Kinder- und Jugendmedizin möglich.

Andererseits hat sich das Erkrankungsspektrum deutlich gewandelt: Viele Kinder mit angeborenen Fehlbildungen, chronischen oder bösartigen Erkrankungen, die noch vor wenigen Jahrzehnten früh gestorben sind oder mit schweren Einschränkungen leben mussten, können mit z. T. guter Lebensqualität überleben, brauchen aber z. T. dauernde, aufwendige Behandlungen und Unterstützung. Immer mehr Kinder leiden an den sogenannten „neuen Morbiditäten“ wie Adipositas, Aufmerksamkeitsdefizit-Syndrom, Lese-Rechtschreib-Störung, Schlafstörungen, Kopfschmerzen u. v. m. Gerade hier zeigt sich immer mehr die Notwendigkeit interdisziplinärer Konzepte. Viele Eltern fühlen sich verunsichert, aber auch Erzieher, Kinderärzte, Lehrer, Mitarbeiter von Jugendämtern, Politiker u. a.

Wir haben heute in Deutschland ohne Zweifel eines der besten Gesundheitssysteme der Welt – z. B. eine Schwangerenvorsorge mit mehreren Ultraschallterminen, technisch gut ausgestattete Geburtskliniken, Vorsorgeuntersuchungen bei Kindern, vor allem in den ersten Lebensjahren, ein großes Angebot an Therapiepraxen, z. B. für Ergo- und Physiotherapie oder Logopädie, spezialisierte Kinderkliniken, Sozialpädiatrische Zentren u. v. m.

Trotz vielfältiger Belege dafür, dass eine konsequente Förderung entwicklungsauffälliger Kinder und ihrer Familien ab der Geburt, z. B. im Konzept der Frühen Hilfen, der Gesellschaft langfristig hohe Kosten einspart, ist die praktische Umsetzung nicht befriedigend.

Zudem gibt es viele Kritikpunkte, Unzufriedenheit und Sorge zur zukünftigen Versorgung. Aktuell muss dringend die Frage gestellt werden, welche Gründe hierfür bestehen und ob sich durch bessere Organisationsstrukturen oder Gesetzesänderungen und vor allem durch die Stärkung von Kinderrechten Verbesserungen erreichen lassen (De Ridder 2015; Manz 2011).

> Trotz enormer Fortschritte der Kinder- und Jugendmedizin in Deutschland bestehen in der Praxis viele Verunsicherungen und Probleme. Zudem mangelt es an einem Bewusstsein hin zu mehr Kinderrechten.

26.2 Stellenwert der Grundrechte von Kindern

Die von der UN 1989 verabschiedete Kinderrechtskonvention wurde von Deutschland 1992 mit Vorbehalten ratifiziert, die 2010 schließlich zurückgenommen wurden. Nur die USA sind dem Abkommen bisher nicht beigetreten. In insgesamt 54 Artikeln werden die Kinderrechte formuliert, u. a. das Recht auf Gesundheit, das Recht auf Bildung, das Recht auf eine gewaltfreie Erziehung, das Recht auf eine Familie und das Recht auf Betreuung bei einer Behinderung. Als Kinder gelten danach alle Menschen bis zur Vollendung des 18. Lebensjahres.

Obwohl diese Konvention auch in Deutschland Gesetzescharakter hat, sind die Kinderrechte im deutschen Grundgesetz (GG) nicht ausdrücklich verankert. Kinder werden nur in Art. 6 Abs. 2 GG als „Regelungsgegenstand“ erwähnt:

„Pflege und Erziehung der Kinder sind das natürliche Recht der Eltern und die zuvörderst ihnen obliegende Pflicht. Über ihre Betätigung wacht die staatliche Gemeinschaft“.

Daraus ergibt sich die grundsätzliche Frage: Wie gut ist die „staatliche Überwachung“, und wo enden die „Rechte der Eltern“? Ab wann ist das „Kindeswohl“ beeinträchtigt, und gibt es darüber hinaus noch ein „best interest of the child“?

Kinder sind keine kleinen Erwachsenen und auch keine passiven Befehlsempfänger. Zu Recht sind die meisten Kinder heute selbstbewusster als frühere Generationen, und sie wollen zunehmend informiert sein. Sie brauchen dafür Ansprache und eine ihrem Entwicklungsstand entsprechende Kommunikation. Dabei zeigt sich, dass bereits Kinder im Kindergartenalter zunehmend eine eigene Meinung zu ihrer direkten Umgebung und spätestens ab dem 12. Lebensjahr auch zu aktuellen gesellschaftlichen Themen haben. Kinder wollen lernen, sie brauchen aber auch eine Privatsphäre und Möglichkeiten zum Spielen und zur Ruhe. Sie wollen soziale Gerechtigkeit und Chancengleichheit und mit zunehmendem Alter auch mehr Mitsprache bei Entscheidungen, die sie betreffen.

> Kinder und Jugendliche wollen **Teilhabe** in der Familie, im Kindergarten, in der Schule, in der Kommune und auch im Staat (Korczak 1972; Renz-Poster 2015; Surall 2009).

26.3 Was lief bisher schief?

Nach geltendem Recht sind die Eltern diejenigen, die für die Grundbedürfnisse eines Kindes zuständig sind. Sie bestimmen z. B. die Ernährung – ob zu viel oder zu wenig und ob bei bestimmten Diäten ausreichende Ergänzungsnahrung verabreicht wird, sorgen für Kleidung und für Betreuung außerhalb von Kindergarten und Schule. Eltern bestimmen letztendlich, welche Schule das Kind besucht und wie lange es sich was im Fernsehen und im Internet ansehen darf. Bei allen Eingriffen am Körper des Kindes müssen die Eltern ihre Zustimmung geben, von der einfachen Blutentnahme über Medikamentengaben bis zu Operationen einschließlich der Beschneidung. Die Kinder werden allenfalls ab dem 12. Lebensjahr informiert, haben aber kein Entscheidungsrecht. Das gilt auch für Impfungen, auch wenn aktuell die Masernimpfung für den Besuch aller staatlichen Einrichtungen verpflichtend geworden ist.

Im Fall einer Trennung der Eltern müssen die Kinder nur bedingt angehört werden, bei häuslicher Gewalt behält z. B. der gewalttätige Vater in der Regel ein Besuchsrecht.

Eltern haben bis zum vollendeten 14. Lebensjahr die Entscheidung über die Religionszugehörigkeit des Kindes. Sie können auch nach ihrem Belieben ohne das Einverständnis des Kindes so viele Bilder von ihrem Kind ins Internet stellen, wie sie wollen (sogenanntes „Sharenting" bei Bloggern).

Unverändert ist die soziale Herkunft eines Kindes entscheidend für seine Bildungschancen und seine Gesundheit. Dies ist vor allem durch finanzielle Ressourcen und nicht durch genetische Unterschiede erklärbar, was von der OECD sowie anderen internationalen Organisationen wiederholt kritisiert wurde.

Die Pflicht, Kinder und Jugendliche vor medizinischen Eingriffen ausführlich und altersentsprechend zu informieren, wird mehreren Erhebungen zufolge nur unzureichend umgesetzt. Dies gilt vor allem auch für operative Maßnahmen wie Eingriffe am Genitale (inkl. Beschneidung). Auch in Palliativsituationen, z. B. bei der Frage nach lebensverlängernden Maßnahmen oder dem Einsatz spezieller Medikamente (z. B. Blut oder Blutprodukte bei den Zeugen Jehovas), wird die Meinung des Kindes immer wieder unzureichend berücksichtigt.

Problematisch ist auch die Befürchtung, dass Eltern, deren Kind eine genetisch bedingte schwere Erkrankung hat (z. B. Mukoviszidose oder spinale Muskelatrophie Typ 1), befürchten müssen, dass die Krankenkasse bei Geburt eines weiteren betroffenen Kindes nicht mehr bereit ist, die Kosten zu übernehmen (Wiesemann et al. 2003).

Eine **Kindeswohlgefährdung** ist eine offiziell von staatlichen Institutionen (z. B. Jugendamt, Polizei oder Staatsanwaltschaft) festgestellte deutliche Beeinträchtigung der elterlichen Sorgfalt bei Pflege und Erziehung bzw. ein die körperliche oder seelische Gesundheit des Kindes gefährdender Umgang.

Darüber hinaus gibt es natürlich viele Einflüsse, die nicht im besten Interesse eines Kindes sind, z. B. fehlende Spielmöglichkeiten und Freunde, mangelhafte Personalausstattung in Kindergärten oder Schulen, unzureichende Förderung und ungenügende medizinische Versorgung.

26.4 Wie oft kommt eine Kindeswohlgefährdung vor?

Nach der offiziellen Statistik wurde 2018 in Deutschland bei 50.400 Kindern eine Kindeswohlgefährdung festgestellt. Das ist der höchste Stand seit 2012 und 10 % mehr als 2017. 26 % der Fälle entfielen auf körperliche Misshandlungen, 60 % auf Vernachlässigung, 31 % auf psychische Misshandlung und 5 % auf sexuelle Gewalt. 7.800 Kinder wurde durch staatliche Organe zumindest vorübergehend in Obhut genommen. Alle Fachleute sind sich aber einig, dass diese Häufigkeitsangaben nur einen Bruchteil der wirklichen Zahlen ausmachen.

Ein besonderes Problem stellen die Kinder von Asylbewerbern und Flüchtlingen dar, vor allem die sogenannten **unbegleiteten minderjährigen Flüchtlinge** (umF), die insbesondere 2015 und 2016 nach Deutschland gekommen sind. 2019 waren 35.000 umF bei der Jugendhilfe in Deutschland gemeldet. Nach heftigen Diskussionen hat man sich geeinigt, dass einfache Maßnahmen zur Bestimmung des Alters wie eine Röntgenaufnahme der Hand oder die Inspektion des Genitales nicht geeignet sind, das wirkliche Alter festzustellen und dass man sich primär an den Angaben der Betroffenen orientieren sollte. Kinder und Jugendliche sind primär vor einer Abschiebung geschützt und haben eine sogenannte „Ausbildungsduldung". Das Vorgehen der Behörden ist nach den UN-Kinderrechten, den EU-Aufnahmerichtlinien, dem Asylgesetz, dem Sozialgesetzbuch (SGB) VIII sowie den Vorgaben der Jugendhilfe geregelt. Die Kinder und Jugendlichen brauchen zumindest vorübergehend einen Sorgeberechtigten, und in Einzelfällen kann auch eine Familienzusammenführung veranlasst werden.

Wie stark gerade in städtischen Ballungsgebieten Kinder Schutz benötigen, wird in den seit mehreren Jahren zunehmend aufgebauten Kinderschutzzentren und den regelmäßig stattfindenden regionalen Treffen der Organisationen deutlich, die sich mit dem Schutz von Kindern und ihren Familien befassen (Fuchs 2019; Manz 2011; Renz-Polster 2019; Straßburg und Zimmer 2018).

Kinder und Jugendliche haben in vielen Bereichen keine offiziellen Rechte. Körperliche, sexuelle und psychosoziale Gefährdungen des Kindeswohl sind ein großes Problem.

26.5 Wo liegt das Problem?

Ist es wirklich noch eine der schönsten Aufgaben, die es gibt, Arzt für Kinder und Jugendliche zu sein? Kann die bereits 1988 in der Charta des „Aktionskomitee Kind im Krankenhaus" (AKIK) festgelegte Forderung, dass jedes kranke Kind eine „bestmögliche Behandlung" erhalten solle, realisiert werden? Die Krankenkassen vergüten eigentlich nur notwendige, wirksame und ökonomisch sinnvolle Behandlungen.

Alle Einrichtungen, die sich mit der Beratung oder Behandlung von Kindern mit chronischen Erkrankungen, Behinderungen, Entwicklungs- und Verhaltensproblemen beschäftigen (Beratungsstellen, Frühförderstellen, Praxen von Kinder- und Jugendärzten und Kinder- und Jugendpsychiatern, Sozialpädiatrische Zentren und Kliniken) sind vollständig ausgelastet und haben lange Wartezeiten. Noch sind die meisten Kassenarztsitze für Kinderärzte besetzt, aber viele Eltern, vor allem auch mit chronisch kranken und behinderten Kindern, klagen darüber, keinen Kinderarzt mehr zu finden, und ein zunehmender Mangel an niedergelassenen Kinderärzten in wenigen Jahren ist absehbar (De Ridder 2015; Straßburg 2018).

Schwierig ist auch die **Situation der Kinderkliniken:** Es fehlen vor allem qualifizierte Kinderkrankenschwestern, aber zunehmend auch Ärzte, die bereit sind, sich auf die Nacht- und Schichtdienste mit übervollen „Notfallambulanzen" und unzureichend besetzten Intensivstationen einzulassen, sich dem profitorientierten Diktat der Geschäftsführung, den überbordenden Dokumentationszwängen und bürokratischen Vorgaben unterzuordnen. Immer mehr Kinderkliniken können sich mit den seit 2003 geltenden Vorgaben des diagnosebezogenen Abrechnungssystems (DRG) aus eigener Kraft nicht finanzieren; Querfinanzierungen (z. B. durch Ambulanzen oder ein angeschlossenes Sozialpädiatrisches Zentrum) sind zunehmend weniger möglich. Das größte Problem, das immer wieder vorgebracht wird, ist der Mangel an Zeit für die Patienten und ihre Eltern.

Und in den **Kinderarztpraxen** werden die Ärzte von verunsicherten Eltern, aber auch durch die Vorgaben von Kindergärten und Schulen unter Druck gesetzt. Bei jedem Vorsorgetermin müssen Fragen zum Umgang mit dem Kind beantwortet, Impfungen ausführlich erklärt, Forderungen nach Heilmitteltherapien wie Ergo- und Logopädie geprüft und die Eltern bei jedem banalen Atemwegsinfekt beruhigt werden. Groß ist die Angst vor Arzneimittelnebenwirkungen, aber die Versorgung eines kranken Kindes zu Hause ist bei der angespannten Beschäftigungssituation und dem Fehlen von Großeltern, die zur Versorgung einspringen können, oft nicht möglich. Auch die regionale Verteilung der Kinderarztpraxen entspricht nicht dem wirklichen Bedarf: In Stadtgebieten mit einer gut situierten Sozialschicht gibt es oft eine Überversorgung, während Praxen in ländlichen Regionen und an sozialen Brennpunkten nicht besetzt sind.

Immer wieder müssen Therapiemaßnahmen, z. B. die Langzeitverordnung von Heilmitteln (Ergotherapie, Logopädie) auf den Prüfstand, vor allem wenn sie nicht mit pädagogischen Fördermaßnahmen und Verbesserungen der psychosozioökonomischen Rahmenbedingungen gekoppelt sind.

Entgegen ihrem im Studium erworbenen Wissen verordnen viele Kinderärzte alternative, „nebenwirkungsfreie“ Behandlungen wie teure Pflanzenextrakte, homöopathische Kügelchen und Tropfen und langfristig Heilmittel wie Ergo- und Logotherapie, bieten sogenannte individuelle Gesundheitsleistungen (IGeL) an, die von den Krankenkassen nur z. T. oder gar nicht bezahlt werden, und müssen sich wegen zu viel verordneter Heilmittel mit drohenden Regressforderungen der Kassenärztlichen Vereinigungen auseinandersetzen. Andererseits werden sie mit einer Vielzahl neuer Krankheiten und neuen Therapiekonzepten konfrontiert und sollen auch Patienten mit seltenen Krankheiten kompetent mitbetreuen (De Ridder 2015).

All diese ungünstigen Voraussetzungen erschweren – zusätzlich zur ungeregelten rechtlichen Problematik – die volle Umsetzung von Kinderrechten hierzulande.

Die Kinder- und Jugendmedizin in Deutschland ist zunehmend in ihrer praktischen Umsetzung gefährdet. Viele Therapiemaßnahmen sind ohne Verbesserungen der psychosozioökonomischen Rahmenbedingungen nicht wirksam.

26.6 Was muss sich ändern?

Unter Berücksichtigung der bisher angerissenen Analyse der Versorgung von Kindern und Jugendlichen mit und ohne gesundheitliche Einschränkungen sind Strukturänderungen dringend geboten:

- Die Finanzierung medizinischer Leistungen für Kinder und Jugendliche muss von den Kriterien der Erwachsenenmedizin abgekoppelt werden, wie dies Länder, die das DRG-bezogene Abrechnungssystem ursprünglich eingeführt haben (z. B. Australien), bereits seit mehreren Jahren handhaben. Die Zeit, die zur Erkennung und Betreuung psychosozialer Probleme einer Familie notwendig ist, muss abgerechnet werden können.
- Vor allem Früh- und Neugeborene, Säuglinge und Kleinkinder haben im Krankheitsfall ein Recht, von ausgebildeten Kinder- und Jugendärzten sowie Kinderkrankenschwestern versorgt zu werden.
- Die Prävention im Sinne einer vorausschauenden Beratung muss für alle, die mit Kindern zu tun haben, verbessert werden, z. B. durch entsprechende Unterrichtsinhalte in den Schulen und vermehrte, evtl. auch verpflichtende Angebote für Eltern.
- In größeren Schulen oder Tagesstätten sollten Schulschwestern oder andere Gesundheitshelfer eingesetzt werden, die nach sorgfältiger Einarbeitung in Zusammenarbeit mit den Pädagogen viele Fragen zur Gesundheitsbildung beantworten können (z. B. zu Ernährung, Bewegung, Antiaggressionstraining, Medienberatung etc.).
- In den Kinderarztpraxen können qualifizierte Praxisassistenten viele Aufgaben des Kinderarztes übernehmen – dieser sollte sich den wirklich kranken Kindern und ihren Eltern widmen.
- Die Einrichtung von ambulanten Behandlungszentren für Kinder und Jugendliche sollte nach der Zahl der zu betreuenden Kinder kleinzellig regional von den Zulassungsbehörden gesteuert werden.
- Medikamente ohne objektiv nachgewiesene Wirkung sollten von den Krankenkassen nicht erstattet werden.
- Voraussetzung für die langfristige Verordnung von Heilmitteln sollte eine entsprechende Qualifikation des Ausstellers sein.
- Hilfsmittel (z. B. Rollstuhl) sollten nach den Kriterien der Internationalen Klassifikation der Funktionen für Kinder und Jugendliche (ICF-CY) möglichst unbürokratisch verordnet werden.
- Die Versorgung von Apotheken und Kliniken mit notwendigen Medikamenten (fiebersenkende und schmerzstillende Medikamente, wichtige Antibiotika, Impfungen, Narkosemittel, Hormonsubstituierung, Antiepileptika etc.) muss gesichert sein.
- Moderne, sehr teure Medikamente, die z. B. in der Onkologie, in der Rheumatologie oder in der Therapie angeborener Erkrankungen eingesetzt werden (sogenannte Biologika, Gentherapeutika etc.), sollten nur in speziellen Einrichtungen unter strenger Überprüfung verordnet werden.
- Die Aufklärung und das Einholen des Einverständnisses von Kindern und Jugendlichen vor medizinischen Eingriffen sollen entsprechend ihrer Einsicht und ihrem Alter konsequent umgesetzt werden.

- Eingriffe an Kindern sollten möglichst schmerzarm durchgeführt werden (z. B. Lachgasinhalation vor schmerzhaften Prozeduren).
- Die Kriterien einer bestmöglichen (und nicht nur notwendigen, preiswerten und zweckmäßigen) Behandlung sollten bei entsprechender Qualifikation der Verordnenden für **alle** Kinder in Deutschland zur Anwendung kommen.
- Jugendliche im Übergang zum Erwachsenenalter sollten rechtzeitig und mit guten Informationen an weiterbetreuende Einrichtungen und Institutionen vermittelt werden (Transition) (Largo 2017; Straßburg und Zimmer 2018).

Um eine bestmögliche Behandlung von akut und chronisch kranken und behinderten Kindern in Deutschland zu gewährleisten, bedarf es der Einführung vielfältiger praktischer Verbesserungen.

26.7 Wer ist in der Pflicht? Notwendige Gesetzesänderungen

Neben den erwähnten praktischen Konsequenzen sollten Gesetzesänderungen und die Schaffung neuer Strukturen die Zukunft der Kinder in Deutschland verbessern. Damit ist primär die Politik in der Pflicht, auf kommunaler Ebene aber auch Städte und Gemeinden. Konkret sollten möglichst rasch folgende Maßnahmen eingeleitet und umgesetzt werden:

- Die aufsuchenden Hilfen der Gesundheits- und Jugendämter sollten ausgebaut werden: Das Gesundheitsamt kontrolliert die Teilnahme an den Vorsorge- und Einschuluntersuchungen, und die Jugendämter koordinieren und überwachen den Kinderschutz, machen Hausbesuche und begleiten Eltern, die Schwierigkeiten mit der Kinderbetreuung haben.
- Das Bundes-Präventionsgesetz sollte vor allem in den Bereichen Ernährung, Sport und Aufklärung über Impfungen, Hygiene, Umgang mit einfachen Infekten etc. verbessert werden.
- Das Gute-Kita-Gesetz sollte umgesetzt und insbesondere für einen ausreichenden Personalschlüssel und adäquate Räumlichkeiten gesorgt werden.
- Kinderrechte sollten ins Grundgesetz aufgenommen werden. Entscheidend sind das Kindeswohl bzw. die „Entscheidungen im besten Interesse des Kindes", z. B. bei Sorgerechtsverfahren, aber auch bei der Bau- und Städteplanung und in Krankheitssituationen. Hierdurch sind eine verbesserte Teilhabe von Kindern und Jugendlichen und eine Signalwirkung für mehr Berücksichtigung von Kinderinteressen in der Gesellschaft zu erwarten.
- Im Deutschen Bundestag sollte die Stelle eines Kinderbeauftragten eingerichtet werden. Er sollte jährlich einen Bericht im Plenum über die Situation von Kindern abgeben und die Aufgaben des Kinderschutzes vor allem in Institutionen (Kirchen, Vereine, Kindergarten und Schule) koordinieren.
- Das Wahlalter sollte herabgesetzt werden. Kinder wollen Teilhabe und sollten mit Beginn der Schulzeit zunehmend in die aktuellen politischen Themen eingeführt werden. Ab dem vollendeten 14. Lebensjahr sollten sie offiziell zuerst bei kommunalen Wahlen und ab dem 16. Lebensjahr bei überregionalen Wahlen teilnehmen dürfen.
- Regional sollten Ombudsstellen sowie Kinder- und Jugendparlamente eingerichtet werden. In vielen Gremien (Kitas, Schulen, Vereine) sollten Regelungen festgelegt werden, um die Anliegen der Kinder zu behandeln.
- Familienrichter sollten besser ausgebildet und überprüft werden.
- Es sollten ökologische Maßnahmen getroffen werden, die langfristig für eine möglichst wenig belastete Umwelt sorgen (Manz 2011; Largo 2017; Renz-Polster 2019; Straßburg und Zimmer 2018).

Die Einführung von Kinderrechten in das Grundgesetz sowie weitere begleitende gesetzgeberische Maßnahmen sind für die praktische Umsetzung von Maßnahmen zur Verbesserung des Kindeswohls unabdingbar!

26.8 Ausblick

Die Kinder, die heute in Deutschland leben, sind die Zukunft unserer Gesellschaft. Im Rahmen der Globalisierung werden sie mit zunehmender Konkurrenz durch die Heranwachsenden anderer Völker rechnen müssen. Dabei werden ihre ausgebildeten geistigen Fähigkeiten, aber auch die Bereitschaft zu demokratischem, humanitärem und kritischem Verhalten von Bedeutung sein. Das werden sie nur erreichen, wenn die jetzige Erwachsenengeneration bereit ist, für eine „enkeltaugliche" Zukunft zu sorgen (Largo 2017; Renz-Polster 2019; DAKJ 2019; ➤ Abb. 26.1). Hierfür müssen aber die Rechte von Kindern gestärkt und gesetzlich geschützt werden – und zwar jetzt und nicht irgendwann.

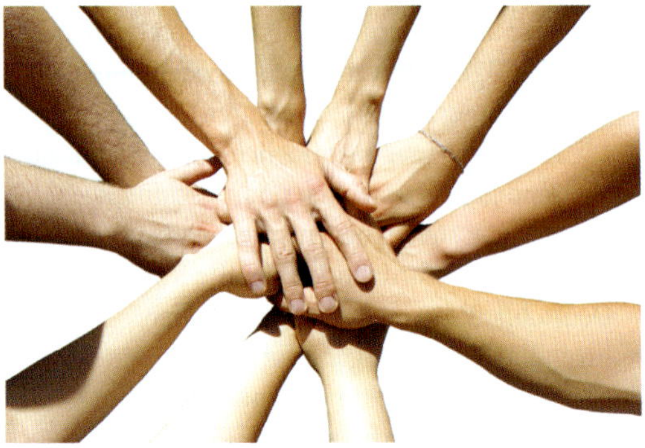

Abb. 26.1 Es geht nur gemeinsam – alle müssen „anpacken"! [J787]

Fallbeispiel

So müsste es laufen

Fall 1

Die Verordnung der neuen, sehr teuren Medikamente bei schweren genetischen Erkrankungen ist sehr verantwortungsvoll und sollte nur im Rahmen von gut dokumentierten Studien erfolgen. Bisherige Gentherapien sind noch nicht langfristig evaluiert. Grundsätzlich ist die Behandlung der spinalen Muskelatrophie aber nur in den ersten Monaten wirklich sinnvoll – bereits am Ende des 1. Lebensjahrs hat sich bei der Form Werdnig-Hoffmann bereits ein so starker Umbau im Muskelgewebe vollzogen, dass eine Behandlung mit einem zweiten Medikament nicht sinnvoll ist.

Fall 2

Die Verordnung mit Hilfsmitteln soll notwendig, zweckmäßig und kostenbewusst erfolgen. Eine frühe Rollstuhlversorgung bei einem Kind mit bleibender Querschnittlähmung ist im Sinne der Mobilitätförderung ebenso wie die Einbeziehung sinnvoller Zusatzfunktionen ca. ab dem 4. Lebensjahr gerechtfertigt und darf auf keinen Fall aufgrund seiner Herkunft verzögert werden. Das ist ein eklatanter Fall von Unterversorgung, der zudem einen massiven Verstoß gegen elementare Kinderrechte darstellt und in Zukunft nicht mehr vorkommen sollte.

LITERATUR

DAKJ (2019). Stellungnahme der Kommission Globale Kindergesundheit. Globale Kindergesundheit in Deutschland und aus Deutschland für Kinder und Jugendliche weltweit: Vorschläge an (Standes-)Politik, Wissenschaft und die Fachgesellschaften in der Kinder- und Jugendmedizin vom 10.1.2019; www.dakj.de/category/stellungnahmen/globale-kindergesundheit/ (letzter Zugriff: 12.1.2020).

De Ridder M (2015). Welche Medizin wollen wir? Warum wir den Menschen wieder in den Mittelpunkt ärztlichen Handels stellen müssen. München: Deutsche Verlags-Anstalt.

Fuchs S (2019). Die Kindheit ist politisch! Kriege, Terror, Extremismus, Diktaturen und Gewalt als Folge destruktiver Kindheitserfahrungen. Heidelberg: Mattes.

Korczak J (1972). Wie man ein Kind lieben soll. Göttingen: Vandenhoeck & Ruprecht.

Largo R H (2017). Das passende Leben. Was unsere Individualität ausmacht und wie wir sie leben können. Frankfurt/M.: S. Fischer.

Manz F (2011). Wenn Babys reden könnten! Was wir aus 3 Jahrhunderten Säuglingspflege lernen können. Dortmund: Fördergesellschaft Kinderernährung e.V.

Renz-Polster H (2015). Kinder verstehen. Born to be wild: Wie die Evolution unsere Kinder prägt. München: Kösel.

Renz-Polster H (2019). Erziehung prägt Gesinnung – Wie der weltweite Rechtsruck entstehen konnte – und wie wir ihn aufhalten können. München: Kösel.

Straßburg HM (2018). Bindung und Resilienz und was der Kinderarzt dazu beitragen kann. Monatsschr Kinderheilkd 166: 700–707.

Straßburg HM, Zimmer KP (2018). Warum die Kinderrechte in das Grundgesetz gehören. Dtsch Arztebl 115: 45–47.

Surall F (2009). Ethik des Kindes. Kinderrechte und ihre theologisch-ethische Rezeption. Stuttgart: Kohlhammer.

Wiesemann C, Dörries A, Wolfslast G, Simon A (Hrsg.) (2003). Das Kind als Patient. Ethische Konflikte zwischen Kindeswohl und Kindeswille. Frankfurt: Campus.

KAPITEL 27 Komplexe Erkrankungen bei Kindern: Warum Behandlungen oft viel zu kurz greifen

Ronald G. Schmid

Fallbeispiel

Was lief hier schief?

Anamnese Die 12 Jahre und 8 Monate alte Marie besucht die 2. Gymnasialklasse. Im Übertrittszeugnis hatte sie eine Durchschnittsnote von 2,33, derzeit in Bayern der Grenzwert für den Übertritt auf das Gymnasium. Marie ist sehr fleißig; sie macht jeden Tag 2–3, in extremen Fällen bis zu 4 Stunden Hausaufgaben. An den Wochenenden und in den Ferien werden Lernzeiten eingelegt. Seit der 3. Grundschulklasse leidet die jetzt 12-Jährige jedoch an Kopfschmerzen – zunächst eher selten, im letzten Jahr mit zunehmender Tendenz. Dazu kamen in letzter Zeit Schwindel, Übelkeit und Erbrechen, sodass Marie entgegen ihrem eigenen Wunsch einzelne Tage zu Hause bleiben musste. Die Noten im Jahreszeugnis der 5. Klasse bewegten sich im Großen und Ganzen zwischen 2 und 4, in Mathematik und in den naturwissenschaftlichen Fächern zwischen 4 und 5. Auch in der zweiten Fremdsprache Latein bestehen von Beginn an schlechte Leistungen mit Noten zwischen 4 und 6.

Befund Bei der Untersuchung zeigt sich ein vollkommen gesundes 12-jähriges Mädchen in der beginnenden Pubertät. Die organische Abklärung inkl. EEG, Schädel-MRT, Herz- / Kreislaufdiagnostik und Infektionsdiagnostik erbrachte keinen pathologischen Befund. In Ergänzung zur körperlichen Diagnostik wurde eine testdiagnostische Untersuchung durchgeführt, die folgende Ergebnisse erbrachte: Im WISC-V erreicht Marie einen Gesamt-IQ von 95 (➤ Abb. 27.1). Auffällig ist dabei das diskrepante Profil zwischen ihren sprachlichen Leistungen, den Konzentrationsleistungen und – stark abgeschlagen – den abstrakten und wahrnehmungsbetonten Leistungen. Die visuell-räumliche Verarbeitung und das fluide Schlussfolgern lagen mit Werten von 74 und 75 im auffälligen Bereich.

Im Persönlichkeitsfragebogen für Kinder zwischen 9 und 14 Jahren (PFK 9–14) ergab sich das Bild einer gehorsamen, ehrgeizigen 12-Jährigen (➤ Abb. 27.2). Die *Child Behavior Checklist* (CBCL 6–18R, TRF 6–18R und YSR 11–18R) bestätigte in allen drei Abfragen (Eltern, Lehrer, Patientin selbst) eine Belastung bei den körperlichen Faktoren und eine gewisse Ängstlichkeit.

Behandlungskonzept In der Besprechung mit Marie und beiden Eltern, die nach Erhebung aller Daten stattfand, wurde zunächst festgestellt, dass keine organische Kopfschmerzursache vorliegt. Es wurde erläutert, dass die Leistungen in breiten Bereichen den Anforderungen eines bayerischen Gymnasiums entsprächen, der Gesamt-IQ von 95 aber für eine deutliche Überforderung spreche, zumal für ein komplikationsloses Absolvieren eines bayerischen Gymnasiums Werte deutlich über 100 Voraussetzung seien. Es wird eine Umschulung empfohlen, die von den Eltern allerdings nicht akzeptiert wird. Zunächst wurde daher eine Beratungsbehandlung eingeleitet, gekoppelt mit dem Erlernen der progressiven Muskelrelaxation nach Jacobson. Darunter ging die Kopfschmerzfrequenz von 3–4 × / Woche im Jahr vor der Vorstellung auf 1–2 × / Woche zurück. Die Akutbehandlung mit 3- bis 4-maliger Gabe von Paracetamol und Ibuprofen pro Woche konnte auf 5 × / Monat reduziert werden. Ein Behandlungsversuch mit Betablockern und Topiramat wurde ohne großen Erfolg durchgeführt. Zugleich eskalierte im 7. Schuljahr die schulische Situation mit dreimal der Note 5 im Zeugnis.

Was ist hier schiefgelaufen? Wäre ein solcher für das Kind und die Familie sehr ungünstiger Verlauf vermeidbar gewesen?

WISC-V
WECHSLER INTELLIGENCE SCALE FOR CHILDREN – FIFTH EDITION
Bearbeiter d. dt. Fassung F. Petermann

Name der Testperson: R.S. B

Name des Testleiters:

A

Berechnung des Lebensalters	Jahr	Monat	Tag
Testdatum:			
Geburtsdatum:			
Lebensalter:	12	8	21

Übersicht

B Umrechnung der Rohwertsummen in Wertpunkte

Untertest	Rohwertsumme	Wertpunkte					
Mosaik-Test	22		6				6
Gemeinsamkeiten finden	28	11					11
Matrizen-Test	14			6			6
Zahlen nachsprechen	30				12		12
Zahlen-Symbol-Test	65					12	12
Wortschatz-Test	39	13					13
Formenwaage	14			5			5
Visuelle Puzzles	11		5				(5)
Bilderfolgen	29				10		(10)
Symbol-Suche	33					11	(11)
Allgemeines Wissen							( )
Buchstaben-Zahlen-Folgen							( )
Durchstreich-Test							( )
Allgemeines Verständnis							( )
Rechnerisches Denken	18						(7)
Wertpunktsumme		24	11	11	22	23	65
		SV	VRV	FS	AGD	VG	G-IQ

C Umrechnung der Wertpunktsummen in primäre Indexwerte und Gesamt-IQ

Index	Wertpunktsumme	Indexwert		Prozentrang	Konfidenzintervall 90 % / 95 %
Sprachverständnis	24	SV	111		
Visuell-Räumliche Verarbeitung	11	VRV	75		
Fluides Schlussfolgern	11	FS	74		
Arbeitsgedächtnis	22	AGD	107		
Verarbeitungsgeschwindigkeit	23	VG	108		
Gesamt-IQ	65	G-IQ	95		

D Profil der Untertest-Wertpunkte

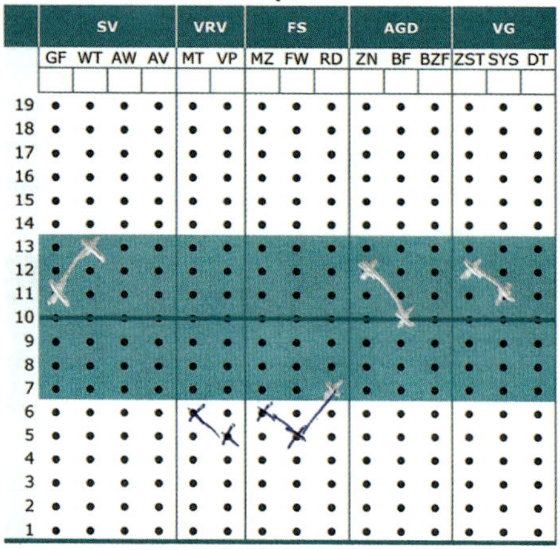

E Profil der Indexwerte und des Gesamt-IQ

SV	VRV	FS	AGD	VG	G-IQ
111	75	74	107	108	95

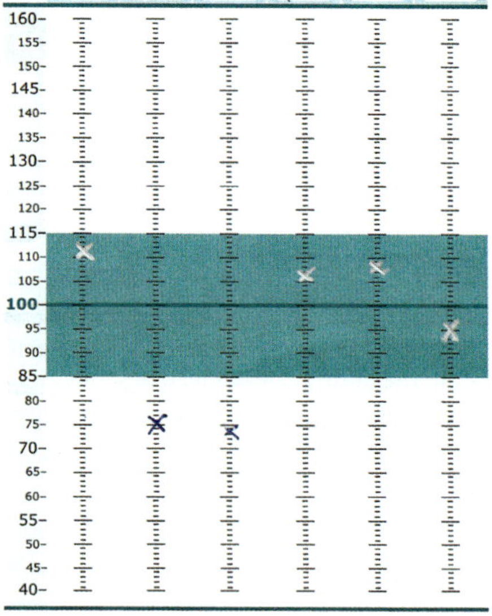

Abb. 27.1 Die Bereiche Sprachverständnis, Arbeitsgedächtnis und Verarbeitungsgeschwindigkeit liegen bei allen Subtests und beim Gesamtergebnis im guten Normalbereich. Die vorwiegend kognitiven Funktionen „Visuell-räumliche Verarbeitung" und „Fluides Schlussfolgern" liegen im Bereich der Förderbedürftigkeit und reduzieren das Gesamtergebnis.
Protokollbogen entnommen: „Wechsler Intelligence Scale for Children -- Fifth Edition", Autor: David Wechsler, deutsche Adaption: Prof. Dr. Franz Petermann © 2014 NCS Pearson, Inc.; deutsche Fassung © 2017 NCS Pearson, Inc.

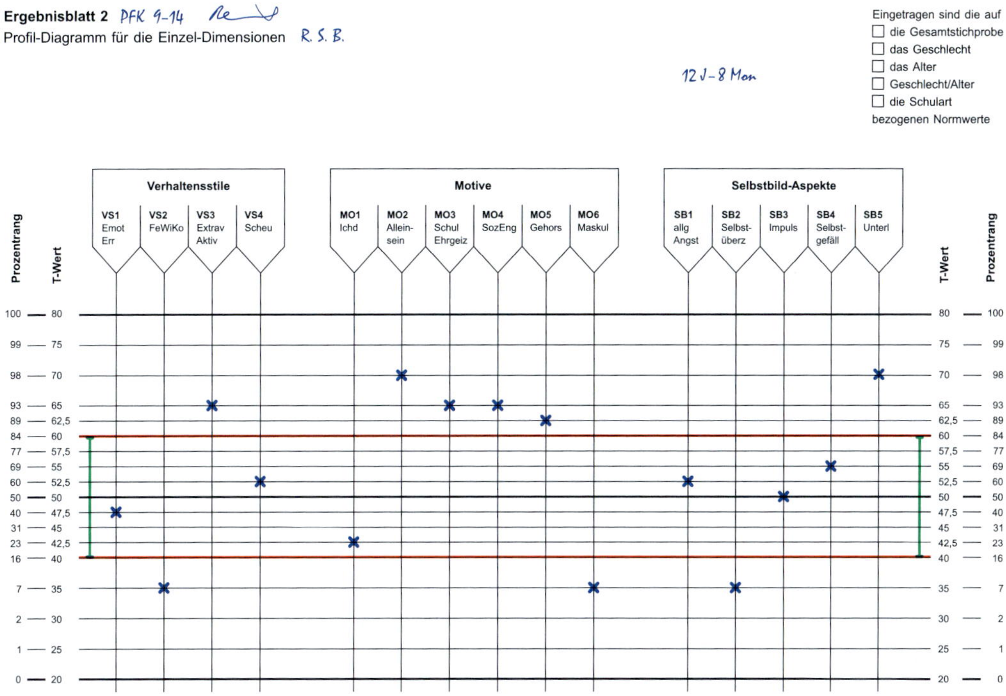

Abb. 27.2 PFK 9–14. Das Ergebnisblatt des PFK 9–14 zeigt eine sehr hohe Gewichtung für die Funktionen Alleinsein, Schulischer Ehrgeiz, Soziales Engagement, Gehorsam und extraversive Aktivität, eine sehr niedrige Gewichtung für die Funktionen Maskulinität, Selbstüberzeugung und Fehlende Willenskontrolle. [G868]

27.1 Stellenwert in der Versorgung

27.1.1 Somatoformer und psychosozialer Symptomkomplex

Zu sehen ist dabei nicht nur – wie im Fallbeispiel dargestellt – die Diagnose Kopfschmerzen, sondern der gesamte somatoforme und psychosoziale Symptomkomplex. Hierzu gehören u. a. Vorstellungsgründe wie Aufmerksamkeitsstörung, Konzentrationsstörung, Bauchschmerzen, Kopfschmerzen, Schlafstörungen und andere vegetative und somatoforme Symptome und Erkrankungen.

Um den komplexen Anforderungen zur Diagnostik und Therapie dieser Krankheiten gerecht zu werden, hat die Kinder- und Jugendmedizin in ihrer Subspezialität Sozialpädiatrie das Konzept der „Mehrdimensionalen Bereichsdiagnostik der Sozialpädiatrie (MBS)" definiert (➤ Abb. 27.3).

Die MBS-Diagnostik beginnt mit einer ausführlichen biografischen Anamnese und diagnostiziert dann entsprechend der Klassifikation der Weltgesundheitsorganisation (WHO) – ICD-10[1] und ICF-CY[2] (Hollmann et al. 2016). Die MBS-Diagnostik der ICD-10 erfasst fünf Ebenen (**EKPSA-Diagnostik**):

- **E**ntwicklung / Intelligenz
- **K**örperlich- / neurologischer Befund
- **P**sychischer Befund und Verhalten
- **S**oziale Kontextfaktoren
- Abklärung der **Ä**tiologie

Sie wird ergänzt durch die Diagnostik der Funktionsfähigkeit und von Behinderungen sowie Kontextfaktoren. Damit werden nicht nur die medizinisch-körperlich-neurologischen Faktoren, sondern auch sämtliche Faktoren des psychosozialen Umfelds mit erfasst. Zudem

1 International Classification of Diseases and Related Health Problems, 10th revision

2 International Classification of Functioning, Disability and Health – Children and Youth

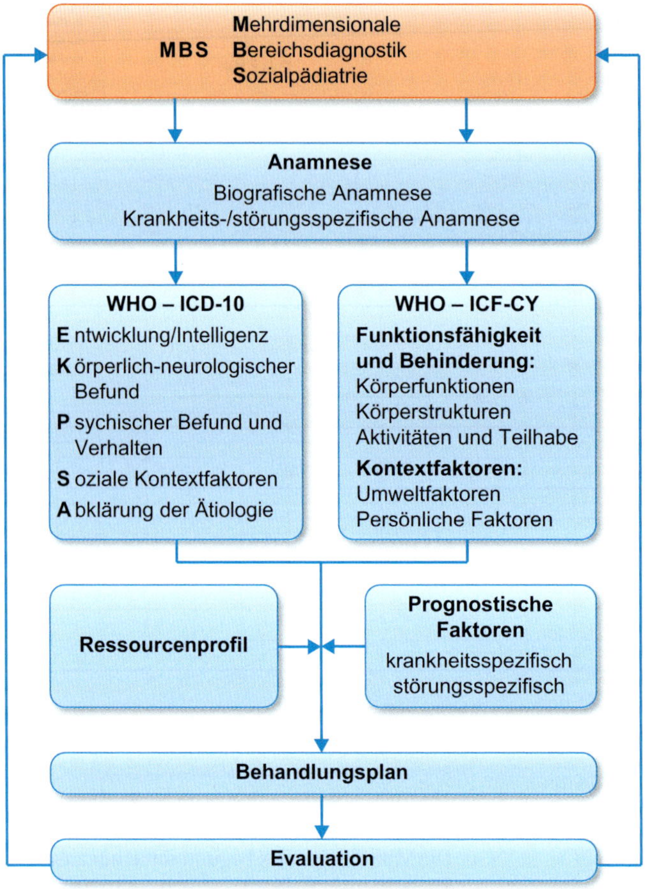

Abb. 27.3 Das Konzept der „Mehrdimensionalen Bereichsdiagnostik der Sozialpädiatrie" (MBS). Nach einer ausführlichen Anamneseerhebung erfolgt eine umfassende Untersuchung, wie im Schema dargestellt. Zur Erstellung eines Behandlungsplans werden die prognostischen Faktoren und die Ressourcen (Möglichkeiten des Patienten und seines Umfelds) mit in die Betrachtung einbezogen. Für eine MBS-Diagnostik ist je nach Alter und Komplexität des Problems ein Zeitaufwand von 1–6 Stunden erforderlich. [L231]

werden die Ressourcen im Umfeld des Kindes geprüft, um nur therapeutische Empfehlungen zu geben, denen die Umgebung des Kindes später gewachsen ist. Auch die prognostischen Faktoren von Störungen spielen bzgl. der Dringlichkeit der Behandlung eine Rolle. Der sich daraus ergebende Behandlungsplan muss regelmäßig evaluiert und angepasst werden.

27.1.2 Epidemiologische Daten: KiGGS-Studie

Über die Inzidenz gibt die KiGGS-Studie (Klipker et al. 2018) zuverlässige Daten. Die KiGGS-Studie läuft seit 2003. Ausgangspunkt sind Daten bis 2017 / 2018. Die KiGGS-Studie ist derzeit die am breitesten angelegte Studie zur Gesundheit von Kindern und Jugendlichen in Deutschland.

In Zusammenhang mit dem vorliegenden Thema ist die Betrachtung des allgemeinen Gesundheitszustands von Kindern und Jugendlichen von besonderer Bedeutung. Ein sehr guter und ein guter Gesundheitszustand werden seitens der 13.305 Teilnehmer in weit über 90 % bescheinigt. Bei den Mädchen der Altersgruppe 3–17 Jahre weisen 2,7 % einen mittelmäßigen bis sehr schlechten Gesundheitszustand auf; diese Zahl steigt mit dem Alter zunehmend auf 6,8 %. Bei den Jungen nimmt sie von 4,1 auf 4,8 % zu.

27.1.3 Sozioökonomischer Status oft entscheidend

Von hoher Bedeutung ist der sozioökonomische Status. Bei niedrigem sozioökonomischem Status liegt bei 6,8 % der Mädchen und bei bis zu 8,5 % der Jungen ein mittelmäßiger bis sehr schlechter Gesundheitszustand vor. Bei hohem sozioökonomischem Status sind dies bei den Mädchen nur 1 % und bei den Jungen nur 1,6 %. Medizinische Aspekte müssen also immer auch im Zusammenhang mit sozialen und davon abhängigen psychischen und emotionalen Faktoren betrachtet werden.

Ein breites Spektrum von psychischen Auffälligkeiten und psychosozialen Beeinträchtigungen wurden durch Datenerhebung mit dem SDQ-Fragebogen erfasst. Bei den Mädchen steigt die **Inzidenz psychischer Auffälligkeiten und psychosozialer Beeinträchtigungen** von 13,9 % in der Gruppe der 3- bis 5-Jährigen bei den 15- bis 17-Jährigen auf 14,6 %, wobei der Höhepunkt mit 16,4 % bei Mädchen zwischen 9 und 11 Jahren erreicht wird. Bei den Jungen beträgt die Quote bei den 3- bis 5-Jährigen 20,9 %, steigt bis zum Alter von 11 Jahren auf 22,2 % an und fällt dann wieder auf 12,2 % ab.

Kinder und Jugendliche, die in Familien mit niedrigem sozioökonomischem Status aufwachsen, sind signifikant häufiger von psychischen Auffälligkeiten betroffen als Kinder und Jugendliche aus sozioökonomisch besser gestellten Familien (Klipker et al. 2018). In Familien mit hohem sozioökonomischem Status beträgt die Häufigkeit psychischer Auffälligkeiten 9,7 %, mit mittlerem sozioökonomischem Status 16,1 % und mit niedrigem sozioökonomischem Status 25 %. Diese Erkenntnisse bestätigen sich bei zahlreichen anderen Fragestellungen ebenfalls.

Die KiGGS-Studie liefert damit den Beweis, dass medizinische und psychische Erkrankungen nicht unabhängig von Sozialfaktoren betrachtet werden dürfen und diese damit in die Behandlungskonzepte einbezogen werden müssen.

27.2 Wo liegen die Probleme?

Grundsätzlich wollen Eltern für ihre Kinder das Beste. Grundlage des Entscheidungsprozesses ist häufig die Annahme, dass eine bessere Bildung bessere Zukunftsaussichten eröffnet. Diese Annahme ist nachvollziehbar, gesellschaftlich belegt und akzeptiert, führt derzeit aber zunehmend zu einer Überforderung von Kindern und Jugendlichen. Für den Besuch einer weiterführenden Schule in Bayern (die hier zugrunde liegenden Zahlen variieren entsprechend der Kultushoheit in den Bundesländern ein wenig) ist für den Besuch einer weiterführenden Schule ein IQ von 103–105 erforderlich, ohne dass wesentliche Abweichungen bei bestimmten Leistungsebenen vorliegen. In Bayern besuchen mit steigender Tendenz derzeit ca. 70 % der Kinder und Jugendlichen eine weiterführende Schule, wobei statistisch gesehen aber nur ca. 40 % der Bevölkerung einen IQ von 103–105 aufweisen.

Es ist grundsätzlich davon auszugehen, dass ca. 30–40 % aller Kinder, die eine weiterführende Schule besuchen, Gefahr laufen, einer Überforderungssituation ausgesetzt zu sein. Diese Zahlen sind erst einmal rein statistisch und so sicher nicht unkritisch auf den Alltag zu übertragen. Die Realität zeigt allerdings, dass sie nicht allzu weit vom Alltag entfernt sind.

Die Problematik – hier am Beispiel der weiterführenden Schule aufgezeigt – lässt sich auch auf alle anderen Schulformen übertragen, da auch eine gesellschaftlich gewünschte Tendenz besteht, förderbedürftige Schüler aller Stufen einem Inklusionsmodell zuzuführen. Allerdings sind die dafür zur Verfügung stehenden Strukturen den gesellschaftspolitischen Anforderungen nicht gewachsen, sodass es auch hier häufig zu Überforderungssituationen kommt.

27

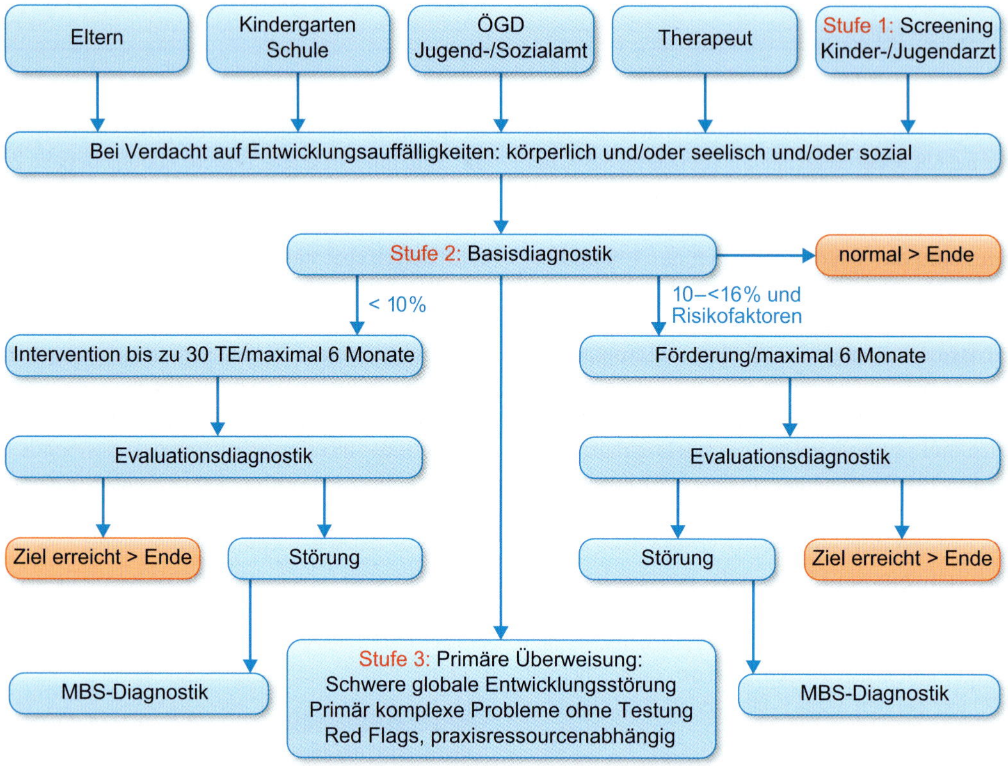

Abb. 27.4 Schema der Stufendiagnostik nach dem IVAN-Konzept:
- In **Stufe 1** wird der Verdacht auf eine Entwicklungsauffälligkeit geäußert. Dies kann bei der Früherkennungsuntersuchung durch den Arzt, aber auch durch Eltern, Therapeuten, ÖGD, Kindergarten und Schule erfolgen.
- In **Stufe 2** wird durch eine Basisdiagnostik (20–40 min) eine erste Einordnung vorgenommen.
- Je nach Befund ist keine Maßnahme nötig, eine Intervention von maximal 6 Monaten oder 30 Therapieeinheiten oder eine Überweisung in **Stufe 3** (meist SPZ). Dort wird eine „MBS"-Diagnostik durchgeführt (➢ Abb. 27.3). [L231]

27.3 Behandlungsplan als Stufenkonzept (IVAN): Wer ist wofür in der Pflicht?

Die Grundlage der Stufenversorgung ist im **IVAN**-Konzept (= **I**nterdisziplinäre **V**erbändeübergreifende **A**rbeitsgruppe E**N**twicklungsdiagnostik) festgelegt und von den pädiatrischen Gesellschaften konsentiert (➢ Abb. 27.4; Hollmann et al. 2016). Die Stufendiagnostik für derart betroffene Kinder in dem sehr komplexen Versorgungssystem in Deutschland sieht eine Basisversorgung auf der Ebene der niedergelassenen Praxis vor, bis hin zur Versorgung in Spezialinstitutionen wie Sozialpädiatrischen Zentren (SPZ).

Die Verdachtsdiagnose wird nicht nur im Rahmen der Früherkennungsuntersuchungen und bei Untersuchungen in der Praxis gestellt, sondern häufig durch Eltern, schulisches Umfeld, öffentlichen Gesundheitsdienst (ÖGD), aber auch durch Therapeuten, die bereits schon im Vorfeld die Patienten therapeutisch begleitet haben. Im Rahmen einer **Basisdiagnostik**, die in einem Zeitraum von 20–40 min ein relativ zuverlässiges Ergebnis erbringt, kann in der Praxis eine primäre Einordnung erfolgen, die dann je nach Ergebnis eine Therapie von 30 Therapieeinheiten über maximal 6 Monate nach sich ziehen kann, falls sich aus der Basisdiagnostik eine Indikation ergibt. Falls nach 6 Monaten bzw. 30 Therapieeinheiten eine Normalisierung eingetreten ist, kann die Therapie beendet werden. Falls weiterer Leidensdruck oder

Diagnostikbedarf besteht, muss eine Überweisung in die Stufe 3 zu einer umfassenden MBS-Diagnostik vorgenommen werden. Diese benötigt einen Zeitraum von 2–8 Stunden. Aus dieser differenzierten Diagnostik, die auch intensiver (➤ Abb. 27.3, MBS-Diagnostik) soziale, psychologische, medizinische und Umwelteinflüsse erfasst, wird ein **Behandlungsplan** erstellt.

Bei dem Mädchen aus unserem Fallbeispiel erfolgte im Alter von 10 Jahren in der 4. Klasse der Grundschule eine Basisdiagnostik umschriebener Entwicklungsstörungen im Grundschulalter (BUEGA), wobei eine normal durchschnittliche Intelligenz festgestellt wurde. Bezüglich expressiver Sprache, Lesen und Rechtschreibung erbrachte das Mädchen seinerzeit gute Normwerte, Rechnen und Aufmerksamkeit lagen im unteren Normbereich. Damals wurden 40 Einheiten Ergotherapie durchgeführt. Mit dem Übertritt in das Gymnasium wurde die Therapie allerdings – auch unter Belastungsaspekten – beendet. Erst die Eskalation der Problematik führte zu einer Versorgung in der Stufe 3 mit der differenzierten Diagnostik.

27.4 Was muss sich ändern?

Leider ist häufig zu beobachten, dass die grundsätzlich zur Verfügung stehenden Strukturen der interprofessionellen Zusammenarbeit nicht immer ausreichend genutzt werden. Der Grund hierfür ist häufig ein Zeitmangel der niedergelassenen Ärzte. Eine große Rolle spielen auch fehlende Vergütungsstrukturen zur Kompensation der Einnahmeausfälle im Wirtschaftsunternehmen Praxis. Ein niedergelassener Arzt kann bei Basiskosten in der Praxis zwischen 1.000 und 2.000 Euro pro Tag nicht in großem Umfang an externen Konferenzen teilnehmen. Grundsätzlich wäre der Einsatz der Strukturen eines SPZ problemlösend, was auch weithin stattfindet.

Ein funktionierendes Gesamtsystem wird allerdings erst dann bestehen, wenn auch für den niedergelassenen Arzt aus der Praxis heraus die interprofessionelle Kommunikation und die entsprechenden strukturellen wie finanziellen Rahmenbedingungen gefördert werden. Das ist aber noch längst nicht der Fall.

> Erst wenn all diese Parameter ineinandergreifen, kann komplexen Erkrankungen im Kindes- und Jugendalter im Spannungsfeld zwischen Persönlichkeitsstruktur, Leistungsgesellschaft und Alltag erfolgreich begegnet werden. Hierfür sind sektorenübergreifendes Denken, psychosoziale Sichtweisen und interdisziplinäres Handeln erforderlich – ein hoher Anspruch, der aber künftig möglichst allen Kindern und jungen Menschen zugutekommen sollte, die anderweitig nicht erfolgversprechend behandelt werden können.

Fallbeispiel

So hätte es laufen müssen

Zunächst hat die Schule die Familie fälschlich darin bestätigt, dass Marie am Gymnasium richtig aufgehoben sei. Dieser Eindruck entsteht in Schulen häufig bei sehr sprachgewandten Kindern. Es wurde dann empfohlen, ein bisschen mehr zu arbeiten und in Latein und Mathematik Nachhilfeunterricht zu nehmen. Das war der Kardinalfehler. Denn genau dadurch wurde die medizinisch-psychologische Überlastungssituation noch verstärkt. Nach der MBS-Diagnostik stellten die Eltern der Schule zwar die Unterlagen zur Verfügung, aber erst in einem gemeinsamen Gespräch von Eltern, Schule, Kinder- und Jugendmediziner sowie betreuendem Psychologen konnte die Situation nach einem langwierigen Prozess so klargestellt werden, dass ein allgemeines Einvernehmen hinsichtlich einer Lösung für das Mädchen erzielt wurde, die in einem Schulwechsel bestand. Diese Entscheidung kam aber im Grunde viel zu spät. Viele Probleme, welche die Familie enorm belastet haben, hätten vermieden werden können.

Der Fall hat – auf vielen Umwegen und viel zu spät – letztlich dann aber doch noch einen positiven Verlauf genommen. Daneben gibt es jedoch viel zu viele andere Fälle, die aufgrund von Problemen an irgendeinem Punkt des Ablaufschemas nicht so günstig verlaufen und die betroffenen Kinder nicht entwicklungsgerecht gefördert worden sind. Diese Fälle haben meist eine sehr ungünstige Prognose. Je nach dem Charakter des Patienten und den Umgebungsstrukturen kann eine solche Entwicklung zu einer psychosomatischen / somatoformen Krankheit, zu depressiver Verstimmung / Angstzuständen oder aggressiv-oppositionellen Verhaltensstörungen führen, die dann u. U. auch als hyperkinetische Störung des Sozialverhaltens (ADHS) eingeordnet werden.

Vermeiden lässt sich eine negative Entwicklung durch konsequenten Einsatz der sozialpädiatrischen Stufendiagnostik und daraus resultierende Behandlungspläne.

LITERATUR

Hollmann H, Kretzschmar C, Schmid RG (2014). Das Altöttinger Papier. Grundlagen und Zielvorgaben für die Arbeit in Sozialpädiatrischen Zentren – Strukturqualität, Diagnostik und Therapie. Bundesarbeitsgemeinschaft Sozialpädiatrischer Zentren. Stand: November 2014; www.dgspj.de/wp-content/uploads/qualitaetssicherung-altoettinger-papier-20141.pdf (letzter Zugriff: 18.3.2020).

Klipker K, Baumgarten F, Göbel K, Lampert T, Hölling H (2018). Psychische Auffälligkeiten bei Kindern und Jugendlichen in Deutschland – Querschnittsergebnisse aus KiGGS Welle2 und Trends. J Health Monitoring 3: 37–45.

KAPITEL

28

Gabriele Trost-Brinkhues

Zu wenig schulärztliche Beratung für entwicklungsgefährdete Kinder: Woran es für eine gelingende Schullaufbahn mangelt

Fallbeispiel

Was lief hier schief?

Die beiden 8-jährigen (ehemals frühgeborenen) Zwillinge Lisa und Katrin wurden gemeinsam in eine integrativ arbeitende Grundschule eingeschult. Während Lisa sich intellektuell sehr gut entwickelte und lediglich an einem inhalationspflichtigen Asthma bronchiale litt, zeigte Katrin eine ausgeprägte Entwicklungsstörung mit autistischen Zügen und einer Minderbegabung. In dieser Zwillingskonstellation übernahm Lisa schon in der Kindertagesstätte und zunehmend in der Schule für ihre Schwester Katrin viele Alltagsaufgaben. Ab der 2. Klasse zeigte Katrin ein zunehmend fremd- und autoaggressives Verhalten. Die im Rahmen der Inklusion vorgesehene besondere / sonderpädagogische Betreuung reichte scheinbar nicht aus.

Was ist hier versäumt worden, und welche Fachkräfte hätten zu welchem Zeitpunkt zusätzlich hinzugezogen werden müssen?

28.1 Stellenwert in der Gesamtversorgung

28.1.1 Einordnung der Thematik

Die Betreuung und Begleitung von entwicklungsgefährdeten, behinderten und / oder chronisch kranken Kindern und Jugendlichen erfordert von uns als Gesellschaft in gemeinsamer Verantwortung nicht nur eine gute medizinische Versorgung, z. B. durch die Kinder- und Jugendärzte in Klinik und Praxis. Im Alltag, beim Besuch der Gemeinschaftseinrichtungen, also von Kindertagesstätte und Schule, wird die Notwendigkeit einer multidisziplinären Zusammenarbeit mit gegenseitigem Respekt vor dem Hintergrund der tatsächlichen und täglichen Herausforderung jeder Profession deutlich. Die Kinder und Jugendlichen sowie ihre Eltern sind zu beteiligen; die Pädagogen in den Gemeinschaftseinrichtungen benötigen Unterstützung in der Versorgung der Betroffenen.

Gemeinsam mit empathischen Kinder- und Jugendärzten aus dem Öffentlichen Gesundheitsdienst (Schulärzte) und in Zusammenarbeit mit Schulgesundheitsfachkräften (wie in vielen anderen europäischen Ländern) können wichtige Voraussetzungen und eine gute Begleitung für eine gelingende Schullaufbahn geschaffen werden.

28.1.2 Wie sehen die berechtigten Ansprüche im Schulalltag aus?

Schülerinnen und Schüler mit chronischen Erkrankungen und / oder Handicaps haben grundsätzlich die gleichen Rechte wie alle anderen Kinder und Jugendlichen auch. Die erforderliche Unterstützung ist so vielfältig wie die Beeinträchtigungen der Kinder und Jugendlichen (Trost-Brinkhues et al. 2018; ➤ Box 28.1). Niemandem darf beim schulischen Lernen, bei Prüfungen und bei Leistungsermittlungen aufgrund seiner Beeinträchtigung ein Nachteil entstehen. Die Gewährung eines **Nachteilsausgleichs** ist in allen Schulformen möglich. Die Länder bestimmen jeweils in den Richtlinien Art, Umfang und Zugangswege zu dem Nachteilsausgleich. Meist erfolgt die Gewährung auf Antrag der Erziehungsberechtigten und / oder auf Empfehlung der betreuenden Lehrerschaft. Die Schulärzte in den Kommunen kennen die rechtlichen Bestimmungen und stehen zur Unterstützung der betroffenen Familien zur Verfügung.

Box 28.1

Beispiele für Möglichkeiten des Nachteilsausgleichs

- **Technische Hilfen:**
  - Benutzung eines Laptops
  - Gelkissen
  - Spezielles Programm für Zeichnungen und Graphiken
  - Zweiter Satz Bücher
  - Fahrdienst für Schulweg
- **Schulorganisatorische Maßnahmen:**
  - Klassenzimmer im Erdgeschoss
  - Pausen im Schulgebäude
  - Vorzeitiges Verlassen des Sportunterrichtes
  - Schlüssel für Toilette der Lehrkräfte
  - Begleitung im Schullandheim
- **Didaktisch-methodische Maßnahmen:**
  - Reduzierung der Hausaufgaben
  - Nachlernpläne
  - Zusätzlicher Hausunterricht
  - Zeitzugabe bei Klassenarbeiten / Tests
  - Mündliche Prüfung statt Klassenarbeit

Aus den aufgelisteten Beispielen wird schnell klar: Es müssen individuelle Lösungen gefunden werden.

Der Weg, ressourcenorientiert und integrierend zu denken, ist noch mit vielen Steinen des Widerstands und Barrieren in unser aller Köpfen versperrt. Dafür braucht es Menschen mit der entsprechenden Haltung und auch – was leider in der Diskussion gern verschwiegen wird – **erhebliche sächliche, personelle und finanzielle Ressourcen.**

Keineswegs können Pädagogen diese Belastung alleine stemmen! Es bedarf der ehrlichen Diskussion um bauliche Voraussetzungen, notwendige Strukturen und Investitionen sowie personelle Bedingungen in allen Systemen, in denen Kinder und Jugendliche mit besonderen Begabungen und auch mit Beeinträchtigungen oder gar Behinderungen betreut, gefördert und begleitet werden. Jedes Kind, jeder Jugendliche ist anders!

In jedem Bundesland sind die gesetzlichen Bestimmungen und die Verfahrenswege etwas unterschiedlich; i. d. R. entscheidet letztlich die untere Schulaufsicht unter Berücksichtigung des Elternwunsches über eine etwaige sonderpädagogische Förderung.
Nutzen Sie die Expertise der Schulärzte, um gemeinsam mit der Jugendhilfe und der Sozialhilfe die gleichberechtigte Teilhabe an Bildung zu sichern!

28.2 Wie häufig kommt das Problem vor?

Laut Statistischem Jahrbuch 2019 (Destatis 2019) lebten im Jahr 2017 in Gesamtdeutschland 13,5 Mio. Kinder zwischen 0 und 18 Jahren und weitere 6,5 Mio. junge Erwachsene im Alter von 18 bis 25 Jahren. Die Geburtenrate im Jahr 2019 betrug 787.500 Lebendgeburten.

Aktuell werden in allen Schulformen **11 Mio. Schülerinnen und Schülern** versorgt; diese Zahl ist in den letzten Jahren – entgegen den Prognosen – kontinuierlich angestiegen. Eine ausreichende Zahl an Pädagogen und Sonderpädagogen steht nicht zur Verfügung, multiprofessionelle Teams fehlen. Die Potenziale des Kinder- und Jugendärztlichen (Schulärztlichen) Dienstes (➤ Kap. 28.4.1) werden kaum ausgeschöpft.

Die Anzahl der sonderpädagogisch zu betreuenden Kinder und Jugendlichen aus der Gesamtzahl lag 2017 bei **7 %** (Destatis 2019b). Diese Zahl ist nach den Daten der Schuleingangsuntersuchungen und der fachärztlichen Begutachtung – als Teil des sonderpädagogischen Gutachtens – im Rahmen der inklusiven sonderpädagogischen Betreuung noch gestiegen. Ein Grund könnte darin liegen, dass mit der Anerkennung einer sonderpädagogischen Unterstützungsnotwendigkeit kein Schulwechsel mehr verbunden ist. Unterstützung für eine gelingende Schullaufbahn mit **sonderpädagogischer Betreuung** benötigen also **mindestens 770.000 Kinder und Jugendliche.** Der Anteil der **wesentlich geistig und körperlich behinderten Kinder** und Jugendlichen beträgt dabei **mindestens 2 %** aller Kinder und Jugendlichen.

Neben diesen in der Gesamtentwicklung deutlich beeinträchtigten oder gefährdeten Kindern und Jugendlichen sind chronisch körperlich und psychisch Kranke zusätzlich zu betrachten und zu berücksichtigen. Etwa **10 % der Kinder und Jugendlichen leiden unter chronischen Krankheiten,** aus den geprüften Statistiken lässt sich aber das Ausmaß der Beeinträchtigungen aus Krankenhausaufenthalten und medikamentösen Verordnungen etc. nur abschätzen. Auch die Zahl der Kinder und Jugendlichen mit einer psychischen Beeinträchtigung bis hin zu einer schweren psychischen Erkrankung kann aus verschiedenen Datenerhebungen näherungsweise bestimmt werden. Rund **6 %** aller Kinder unter 18 Jahren sind als **behandlungsbedürftig psychisch krank** anzusehen und erfüllen die Diagnosekriterien (BMG 2017) der Kinder- und Jugendpsychiatrischen Fachgesellschaften, wobei die Quote **altersabhängig ansteigt.** Selbst bei konservativer Betrachtung wegen möglicher Mehrfachbeeinträchtigungen (z. B. chronisch körperlich und psychisch krank, geistig behindert mit schwerer Störung des Sozialverhaltens etc.) benötigen damit **bis zu 20 % aller Kinder und Jugendlichen eines Schuljahrgangs** zumindest teilweise Unterstützung für ihre Schullaufbahn. Die Daten der KiGGS-Studie mit den Folgeuntersuchungen bestätigen diese Zahlen.

In Abhängigkeit vom Alter benötigen **bis zu 20 %** der Kinder und Jugendlichen eines Jahrgangs in unterschiedlichem Umfang und **mindestens zeitweise komplexe medizinische und pädagogische Unterstützung,** um trotz Behinderung oder Krankheit die Schullaufbahn gelingend gestalten zu können.

28.3 Wo liegt das Problem? Was fehlt?

28.3.1 Fehlende Schulabschlüsse und Ausbildungsabschlüsse

Im Jahr 2018 haben 53.598 Jugendliche (Statista 2020) und damit **6,3 % der Schülerinnen und Schüler keinen Schulabschluss** erreicht. Davon waren 39.350 Deutsche und 13.350 Jugendliche anderer Nationalitäten – die Dauer des Schulbesuchs in Deutschland ging dabei nicht in die Statistik ein.

Ein erschreckendes Bild zeichnet sich bei der Betrachtung von fehlender oder abgebrochener Ausbildung ab. Auch in den letzten Jahren haben pro Jahr ca. **140.000 junge Menschen, also etwa 15 % eines Jahrgangs eine Ausbildung erst gar nicht begonnen oder abgebrochen** – insgesamt 2,13 Mio. junge Erwachsene in der Altersgruppe der 20- bis 35-Jährigen (Berufsbildungsbericht, BMBF 2018). Davon hatten ca. 70 % zuvor auch keinen Schulabschluss, 20 % hatten einen Hauptschulabschluss und etwa 8 % einen Realschulabschluss erworben. Eine Studienberechtigung hatten zuvor gut 2 % derjenigen, die die Ausbildung nicht abschlossen. Intensiv sind die Bemühungen, diese jungen Menschen durch umfassende Begleitung doch noch in den Arbeitsmarkt zu bringen. Die Prognose, eine auskömmliche Arbeitsstelle zu erhalten, ist trotz Arbeitskräftemangel nicht gut.

28.3.2 Greift das Recht auf gleichberechtigte Teilhabe an Bildung?

Die Betreuung, Bildung und Erziehung von Kindern und Jugendlichen mit jedweder Beeinträchtigung kann gelingen, wenn die **Defizitorientierung aufgegeben** wird und eine etwaige Problembetrachtung und mögliche Teilhabeeinschränkung unter dem **Blickwinkel der Problemlösung** und **Teilhabeverbesserung** erfolgt. Ein wichtiger Weg dorthin – neben der schulischen zielgleichen oder zieldifferenten Förderung ist die Verbesserung vieler Lebenskompetenzen für alle Kinder und Jugendlichen: angemessene Selbstwahrnehmung, Entwicklung von Empathie, Kommunikations-, Problemlöse- und Stressbewältigungsfähigkeiten, Stärkung der Frustrationstoleranz, angemessener Umgang mit Emotionen – also psychosozialen Fähigkeiten, mit den Anforderungen und Schwierigkeiten des täglichen Lebens grundsätzlich erfolgreich umzugehen.

Mit dem jetzt gültigen Bundesteilhabegesetz **zur gleichberechtigten Teilhabe an Bildung** als Rechtsanspruch eines behinderten Kindes oder Jugendlichen selbst versucht man, die Einrichtungen bei dem Bemühen um die angemessene Begleitung und Bildung zu unterstützen. Je nach Alter und Art der Behinderung wird die Eingliederungshilfe (in der aktuellen Gesetzeslage) entweder über das SGB VIII, § 35a (seelische Behinderung) durch die Jugendhilfe oder das BTHG / SGB IX (geistige und körperliche Behinderung) durch die Sozialhilfe gewährt. Mit dem BTHG hat der Gesetzgeber eine neue Leistungsgruppe „Teilhabe an Bildung" geschaffen (§ 5 SGB IX). Damit wird klargestellt, dass Teilhabe an Bildung eine eigene Rehabilitationsleistung ist; gemäß § 75 SGB IX werden *„unterstützende Leistungen erbracht, die erforderlich sind, damit Menschen mit Behinderungen Bildungsangebote gleichberechtigt wahrnehmen können"*.

In Planung ist die Fortentwicklung der Jugendhilfe im Sinne der „inklusiven Lösung", bei der alle Kinder und Jugendlichen ohne oder mit einer Behinderung unabhängig von der Art der Beeinträchtigung einen Rechtsanspruch auf Bildung und Teilhabe haben.

GESETZE

Behinderungsbegriff im Bundesteilhabegesetz (BTHG)

1. Menschen mit Behinderungen sind Menschen, die körperliche, seelische, geistige oder Sinnesbeeinträchtigungen haben, die sie in Wechselwirkung mit einstellungs- und umweltbedingten Barrieren an der gleichberechtigten Teilhabe an der Gesellschaft mit hoher Wahrscheinlichkeit länger als sechs Monate hindern können.
2. Eine Beeinträchtigung nach Satz 1 liegt vor, wenn der Körper- und Gesundheitszustand von dem für das Lebensalter typischen Zustand abweicht. Menschen sind von Behinderung bedroht, wenn eine Beeinträchtigung nach Satz 1 zu erwarten ist.

28.4 Wer ist dabei konkret in der Pflicht?

28.4.1 Aufgaben des Kinder- und jugendärztlichen bzw. Schulärztlichen Dienstes

Die Ausgestaltung der Aufgaben von Kinder- und Jugendärztlichen Diensten (auch Schulärztliche Dienste genannt) wird in allen Bundesländern durch Schulgesetze und Gesundheitsdienstgesetze bestimmt. Häufig sind die konkreten Aufgaben der Schulärzte insbesondere zur Beratung von Eltern sowie Pädagogen / Schulleitungen auch unter dem Begriff **Schulgesundheitspflege** näher definiert – teilweise in den Schulgesetzen (NRW, § 54 SchulG) oder als eigenständige Schulgesundheitspflegeverordnung (z. B. Hessen, Bayern). Neben der Schuleingangsuntersuchung geht es auch um die schulrelevanten Aspekte in der Begleitung von behinderten und chronisch kranken Kindern und Jugendlichen, um Rechtsansprüche zur Teilhabe und um die Beratung von Eltern und Schule im Rahmen des benannten Klärungsbedarfs.

Auch die Ausgestaltung der **Schuleingangsuntersuchungen** aller schulpflichtig werdenden Kinder ist in Schulgesetzen und Gesundheitsdienstgesetzen festgelegt. Die individuellen (vor-)schulischen Unterstützungsmöglichkeiten der Kinder variieren dabei landesspezifisch erheblich (z. B. Vorklasse, Schulkindergarten, „flexible" Eingangsstufe etc.). In Kenntnis der gesetzlichen Möglichkeiten von Schule vor Ort und innerhalb der landesspezifischen Rahmenbedingungen hat sich eine **schulärztliche, sozialpädiatrisch ausgerichtete Spezialisierung** entwickelt. Die Kinder- und Jugendärztlichen Dienste haben es sich bundesweit zum Ziel gesetzt, für Schule, Eltern und Kinder eine qualitativ hochwertige und weitestgehend transparente (fach-)ärztliche Untersuchung durchzuführen. Die Beratung der Eltern und Lehrer dient der gesundheitlichen Unterstützung am Bildungsort Schule. In 14 der 16 Bundesländer ist es gelungen, durch eine Standardisierung eine in großen Teilen vergleichbare schulärztliche Untersuchung im Jahr vor dem Schulbeginn umzusetzen. Teil der gesamten Untersuchung ist dabei seit vielen Jahren ein **sozialpädiatrisches Screening** des kindlichen Entwicklungsstandes, das regelmäßig angepasst und fortentwickelt wurde (z. B. SOPESS). Erfasst werden dabei verschiedene Entwicklungsdimensionen bzw. **schulische Vorläuferfähigkeiten** wie z. B. Sprache, Feinmotorik, Grobmotorik, serielle Fähigkeiten, Wahrnehmung, Konzentration, aber auch zentrale und periphere Hör- und Sehfähigkeit. Die Beurteilung von Größe und Gewicht, körperlichen Erkrankungen sowie eine ärztliche körperliche Untersuchung mit schulrelevanten Schwerpunkten runden die Untersuchung ab. Die daraus resultierenden schulärztlichen Stellungnahmen in diesen 14 Bundesländern sind in großen Teilen vergleichbar.

Die Datenerhebung und -analyse dieser flächendeckend stattfindenden Untersuchung aller Kinder vor Schulbeginn wird vielerorts für gesundheitspolitische Aktivitäten und Steuerungsprozesse in Kommunen und Ländern genutzt.

GESETZE

Auszüge aus dem ÖGD-Gesetz NRW für den Kinder- und Jugendgesundheitsdienst

Der ÖGD nimmt eigenständige Aufgaben im arbeitsteiligen Gesundheitswesen wahr.
§ 12 Der KJGD hat die Aufgabe, Kinder und Jugendliche vor Gesundheitsgefahren zu schützen und ihre Gesundheit zu fördern. *(Prävention und Gesundheitsförderung)*
Der KJGD arbeitet hierzu mit anderen Behörden, Trägern, Einrichtungen und Personen, die Verantwortung für die Gesundheit von Kindern und Jugendlichen tragen, zusammen. ***(Kooperation und Vernetzung)***
Die untere Gesundheitsbehörde **nimmt für Gemeinschaftseinrichtungen, insbesondere in Kitas und Schulen, betriebsmedizinische Aufgaben wahr.** Sie berät die Träger der Gemeinschaftseinrichtung, die Sorgeberechtigten, Erzieherinnen und Erzieher sowie Lehrerinnen und Lehrer in Fragen der Gesundheitsförderung und des Gesundheitsschutzes.
Sie führt die **schulischen Eingangsuntersuchungen** und, soweit erforderlich, weitere Regeluntersuchungen durch; sie kann Gesundheitsförderungsprogramme anbieten.

28.4.2 Der Staat muss für Recht auf Bildung für alle sorgen

Aus diesen Daten der ärztlichen Schuleingangsuntersuchungen sind neben und überschneidend zu Behinderung und chronischer Erkrankung zusätzliche Belastungen bekannt. Mindestens 20 % aller Kinder und Jugendlichen in Deutschland wachsen nachweislich in einem **bildungsfernen Milieu** auf. **Bildungsferne und Armut zeigen ebenfalls hohe Korrelationen.** Chronische körperliche und psychische Erkrankungen der Eltern können zudem die Entwicklung belasten. Die physische wie psychische Gesundheit dieser Kinder und Jugendlichen ist von klein auf bekanntermaßen und nachweislich gefährdet oder bereits in unterschiedlichem Maße – mehr als im Durchschnitt – beeinträchtigt. Für die Gesamtentwicklung dieser mehrfach belasteten Kinder existiert eine **Benachteiligung auf breiter Front,** die gezielt angegangen werden muss (Trost-Brinkhues et al. 2016). Ein unsäglicher Kreislauf von mangelnder Förderung und Forderung, fehlerhafter oder unzureichender Anregung und fehlender gesamtgesundheitlicher Versorgung mit auch schlechter Compliance in der medizinischen Betreuung lässt sich aufzeigen. Hier werden der Krankheitsverlauf und nicht zuletzt auch die Auswirkungen einer chronischen Erkrankung oder Behinderung auf den Schulerfolg besonders problematisch. Gerade Jugendliche sind dann sehr häufig medizinisch nicht regelmäßig oder gar nicht versorgt. **Diese Aufgaben können die Pädagogen nicht allein stemmen!**

Mangelnder Schulerfolg und fehlender Schulabschluss können die Folge sein, auch geringere Chancen für die Beendigung einer Ausbildung. Direkte Beeinflussungen der psychischen Gesundheit sind bekannt. Erfahrungen von Selbstwirksamkeit fehlen, Ansätze zur Ausbildung von Selbstbewusstsein werden im Keim erstickt, Krankheitsbelastungen und Frustrationen häufen sich. Die Zusammenhänge zu erhöhter Unfallhäufigkeit, weiteren Erkrankungsrisiken, reaktiven Verhaltensschwierigkeiten, häufigerem Substanzmissbrauch und psychischen Belastungen sind schon länger nachgewiesen. Auch die massive Beeinträchtigung der notwendigen Entwicklungsaufgaben eines Jugendlichen zu einem selbstbestimmten Erwachsenen sind häufig genug beschrieben; sie wird durch chronische Erkrankungen und Behinderungen verstärkt.

Hier klafft zwischen dem Anspruch, alle Kinder und Jugendlichen ohne Unterschied angemessen zu fördern, sowie dem Recht auf Bildung und der Wirklichkeit noch eine **erhebliche Lücke!**

28.5 Was muss sich ändern? Was brauchen wir?

28.5.1 Multiprofessionelle Teams in Schulen

Die Wissenschaft ist sich einig: Nur in der Veränderung struktureller Bedingungen, nur in der Systemstärkung mit zusätzlichem entsprechendem Fachpersonal wie Sozialarbeitern, (Schul-)Psychologen, aber auch **medizinischem Sachverstand** wie der „betriebsmedizinischen“ Betreuung durch **Schulärzte** (Trost-Brinkhues 2017) und **Schulgesundheitsfachkräfte** (Ellsäßer et al 2015) sind die zukünftigen Anforderungen zu meistern. Entsprechende positive Erfahrungen liegen aus Brandenburg, aus Hessen, aber auch aus anderen Bundesländern bereits vor (Ellsäßer und Basekow 2017); alle Beteiligten im System sind überzeugt davon, diesen Weg weiterzugehen.

Die Auswertungen der Projekte ergaben, dass neben den Schülern auch Eltern und Lehrer von der Arbeit tatsächlicher Fachkräfte profitieren konnten. Bei bereits bestehendem gravierendem Fachkräftemangel von Erziehern und Lehrern in Kindertagesstätten und Schulen ist ein radikales Umdenken erforderlich! Vor dem Hintergrund der Belastungen für eine gelingende Schullaufbahn für umfänglich benachteiligte, behinderte und chronisch kranke Kinder und Jugendlichen besteht **dringender Handlungsbedarf!** Nur in **multiprofessionellen Teams** lassen sich diese Anforderungen lösen, zudem bedarf es einer **günstigeren Lehrer-Schüler-Relation.** Inklusion ernst zu nehmen, heißt nicht Sonderpädagogen einzusparen – und die übrigen Pädagogen immer mehr zu belasten. Assistenzleistungen angelernter Personen (auch Integrationshelfer genannt) können diesen Mangel des Rechtsanspruchs auf Bildung und soziale Teilhabe nur unzureichend abdecken und sind keine Systemlösung.

> Dass mangelhafte Bildung, psychische Fehlentwicklungen, fehlende Integration bzw. Inklusion immense – und **wesentlich höhere – Folgekosten** verursachen, ist lange bewiesen. In anderen Ländern Europas gehören multiprofessionelle Teams auch mit Schularzt und Schulgesundheitsfachkraft längst zum System Schule dazu.

28.5.2 WHO: Schulgesundheitsservice als Teil des Gesundheitssystems

Die Weltgesundheitsorganisation unterstützt mit dem *European Framework for Quality Standards in School Health Services and Competences for School Health Professionals* (WHO 2014) die Mitgliedsstaaten Europas, den Schulgesundheitsservice als Teil ihres nationalen Gesundheitssystems zu entwickeln und weiter auszubauen. Dies gilt als ein Baustein, um das Rahmenkonzept für eine Gesundheitspolitik in der Europäischen Region „Gesundheit 2020“ zu füllen. Damit werden folgende Ziele verfolgt: „*erhebliche Verbesserung von Gesundheit und Wohlbefinden der Bevölkerung, Abbau von Ungleichheiten im Gesundheitsbereich, Stärkung der öffentlichen Gesundheit und Gewährleistung nachhaltiger bürgernaher Gesundheitssysteme, die flächendeckend sind und Chancengleichheit sowie qualitativ hochwertige Leistungen bieten*“ (WHO 2014).

So wird festgestellt, dass es sich „*der Bildungs- und der Gesundheitsbereich nicht länger leisten können, getrennt voneinander zu arbeiten. Überzeugende Belege zeigen, dass Kinder in Umfeldern, die ihre Gesundheit unterstützen, bessere Bildungsergebnisse erzielen und dass sich besser ausgebildete Kinder zu gesünderen Erwachsenen entwickeln*“ (WHO 2014).

Mit diesen Empfehlungen werden auch die Qualitätsstandards beschrieben, die ein Schulgesundheitsservice haben sollte und was die Experten der Schulgesundheit als Schlüsselkompetenzen besitzen sollten. Eine vertrauensvolle Zusammenarbeit in gemeinsamer Verantwortung trägt dabei insgesamt zu einem positiven, wertschätzenden Schulklima bei – eine Grundvoraussetzung, damit auch Schule einen wichtigen Beitrag zum Abbau von Chancenungleichheit in Bezug auf Bildung und Gesundheit leisten kann.

28.5.3 Bessere Ausstattung und höhere Vergütung

Auch wenn die Schulgesundheitspflege in allen Gesetzen des ÖGD sowie in Schulgesetzen verankert ist, entscheidet letztlich der „Geldbeutel“ jeder Kommune über die tatsächliche sächliche und personelle Ausstattung des KJGD und damit über die Möglichkeiten, die beschriebene schulärztliche Beratung und Begleitung zu sichern. Hinzu kommt eine erhebliche Benachteiligung in der Vergütung von Ärzten und Fachärzten im ÖGD durch den Verband der kommunalen Arbeitgeber (VKA) im Vergleich zu kommunalen Krankenhausärzten, kommunalen Arbeitsmedizinischen Diensten oder den Kollegen des Medizinischen Dienstes der Krankenkassen. So wird es immer schwieriger, Kinder- und Jugendärzte für die vielfältigen sozialpädiatrischen Aufgaben im ÖGD zu gewinnen. Die Dienste arbeiten dabei vernetzt länderbezogen, über Ländergrenzen hinweg und ausgerichtet am modernen Aufgabenverständnis eines „Public Health vor Ort", entsprechend dem von der Gesundheitsministerkonferenz 2018 verabschiedeten „Leitbild für den ÖGD" (BÖVGD 2018).

In mehreren Bundesländern haben sich Kommunen auf den Weg gemacht, die erfolgreichen Modellprojekte mit multiprofessionellen Teams einschließlich Schulgesundheitsfachkräften ebenfalls umzusetzen. Um die **Fachaufsicht** und die **Anbindung an den Gesundheitsbereich** zu gewährleisten, wird die Umsetzung gemeinsam mit den jeweils für die Bezirke zuständigen Schulärzten empfohlen.

Wenn die finanzielle Absicherung von Schulgesundheitsfachkräften im Schulsystem eher zu realisieren ist, sollte die Kooperation mit dem Schularzt auf andere Weise gefunden werden – gemeinsam als Teil des multidisziplinären Teams in der Schule.

28.5.4 Mehr Bewusstsein für Public Health vor Ort

Kinder- und Jugendärzte leisten im ÖGD eine anspruchsvolle und erfüllende Tätigkeit und werden überwiegend im Kinder- und Jugendgesundheitsdienst (KJGD) bzw. im Kinder- und Jugendärztlichen Dienst (KJÄD) tätig. Dieser Bereich ist i. d. R. in einem Gesundheitsamt oder einem Fachbereich Gesundheit verankert; in einzelnen Kommunen besteht auch eine Zuordnung zur Jugendhilfe. Der KJGD gilt als ein **zentraler Akteur der öffentlichen Sorge um die Gesundheit aller Kinder und Jugendlichen im Sinne von „Public Health vor Ort".** Der KJGD nimmt bei der Identifizierung besonderer Gesundheitsbedarfe eine zentrale Rolle ein.

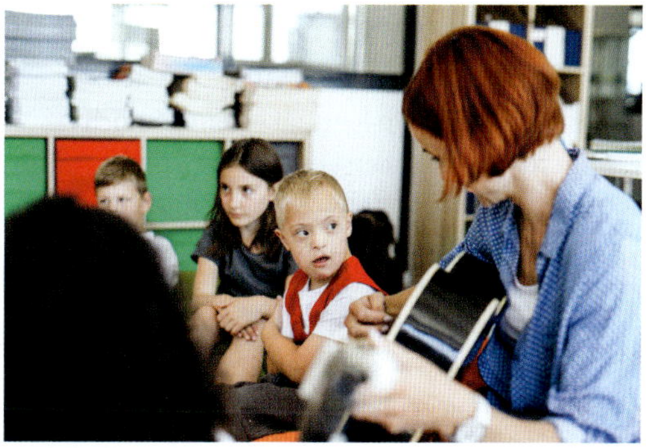

Abb. 28.1 Inklusion in jahrgangsübergreifender Betreuung [J787]

Neben der individualmedizinischen Komponente ist das Augenmerk insbesondere auf benachteiligte und vulnerable Gruppen von Kindern gerichtet, die nicht ausreichend psychosozial und medizinisch versorgt sind. Ein Schwerpunkt der Arbeit der Kinder- und Jugendärzte im ÖGD liegt in der Betreuung und Begleitung von behinderten oder chronisch kranken Kindern und Jugendlichen – von der Frühförderung über die Betreuung in den Kindertagesstätten bis zur Schule – mit Eingliederungshilfe, Nachteilsausgleich bis hin zum Übergang in begleitete Berufsausbildungen. Eine deutliche Entlastung der Pädagogen und eine ausreichende Versorgung mit Schulärzten sind erforderlich.

> Mit einer für die Kinder und Jugendlichen in den Gemeinschaftseinrichtungen ausreichenden Anzahl an Sozialmedizinischen Assistentinnen und Schulgesundheitsfachkräften und gemeinsam mit Sozialarbeitern und Psychologen gilt es, den Anspruch für eine gelingende Schullaufbahn aller Kinder und Jugendlichen im Sinne des Public-Health-Gedankens im Gesamtsystem Schule zu sichern (➤ Abb. 28.1).

Fallbeispiel

So hätte es laufen müssen

Die Klassenlehrerin hätte zu einem deutlich früheren Zeitpunkt erst einmal die Schulgesundheitsfachkraft hinzuziehen müssen. Diese Schulgesundheitsfachkraft, die schon mit Katrin konfrontiert worden war, da sie Kinder mit kleinen (von Katrin verursachten) Wunden hatte versorgen müssen, sorgte nun nach Rücksprache mit der Lehrerin und den Eltern dafür, dass das Kind wegen des aggressiven Verhaltens zur Klärung des besonderen Förderbedarfs der Schulärztin vorgestellt wurde, um evtl. weitere Maßnahmen veranlassen zu können. Deren Befund lautete: Katrins tatsächlich bestehende, erhebliche Schwierigkeiten waren wahrscheinlich schon über eine längere Zeit nicht ausreichend wahrgenommen worden. Katrin war überfordert, wehleidig und zeigte aggressive Durchbrüche; Selbstwirksamkeit, eigene Entwicklungsfortschritte waren für sie eher nicht erlebbar. Auf das autistische Krankheitsbild konnte die Grundschullehrerin in der Gesamtsituation nur teilweise angemessen reagieren, weshalb die Schulgesundheitskraft hier früher hätte einbezogen werden müssen, um früher intervenieren zu können.

Auch der Zwillingsschwester Lisa ging es nur auf den ersten Blick gut. Mit der Zeit wurde immer deutlicher, dass auch sie durch die vermeintliche „Verantwortung" für ihre behinderte Schwester überlastet war und bei der entsprechenden Grunddisposition deutlich psychosomatisch mit einer erheblichen Asthmasymptomatik reagierte.

Gemeinsam mit der betreuenden Pädagogin, der Schulleitung und den Eltern erfolgte dann die längst überfällige schulärztliche Beratung: schulische Trennung der Zwillinge, autismusspezifische Therapie für Katrin inkl. Begleitung der Eltern und der Lehrerin (Eingliederungshilfeleistung), Anpassung des Anforderungsniveaus sowie Begleitung der Eltern in der Akzeptanz der doch ausgeprägten Behinderung.

Lisa wurde so „entlastet" und konnte sich danach erstmals neuen Freundinnen zuwenden und eigene Lernfortschritte erzielen. Die Asthmasymptomatik war deutlich rückläufig, und der Gesamtzustand des Mädchens stabilisierte sich in der Schule und darüber hinaus immer besser.

28

LITERATUR

Ellsäßer G, Basekow A (2017). School nurse – Modellprojekt in den Bundesländern Brandenburg und Hessen – Aktueller Stand der fachlichen Begleitung durch den KJGD in Brandenburg. Gesundheitswesen 79: 299–374.

Ellsäßer G, Langenbruch B, Horacek U (2015). Schulgesundheitsschwestern (SGS) in Deutschland. Kinderärztl Prax 86(6): 376–382.

Trost-Brinkhues G (2017). Die spezifischen Aufgaben des ÖGD / KJGD. In: Fegeler U, Jäger-Roman E, Rodens K (Hrsg.). Praxishandbuch der pädiatrischen Grundversorgung. München: Elsevier Urban & Fischer, S. 25–28.

Trost-Brinkhues G, Nacken C (2018). Das chronisch kranke Kind in Kindertagesstätte und Schule. Pädiatr Prax 90: 270–282.

Trost-Brinkhues G, Koch Th, Ellsäßer G (2016). Entwicklungsförderung sozial benachteiligter Kinder am Beispiel einer Region. In: Klauber J, Günster C, Gerste B, Robra BP, Schmacke N (Hrsg.). Versorgungs-Report 2015 / 2016. Schwerpunkt Kinder und Jugendliche. Stuttgart: Schattauer.

INTERNETQUELLEN

BMBF – Bundesministerium für Bildung und Forschung (2018). Berufsbildungsbericht; www.bmbf.de/upload_filestore/pub/Berufsbildungsbericht_2018.pdf (letzter Zugriff: 10.8.2020).

BMG – Bundesgesundheitsministerium (2017). Sachbericht zum Projekt: Versorgung psychisch kranker Kinder und Jugendlicher in Deutschland – Bestandsaufnahme und Bedarfsanalyse; www.bundesgesundheitsministerium.de/fileadmin/Dateien/3_Downloads/K/Kindergesundheit/Versorgung_psychisch_kranke_Kinder_u_Jugendliche_Abschlussbericht.pdf (letzter Zugriff: 10.8.2020).

BVÖGD – Bundesverband der Ärztinnen und Ärzte des Öffentlichen Gesundheitsdienstes e.V. (2018). Leitbild für einen modernen Öffentlichen Gesundheitsdienst (ÖGD) – Der ÖGD: Public Health vor Ort"; www.bvoegd.de/leitbild/ (letzter Zugriff: 10.8.2020).

Statistisches Bundesamt (Destatis) (2019). Statistisches Jahrbuch. Deutschland und Internationales 2019; www.destatis.de/DE/Themen/Querschnitt/Jahrbuch/statistisches-jahrbuch-2019-dl.pdf?__blob = publicationFile (letzter Zugriff: 10.8.2020).

Statistisches Bundesamt (Destatis) (2020). Schulen; www.destatis.de/DE/Themen/Gesellschaft-Umwelt/Bildung-

Forschung-Kultur/Schulen/Publikationen/_publikationen-schulen.html?nn = 209544#233808 (letzter Zugriff: 10.8.2020).

Statista (2020). Anzahl der Schulabgänger/-innen ohne Hauptschulabschluss in Deutschland im Abgangsjahr 2018 nach Bundesländern; https://de.statista.com/statistik/daten/studie/73748/umfrage/schulabgaenger-ohne-hauptschulabschluss-in-deutschland/ (letzter Zugriff: 10.8.2020).

WHO – World Health Organization Regional Office for Europe (2014). European framework for quality standards in school health services and competences for school health professionals; www.euro.who.int/__data/assets/pdf_file/0003/246981/European-framework-for-quality-standards-in-school-health-services-and-competences-for-school-health-professionals.pdf (letzter Zugriff: 10.8.2020).

WHO – Weltgesundheitsorganisation Regionalbüro für Europa (2015). Gesundheit 2020 – Bildung und Gesundheit durch frühe Entwicklung; www.euro.who.int/__data/assets/pdf_file/0005/324617/Health-2020-Education-and-health-through-early-development-ge.pdf?ua = 1 (letzter Zugriff: 10.8.2020).

WHO – Weltgesundheitsorganisation Regionalbüro für Europa (2020). „Gesundheit 2020" – das Rahmenkonzept der Europäischen Region für Gesundheit und Wohlbefinden; www.euro.who.int/de/health-topics/health-policy/health-2020-the-european-policy-for-health-and-well-being/about-health-2020 (letzter Zugriff: 10.8.2020).

KAPITEL 29

Stephan Heinrich Nolte

Transition ins Leben: Warum die pränatale Prävention zu kurz kommt

Fallbeispiel

Frau M. erwartet ihr erstes Kind. Für die Entbindung bleibt ihr nur die Universitätsklinik, ein Haus der Maximalversorgung, denn die geburtshilfliche Abteilung eines konfessionellen Trägers wurde kürzlich aus wirtschaftlichen Gründen geschlossen. Eine Geburtshaus- oder gar Hausgeburt kommt für sie nicht infrage.

Die Geburt selbst verläuft normal, nur am Ende muss eine Saugglocke angesetzt werden. Aber das Kind ist rosig, schreit, und die Mutter bekommt es auf den Bauch gelegt – alles ist gut (➤ Abb. 29.1). Plötzlich kommt die Schwester hereingestürmt und vermeldet, das Kind müsse sofort auf die Intensivstation, da der Verdacht auf eine Blutgruppenunverträglichkeit bestehe: Es drohe eine schwere Gelbsucht oder eine Blutarmut. Sie nimmt das Kind mit – für die Mutter der schlimmste Moment ihres Lebens.

Das Kind wird auf die Intensivstation verlegt – nicht, weil es intensivbedürftig ist, sondern weil, wie der Chefarzt betont, hier eine ständige ärztliche Präsenz gegeben sei. Außerdem liege das Kind nicht in einem Intensiv-, sondern in einem Überwachungsbett, das sich nun einmal auf der Intensivstation befinde. Das Kind liegt also dort, und es passiert gar nichts. Weder wird das Kind gelb noch blutarm. Das Einzige, was massiv gestört ist, ist die frühe Eltern-Kind-Interaktion. Nach ein paar Tagen wird das Neugeborene mit der Auflage entlassen, gleich am nächsten Tag beim Kinder- und Jugendarzt die (nicht vorhandene) Gelbsucht kontrollieren zu lassen.

So habe ich die Geschichte hautnah miterlebt, denn Frau M. kam, wie ärztlich angeordnet, nach der Entlassung mit dem völlig unauffälligen Neugeborenen in meine Praxis – noch ganz aufgelöst von dem Geschehen.

29.1 Was lief hier schief?

Neben einem nicht besonders einfühlsamen Verhalten des Pflegepersonals in einer so fragilen Situation wie dem sogenannten „Bonding“, der frühen Kontaktaufnahme von Eltern und Kind, wurde auf einen Laborwert völlig überreagiert: Die Blutuntersuchung bei Mutter und Kind hatte gezeigt, dass die kindlichen roten Blutzellen mit Antikörpern beladen waren, was zu einer Blutauflösung (Hämolyse) mit nachfolgender schwerer Gelbsucht führen kann, aber nicht muss. Man hätte das Kind problemlos bei der Mutter belassen können. Nicht einmal sofortige weitere Untersuchungen wären notwendig gewesen, denn eine beginnende Gelbsucht kann man ebenso sehen wie eine zunehmende schwere Blutarmut. Unmittelbare Konsequenzen hätten sich in gar keinem Fall ergeben. Wäre es dann am zweiten oder dritten Lebenstag zu Symptomen gekommen, wäre immer noch ein rechtzeitiges Eingreifen möglich und auch kein Überwachungsbett auf einer Intensivstation nötig gewesen. Im Übrigen hätte ich mir gewünscht, dass die Klinik das Kind bei mir avisiert hätte und ich nicht völlig unvorbereitet vor dieser Krankengeschichte gestanden hätte. Und ganz optimal wäre gewesen, wenn die Eltern mir bekannt gewesen wären, mich bereits vor der Geburt kontaktiert hätten. Dann hätte ich anrufen und die Verantwortung für die weitere Betreuung selbst übernehmen können.

Und hätte der die Schwangerschaft betreuende Gynäkologe, der die Antikörper schon während der Schwangerschaft untersucht hat, die Klinik und den Pädiater entsprechend informiert, hätte bereits im Vorfeld ein besonneneres Vorgehen besprochen werden können.

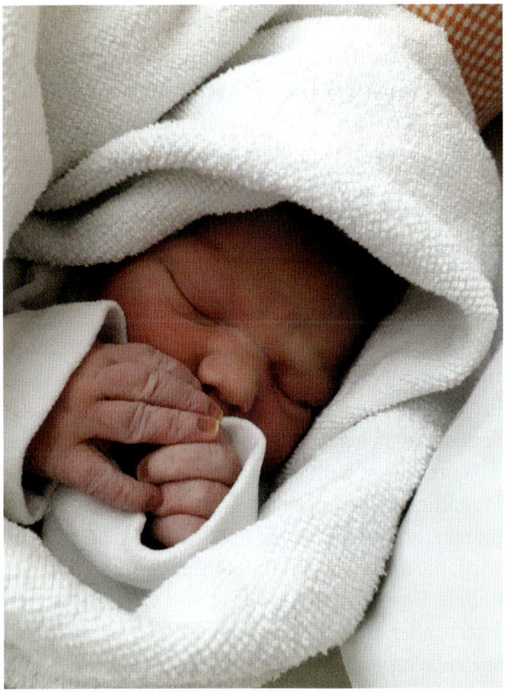

Abb. 29.1 Lena, ein gesundes Neugeborenes, soll nicht Opfer mangelhafter Koordinations- und Organisationsstrukturen werden. [P718]

29.2 Wie oft kommt das vor?

Leider ist diese Geschichte kein Einzelfall. Wieder und wieder habe ich örtlich und überörtlich darauf hingewiesen, dass hier eine massive Über- bzw. Fehlversorgung zu Lasten junger werdender Familien betrieben wird. Aber die Vorwürfe prallen an der Unnahbarkeit der Klinik mit Argumenten ab wie: „Sie wollen doch auch, dass ein präsenter Facharztstandard gewährleistet wird“ oder „Die peripheren Stationen sind nachts und an Wochenenden eben nicht entsprechend besetzt“. Viel wird in letzter Zeit über die Übertherapie am Lebensende berichtet und diskutiert, das Thema Übertherapie am Lebensanfang wird jedoch ausgeklammert.

Diese Art „Schwarzer-Peter“-Spiel ist in der Medizin weit verbreitet, ebenso eine „Das-Wochenende-droht“-Mentalität: Viele Entscheidungen werden unter diesen Gesichtspunkten gefällt – und nicht selten wird es auch offen ausgesprochen und sitzt nicht nur im Hinterkopf. Ein typisches Beispiel hierfür ist der „Freitagnachmittagskaiserschnitt“. Wenn eine Schwangere bei drohender Frühgeburt und Befürchtungen, dass der Geburtsfortschritt unaufhaltbar sein würde, im Kreißsaal lag und das Wochenende bevorstand, gab es die Tendenz, das „Problem“ noch schnell zu lösen und einen Kaiserschnitt vorzunehmen, ohne dabei zu berücksichtigen, dass der Schwarze Peter dann bei den Kinderärzten liegen würde, die übers Wochenende dann das vielleicht kritisch kranke Frühgeborene betreuen müssten.

Quantifizieren lässt sich dieses organisatorische Problem nicht. Unter dem Eindruck des Pflegenotstands, der ganz besonders die Wochenenden, Brücken- und Feiertage betrifft, ist eher von einer erheblichen Zunahme dieser Art von „Entscheidungshilfen“ auszugehen.

29.3 Stellenwert der Thematik in der Gesundheitsversorgung

Als ich Anfang der 1980er-Jahre als junger Assistent auf der Neugeborenen-Intensivstation tätig war, gehörte zu den Aufgaben auch der Abholdienst von Neugeborenen aus auswärtigen Entbindungsabteilungen. Die Regionalisierung war damals noch nicht so weit fortgeschritten, und der Gedanke an eine vorgeburtliche Verlegung im Mutterleib, also eine Verlegung der Schwangeren, kratzte noch zu sehr am Selbstbewusstsein der Geburtshelfer, als dass sie bereitwillig in Erwägung gezogen wurde. So kam es immer wieder zu eigentlich vermeidbaren neonatologischen Notfällen wie extremer Frühgeburtlichkeit außerhalb spezialisierter Zentren. So fuhr ich eines Tages als „Neugeborenen-Notarzt“ in eine 60 km entfernte Stadt, um mit dem Baby-Notarztwagen ein kritisch krankes Neugeborenes abzuholen. Als ich eben in den Kreißsaal eilen wollte, verwehrte mir der Chef der Abteilung den Zugang mit den Worten: „Noch nie hat ein Kinderarzt diese Schwelle überschritten.“ Wir mussten also warten, bis uns das Kind gnädigerweise herausgereicht wurde, und es dann im Transportinkubator erstversorgen.

Heutzutage sollte die Anwesenheit oder Rufbereitschaft eines erfahrenen Pädiaters bei einer „Risikogeburt“ die Regel sein, zumal in modernen Einrichtungen Kreißsaal und Neugeborenen-Intensivstation der kurzen Wege halber Tür an Tür geplant werden. Aber es können natürlich immer auch unvorhersehbare Situationen eintreten: Durch die „Regionalisierung der Geburtshilfe", wie das Aussterben geburtshilflicher Abteilungen euphemistisch genannt wird, wird das Netz ausgedünnt, und vor allem auf für die auf dem Land lebende Bevölkerung werden die Wege in die Geburtsklinik immer länger. Damit steigt die Wahrscheinlichkeit, dass geburtshilfliche Notfälle irgendwo in der Fläche auftreten, aber gleichzeitig ist der Umgang damit bei Notärzten und Rettungsdiensten immer weniger präsent. Über die Zunahme dadurch bedingter „außerklinischer Geburten" liegen keine Zahlen vor.

Das Thema **„Transition"** im Adoleszentenalter ist in der Kinder- und Jugendmedizin bereits angekommen. Darunter versteht man bislang jedoch lediglich den Übergang von Jugendlichen in die Erwachsenenmedizin, was besonders für schwere, zuvor vorwiegend in der Kinderheilkunde betreute Erkrankungen gilt. Hier wurde ein großer Nachholbedarf diagnostiziert und 2012 sogar eine „Gesellschaft für Transitionsmedizin" ins Leben gerufen. Ein strukturierter und reflektierter Übergang in eine erwachsenenorientierte Gesundheitsfürsorge soll Unterversorgung, aber auch Fehlversorgung, Ressourcenverschwendung und Wissensverlust durch Übergabeprobleme und mangelhafter Kooperation verhindern.

29

> Dass aber nicht nur am Ende der Kindheit, sondern auch am Lebensanfang eine Transition stattfinden muss, weil auch hier ein ebenso eklatantes Defizit besteht, ist bislang im Rahmen einer solchen „Transitionsmedizin" weder ausreichend bekannt noch konzeptionell aufbereitet.

29.4 Wo liegt das Problem, und was fehlt?

In den meisten **Kliniken** hat sich zwar in den vergangenen Jahrzehnten viel verändert: Geburtshelfer und Neonatologen reden miteinander. Da gibt es die großen und zumeist auch aufsehenerregenden Fälle (Kinder < 1.000 g), die fetalen, vorgeburtlich diagnostizierten Fehlbildungen, die dramatischen Anpassungsstörungen – all die Vorkommnisse, die eben den klinischen Alltag einer Neugeborenen-Intensivstation ausmachen. Hier wird sehr viel getan, und hier ist eine interdisziplinäre Zusammenarbeit selbstverständlich geworden. Es gibt vielleicht sogar pränatale gemeinsame Visiten und Einbeziehung der Kinderärzte in Entscheidungen, sodass in den Kliniken ein Übergang vom vor- zum nachgeburtlichen Dasein der Kinder, eine **prä- und / oder postnatale Transition**, gegeben ist. Dennoch gilt es auch hier noch vieles zu verbessern und sich immer wieder in Erinnerung zu rufen, vor allem in Richtung der Betreuung „draußen", im wirklichen Leben, ohne dass dabei Informationsverluste entstehen.

Ganz anders sieht es **im ambulanten Bereich** aus. Eigentlich sollte es selbstverständlich sein, dass ein pränatal erhobener Befund mit denjenigen besprochen wird, die anschließend die Konsequenzen zu tragen haben. Das ist in erster Linie das Kind mit seinen Eltern, aber es müssen auch diejenigen sein, die sich später fachspezifisch – wie in diesen Fällen zumeist der Pädiater – damit befassen sollen. Und da hakt es noch gewaltig. Das betrifft auf der einen Seite somatische (körperliche) Befunde, für die noch am ehesten gesorgt ist. Auf der anderen Seite – und häufig noch sehr viel gravierender – sind aber psychische oder soziale Konfliktsituationen, die ein frühzeitiges Erkennen und Eingreifen notwendig machen.

Bei den körperlichen Befunden sind z. B. Anomalien der Nieren und der ableitenden Harnwege zu nennen, die zu den häufigsten Auffälligkeiten bei der Ultraschalluntersuchung des Feten gehören. Meist handelt es sich um eine Erweiterung der Hohlraumsysteme der Niere: des Nierenbeckens und vielleicht auch der Kelche. Tatsächlich wurde ich als darauf spezialisierter Oberarzt der Klinik immer wieder mal dazu gebeten, wenn ein solcher Befund erhoben wurde, und war bei der Ultraschalldiagnostik anwesend. Das hat sich als außerordentlich hilfreich für Mutter und Kind erwiesen, weil ich in den allermeisten Fällen „deeskalierend" tätig werden konnte:

- Erstens sind einseitige Befunde niemals akut bedrohlich und machen auch keine vorzeitige Beendigung der Schwangerschaft notwendig, weil man ja zwei Nieren hat und im Notfall auch auf eine verzichten kann.
- Zweitens wird bei einseitigen Auffälligkeiten im Neugeborenenalter, also in den ersten 4 Wochen,

ohnehin nicht interveniert. Vielmehr wartet man ab, bis das Kind etwas älter ist. Selbst bei beidseitigen Anomalien muss man sehr sorgfältig abwägen, welches das höhere Risiko darstellt: die Frühgeburtlichkeit oder die Harntraktanomalie. Im schlimmsten Fall beides!

Das Vorgehen sollte vorgeburtlich einvernehmlich zwischen Pränataldiagnostikern, Geburtshelfern und Kinderärzten besprochen und festgehalten werden. Und zwar nicht nur mit den an der Klinik tätigen, sondern auch mit den später die ambulante Betreuung übernehmenden Kinder- und Jugendärzten. Sonst kommt die Gebärende plötzlich mit Wehen in den Kreißsaal, es bricht allseits Panik aus, weil das Kind ja „was mit den Nieren“ hat, und in der Folge wird überreagiert – und zwar nicht nur, was den Geburtsmodus, sondern auch, was die Versorgung des Kindes angeht, das dann vielleicht frühzeitig von der Mutter getrennt und weiteren Untersuchungen zugeführt wird. Mit diesen Untersuchungen kann man sich in der Regel Zeit lassen, und es gibt kaum Gründe, die wichtige Phase der Kontakt- und Beziehungsaufnahme der Eltern zu ihrem Kind deshalb zu stören.

Zwar gibt es zweifelsfrei neonatologische Notfälle, die eine sofortige Trennung von Mutter und Kind und weitere Interventionen notwendig machen, etwa Atemstörungen, kritische Herzfehler oder andere Fehlbildungen. Bei äußeren, vielleicht pränatal unerkannten Fehlbildungen wie Lippen-Kiefer-Gaumen-Spalten, Down-Syndrom oder anderen sichtbaren Auffälligkeiten ist es aber besonders wichtig, die primäre Kontaktaufnahme mit Vater und Mutter beizubehalten, weil hier tiefe Bindungswurzeln gelegt werden, die für die Akzeptanz der Besonderheiten des Kindes von großer Bedeutung sind.

Das Beispiel leitet über in den Bereich der **psychosozialen Fragen**, die den Alltag häufig weit stärker bestimmen als die körperlichen oder Laborbefunde. Das fängt mit dem Schwangerwerden an: auf der einen Seite der unerfüllte Kinderwunsch, auf der anderen Seite die ungewollte Schwangerschaft. Die einen tun alles dafür, um schwanger zu werden, andere bemühen sich gelegentlich erfolglos, nicht schwanger zu werden. Ob ein Kind ein Wunschkind oder ein ungewolltes Kind ist, hat zweifellos weitreichende Konsequenzen für sein Leben und seine psychische Gesundheit. Das ist ein sehr facettenreiches Thema, das nicht mit Pauschalaussagen belegt werden kann:

- Eine unerwünschte Schwangerschaft kann sehr wohl zu einer erfüllten Elternschaft führen; ja nicht selten sind die unverhofft schwanger gewordenen Frauen besonders glücklich durch die Wendung, die dieses Ereignis ihrem Leben gegeben hat, und es entsteht eine wunderbare Beziehung.
- Bei einer langen Kinderwunschbehandlung, die endlich erfolgreich ist, kann dagegen die Beziehung zum Kind schon durch die Belastungen und Interventionen massiv gestört sein, bevor es überhaupt auf der Welt ist.

Dies alles sind wichtige Fragen, mit denen Eltern sich auseinandersetzen müssen. Doch häufig fehlt ihnen dafür der Gesprächspartner. **Schwangerschaftsberatungsstellen** klagen sehr über die schlechte Zusammenarbeit mit den Frauenärzten; viel zu selten würden sie im Vorfeld zu erwartender Probleme – seien sie seelischer oder körperlicher Art – angesprochen. Eigentlich, so höre ich im Rahmen unseres interdisziplinären Qualitätszirkels immer wieder, werden sie nur kontaktiert, wenn es um die obligatorische Beratung vor Schwangerschaftsabbruch oder um materielle Unterstützung geht.

Möglicherweise hat dies mit dem Selbstverständnis von Frauenärzten zu tun. Sie sind Fachärzte, keine Hau- oder Familienärzte. Fachärzte gehen den Aufgaben ihres Faches nach, Hausärzte und die Pädiater sind dem hausärztlichen Versorgungsbereich zugeordnet und fühlen sich vielleicht eher angesprochen, den Patienten „ganzheitlich“ und in seinen Lebensbezügen zu sehen. Junge Frauen gehen aber nun einmal selten zum Hausarzt. Für sie ist die Frauenärztin die Ärztin für die ganze Frau, während sich die Gynäkologen aber nicht immer als berufen fühlen, sich mit der gesamten Lebenssituation der Schwangeren – mitunter auch aus Zeitgründen – auseinanderzusetzen. Da hier also vieles schief läuft, wird ein großes Potenzial für die Schwangere und später auch für das Kind schon frühzeitig verspielt.

29.5 Was muss sich ändern und was brauchen wir?

Leider ist die Kooperation der Hebammen sowohl mit den Frauen- als auch mit den Kinderärzten vielerorts sehr schlecht. Hier sind ein Abbau von Berührungsängsten und eine vertrauensvolle Zusammenarbeit dringend nötig. Was sind die Hemmschuhe?

- Die Gynäkologen fürchten die Konkurrenz in der Schwangerschaftsbetreuung und den häufig vermeintlich fehlenden medizinischen Blickwinkel, die Ablehnung der Technik und ihres sehr breiten Angebots an den in der Schwangerschaftsbetreuung verbreiteten individuellen Gesundheitsleistungen (IGeL). Sie sehen die Schwangerschaft zu sehr als Krankheit und Risiko und reden dementsprechend von Patientinnen, obwohl Schwangerschaft keine Krankheit ist.
- Ähnlich schlecht ist häufig das Verhältnis der Kinder- und Jugendärzte zur Hebammentätigkeit. Es wird Halbwissen und Verweigerungshaltung gegenüber notwendigen Maßnahmen unterstellt und so die notwendige und wichtige Zusammenarbeit häufig verhindert. Dabei wird oftmals vergessen, dass die aufsuchende Tätigkeit und die Beschäftigung mit den vielen Alltagswehwehchen gerade von den Familienhebammen in einer Weise erfüllt wird, wie Ärzte sie gar nicht mehr leisten können.

Dennoch ist es wichtig, den Kinderarzt direkt in die pränatale Betreuung einzubinden. Er ist es, der kompetent über die Maßnahmen beraten kann, die in den ersten Tagen und Wochen notwendig sind. Und das geht am besten in **einem vorgeburtlichen Beratungsgespräch,** wie ich es seit Jahren anbiete. In diesem Rahmen kann man wichtige Themen – angefangen beim Vorsorgeplan über Notdienst- und Praxisorganisation bis hin zum Neugeborenenscreening und alles, was dazu gehört – in Ruhe besprechen. Es ist ein großer Unterschied, ob ich Eltern mit ihrem 4 Wochen alten Neugeborenen zum ersten Mal zur U3 sehe – mit schreiendem Kind, voller Windel, spannender Brust und Aufregung durch die zermürbende Suche nach einem Parkplatz oder dem Praxiseingang und lauter fremden Menschen, von denen man nicht weiß, ob man sich anvertrauen kann oder ihnen ausgeliefert ist, oder ob wir uns bereits in ruhiger, entspannter Atmosphäre kennengelernt und beschnuppert, Informationen ausgetauscht und vieles bereits im Vorfeld besprochen haben.

> Nur ein nahes Vertrauensverhältnis kann auf die Dauer während der Weiterbetreuung in den oft sehr persönlichen Fragen, die sich im Umgang mit Kindern ergeben, zielführend sein.

Nach den Ergebnissen der Bindungsforschung ist die Bedeutung einer „sicheren Basis" für die Entwicklung psychischer Sicherheit von Kindern und als Voraussetzung für seelische Gesundheit inzwischen längst wissenschaftliches und pädagogisches Allgemeingut geworden. Bindungen als Gefüge psychischer Sicherheit sind für die emotionale Organisation des ganzen Lebens eminent wichtig. Dazu gehören verlässlich reagierende Bezugspersonen und ein feinfühliger Umgang mit Kindern. Diese frühen Erfahrungen, die mental später nicht mehr zugänglich sind, beeinflussen das weitere Leben.

Die sich daraus ergebenden Konsequenzen für weite Bereiche der Betreuung von Kindern von Geburt an lassen sich gar nicht in vollem Maß in die Alltagspraxis umsetzen, auch nicht von den Institutionen, die sich das Kindeswohl besonders auf die Fahnen geschrieben haben. Denn der Betreuungsschlüssel, den Kinder im ersten Jahr benötigen, ist „1 zu 1 plus Helfer". Hiervon waren und sind Betreuungseinrichtungen weit entfernt, ganz abgesehen davon, dass es nicht um irgendeine, sondern um *die* Bezugsperson geht. Andererseits muss man natürlich auch konstatieren, dass heute die Familienverhältnisse häufig keine Alternative zur doppelten Ausbildung / Berufstätigkeit zulassen und daher die gewünschte enge und besondere Bindung an die Eltern so auch nicht immer möglich ist.

29.6 Gibt es modellhafte Versorgungsansätze?

Im Rahmen des Aktionsprogramms „Frühe Hilfen für Eltern und Kinder und soziale Frühwarnsysteme" wurde 2007 durch das Bundesministerium für Familie, Senioren, Frauen und Jugend das **Nationale Zentrum Frühe Hilfen** (NZFH) eingerichtet. Getragen von der Bundeszentrale für gesundheitliche Aufklärung und dem deutschen Jugendinstitut, hat das NZFH den Auftrag, Unterstützungssysteme der Jugendhilfe und explizit auch des Gesundheitswesens für Eltern und Familien, die ein Kind erwarten, aufzubauen und weiterzuentwickeln. Die Aufgabenbereiche des NZFH wurden in mehreren Förderphasen erheblich ausgedehnt. Ausgangspunkt war nicht etwa eine veränderte

Sichtweise auf die Bedürfnisse von Säuglingen und Kleinkindern, wie sie die moderne Bindungsforschung herausgestellt hat. Vielmehr wurde nach spektakulären und medial breitgetretenen Fällen eklatanter Kindesvernachlässigung und -misshandlung und dem Versagen der Unterstützungssysteme das entwickelt, was heute **präventiver Kinderschutz** genannt wird.

Durch das 2012 verabschiedete **Gesetz zur Kooperation und Information im Kinderschutz** (KKG, Bundeskinderschutzgesetz) sollte die rechtliche Grundlage zur Unterstützung von Eltern in der Erziehung, aber auch das Erkennen von Risiken für die kindliche Entwicklung und einer Kindeswohlgefährdung geschaffen werden, um durch eine bessere und verbindliche Zusammenarbeit von Kinder- und Jugendhilfe sowie Gesundheitssystem Säuglinge und Kleinkinder aus besonders belasteten Familien vor Vernachlässigung und Misshandlung zu schützen. In der Folgezeit ist u. a. durch den Einsatz von Familienhebammen, durch verpflichtende Vorsorgen und andere Maßnahmen durchaus viel geschehen – aber nicht genug, und vieles ist auch in blindem Aktionismus untergegangen. Vor allem, und das muss immer wieder betont werden, wurde das Aktionsprogramm Frühe Hilfen nicht eigentlich zur Verbesserung einer fachübergreifenden Zusammenarbeit oder überhaupt zum gesünderen Aufwachsen von Kindern aufgelegt, sondern ausschließlich unter dem Aspekt des präventiven Kinderschutzes. Selbst hier zeigt sich, dass es an den Schnittstellen hapert: zwischen Jugendhilfe, pädagogischen Einrichtungen, Beratungsstellen, Gynäkologen und Pädiatern und auch zwischen den in der Klinik tätigen und den niedergelassenen Ärzten.

29.7 Wer ist in der Pflicht?

Wir erleben zudem einen demografischen Wandel: Die Mitte bricht weg. Es gibt sehr junge und recht alte Schwangere. Das Durchschnittsalter der Erstgebärenden hat sich in wenigen Jahren um über ein halbes Jahrzehnt verschoben. Sehr junge Mütter sind nicht gut erreichbar, fühlen sich in Schwangerschafts- und Geburtsvorbereitungskursen nicht gut aufgehoben und wollen nicht in die „etablierten" Angebote. Die Zuweisungswege zur Beratung erfolgen in der Regel durch Mundpropaganda, nicht über Ärzte. Lediglich das Vorhandensein um die finanziellen Mittel aus der Bundesstiftung Mutter und Kind und der Zugang dazu über die Beratungsstellen sind häufig bekannt. So steuert sich die Beratung, die dann nebenbei „mitgenommen" wird, vorwiegend über das Geld (Nolte 2020a).

> Hier sind alle Beteiligten in der Pflicht, die vorgeburtliche Zeit besser zu nutzen, nicht nur durch Planung von Hebamme und Geburtsort, sondern auch durch eine fest etablierte vorgeburtliche Beratung, sowohl aufsuchend als auch bei Beratungsstellen, aber auch beim künftigen Kinder- und Jugendarzt oder beim Familienarzt. Eine solche Beratung sollte entsprechend finanziert werden.

Doch wo muss künftig im Detail angesetzt werden? Und wer soll den Wirrwarr von Möglichkeiten und Zuständigkeiten lösen? Im Prinzip sollte das die Aufgabe von Netzwerkkoordinatoren sein.

29.7.1 Netzwerkeln

Das Nationale Zentrum Frühe Hilfen finanziert bundesweit **Netzwerkkoordinatoren**, denen der gesetzliche Auftrag für die Koordination erteilt wurde. Nach dem „Kompetenzprofil Netzwerk Koordinatorinnen Frühe Hilfen" wurden „Kernkompetenzen" definiert: Die Netzwerkkoordinatoren verstehen die Entwicklungen und Diskurse in den Frühen Hilfen und können diese ins Netzwerk einbringen, dort vertreten und an die konkreten Bedingungen vor Ort anpassen. Sie können als „Übersetzer" und „Brückenbauer" zwischen den Systemen, den Einrichtungen und den Fachkräften aktiv sein (Hoffmann et al. 2013).

Inwieweit dies auf dem Papier steht oder tatsächlich umgesetzt wird, dürfte vom örtlichen Engagement abhängen. Die organisatorische Verantwortung für die Netzwerkbildung sollte bei den Koordinatoren liegen, die jedoch nur begrenzte Möglichkeiten haben, lokale Strukturen zwischen Gesundheitswesen und Jugendhilfe zu durchschauen. Sie sind abhängig von der Kooperation der Frauenärzte, der Geburtshilfeeinrichtungen, der Hebammen, der Schwangerschaftsberatungsstellen, der Frühförderstellen, der Jugendhilfe, aber auch der nachbetreuenden Kinder- und Jugendärzte.

Im Sinne der Kinder und ihrer Familien muss eine interdisziplinäre Zusammenarbeit in festen Arbeitskreisen etabliert oder – wo bereits vorhanden – noch verbessert werden.

Derzeit stellt sich das System für mich als ein gewaltiger Wasserkopf im Sinne eines monströsen theoretischen Überbaus dar, von dem noch wenig bei denen ankommt, für die diese Angebote gedacht sind. Die mit großem Aufwand seitens der Kassenärztlichen Vereinigung und dem Sozialministeriums Hessens betriebene Schaffung interdisziplinärer Qualitätszirkel ist im Sande verlaufen. Im Rahmen des Aktionsprogramms geschaffene zusätzliche Stellen zur Netzwerkkoordination in Städten und Gemeinden gehen in den im öffentlichen Dienst üblichen bürokratischen Verwicklungen unter, sodass derzeit diese Bemühungen hauptsächlich von ehrenamtlichen Kräften in Vereinen und Organisationen getragen werden.

Mir ist im Verlauf von 12 Jahren Qualitätszirkelarbeit „Frühe Kindheit – Frühe Hilfen“ klar geworden: Wenn wir die Ärzte erfolgreich einbeziehen wollen, brauchen wir klare Ansprechpartner, an die wir verweisen können. Ärzte können und wollen sich nicht in einer akuten Beratungssituation durch Berge von Flyern der verschiedenen örtlichen Angebote wälzen, die dann oft schon nicht mehr aktuell sind.

Es muss Aufgabe der Netzwerkkoordinatoren sein, die örtlichen Angebote so aufzubereiten und präsent zu haben, dass mit einer einzigen Tischvorlage oder aktualisierten Website und einer einzigen kompetent besetzten örtlichen Rufnummer dem Bedarf Rechnung getragen wird.

29.7.2 Verpflichtende ärztliche Aufklärung beim Neugeborenenscreening

Ein formaler Einstieg in diese „pränatale Prävention“ ist seit 2018 durch die Notwendigkeit gegeben, ein ärztlich gegengezeichnetes Einverständnis zu die genetischen Untersuchungen einzuholen, die im Rahmen des Neugeborenenscreenings empfohlen werden (Screening auf Mukoviszidose). Das ist zwar auch nach der Geburt innerhalb der ersten 2 Tage möglich, schafft aber unnötigen Termindruck.

Besser ist es, diese Vorschrift nicht nur der um der Unterschrift willen zu erfüllen, sondern diesen Termin zu einem **vorgeburtlichen Gespräch** zu nutzen, das über die Aufklärung zu den früh zu erfassenden Krankheiten hinausgeht. Wenn die Kollegenschaft meint, dies nicht leisten oder abrechnen zu können, kann meine Antwort nur lauten, dass ein solches Gespräch später viel, viel Zeit einsparen kann. Leider ist im Honorierungssystem der Krankenkassen, die nur eine diagnose-, d. h. krankheitsbezogene Abrechnung zulässt, ein solches Gespräch nicht vorgesehen, wie überhaupt der Stellenwert der „Sprechenden Medizin“ allen anderen Einsichten und Beteuerungen zum Trotz immer weiter sinkt.

29.7.3 Pränatale Prävention: Kontaktaufnahme vor der Geburt

Da mit den Frauenärzten (vielleicht noch) nicht zu rechnen ist, kommt den **Hebammen** hier eine besondere Bedeutung zu. Sie sind es, die die Schwangere oft schon in ihren häuslichen Verhältnissen kennen und auf einer ganz anderen Ebene mit ihr und häufig auch den Partnern zu tun haben. Die Erweiterung der Hebammenfunktion auf eine Familienhebammentätigkeit ist ein sehr positiver Schritt in die richtige Richtung und wird zu Recht politisch gefördert. Allerdings macht vielerorts der sich abzeichnende Hebammenmangel manche erfolgreiche Bemühung in den vergangenen Jahren gleich wieder zunichte.

Hebammen, die Geburtsvorbereitung und Nachsorge anbieten, schlagen die Brücke zwischen prä- und postnataler Betreuung. Sie erleben die Alltagsrealität der werdenden und der jungen Familien. Sie gilt es zu stärken und in der Kooperation zwischen Gynäkologen und Pädiatern zu gleichwertigen Partnern zu machen, mit denen auf Augenhöhe kommuniziert wird. Es ist entmutigend mit ansehen zu müssen, welche Grabenkämpfe sich diese so notwendigen Kooperationspartner vielerorts liefern und sich an Kleinigkeiten ideologische Dispute entfachen, die im Gespräch häufig gut lösbar sind. Eine entsprechende Honorierung dieser interdisziplinären Kooperation, die in unserem Abrechnungssystem nicht vorgesehen ist, würde vielen Kollegen die Akzeptanz erleichtern.

Fallbeispiel

So müsste es laufen

Frau und Herr M. machen einen Termin zu einem Gespräch in meiner Praxis aus. Sie sind schon etwas älter und erwarten ihr erstes Kind. Im Rahmen der Pränataldiagnostik wurde festgestellt, dass das Kind ein Down-Syndrom (Trisomie 21) hat. Ein Schwangerschaftsabbruch kommt für sie nicht infrage. Nun suchen sie schon vor der Geburt den Kinderarzt auf, weil sie wissen wollen, wie das Leben mit einem Kind mit Down-Syndrom eigentlich ist, womit sie zu rechnen haben und wie ihr Kind weiter betreut werden kann. Sie sind von selbst auf diese Idee gekommen, niemand hat ihnen das geraten. Dabei ist es doch das Natürlichste auf der Welt, diejenige oder denjenigen aufzusuchen, die damit später maßgeblich zu tun haben werden.

Es wäre ein großer Unterschied gewesen, wenn sie mit dem Kind erst zur „U3", also der Untersuchung mit 4 Wochen, in die Sprechstunde gekommen wären – gänzlich unvorbereitet für die Praxis, die den entsprechend notwendigen Zeitrahmen gar nicht hätte einplanen können.

So konnte man sich in der Zeit vor der Geburt ohne hungrigen oder unruhigen Säugling in Ruhe gegenübersitzen und miteinander sprechen. In meiner 30-jährigen Praxiserfahrung ist das in dieser Form nur ein einziges Mal vorgekommen. Es wird Zeit, dass sich das ändert und präventive Beratung und Betreuung wirklich pränatal einsetzt, und zwar dann, wenn genug Zeit und Gelegenheit dafür da ist. Dazu bedarf es aber einer öffentlichen Wertschätzung dieses Anliegens, die bisher ausgeblieben ist!

LITERATUR

Hoffmann T, Mengel M, Sandner E (2013). Kompetenzprofil Netzwerkkoordinatorinnen und Netzwerkkoordinatoren Frühe Hilfen. Nationales Zentrum Frühe Hilfen (NZFH). Köln: BZgA.

Nolte SH (2007). Aspekte der „pränatalen Prävention": Vorsorge statt Nachlaufen. Kinder- und Jugendarzt 38(4): 216–217.

Nolte SH (2020a). „Späte" Mutterschaft: Eltern werden älter. Deutsche Hebammenzeitschrift 72(1): 20–24.

Nolte SH (2020b). Pränatale Prävention: Damit „frühe Hilfen" nicht zu „zu späten Hilfen" werden. Kinderärztl Prax 91(3): 10–13.

HINWEIS DES AUTORS:

Nach Fertigstellung des Manuskripts wurde am 1.4.2020 die „Beratung durch einen Facharzt für Kinder- und Jugendmedizin gemäß Anlage 1c II.2 der Mutterschafts-Richtlinien in Verbindung mit § 2a Absatz 1 Schwangerschaftskonfliktgesetz (SchKG)" zur Aufklärung und Beratung einer Schwangeren für einen hinzugezogenen Arzt mit „indikationsspezifischer Expertise für den Bereich der Diagnose gemäß § 2a Absatz 1 SchKG" in den Einheitlichen Bewertungsmaßstab (EBM) und damit in die Regelversorgung eingeführt.

Dieses Novum wurde kaum beachtet und wird vor allem nicht genutzt werden, weil nach dem Text der Pädiater für eine bestimmte Fragestellung (z. B. pränatal festgestellte Harntraktanomalie) aktiv hinzugezogen werden muss. Da sich dies bislang aus den erörterten Gründen noch nicht durchgesetzt hat, ist es für den ambulanten Bereich auch in Zukunft nicht zu erwarten. Die Pädiater werden weiterhin keine Möglichkeit haben, eine pränatale Vorstellung der werdenden Eltern abzurechnen, wenn diese von sich aus die Kinderärztin oder den Kinderarzt kennenlernen wollen.

KAPITEL

30

Ulrich Fegeler, Elke Jäger-Roman und Matthias Brockstedt

Nachhaltige Ungleichheit: Warum Kinder aus bildungsfernen Familien deutlich schlechtere Entwicklungschancen haben

Fallbeispiel

Was lief hier schief?

Maureen F. wurde im Alter von 20 Jahren in einer Berliner Geburtsklinik von einem Jungen (Benny) entbunden. Der Vater des Kindes ist ihren Angaben zufolge unbekannt.

Maureen hat keinen Grundschulabschluss und zwei Vorbereitungskurse für Lehrstellen als Einzelhandelskauffrau abgebrochen. Sie lebt von Transferbezügen (Hartz IV) in einer 1-Zimmer-Wohnung in einem sogenannten sozialen Brennpunkt. Zu ihrer Mutter hat sie kaum und zu ihrem leiblichen Vater keinen Kontakt.

Ihre Schwangerschaft hat sie erst im 5. Monat durch einen Urintest aus der Apotheke festgestellt, sodass der von ihr favorisierte Abbruch wegen der fortgeschrittenen Schwangerschaft nicht mehr möglich war.

Maureen suchte erst ab der Vorsorgeuntersuchung U3 (6. Lebenswoche) den nächsten erreichbaren Kinder- und Jugendarzt auf, der auch die folgenden Vorsorgeuntersuchungen und die anstehenden Impfungen durchführte. Bis einschließlich U5 (ca. 6 Monate) entwickelte sich das Kind normal, die Mutter-Kind-Interaktion war zugewandt und liebevoll. Als der Kinder- und Jugendarzt Maureen anlässlich der ersten Masern-Mumps-Röteln-Windpocken-Impfung in Bennys 10. Lebensmonat sah, fiel ihm auf, dass sie kaum mit dem Kind sprach, ihm dafür aber ständig ein Tablet mit animierten, spielenden bunten Bärchen vorhielt. Die Bärchen gaben ständig Piepslaute von sich, die nur mit Mühe als gepiepste Worte zu verstehen waren. Auf Nachfrage gab Maureen an, nicht ein einziges Kinderbuch zu besitzen und auch keine Kinderlieder zu singen. Sie sah in den von Kinderfachleuten produzierten bunten Bärchen vielmehr ein ebenso gutes Programm für Kinder, für das der Säugling zu Hause sogar einen eigenen Bildschirm habe. Sie selbst schaue dann die Vormittagssendungen im Fernsehen.

Der Kinder- und Jugendarzt riet Maureen, Kontakt mit dem nahegelegenen Familienzentrum aufzunehmen, da es dort viele Angebote für junge Mütter (Babykochkurse; Bilderbuchlesen) gebe und man Kontakte knüpfen könne. Maureen versprach, dort ganz sicher hinzugehen. Bei der U6 (12–13 Monate) gab sie auf pflichtgemäßes Nachfragen des Kinderarztes an, dass sie für den Besuch des Familienzentrums bisher noch keine Zeit gehabt habe. Ähnliche Angaben machte sie bei den folgenden Vorsorge- und Impfterminen, ohne dass sie weitere Anstrengungen unternommen hatte, Unterstützungsleistungen in Anspruch zu nehmen. Welche Potenziale sind hier verspielt worden?

30.1 Stellenwert der Thematik

Die erfolgreiche Förderung der intellektuellen und emotionalen Fähigkeiten eines jeden Kindes ist eine wesentliche Voraussetzung dafür, dass die in einer Gesellschaft vorhandenen Potenziale verfügbar werden. Wirtschaftsmodelle der Neuen Wachstumstheorie zeigen auf, dass der Bildungsstand der Bevölkerung eine entscheidende Variable für das Wirtschaftswachstum ist. Danach lassen sich bis zu

30 % des Wirtschaftswachstums mit dem Bildungsstand der Bevölkerung erklären (Bodenhöfer 1998).

Leider entsprechen solche grundlegenden Annahmen nicht der gesellschaftlichen Realität in Deutschland. Denn die ökonomische Marginalisierung eines Teils der Bevölkerung in die Armut, ihre Teilhabeentmutigung an der gesellschaftlichen Dynamik und ihr Einrichten in einer auf gesellschaftliche Zuwendung („Transferleistungen") basierten Lebens- und Entfaltungsenge ist eine über die Zeit eigentümlich stabile und unveränderte Realität. Die OECD (2018) stellt fest:

„Jedes dritte Kind [im OECD-Durchschnitt, Anm. der Autoren], dessen Vater Geringverdiener ist, wird ebenfalls Geringverdiener – in Deutschland sogar [Ergänzung durch die Autoren] 42 %. Bei den restlichen zwei Dritteln beschränken sich die Aufstiegsmöglichkeiten ***hauptsächlich lediglich auf die nächsthöhere Einkommensgruppe*** *[Hervorhebung durch die Autoren].*
[…]
In einem Zeitraum von vier Jahren schaffen es 60 Prozent der Menschen in der Einkommensgruppe der unteren 20 Prozent nicht, in eine höhere Einkommensgruppe zu gelangen. Gleichzeitig verbleiben 70 Prozent der Menschen in den oberen 20 Prozent in dieser Einkommensgruppe – in Deutschland ist dieser Anteil von 68 % in den 1990er Jahren auf nun 74 % gestiegen. In den Haushalten der Mittelschicht fiel jeder siebte, und in den Haushalten nah an den unteren 20 Prozent jeder fünfte in die unteren 20 Prozent."

In Deutschland gelten nach einer Analyse des 5. Reichtums- und Armutsberichts (BuMi Arbeit und Soziales 2017) knapp 16 % der Bevölkerung als arm. Der Anteil der in Armut lebenden Kinder und Jugendlichen bis 18 Jahren wird auf 21 % geschätzt. Betrachtet man die typischen Herkunftsmerkmale von Kindern, deren Familien Transferbezüge nach SGB II (= Hartz IV) erhalten, dominieren die Merkmale „niedriger Bildungshintergrund", „nur bei der Mutter aufgewachsen" und „Migrationshintergrund", sodass zusammenfassend gefolgert werden kann:

Kinder, die in Armut leben, kommen überwiegend aus bildungsfernen Single-Haushalten und haben häufig einen Migrationshintergrund.

Kinder und Jugendliche aus Familien mit prekären Lebenslagen sind häufiger krank, nehmen häufiger Schmerzmittel und andere Medikamente, haben einen deutlich schlechteren Zahnstatus, nehmen weniger an Vorsorgeuntersuchungen teil (insbesondere Kinder aus Migrantenfamilien), neigen häufiger zu riskantem Verhalten, ernähren sich ungesünder und sind häufiger übergewichtig (Lampert et al. 2010). Kinder und Jugendliche aus Familien mit niedrigem SES sind insgesamt unzufriedener mit ihrem Leben.

Hinzu kommt die häufig mit der Armut verbundene Bildungsferne der Familien. Es ist das unbestrittene Verdienst der KiGGS-Studie (RKI 2008), in einer für den deutschsprachigen Raum einmaligen anfänglichen Querschnitts- und bis heute fortgeschriebenen Längsschnittuntersuchung den negativen Einfluss von niedrigem familiärem SES7[1] auf die frühkindliche Entwicklung (Motorik, Kognition, Sprache, soziales Verhalten) dargestellt zu haben. Auf Grundlage der von 2003 bis 2006 durchgeführten Basiserhebung stellten Lampert et al. (2010) fest, dass Kinder aus Familien des untersten sozioökonomischen Quartils Kindern aus höheren Schichten in allen Belangen der psychointellektuellen Entwicklung bis zum Alter von 5–6 Jahren deutlich unterlegen waren. Auch bei psychischen Auffälligkeiten und Störungen des Sozialverhaltens fand sich die gleiche Schichtenabhängigkeit (Schlack et al. 2007): Die Rate der AD(H)S-Verdachtsfälle bei Kindern aus Familien mit niedrigem SES war fast dreimal höher war als bei Kindern aus Familien mit hohem SES.

Eine große Übersichtsstudie zu den Ergebnissen der Schuleingangsuntersuchung in Mühlheim a. d. Ruhr aus den Jahren 2009 bis 2013 belegt, dass Kinder aus Familien des unteren SES in den Bereichen

[1] Ein in gesellschaftsbezogenen Analysen häufig benutztes Werkzeug, das den Bildungs- und Einkommensstatus der Familien beschreibt, ist der sogenannte **sozioökonomische Status (SES)**. Er umfasst neben dem materiellen Einkommen/Vermögen den Bildungsgrad und einige Aspekte der kulturellen Teilhabe und ermöglicht eine **schichtenbezogene gesellschaftliche Positionierung** der untersuchten Personen oder Haushalte.

Deutschfähigkeit, Zahlen zählen, Visuomotorik[2] und Aufmerksamkeit / Konzentration mindestens doppelt so häufig Störungen aufwiesen wie Kinder aus Familien mit höherem SES. Auffällig in der NRW-Studie waren auch die gleichen sozioökonomischen Bezüge zur motorischen Körperkoordination wie auch zur Gewichtsentwicklung (Groos und Jehles 2015).

Die deutlich schlechtere Ausgangssituation von Kindern aus Familien mit niedrigem SES bereits zu Beginn der Schulzeit und die weiter anhaltenden schlechten familiären Bedingungen spiegeln sich in den späteren Schul-, Ausbildungs- und Beschäftigungskarrieren wider (Freitag und Schulz 2018). 43,3 % der Hauptschüler und 12,2 % der Gymnasialschüler hatten Eltern, die über einen Hauptschulabschluss verfügten. Umgekehrt hatten 7,1 % der Hauptschüler, aber 64,2 % der Gymnasialschüler Eltern, die über eine Fachhochschul- bzw. Hochschulreife verfügten.

30.2 Ursachenanalyse: Wo liegen die Probleme?

Als Ursache für diese schichtenabhängige disproportionale Verteilung der frühkindlichen Entwicklung liegen folgende Erkenntnisse vor:

- Die neuronale Verknüpfungsaktivität der Hirnzellen (Neurone) hat ihren Höhepunkt etwa in den ersten 3 Lebensjahren (Klatte 2007). Die präformierten Zentren mit ihren Neuronen erhalten hier die notwendige Vernetzung, wobei die Verknüpfungsintensität von der äußeren Beanspruchung des Hirns abhängt, sprich: Je mehr Input das Gehirn zu verarbeiten hat, desto umfassender werden die Zentren verknüpft. Die neuronale Verknüpfungsaktivität ist eine lebenslange Erscheinung, die ihre höchste Ausformung im frühen Kindesalter hat und ab der Adoleszenz abnimmt. **Hirnvolumetrische Messungen** haben gezeigt, dass es für z. B. Hirnregionen, die für **Sprache, Verhalten und komplexe kognitive Leistungen** verantwortlich sind, **nachweisbare Bezüge zum Einkommen (Armut)** und zum **Bildungshintergrund der Familie** gibt. Diese Hirnregionen zeigen eine Volumenzunahme mit Anstieg des familiären Bildungshintergrunds bzw. des familiären Einkommens bzw. eine Abnahme, je geringer das Einkommen und der familiäre Bildungshintergrund sind (Noble et al. 2015; McDermott et al. 2019).
- Ein wesentlicher Faktor für eine nicht ausreichende frühkindliche Entfaltung der angeborenen Entwicklungspotenziale scheint dabei die **Anregungsarmut** in der Lebenswelt des Kindes (Familie) zu sein. Sie ist ein dominierender Faktor in der mangelhaften Ausbildung kindlicher Grundfähigkeiten (Sprache, Kognition, Sozialverhalten) (Neumann 2006). Familiäre Anregungsarmut findet sich überwiegend in Familien der unteren sozioökonomischen Schicht (ca. 20 % der Bevölkerung). Eine frühkindliche Entwicklungsanregung hingegen hat einen lebenslangen Effekt (Belfield et al. 2006). Offenbar funktionieren auch einmal gute und ausreichend angelegte Hirnzentren dauerhaft.

Die wichtigste Benachteiligung für Kinder aus anregungsarmen Familien besteht also zusammenfassend darin, dass sie ihr genetisches Entwicklungspotenzial, insbesondere die allgemein kognitive und sprachliche Entwicklung, nicht ausreichend entwickeln können. Die daraus resultierenden Entwicklungsrückstände sind – im Gegensatz zu somatisch bedingten – **soziogene Entwicklungsstörungen.** Dies bedeutet für die Kinder bereits ab dem Eintritt in die Schule eine erhebliche Benachteiligung. Etwa jedes dritte Kind aus Familien des unteren SES-Bereichs verlässt die Schule ohne Schulabschluss.[3] Dies ist ein

[2] **Visuomotorische** Leistungen sind ein wesentlicher Aspekt der kognitiven Entwicklung von Kindern. Diese sind nur bei einer entsprechenden Auge-Hand-Koordination möglich. Visuomotorische Störungen werden häufig zum Schuleintritt festgestellt und führen meist zu Lernstörungen. Quelle (abgewandelt): https://de.wikipedia.org/wiki/Visuomotorik, Zugriff 30.10.2019.

[3] Der überwiegende Teil der Kinder, die keinen Schulabschluss erreichen, kommt aus Familien des unteren SES-Bereichs. Bei über 700.000 Geburten pro Jahr rechnen wir etwa 20 % dieser Kinder zum unteren SES-Bereich, mithin etwa 150.000 Kinder. Laut einer Caritas-Studie verlassen pro Jahr in Deutschland knapp 7 % der Kinder die Schule ohne Hauptschulabschluss (ca. 52.000), in Berlin sind es 11,7 %. Insgesamt sind dies überwiegend Kinder aus Familien des unteren SES-Bereichs. In Deutschland verlassen pro Jahr etwa 50.000–60.000 Kinder ohne Hauptschulabschluss die Schule. Dies bedeutet, dass etwa jedes dritte Kind aus Familien des unteren SES-Bereichs die Schule ohne Schulabschluss verlässt.

gewaltiger Berg an individueller und gesellschaftlich-sozialer Problematik, der Jahr für Jahr wächst.

30.3 Zustandsbeschreibung: Sozialräumliche Einrichtungen rund ums Kind am Beispiel Berlin

Will man den betroffenen Kindern eine gelingende Lebensperspektive geben, gilt es

- **schwierige familiäre Lebenslagen** und **ungünstige Entwicklungsbedingungen** des Kindes **so früh wie möglich zu erkennen** und
- die Auswirkungen entwicklungshemmender Lebensumstände so früh wie möglich durch eine **zusätzliche außerfamiliäre, verlässliche Entwicklungsanregung abzumildern** bzw. **zu kompensieren.**
- Dies setzt eine **Weiterempfehlung** der Familien, deren Bedarf im obigen Sinne früh erkannt wurde**, an entsprechende Hilfe- und Unterstützungseinrichtungen** in ihren sozialräumlichen Lebenswelten voraus.

Das **Erkennen** und **Weiterleiten an Angebote** sind also gesellschaftliche Schüsselaufgaben.

Aber wird diesen so einfachen Schlussfolgerungen in der Realität genügend nachgekommen?

Die aktuellen Versorgungsstrukturen wollen wir am Beispiel Berlin beantworten, da Berlin ein großstädtischer Ballungsraum ist mit einer über Jahrzehnte gewachsenen Infrastruktur an medizinischen, sozialen und bildungspädagogischen Angeboten für Schwangere / junge Familien und Kinderbetreuung.

Im Folgenden werden zunächst alle kommunalen oder in privater Trägerschaft getragenen Einrichtungen, die sich um die sozialen, medizinischen sowie bildungs- und versorgungsrelevanten Aspekte der frühen Kindheit kümmern, aufgezählt. Wir unterscheiden die sozialraumbezogene medizinische Versorgung von der Sozialversorgung und den frühkindlichen Bildungs-, Betreuungs- und Erziehungseinrichtungen.

30.3.1 Sozialversorgungssystem

Das Jugendamt

An vorderster Stelle steht als kommunale Einrichtung das Jugendamt (JA). Seine Aufgaben bestehen u. a. in der Förderung der Jugendarbeit und Jugendsozialarbeit, des Kinder- und Jugendschutzes, der allgemeinen, familiären Erziehung und in Angeboten für Eltern, die sie in besonderen Lebenssituationen beraten bzw. unterstützen sollen. Das JA organisiert den regionalen Sozialdienst, die Erziehungs- und Familienberatung und hält Hilfeangebote in der Schwangerschaft und für den Zeitbereich rund um die Geburt vor. Jugendämter beraten zu allen Fragen familiärer Probleme und der Kindererziehung (Erziehungs- und Familienberatungsstellen). Bei Kindeswohlgefährdung können Inobhutnahmen veranlasst werden. Die Angebotsqualität und -struktur der Jugendämter ist sehr unterschiedlich; sie variieren von Bundesland zu Bundesland, von Stadt zu Stadt und z. B. in Berlin von Bezirk zu Bezirk. In der Vorstellungs- und Erlebenswelt sozioökonomisch schwacher und bildungsferner Eltern stellt das JA – zumindest in Berlin – häufig eine potenzielle Bedrohung und nicht eine Hilfe dar („Kinder werden weggenommen").

Das Jugendamt hat – z. T. in Zusammenarbeit mit dem Gesundheitsamt – die Federführung über die Frühe(n) Hilfen.

Frühe Hilfen

2007 wurde durch das Bundesfamilienministerium das Nationale Zentrum Frühe Hilfen (NFZH) gegründet (BMFSFJ 2018). Der Beirat des NZFH verabschiedete am 2. April 2014 das „Leitbild Frühe Hilfen":

„Die Ziele für die Frühen Hilfen leiten sich von der Kinderrechtskonvention der Vereinten Nationen ab, wonach alle Kinder Rechte auf Schutz, Förderung und Teilhabe haben, „unabhängig von der Rasse, der Hautfarbe, dem Geschlecht, der Sprache, der Religion, der politischen oder sonstigen Anschauung, der nationalen, ethnischen oder sozialen Herkunft, des Vermögens, einer Behinderung, der Geburt oder des sonstigen Status des Kindes, seiner Eltern oder seines

30

Vormundes (Art. 2 Abs. 1 KRK). Frühe Hilfen haben innerhalb dieses Rahmens konkret das Ziel, förderliche Entwicklungsbedingungen für Säuglinge und Kleinkinder in ihren Familien zu schaffen und zu stärken, um ihnen von Anfang an ein möglichst gesundes und gewaltfreies Aufwachsen zu ermöglichen."

Die **„Frühen Hilfen"** (FH) setzen ihren **Fokus auf präventive Angebote für die Familien im Sinne der Primärprävention,** also darauf, Familien mit sozialem und erzieherischem Unterstützungsbedarf möglichst früh passende Unterstützungsangebote zu vermitteln. Dadurch soll negativen Entwicklungsverläufen vorgebeugt und das emotionale und körperliche Wohlergehen der Kinder geschützt werden. **Die Akzeptanz wird umso größer, je niederschwelliger, inklusiver und beteiligungsorientierter die Maßnahmen gestaltet sind** (Trost-Brinkhues 2017).

„Frühe Hilfen bilden lokale und regionale Unterstützungssysteme mit koordinierten Hilfsangeboten für Eltern und Kinder ab Beginn der Schwangerschaft und in den ersten Lebensjahren mit einem Schwerpunkt auf der Altersgruppe der 0- bis 3-Jährigen. Sie zielen darauf ab, Entwicklungsmöglichkeiten von Kindern und Eltern in Familie und Gesellschaft frühzeitig und nachhaltig zu verbessern. …" … (Definition beschlossen auf der 4. Sitzung des Wissenschaftlichen Beirats des NZFH 2009 in Berlin, www.fruehehilfen.de/grundlagen-und-fachthemen/grundlagen-der-fruehen-hilfen/fruehe-hilfen-begriffsbestimmung-und-leitbild/). Der **Netzwerkkoordinator** strukturiert und berät nachfragende Familien über passende Angebote.

Beispiele für Angebote der Frühen Hilfen:

- In allen Berliner Geburtskliniken arbeiten „**Babylotsen**". Sie sind klinikinterne Ansprechpartner für Mütter und Väter, wenn sich rund um die Geburt Anhaltspunkte für Belastungen ergeben.
- **Familienhebammen (FamHeb)** sind staatlich examinierte Hebammen mit einer Zusatzqualifikation, die bis zu 1 Jahr nach der Geburt des Kindes in Familien gehen. Sie beraten und unterstützen zur alltagspraktischen gesundheitlichen Versorgung des Kindes, stärken die Beziehungs- und Erziehungskompetenzen (Goldfeld et al. 2018) und helfen – bei entsprechender Antragstellung – bei sozialen und finanziellen Problemen.
- **Familien-Gesundheits- und -Kinderkrankenpflegerinnen (FGKiKP)** haben ähnliche Aufgaben, können aber bis zum 3. Geburtstag des Kindes eingesetzt werden. Sie richten aufgrund ihrer Ausbildung das Augenmerk stärker auf die Versorgung des Kindes und seine Entwicklung.

Niedrigschwelliger arbeiten zudem:

- **Ehrenamtliche Patienten,** die Familien mit Kleinkindern im Alltag unterstützen und entlasten, und die sogenannten
- **Stadtteilmütter,** ehemals arbeitslose Mütter nichtdeutscher Herkunft (vorwiegend türkisch und arabisch sprechend), die einen Arbeitsvertrag erhalten und eingewanderte und geflüchtete Familien mit ähnlichem kulturellem Hintergrund beraten, begleiten und unterstützen.
  Die Idee stammt aus dem Bezirk Neukölln; inzwischen gibt es ca. 100 Stadtteilmütter auch in anderen Quartiersmanagement-Gebieten.

Das **Problem** aller aufgeführten aufsuchenden Hilfen ist die begrenzte finanzielle und personelle Ausstattung.

- Für die Jahre 2013–2015 führt die Berliner Senatsverwaltung für Bildung, Jugend und Familie an, dass von insgesamt 190 FamHeb und FGKiKP insgesamt 937 Familien betreut wurden. Nicht aufgeführt wird, wer (FamHeb oder FGKiKP) die Familien wie häufig (wöchentlich?) und über welchen Zeitraum besucht hat. 50 % der erreichten Familien hatten einen niedrigen SES, weitere 30 % waren transferleistungsabhängig. Grundsätzlich werden alle Angebote mit Geh-Strukturen in erkennbar höherem Maße von Familien mit geringem Bildungsgrad in Anspruch genommen, Komm-Strukturen (s. u.) 2- bis 3-mal mehr von Familien mit mittlerem und hohem Bildungsgrad. Eine ähnlich sozioökonomisch assoziierte Inanspruchnahme von Hilfe- und Unterstützungangeboten zeigen auch bundesweite Statistiken.
- 2018 gab es 75 Familienhebammen (FaH) in Berlin, die aber nur in Teilzeit (im Durchschnitt ca. 10–20 Wochenstunden) als Familienhebamme arbeiten. Pro Woche stehen damit ca. 750–1.500 FaH-Wochenstunden zur Verfügung. Zum Vergleich: Für das Jahr 2017 wurden 587 Wochenstunden dokumentiert.
  Bundesweit gelten 10 % der Familien eines Geburtsjahrgangs als dringlich hilfe- und unterstützungsbedürftig, für Berlin = 4.300 Familien

in 2018. In der Annahme, dass für einen Familienbesuch durch die FaH 3 Stunden (inkl. An- und Abfahrt sowie Vor- und Nachbereitung) aufgewandt werden, könnten theoretisch 230–460 Familien pro Woche besucht werden. Da die Betreuungen zumindest über das ganze erste Jahr einmal wöchentlich stattfinden, gibt es für die verbleibenden 3.840–4.140 Familien keine FaH-Betreuung.

Die Organisation und das Angebot der FH sind von Bundesland zu Bundesland, von Stadt zu Stadt, von Landkreis zu Landkreis und von Bezirk zu Bezirk unterschiedlich. Auch sind die Unterstützungs- und Hilfeangebote nicht immer evidenzbasiert und z. T. nur für einen definierten Zeitraum finanziert. Die Zusammenarbeit von z. B. Kinder- und Jugendärzten (KJÄ) und den FH ist in den Bezirken und Ländern genauso unterschiedlich wie die Angebotslage und Struktur der FH. Über spezifische gemeinsame Fortbildungen von Kassenärztlicher Vereinigung / KJÄ und den FH-Koordinatoren (Tandemfortbildung) werden in einigen Bundesländer intensive Anstrengungen unternommen, die gegenseitige Wahrnehmung und Kooperation von KJÄ und FH zu verbessern.

Die FH werden **bundesweit** von der Bundesstiftung Frühe Hilfen mit 52 Mio. Euro jährlich finanziell unterstützt. Zum Vergleich: Allein der Berliner Bezirk Mitte wendet zur Finanzierung von Hilfe- und Unterstützungsangeboten pro Jahr etwa 60 Mio. Euro auf.

Müttercafés, Stadtteiltreffs u. a.

Diese Angebote gerade auch für junge Familien stellen ein buntes Bild an Kontaktmöglichkeiten und zum Erfahrungsaustausch dar. In Berlin sind sie ein wichtiger Bestandteil des sozialräumlichen Austauschs und ein wichtiger kultureller Ausdruck des Kiezlebens.

30.3.2 Bildungs-/Betreuungssystem

Einrichtungen des vorschulischen Bildungssystems sind in kommunaler, kirchlicher oder freier Trägerschaft, aber es finden sich auch andere große private Träger. Für die frühkindliche Bildung stehen in besonderem Maße nachfolgend beschriebene Angebote zur Verfügung.

Familienzentren (FaZ)

Familienzentren sind Komplexstrukturen, die nach dem Prinzip „Alles unter einem Dach" Einrichtungen der Jugendhilfe, des Bildungs- und des Gesundheitswesens beherbergen. Sinn ist es, sowohl Familien zu unterstützen als auch Kinder zu betreuen und für sie ein Ort der Anregung zu sein. Die Gleichzeitigkeit von familiären und frühkindlich-anregenden Hilfen geht von der Erkenntnis aus, dass der familiäre / mütterliche Einfluss auf das Kind um ein Vielfaches stärker ist als alle anderen Umgebungseinflüsse (Klocke 2015). Familie und Kind am gleichen Ort zu unterstützen bedeutet somit nicht ein Herausnehmen des Kindes aus dem Einflussbereich der Familie, sondern ihn in das Konzept der FaZ zu integrieren.

Kern solcher Institutionen sind mithin Kindertageseinrichtungen, die neben der allgemeinpädagogischen Erzieherkompetenz spezifische Kursangebote für Kinder und Familien organisieren. Unter dem gleichen Dach befinden sich Einrichtungen der sozialen Hilfesysteme, die hier niederschwellig (Müttercafés) den Familien mit ihren Angeboten entgegenkommen. Gleichzeitig können in Familienzentren Sprechstunden des Öffentlichen Gesundheitsdienstes (ÖGD) untergebracht sein (Kinder- und Jugendgesundheitsdienst, KJGD). Auf diese Weise sind kurze Dienst- bzw. Versorgungswege zwischen den Hilfeanbietern gewährleistet. Niedergelassene Kinder- und Jugendärzte können eng mit allen Einrichtungen des Familienzentrums kooperieren. All dies erfordert aber ein „komplexes neues Denken" für die Aufgabenstellung und Strukturierung der Hilfesysteme, insbesondere aber einen „Weg" von jeglicher professions- bzw. sektorzentristischer (Sozialwesen, Bildungswesen, Medizinsystem) Betrachtung der Lösungswege („keine Versäulung"). Typische Angebote von FaZ sind Schwangerentreffs, Elterntraining – Freude und Sicherheit mit meinem Kind, Starke Eltern von Anfang an – Stärkung der Elternkompetenzen, Krabbelgruppen, Elterntreffs, Babymassage, Frühförderung von Babys, Mutter-Kind-Sprachlerngruppen oder Eltern-Kind-Turnen.

In Berlin gibt es derzeit ca. 42 Familienzentren, die finanziell vom Senat für Bildung, Jugend und Familie getragen werden, und ca. weitere 100 FaZ in privater Trägerschaft. Nicht alle halten eine Vollausstattung im obigen Sinne vor.

Zu viele Mittelschichtsfamilien im Familienzentrum?

Ein Problem der Familienzentren ist, dass sich gerade Familien mit einem erhöhten sozialen und erzieherischen Unterstützungsbedarf zu wenig angesprochen bzw. aufgenommen fühlen. Dies ist eine Fehlentwicklung von im Kern idealen sozialräumlichen Hilfe- und Unterstützungsangeboten für Familie und Kind. An dieser Stelle muss intensiv darüber nachgedacht werden, mit welchen sozialpädagogischen Tools Mütter/Familien des unteren SES-Bereichs erreicht und langfristig angebunden werden können.

Krippen/Kitas des Sozialraums

Krippen und Kindertagesstätten (Kitas) realisieren einen nicht wegzudenkenden Teil der frühkindlichen außerfamiliären Versorgung und Entwicklungsanregung. Im März 2018 standen in Berlin ca. 2.560 Kindertageseinrichtungen für rund 174.000 genehmigte Plätze zur Verfügung. Doch nach wie vor besteht in Berlin ein nicht unerheblicher Mangel an Kitaplätzen (Schätzungen zufolge bis zu 5.000 fehlende Plätze). 11,5 % der vorhandenen Plätze sind in öffentlicher Trägerschaft, 88,4 % in freigemeinnütziger. Von diesen Plätzen konnten allerdings nur knapp 164.000 belegt werden. Als Gründe für die Differenz wurden Baumaßnahmen, Personalvakanzen, bestimmte pädagogische Profile und Gruppenzusammensetzungen, die eine „Vollnutzung der erlaubten Plätze nicht zulassen" genannt (Tagesspiegel 2019). Ein Kitaplatz wird beim Jugendamt beantragt und genehmigt. Die Genehmigung ermöglicht den kostenfreien Zugang zu einem Platz; es wird lediglich ein Essensbeitrag von 23 Euro monatlich erhoben. Rund 52.000 Kinder waren im Altersbereich 1–3 Jahre, die anderen Kinder betrafen die Kita und den Hort. Als Versorgungsschlüssel im Altersbereich ab 2 Jahren wird ab August 2019 eine Fachkraft-Kind-Relation von 1 Fachkraft auf 3,75 Kinder und bei den 2- bis 3-Jährigen von 1 : 4,75 angestrebt. Kinderkrippen und Kitas sind Einrichtungen, die soziogene Entwicklungsprobleme von Kindern früh erkennen und z. T. mit geeigneten Förderkonzepten behandeln können. Dies setzt allerdings eine andere als die heutige Kooperation mit z. B. dem Medizinsystem voraus.

Qualität

In einer bundesweiten Studie (Nationale Untersuchung zur Bildung, Betreuung und Erziehung in der frühen Kindheit, **NUBBEK;** Tietze et al. 2012) zur pädagogischen Prozessqualität, aber auch zur Qualität spezifischer Bildungsbereiche (Literalität, Mathematik, Naturwissenschaften und interkulturelles Lernen) befanden sich die U3-Kindertagesstätten im mittleren (Prozessqualität), bzgl. spezifischer Bildungs- (und Anregungs)bereiche lediglich im untersten Drittel der Qualitätsskalen. Diese Ergebnisse können natürlich nicht befriedigen. Andererseits wäre es fatal, den Kitas heute nicht eine fundamentale Rolle in der frühkindlichen Entwicklungsanregung zuzuschreiben: Legt man z. B. in Berlin mit seinem hohen Anteil an Kindern mit Migrationshintergrund bzw. aus Familien mit niedrigem SES die Daten der Schuleingangsuntersuchungen zugrunde, kann eine klare Beziehung der Sprachentwicklung und anderer Fähigkeiten zur Anzahl der in der Kita betreuten Jahre abgelesen werden.

30.3.3 Medizinsystem

Medizinischer Ansprechpartner für alle Fragen rund um die Entwicklung und Versorgung des Kindes, für die Behandlung ambulant behandelbarer Erkrankungen und vor allem für die Durchführung der Vorsorgeuntersuchungen und Impfungen sind in erster Linie die niedergelassenen Kinder- und Jugendärzte.

Niedergelassene Kinder- und Jugendärzte (KJÄ)

Die KJÄ sind zuständig für die Grundversorgung der Kinder und arbeiten häufig in Gemeinschaftseinrichtungen. Im Rahmen der Vorsorgeuntersuchungen wird neben der Beurteilung des Wachstums und der altersgemäßen körperlichen Entwicklung ein Fokus auf die Entwicklung von Motorik, Sprache, Kognition und das soziale Verhalten gelegt. Wenn auch Vorsorgeuntersuchungen überwiegend sekundärpräventiv (das möglichst frühe Erkennen einer Erkrankung/Störung) sind, spielen in den Vorsorgen des Neuen Gelben Heftes zunehmend primärpräventive (das Vorbeugen einer Krankheitsentwicklung) Anteile eine Rolle. Dazu zählen nun insbesondere bei Kindern aus bildungsfernen und sozioökonomisch benachteiligten Familien Beratungen zur Sprachentwicklung (s. dazu auch ➤ Box 30.1) oder zum Medienkonsum wie auch zu sozialräumlichen Kommunikations-, Hilfe und Unterstützungseinrichtungen (Müttercafés, Familienzentren, Frühe Hilfen etc.).

Box 30.1

Medikalisierung

Da Sprachentwicklungsstörungen unabhängig von ihrer sehr häufigen soziogenen Genese mit der Erstellung einer entsprechenden Diagnose zu einem medizinischen Problem werden (Pathologisierung), besteht in der Logik des Medizinsystems die entsprechende Problemlösung in der Gabe eines Medikaments (Medikalisierung), in diesem Falle eines Heilmittels (Logopädie). Andere kompetente außerfamiliäre Förder- / Anregungsinstitutionen, die kompensatorisch die familiären Defizite ausgleichen könnten, sind hingegen oft nicht bekannt. So resultiert der Griff zum Verordnungsblock, um wenigstens im Medizinsystem über die Sprachheiltherapie eine Stimulation zu versuchen.

Grundsätzlich wird durch diesen Mechanismus aber ein anregungspädagogisches Versäumnis zu seiner Lösung in das Medizinsystem alloziert. Es resultiert die **Medikalisierung eines soziogenen Störungsbildes**. An die Stelle der eigentlich notwendigen, den Tag des Kindes begleitenden sprachlichen Entwicklungsstimulation rückt die punktuelle Therapie. Unabhängig von den Inhalten der jeweiligen Therapien werden die Kinder für einen kurzen Zeitbereich der Woche (i. d. R. 1- bis 2 × 45 Minuten) gefördert / angeregt, die überwiegende Zeit der Woche (ca. 10.000 Minuten) passiert indes nichts. Dies ist ein wesentlicher Schwachpunkt des „medikalistischen" Ansatzes zur Behandlung soziogener Entwicklungsstörungen. Krankenkassen vermelden einheitlich, dass bei ca. 40 % der 5- bis 6-jährigen Jungen die „Diagnose" einer Sprachentwicklungsstörung gestellt wird (bei erwartbaren max. 8 % der Altersgruppe) und bei ca. 81 % von ihnen eine „Therapie" erfolgt. Eine Outcome-Untersuchung zu den Erfolgen der Therapie gibt es nicht.

Es wäre sicher sinnvoller, den SES-Hintergrund der Familie zu erkennen und das Kind in eine anregungskompetente Kita z. B. im Rahmen eines Familienzentrums zu schicken. Aber diese besonderen lokalen Bündnisse zwischen Erkenner (Arzt) und Förderer (z. B. kompetente Kita) gibt es auf der sozialräumlichen Ebene kaum. Es würde die **intersektorale Zusammenarbeit** der großen Hilfesysteme (Bildung, Soziales / Familie, Gesundheit) voraussetzen, die nur in wenigen kommunalen Pilotprojekten existiert. **Es gibt keine strukturelle Verpflichtung.**

Eine besondere Problematik besteht für Kinder aus Migrantenfamilien, in denen kein Deutsch gesprochen wird. Meist gehen solche Kinder in Kitas, in denen ein großer Teil der anderen Kinder das gleiche Problem hat. Dadurch lernen die Kinder schlechter Deutsch, weil sie nur mit den Erziehern muttersprachliches Deutsch sprechen, nicht aber mit den anderen Kindern.

Weitere medizinische Einrichtungen, die für die frühkindliche Lebensphase von Belang sind, werden nachfolgend beschrieben.

Sozialpädiatrische Zentren (SPZ)

Sozialpädiatrische Zentren sind pädiatrisch oder kinder- und jugendpsychiatrisch geleitete interdisziplinär arbeitende Spezialeinrichtungen zur Untersuchung und Behandlung von Kindern mit Entwicklungsstörungen wie auch von Kindern mit komplexen chronischen Krankheiten (überwiegend neuropädiatrische Erkrankungsbilder) bis ins Jugendalter. Trotz aller Interdisziplinarität sind SPZs eher medizinorientiert.

Gynäkologen, Geburtskliniken, Geburtshäuser

In der Regel werden Schwangerschaften durch Selbstteste (Urinteste) oder aber durch den Gynäkologen festgestellt. Die Schwangerschaftsbegleitung erfolgt meist beim Gynäkologen, gelegentlich auch in den Schwangerschaftsberatungssprechstunden der Klinik und durch niedergelassene Hebammen. Die soziale Begleitung der Schwangerschaft erfolgt in entsprechenden Sprechstunden der kommunalen Schwangerschaftsberatungsstellen. Alle diese Einrichtungen können bereits während der Schwangerschaft einen Hilfe- und Unterstützungsbedarf der Mutter / Familie feststellen und auch früh an z. B. die Frühen Hilfen („aufsuchende Elternhilfe") weiterleiten. In allen Berliner Geburtskliniken z. B. stehen seit 2019 „Babylotsen" (s. o.) als wichtige Soziallotsen für die Mutter / Familie zur Verfügung.

ÖGD (Kinder- und Jugendgesundheitsdienst, KJGD)

Dem KJGD obliegen die **Erstbesuche bei den Familien der Erstgeborenen.** Bei diesen Besuchen (Geh-Struktur) findet die wertschätzende „Begrüßung" des Kindes statt, daneben können spezifische Hilfebedarfe der Familien erkannt und Hilfen eingeleitet werden. Diese Erstbesuche sind ein wichtiger Bestandteil in der ganz frühen Erfassung eines psychosozialen Hilfebedarfs anregungsarmer Familien. Die sogenannte **Aufsuchende Elternhilfe** des KJGD kann bereits in der Schwangerschaft eingesetzt werden und arbeitet bis zum 5. Lebensmonat des Säuglings.

Eine weitere wichtige Aufgabe des KJGD ist die Durchführung der jährlichen **Einschulungsuntersuchungen.** Sie geben anhand verschiedener Items im Überblick den Entwicklungszustand Berliner Kinder im Alter von 5–6 Jahren wieder. Sie ist damit von großem Wert auch für die Beurteilung, inwieweit in den Jahren zuvor beschlossene, berlinweit eingesetzte zusätzliche Förderprogramme in den Kitas Effekte zeigen.

Schwangerschaftsberatungsstellen

In Berlin gibt es zahlreiche Schwangerschaftsberatungsstellen, die z. T. vom Gesundheitssenat, z. T. von freien Trägern (z. B. Caritas, AWO) getragen werden. Sie bieten neben der allgemeinen Schwangerenberatung (z. B. Mutterschutz und Mutterschaftsgeld, Elterngeld und Kindergeld, Leistungen für Alleinerziehende und Arbeitslose sowie Leistungen der Krankenkassen bei der Schwangerschaft und nach der Geburt) je nach Träger und Einrichtung auch Hilfen und Unterstützung bei psychologischen Problemen, Krisen und Beziehungskonflikten[4].

Frühfördereinrichtungen

Da diese außerhalb von Berlin von Bundesland zu Bundesland unterschiedlich eine wichtige Rolle spielen, seien sie auch an dieser Stelle erwähnt. Überwiegend bieten Frühförderstellen (z. T. auch aufsuchend) Konzepte zur Behandlung und Förderung behinderter Kinder im Bereich der Sonderpädagogik und der Pädiatrie an (Schlack 2009). Frühförderung ist also eine aus pädagogischen und medizinischen Anteilen bestehende „Komplexleistung". Es handelt um Sekundärprävention[5].

Heilmittelerbringer (Logopädie, Ergotherapie, Physiotherapie)

Sie handeln primär auf Überweisung. Insofern liegt ihr Einsatz im Ermessen des überweisenden Arztes und – wenn man es böse formuliert – in der mangelhaften ärztlichen Erkenntnis über die soziogenen Verursachungen vieler Störungsbilder.

30.4 Wer ist in der Pflicht? Greift die „perfekte" Mechanik?

In den Zeitabschnitten Schwangerschaft, Geburt, erste Lebenswochen sowie Säuglings- und Kleinkindzeit stehen unterschiedliche Möglichkeiten für die Erkennung eines mütterlichen / familiären Bedarfs und die Weiterleitung an die sozialräumliche Hilfe- und Unterstützungsstrukturen zur Verfügung. In ➤ Box 30.2 sind die Abläufe idealtypisch skizziert (*kursiv* = Einrichtungen oder Angebote).

Box 30.2

Ebenen zur Erkennung eines familiären Hilfe- und Unterstützungsbedarfs und idealtypischer Ablauf

Ebene 1: Schwangerschaft

Einrichtungen, die bereits in der Schwangerschaft eine Bedarfslage der werdenden Mutter / jungen Familie

---

[4] www.berlin.de/sen/gesundheit/themen/schwangerschaft-und-kindergesundheit/schwangerschaft-und-familienplanung/allgemeine-schwangerenberatung/

[5] Sekundärprävention: Eine Beeinträchtigung/Behinderung ist bereits eingetreten, eine Verschlimmerung soll verhindert bzw. eine kompensatorische Verbesserung erzielt werden.

feststellen und z. B. sehr früh an den Netzwerkkoordinator der Frühen Hilfen weiterleiten könnten, sind

- der **behandelnde Gynäkologe**
- die **bezirklichen Schwangerschaftsberatungsstellen**
- die **Hebammen**

Ebene 2: Zeitraum um die Geburt, Geburtsklinik

Bei der **Geburtsanmeldung in der Geburtsklinik** (oder Geburtshaus) und / oder auf der Wöchnerinnenstation sind Babylotsen die Ansprechpartner für Mütter und Väter. Wird ein Unterstützungsbedarf festgestellt, übernimmt ein

- → **erweiterter Babylotsendienst.** Zusätzlich kann über die
- → **Koordinatorin der FH** schon der Kontakt zur
- → **Familienhebamme** hergestellt werden.

Ein *Kinder- und Jugendarzt* aus der angeschlossenen Kinderklinik oder in Niederlassung führt während der ersten Lebenswoche die Vorsorgeuntersuchung U2 durch.

Ebene 3: Erste Lebenswochen

- Mitarbeiter des **ÖGD / KJGD** machen einen → **Hausbesuch bei allen Erstgeborenen** (Ersthausbesuch) des Bezirks. Sie begrüßen das Neugeborene und stellen den *wertschätzenden Kontakt* zur Mutter / Familie her (s. o.)
- Die **medizinische Hebamme** (regulär jeder jungen Mutter für 3 Monate zustehend) unterstützt die Mutter bei allen Fragen des Stillens, der Gebärmutterrückbildung und der Säuglingsversorgung und bei besonderer Begründung über das gesamte erste Lebensjahr. Aufgrund des Mangels an medizinischen Hebammen können derzeit nur etwa 70 % der Familien betreut werden.

Ebene 4: Ambulante Grundversorgung, Kinder- und Jugendärztin

- **Neugeborenes / Säugling (0–1 Jahr)**
  Der *Kinder- und Jugendarzt* (KJA) stellt aufgrund der **Sozialanamnese** bereits bei U2 (3. – 10. LT), U3 (4. – 5. Lebenswoche) oder U4 (3. – 4. Lebensmonat) einen besonderen sozialen oder evtl. versorgerischen (erzieherischen) Hilfebedarf der Mutter / Familie fest, falls dies noch nicht auf den anderen Ebenen geschehen ist.
- **Kleinkind (1–3 Jahre)**
  Der *KJA* erkennt eine **nicht altersentsprechende Entwicklung** (Sprache, Verhalten, Motorik, Kognition) des Kindes im Rahmen der Vorstellungen, meist aber im Rahmen der Vorsorgeuntersuchungen als **Folge einer ungenügenden familiären Entwicklungsanregung** des Kindes.
  → Mit Einverständnis der Mutter / Familie stellt der *KJA* Kontakt zum *Netzwerkkoordinator der FH* oder zu einer *sozialräumlichen Einrichtung* her, deren Förderangebote er kennt.

Zusammenfassend sollte auf allen vier Ebenen der Bedarf von Risikofamilien an Hilfe und Unterstützung durch die Handelnden erkannt werden. Aber passiert das tatsächlich in der Praxis?

Super Berlin?

Angesichts des immensen und noch deutlich breiteren als in der groben Übersichtsskizze dargestellten Unterstützungsangebots dürfte es eigentlich keine entsprechende junge Mutter / Familie geben, die nicht eine Fördermaßnahme mit der Folge einer verbesserten Entwicklungsanregung ihrer Kinder erhalten könnte.
Berlin wird durchaus eine hohe Qualität der frühen Erfassung familiärer Bedarfslagen und entsprechender Hilfe- und Unterstützungsangebote zuerkannt. Manche sprechen von einem Angebots-El-Dorado Berlin.

30.5 Wo liegt das Problem? Sand im Getriebe

Die dargestellte ineinandergreifende Konstruktion von den Abläufen des Erkennens eines familiären Hilfe- und Unterstützungsbedarfs bis hin zu den Einrichtungen, die die Angebote ausführen, hat erhebliche Schwachstellen.

1. Als möglicherweise *das* **Schlüsselproblem** stellt sich aufgrund vieler Erfahrungen heraus, dass **betroffene Mütter / Eltern häufig nicht in der Lage sind, den Weg zum weiterempfohlenen Frühe-Hilfen-Koordinator und auch von da zu den empfohlenen Angeboten oder sozialräumlichen Einrichtungen wie z. B. einem Familienzentrum zu finden.** Diese Familien haben ein

Problem mit Komm-Strukturen. Das Paradoxe an der Situation ist, dass diese Angebote finanziell und personell nicht ausreichend zur Verfügung stünden, wenn sie tatsächlich im erhofften Ausmaß angenommen würden.
2. Babylotsendienste sind zwar mittlerweile an allen Berliner Geburtskliniken eingerichtet, aber **den Weg – sofern er von den Babylotsen empfohlen wurde – zu den Frühen Hilfen müssen die jungen Mütter / Familien selbst organisieren.** Auch die Familienhebamme kommt nicht von selbst, sondern wird der jungen Mutter / Familie erst nach einem Kontakt mit dem FH-Koordinator zuteil.
3. Die Zahl **der zur Verfügung stehenden Familienhebammen** steht in einem geradezu **grotesken Missverhältnis** zum tatsächlichen Bedarf.
4. **Die wenigsten Gynäkologen erfragen einen evtl. Unterstützungsbedarf.** Von da aus erfolgen von dieser Seite auch kaum Weiterempfehlungen zu Einrichtungen wie den Frühen Hilfen oder Familienzentren.
5. **Kinder- und Jugendärzte:**
   - Die Eruierung eines Hilfe- und Unterstützungsbedarfs der Mutter / Familie ist bei KJÄ immer noch nicht selbstverständlich.
   - Der Blick auf die sozialräumlichen Fördermöglichkeiten (z. B. über die Einbindung des FH-Netzwerkkoordinators oder andere sozialräumliche Strukturen wie z. B. FaZ) eines soziogen entwicklungsauffälligen Kindes ist bei KJÄ nicht ausreichend entwickelt. Vorherrschend ist eine therapieorientierte Grundhaltung z. B. über die Verordnung sogenannter Heilmittel oder die Weiterleitung an ein SPZ (unerwünschte Medikalisierung eines sozialen Problems).
   - Die einzelnen Angebote der FH sind nur den wenigsten KJÄ bekannt. Hinzu kommt, dass solche Angebote inhaltlich von Region zu Region und von Stadt zu Stadt stark variieren und von höchst unterschiedlicher Qualität sind.
6. **Es fehlt an sozialräumlichen Strukturen** (z. B. Familienzentren; Kindertageseinrichtungen mit Sozialdienst etc.), die soziale und erzieherische Hilfen für die Mütter / Familien und eine Tagesversorgung für ihre Kinder vereinen, an die Mütter / Familien und Kinder niederschwellig angebunden werden können.
7. In Kindertageseinrichtungen fehlt ein Sozialdienst.
8. Nicht ausreichende statistische Erfassung der Ergebnisqualität:
   - Alle Bezirke führen Listen über Angebote der Frühen Hilfen und auch über die Zahl der Vermittlungen, nicht aber über die Zahl der betreuten Familien (einige Familien nehmen mehrere Angebote wahr).
   - Es gibt keine Statistik über die Dauer der Angebotswahrnehmungen. Im Kern können wir aus den vorhandenen Daten nicht ablesen, ob vornehmlich die Familien erreicht wurden, die zumindest nach ihrem sozioökonomischen Hintergrund eine besondere Bedarfssituation im Sinne einer ausreichenden Entwicklungsanregung ihrer Kinder haben. In einer fragebogengestützten Evaluation des Berliner Bezirks Mitte zur Wirksamkeit der Frühen Hilfen hatten 75,9 % der Antwortenden entweder einen Hochschulabschluss (55,3 %) oder befanden sich in (studentischer) Ausbildung (20,6 %), 12,4 % waren ohne Schul- bzw. Berufsabschluss, 11,6 % machten keine entsprechenden Angaben. Ohne auf die weiteren Auswertungsergebnisse einzugehen, zeigt allein die soziale Zusammensetzung der Befragten, dass hier eine gewisse Verzerrung vorliegt.
   - Auch gibt es in Berlin keine Statistiken, die aussagen, wie viel Prozent der Risikofamilien pro Geburtsjahr erkannt und weitergeleitet wurden.
   - Als einzige jahrgangsbezogene Querschnittsuntersuchung für den Entwicklungsstatus 5- bis 6-jähriger Kinder gilt die **Einschulungsuntersuchung** (ESU). Sie wird in Berlin seit Anfang des Millenniums jährlich standardisiert und validiert durch den KJGD durchgeführt und zeigt aufgrund der gleichen (allenfalls weiterentwickelten) Testbatterien eine gute Vergleichbarkeit der Ergebnisse über die Jahre.

     Ein Vergleich der Ergebnisse zur kognitiven und sprachlichen Entwicklung von 2017 mit 2013 ist ernüchternd (➤ Abb. 30.1), nachdem im Jahre 2012 die Frühen Hilfen in Berlin allbezirklich eingeführt worden waren:

30

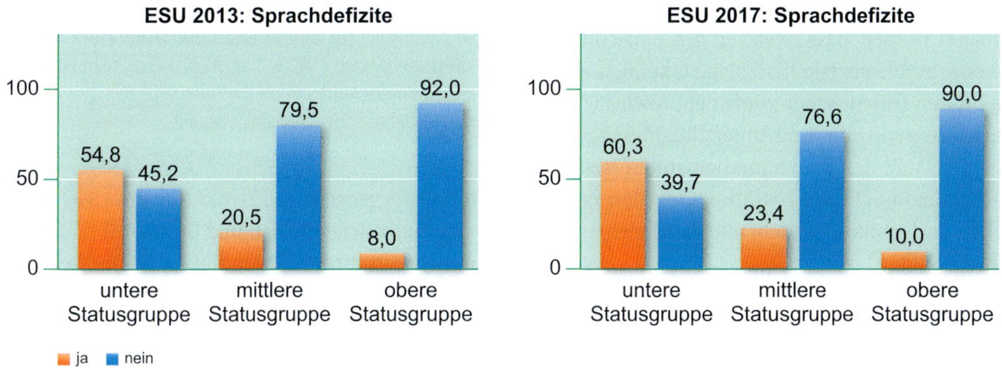

Abb. 30.1 Sprachentwicklung. Vergleich der Ergebnisse der Einschulungsuntersuchungen 2013 und 2017 [L231]

- 1 Jahr nach Einführung der Frühen Hilfen und 4 Jahre später ist zum Zeitpunkt des Schulbeginns keine Verbesserung der Entwicklungsparameter von Kindern aus dem unteren SES-Bereich erkennbar, sondern im Gegenteil eine leichte Verschlechterung.
- Eingeräumt sei, dass kleinräumige Entwicklungsverbesserungen in städtischen Bereichen mit einer hohen FH-Aktivität in einer Gesamtberlin betreffenden Statistik untergehen. Andererseits müsste auch in einer solchen großen Querschnittsstatistik ein Effekt erkennbar sein, wenn er über mehrere Bezirke hinweg durchschlagend wäre.

Trotz der unverkennbar großen Anstrengungen bei der Erkennung von Hilfe- und Unterstützungsbedarf junger Mütter kann in den vergangenen 4 Jahren keine Verbesserung des frühkindlichen Entwicklungsstands festgestellt werden. Wahrscheinlich werden viele junge Mütter / Familien in ihrer Bedarfslage erkannt, aber nur ein geringerer Teil von ihnen nimmt potenzielle Hilfe- und Unterstützungsangebote wahr. Der große Aufwand und das große Angebot an Hilfe, Unterstützung und Förderung zeigen keine Tendenz zur Verbesserung.
Das Angebots-El-Dorado Berlin bewirkt offenbar nicht viel. Oder aber das Viele ist im Kern zu wenig. Zu wenig an Richtigem!

Andererseits wäre die Situation für nicht abschätzbar viele Familien und ihre Kinder wahrscheinlich noch schlimmer, wenn es die vorhandenen Einrichtungen nicht gäbe.

30.6 Was muss sich ändern? Das fehlende Rädchen

Eine **Evaluationsstudie des „Brandenburger Netzwerk(es) Gesunde Kinder (NGK)"** zeigt, dass offenbar **mehr aufsuchende Betreuung** ein Weg sein könnte. Für die Altersgruppe von 0–3 Jahren wurde für alle Familien ein landesweit gefördertes niedrigschwelliges **Familienbegleitprogramm** aufgelegt. Standardisiert geschulte und supervidierte **Ehrenamtliche** gewährleisten eine am individuellen Bedarf orientierte Gesundheitsinformation. Gesundheitlich profitierten die im Netzwerk begleiteten Kinder: Sie waren vollständiger geimpft, nahmen häufiger an den U-Untersuchungen teil und **waren besser gefördert** (Ellsäßer et al. 2019).

Laut **Datenreport der Frühen Hilfen Ausgabe 2017** nahmen Familien in Armutslagen aufsuchende Hilfeangebote (Willkommensbesuch zu Hause; Familienhebamme; mehrmalige ehrenamtliche Besuche) in wenigstens gleichem, teilweise sogar deutlich höherem Maß in Anspruch als besser gestellte Familien (Salzmann et al. 2018). Auf der anderen Seite wurden Angebote, die ein Kommen zum Angebotserbringer erforderten, deutlich weniger angenommen.

Es besteht also bei Familien in Armutslagen eine größere Bereitschaft, aufsuchende Betreuungsangebote (Geh-Struktur) anzunehmen als selbst zu gehen (Komm-Struktur) oder allgemein: **Geh-Strukturen sind erfolgreicher als Komm-Strukturen.**

Vor dem Hintergrund dieser Erfahrungen muss gefolgert werden, dass zwischen den Einrichtungen, die eine psychosoziale Risikolage erkennen und an die Frühen Hilfen weiterempfehlen, sowie zwischen den konkreten Hilfe- und Unterstützungsangeboten einerseits und den Risikofamilien andererseits eine Zwischeneinrichtung installiert werden müsste, welche die Familien aufsucht und dabei mehrere Aufgaben erfüllt:

- Genaue Vor-Ort-Kenntnisnahme der Hilfe- und Unterstützungsnotwendigkeiten der Familie
- Genaue Vor-Ort-Kenntnisnahme der kindlichen „Anregungssituation“
- Beratung mit den Eltern über die vorhandene Angebotsvielfalt, Auswahl
- Kontaktschaffung z. B. mit den Frühen Hilfen, aber auch evtl. mit passenden anderen sozialräumlichen Einrichtungen (Krippe, Familienzentrum, Kita)
- Begleitung, wenn nötig, in die Einrichtungen
- Kontinuierliche Betreuung und Beratung der Familie und der sich möglicherweise verändernden Bedarfslage wenigstens über die ersten 3 Jahre; Ursacheneruierung, warum Angebote nicht dauerhaft wahrgenommen werden
- Übergänge Frühe Hilfen-KiTa begleiten

Eine solche **aufsuchende Sozialeinrichtung**, die eine Mischung aus kontinuierlicher Familienbegleitung und Sozialraumlotse darstellt, wäre wohl das „fehlende Rädchen" im System vom Erkennen eines Hilfebedarfs bis zur Inanspruchnahme eines Angebots, das die Familien auch wirklich an die Angebote brächte.

Diese Einrichtung muss **einfach adressierbar** sein („Telefonnummer") **für alle Ebenen der frühkindlichen Begleitung** (Ebene 1–4, ➤ Box 30.2) und sollte **in rückmeldendem Kontakt** stehen. Dies alles setzt selbstverständlich das Einverständnis der Familie voraus.

Mit den gegenwärtigen Strukturen des ÖGD (KJGD) wäre eine solche Einrichtung prinzipiell realisierbar, wenn sie in ihrer Notwendigkeit gesundheits- und bildungspolitisch wahrgenommen und entsprechend personell und finanziell ausgestattet würde. Die gegenwärtigen aufsuchenden Hilfen durch den KJGD wie Ersthausbesuch und aufsuchende Elternhilfe sind nicht ausreichend. Dringlich wäre die gesetzliche Verpflichtung, sich um die Angebotswahrnehmung der betroffenen Familien zu kümmern und sie zu realisieren. Dies hätte zwangsläufig die Installation eines aufsuchenden und begleitenden Dienstes zur Folge, und mit der damit verbundenen Aufgabe müssten die personellen und finanziellen Ressourcen folgen. Natürlich müsste in diesem Zusammenhang der Hausbesuch auch **allen** Neugeborenen zustehen und nicht nur den erstgeborenen Kindern. Für Bundesländer, deren Gesundheitsämter sehr viel weniger Aufgaben in der frühkindlichen Versorgung wahrnehmen, müssen alternative Wege gesucht werden, welche die o. g. grundsätzlichen Aufgaben wahrnehmen.

Eine solche Einrichtung ist nicht billig, aber allemal billiger als die Folgen einer schlechten frühkindlichen Entwicklung.

Einen zusammenfassenden Überblick über die sozialräumlichen Einrichtungen, ihre Funktion und Einordnung als Komm- bzw. Geh-Struktur gibt ➤ Abb. 30.2.

Fallbeispiel

So müsste es laufen

Eine Familienhebamme besucht die Mutter Maureen F. bereits während der Schwangerschaft, berät zur Vorbereitung der kleinen Wohnung auf das Kind, empfiehlt eine bestimmte Geburtsklinik und betreut die Mutter, das Neugeborene und später den Säugling weiter bis zum Ende des ersten Lebensjahres. Sie ist eine wichtige Hilfe insbesondere in den ersten Lebenswochen.

Bis zur U6 weist der Kinder- und Jugendarzt (KJA) von Benny zudem immer wieder darauf hin, doch noch weitere Unterstützungsleistungen in Anspruch zu nehmen. Als Maureen F. nun auch bei der U7 angibt, bisher „keine Gelegenheit“ gehabt zu haben, das nahe gelegene Familienzentrum zu besuchen, fragt der KJA, ob sie sich nicht doch in ihrer zunehmend prekären Situation einmal von einer „Sozialraumlotsin“ besuchen und beraten lassen wolle. Diese könne ihr noch einmal und sehr viel genauer die Angebote für Familie und Kind in ihrem Wohnbereich erläutern. Maureen F. willigt nun endlich ein und in Absprache mit ihr ruft der KJA eine Einrichtung des KJGD an, die aufsuchende Sozialraumberatungen anbietet, und vereinbart einen Termin.

Anlässlich der U7a berichtet die Mutter 1 Jahr später, dass sie „ihr" Familienzentrum zum ersten Mal in Begleitung der vermittelten Sozialraumlotsin besucht habe. Man habe ihr alle Angebote erklärt und sie zu einem Vorlesenachmittag für Kleinkinder eingeladen. Zum ersten Male habe sie gesehen, was für tolle Geschichten man mit Bilderbüchern erzählen und zeigen könne. In der Folgezeit habe sie auch andere Kurse (Kochen für Kleinkinder; Kinderliederkreis) besucht und gehe heute regelmäßig in das FaZ. Sie fühle sich mittlerweile dazugehörig, und die dort betriebene Kita habe ihr einen Kitaplatz zugesagt.

Der kleine Benny spielt bei der U7a intensiv mit einem kleinen roten Auto und setzt zwischendurch immer wieder das Holzkreuz, den Holzstern, das Holzviereck und den Holzkreis in die entsprechend geformten Höhlungen eines Kastens. Er sagt dazu die Worte „Kreuz", „Stern", „Viereck" und „Kreis". Während der gesamten Untersuchung hat die Mutter nicht ein einziges Mal das Handy hervorgeholt.

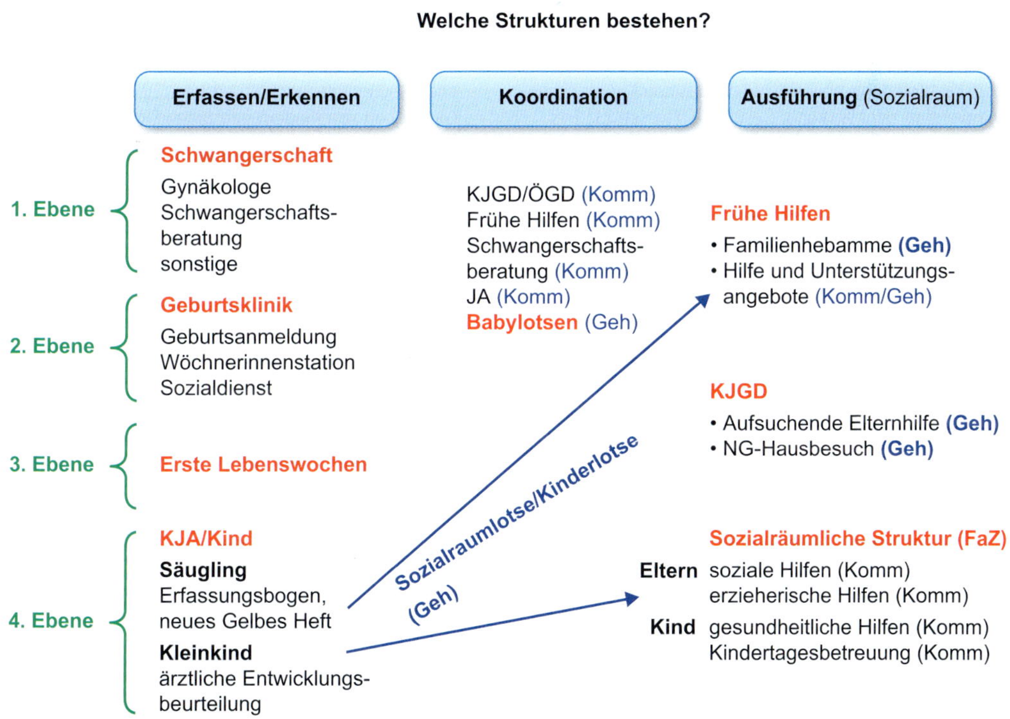

Abb. 30.2 Zwischengeschaltetes Lotsensystem zwischen Erkennungsebene (hier Kinder- und Jugendarzt) und sozialräumlicher Hilfe- und Unterstützungseinrichtung (Erläuterungen im Text) [L231]

LITERATUR

Belfield CR, Nores M, Barnett S, Schweinhart L (2006). The High / Scope Perry Preschool Program: cost-benefit analysis using data from the Age-40 Follow-up. J Hum Resourc 41(1): 162–190.

BMFSFJ – Bundesministerium für Familie, Senioren, Frauen und Jugend (2018). Bundesstiftung Frühe Hilfen; www.bmfsfj.de/bmfsfj/themen/kinder-und-jugend/kinder-und-jugendschutz/bundesstiftung-fruehe-hilfen/bundesstiftung-fruehe-hilfen/80722 (letzter Zugriff: 5.2.2020).

Bodenhöfer HJ (1998). Bildung und Wirtschaftswachstum – Alte und neue Ansätze. In: von Weizsäcker RK (Hrsg.). Bildung und Wirtschaftswachstum. Berlin: Duncker & Humblot, S. 11–47.

BuMi Arbeit und Soziales (2013). Lebenslagen in Deutschland. Der 4. Armuts- und Reichtumsbericht der Bundesrepublik Deutschland, BuMi Arbeit und Soziales, März 2013; www.bmas.de/SharedDocs/Downloads/DE/PDF-Publikationen-DinA4/a334-4-armuts-reichtums-bericht-2013.pdf %3F__blob %3DpublicationFile (letzter Zugriff: 5.2.2020).

Ellsäßer G, Karpinski H, Schmok A, Gladitz J, Hüseman D (2019). Brandenburger Netzwerk Gesunde Kinder: Frühe Prävention zeigt Wirkung. Gesundheitswesen 81: 1–8.

Freitag H-W, Schulz A (2018). Der sozioökonomische Status der Schülerinnen und Schüler. Datenreport der Bundeszentrale für politische Bildung; www.bpb.de/nachschlagen/datenreport-2018/bildung/277991/der-soziooekonomische-status-der-schuelerinnen-und-schueler (letzter Zugriff: 5.2.2020).

Goldfeld S, Price A, Smith C, Bruce T, Bryson H, Mensah F, et al. (2018). Nurse home visiting for families experiencing adversity: a randomized trial. Pediatrics Jan; 143(1). pii: e20181206.

Groos T, Jehles N (2015). Der Einfluss von Armut auf die Entwicklung von Kindern; Ergebnisse der Schuleingangsuntersuchung. 3. A. Gütersloh: Bertelsmann Stiftung; www.bertelsmann-stiftung.de/de/publikationen/publikation/did/der-einfluss-von-armut-auf-die-entwicklung-von-kindern/ (letzter Zugriff: 5.2.2020).

Klatte M (2007). Gehirnentwicklung und frühkindliches Lernen. In: Brokmann-Nooren C, Gereke I, Kiper H, Renneberg W (Hrsg.). Bildung und Lernen der Drei- bis Achtjährigen. Bad Heilbrunn: Verlag Julius Klinkhardt, S. 117–139.

Klocke A (2015). Welchen Einfluss hat die Familie auf die seelische Gesundheit von Kindern? In: Schwerpunktthema 2015: Seelische Gesundheit von Kindern und Jugendlichen. Köln: Berufsverband der Kinder- und Jugendärzte.

Krack-Roberg E, Krieger S, Sommer B, Weinmann J (2014). Familie, Lebenmsformen und Kinder. Auszug aus dem Darenreport 2013; www.wzb.eu/system/files/docs/ende/peu/datenreport2013_02_familie_lebensformen_und_kinder.pdf (letzter Zugriff: 21.4.2020).

Lampert T, Hagen C, Heizmann B (2010). Gesundheitliche Ungleichheit bei Kindern und Jugendlichen in Deutschland. Beiträge zur Gesundheitsberichterstattung des Bundes. Berlin: Robert Koch-Institut.

McDermott CL, Seidlitz J, Nadig A, Liu S, Clasen LS, Blumenthal JD, et al. (2019). Longitudinally Mapping childhood socioeconomic status associations with cortical and subcortical morphology. J Neurosci 39(8): 1365–1373.

Nationales Zentrum Frühe Hilfen (2014). Leitbild Frühe Hilfen. Beitrag des NZFH-Beirats; www.fruehehilfen.de/fileadmin/user_upload/fruehehilfen.de/pdf/Publikation_NZFH_Kompakt_Beirat_Leitbild_fuer_Fruehe_Hilfen.pdf (letzter Zugriff: 5.2.2020).

Neuman SB (2006). The knowledge gap: implications for early education. In: Dickinson DK, Neuman SB, (eds.). Handbook of Early Literacy Research. Vol. 2. New York: Guilford Press, pp. 29–40.

Noble KD, Houston SM, Brito N-H, Bartsch H, Kann E, Kuperman JM, et al. (2015). Family income, parental education and brain structure in children and adolescents. Nat Neurosci 18(5): 773–778.

OECD (2018). OECD-Länder müssen soziale Mobilität stärker fördern; www.oecd.org/berlin/presse/oecd-laender-muessen-soziale-mobilitaet-staerker-foerdern-15062018.htm (letzter Zugriff: 5.2.2020).

RKI – Robert Koch-Institut, Abteilung für Epidemiologie und Gesundheitsberichterstattung (2008). „Studie zur Gesundheit von Kindern und Jugendlichen in Deutschland" (KiGGS-Basiserhebung 2003-2006) im Auftrag des Bundesministeriums für Gesundheit und Soziale Sicherung, Bundesministerium für Bildung und Forschung.

Salzmann D, Lorenz S, Sann A, Fullerton B, Liel C, Schreier A, et al. (2018). Wie geht es Familien mit Kleinkindern in Deutschland? In: Nationales Zentrum Frühe Hilfen (NZFH), Forschungsverbund Deutsches Jugendinstitut (DJI) und TU Dortmund (Hrsg.). Datenreport Frühe Hilfen, Ausgabe 2017, Köln.

Schlack HG (2009). Kooperation in der Gesundheitsversorgung für Kinder und Jugendliche: 16.1.2 Frühförderstellen. In: Schlack HG, Thyen U, von Kries R (Hrsg.). Sozialpädiatrie – Gesundheitswissenschaft und pädiatrischer Alltag. Berlin, Heidelberg: Springer, S. 450–460.

Schlack R, Hölling H, Kurth B-M, Huss M (2007). Die Prävalenz der Aufmerksamkeitsdefizit- / Hyperaktivitätsstörung (ADHS) bei Kindern und Jugendlichen in Deutschland Bundesgesundheitsbl – Gesundheitsforsch – Gesundheitsschutz 50: 827–835.

Tagesspiegel (2018). So viele Kitaplätze fehlen im „Platzdelta" Berlin. Artikel vom 17.3.2018; www.tagesspiegel.de/berlin/erstmals-offizielle-zahlen-so-viele-kitaplaetze-fehlen-im-platzdelta-berlin/21082482.html (letzter Zugriff: 5.2.2020).

Tietze W, Becker-Stoll F, Bensel J, Eckhardt AG, Haug-Schnabel G, Kalicki B, et al. (Hrsg.). Nationale Untersuchung zur Bildung, Betreuung und Erziehung in der frühen Kindheit (NUBBEK), 2012, Forschungsbericht. Weimar / Berlin: verlag das netz.

Trost-Brinkhues G (2017). Frühe Hilfen. In: Fegeler U, Jäger-Roman E, Rodens K (Hrsg.). Praxishandbuch der pädiatrischen Grundversorgung. München: Elsevier Urban & Fischer, S. 492–500.

IV Krankheitsspezifische Fehlversorgung

KAPITEL

31

Olga A. Sawicki und Kateryna Karimova

Zu wenige gut abgestimmte Versorgungsformen: Vorbild Kardiologie-Vertrag Baden-Württemberg

Fallbeispiel

Fehlversorgung am Beispiel eines Herzpatienten in der Hausarztpraxis

Montagmorgen in der Hausarztpraxis. Herr H., fast 74 Jahre alt und übergewichtig, kommt wegen seit Wochen zunehmender Atemnot. In der letzten Nacht konnte er wegen der Luftknappheit und seines trockenen Hustens nicht mehr flach liegen. Er fühle sich schnell müde und seine Leistungsfähigkeit habe in letzter Zeit deutlich abgenommen. Auch könne er die 13 Stufen zu seiner Wohnung nur noch mit viel Mühe bezwingen. Außerdem seien seine Füße beidseits angeschwollen, und er habe an Gewicht zugenommen. In der Vorgeschichte ist ein Bluthochdruck bekannt. Vor etwa 7 Jahren seien ihm infolge eines Herzinfarkts drei Stents eingesetzt worden; seitdem habe er mit dem Rauchen aufgehört. Seine letzte kardiologische Kontrolle sei vor 3 Jahren erfolgt; einen Medikamentenplan nutze er nicht.

Im weiteren Verlauf wird eine akut dekompensierte Herzschwäche, medizinisch als Herzinsuffizienz bezeichnet, festgestellt. Eine ambulante Behandlung erscheint dem Hausarzt angesichts der erforderlichen diagnostischen Abklärung und differenzierten Therapie nicht sinnvoll. Herr H. wird ins Krankenhaus eingewiesen. Wäre dieser stationäre Aufenthalt vermeidbar gewesen?

31.1 Stellenwert in der Gesundheitsversorgung: Chronische Herzinsuffizienz in Deutschland

1,8 Mio. Menschen in Deutschland leiden an **Herzinsuffizienz** (Deutsche Herzstiftung 2018). Die Herzinsuffizienz ist der häufigste Grund für einen Krankenhausaufenthalt von mehr als 300.000 Menschen pro Jahr und gehört seit vielen Jahren zu den häufigsten Todesursachen (Statistisches Bundesamt 2019). Die Prävalenz nimmt mit dem Lebensalter deutlich zu und steigt jenseits der 7. Lebensdekade auf 10 % bei Männern und auf 8 % bei Frauen an. Bei jedem Zweiten entsteht die Herzinsuffizienz durch Bluthochdruck und zieht eine koronare Herzkrankheit (KHK) nach sich. Somit steigt das Risiko für einen Herzinfarkt, und in der Folge entwickelt sich die Herzinsuffizienz. Betroffene profitieren von regelmäßigen Kontrollen und einer sektorenübergreifenden Therapieplanung. Zudem besteht ein hohes Potenzial, den Krankheitsverlauf durch eine leitliniengerechte Therapie günstig zu beeinflussen und Klinikaufenthalte zu vermeiden.

Bedingt durch die demografische Alterung und verbesserte Überlebenschancen nimmt die Zahl chronisch und multimorbid erkrankter Patienten zu. Dies hat Folgen für die herkömmliche Versorgungsstruktur, die zudem einem anhaltenden Qualitäts- und Effizienzdruck ausgesetzt ist. Mit dem Gutachten des Sachverständigenrats zur Begutachtung der Entwicklung im Gesundheitswesen (Sachverständigenrat 2018) wird letztlich deutlich, dass das deutsche Gesundheitssystem diesen erkennbaren Anforderungen nicht gerecht wird.

31.2 Was läuft schief? Defizite bei den Schnittstellen in der kardiologischen Versorgung

In der Kardiologie ist das derzeit sektoral gegliederte System geprägt von heterogenen Verantwortlichkeiten und zunehmender Unübersichtlichkeit (Sachverständigenrat 2018). Es existieren nicht nur **Schnittstellen** zwischen dem ambulanten und stationären Versorgungsbereich, sondern auch innerhalb der ambulanten Ebene. Hausärztliche, fach- und spezialfachärztliche Angebote einschließlich der zahlreichen ambulanten Operationen durch Eingriffe mit dem Herzkatheter werden meist von unterschiedlichen Leistungsanbietern erbracht.

> Ärzte stehen folglich vor großen organisatorischen Herausforderungen. Sie arbeiten oft mit unvollständigen Informationen über bereits gelaufene Diagnostik oder medikamentöse Therapien ihrer Patienten, ohne sich ein ganzheitliches Bild vom Behandlungsverlauf verschaffen zu können (SVR 2018).

Zugleich haben Patienten oft Schwierigkeiten, sich im Gesundheitssystem zurechtzufinden. Zudem gilt in Deutschland die freie Arztwahl ohne Gatekeeping. Patienten haben einen fast uneingeschränkten Zugang zum fachärztlichen Bereich. Die Konsequenzen sind unterschiedlich: Viele Patienten suchen primär einen Facharzt auf, werden dann oft gleich von mehreren Fachärzten behandelt oder wechseln ihren Hausarzt, ohne dass eine durchgehende Steuerung und adäquate Koordination der Gesamtversorgung gewährleistet ist. Die Fragmentierung führt zu Diskontinuitäten, insbesondere bei der Versorgung chronisch Erkrankter. Zwar gibt es mit den Disease-Management-Programmen (DMP) strukturierte Behandlungsprogramme für Chroniker. Jedoch sind diese nur partiell fachübergreifend und beschränken sich auf einzelne Indikationsbereiche. Schnittstellenprobleme indikationsübergreifender Versorgung bleiben hierin ungelöst und das Potential einer strukturellen Defragmentierung unausgeschöpft.

31.3 Ursachenanalyse: Wo liegen die Probleme?

> Die **starke Versorgungsfragmentierung** kann sich nicht nur in Patientenunzufriedenheit äußern, sondern auch zu einer schlechteren Behandlungsqualität und schlimmstenfalls zu folgenreichen Fehlern führen.

Nach Angaben der Weltgesundheitsorganisation sterben wegen fehlerhafter Behandlungen jede Minute weltweit fünf Menschen (WHO 2019). 40 % der Patienten erleiden ihren Schaden im primären und ambulanten Bereich. Hier sind die häufigsten Fehlertypen Medikationsfehler, hauptsächlich in der Medikamentendosierung (Beyer et al. 2003). Allein diese erzeugen jährlich Kosten ca. 42 Mrd. US-Dollar (WHO 2019). Weiter kommt es durch unkoordinierte Behandlungsstrategien zu mehrfacher und weitgehend überflüssiger Erhebung von Daten oder sogar zu Informationsverlusten. Es resultieren Mehrfachverordnungen von Arzneimitteln sowie Doppeluntersuchungen. Doppeluntersuchungen sind dabei meistens fragwürdig und belasten zusätzlich den Patienten gesundheitlich. Zudem entstehen dadurch überflüssige Kosten für das Gesundheitssystem.

> Durch Verbesserung der Versorgungskontinuität ließe sich knapp ein Viertel der stationären Krankenhausfälle vermeiden (Leppin et al. 2014).

31.4 Was muss sich ändern? Neue Theoriemodelle mit hoher Praxisrelevanz

Schon 1992 stellte Barbara Starfield **die vier wesentlichen Säulen der Primärversorgung** auf:

1. Primärer Ansprechpartner
2. Langfristige Kontinuität der Arzt-Patient-Beziehung
3. Umfassende Versorgung
4. Koordination der Behandlung

In den USA wurde für die hausärztliche Versorgung das *Patient-Centered Medical Home* (PCMH) populär, das eine zentrale Rolle in den Debatten um Langzeitbegleitung und Versorgungskontinuität spielt (Epperly 2011). 2012 beschrieb dann Thomas Bodenheimer zehn Leistungskriterien einer Praxis, die zur Qualitätsverbesserung beitragen sollen (Bodenheimer et al. 2014). Im Laufe der Zeit wurde der Begriff der **integrierten Versorgung** geprägt, die eine fach- und sektorenübergreifende Versorgung ermöglichen sollte. In den USA entwickelte sich auf dieser Grundlage unter dem Stichwort *Accountable Care Organization* (ACO) das Modell weiter.

In Deutschland hat der Gesetzgeber in den vergangenen Jahren weitreichende Handlungsspielräume und Anreizsysteme geschaffen, um solche innovativen Versorgungskonzepte umzusetzen. Schließlich wurde das Zukunftskonzept einer **koordinierten Kooperation** mit dem Ziel einer stärkeren Verzahnung der bisher überwiegend autark agierenden Versorgungsebenen skizziert.

31.5 Wie muss eine gute Versorgung aussehen: von der Schnitt- zur Verbindungsstelle

2010 schlossen die Allgemeine Ortskrankenkasse (AOK) Baden-Württemberg und ihre Partner den bundesweit ersten Selektivvertrag für die fachärztliche Versorgung im Bereich der Kardiologie ab. Dieser Kardiologie-Vertrag wurde auf Basis eines zukunftsweisenden Modells der Primärversorgung – der **hausarztzentrierten Versorgung (HZV)** – entwickelt und richtet sich an Patienten, die einer fachärztlichen Behandlung bedürfen. Er baut systematisch in Ergänzung zur HZV die bekannten Versorgungsdefizite ab. Durch ein verbindliches Zusammenspiel zwischen Haus- und Facharzt wird eine möglichst optimale Integration beider Versorgungsebenen erreicht, also eine koordinierte Kooperation geschaffen. Leitlinienorientierte Diagnose- und Therapiepfade bilden derweil die inhaltliche Grundlage. Wesentliche Vertragsbestandteile umfassen die von Bodenheimer et al. (2014) beschriebenen Leistungskriterien einer guten Praxis, die in ➤ Box 31.1 wiedergegeben sind.

Box 31.1

Leistungskriterien einer guten Praxis (Bodenheimer et al. 2014)

- **Klare Visionen und konkrete Ziele:** Der Kardiologie-Vertrag wurde von der AOK zusammen mit Kardiologen und unter Einbindung von Hausärzten entwickelt.
- **Datenbasierte Prozesssteuerung mit dem Ziel der Verbesserung:** Die Kardiologen können zusammen mit den Hausärzten regelmäßig an datengestützten Pharmakotherapie-Qualitätszirkeln teilnehmen.
- **Definierte Zuständigkeit bzw. Ansprechpartner für Patienten:** Die Teilnahme an den DMPs wird sowohl von Hausärzten als auch Kardiologen unterstützt.
- **Teambasierte Betreuung:** Mitarbeiter werden zu Entlastungsassistenten in der Facharztpraxis qualifiziert und stellen eine umfassende Patientenbetreuung sicher.
- **Partnerschaft zwischen Patient und Betreuungsteam:** Patienten werden durch Selbstmanagementmaßnahmen unterstützt.
- **Populationsbasiertes Management:** Eine zielgenauere Leistungssteuerung sowie evidenzbasierte und transparente Pharmakotherapie werden mithilfe einer Software unterstützt.
- **Kontinuität der Betreuung:** Gute Kommunikation und Information zwischen Hausärzten und Kardiologen sind für die Zusammenarbeit wichtig und werden durch systematische Informations- und Kommunikationsstrukturen erleichtert. Der Hausarzt als Lotse koordiniert den Zugang zur medizinischen Fachversorgung. Der Kardiologe teilt die Befunde dem Hausarzt innerhalb von drei Tagen mit. Therapiemaßnahmen werden miteinander abgestimmt und somit Versorgungsbrüche über den gesamten Krankheitsverlauf hinweg verhindert.
- **Zugang zur Betreuung:** Die teilnehmenden Kardiologen erbringen Qualitätsnachweise, beispielweise mindestens 100 Echokardiographien pro Quartal. Auch ist die Praxis ausreichend ausgestattet. Die eingeschriebenen Patienten profitieren derweil von einer schnellen Terminvergabe innerhalb von zwei Wochen nach Anmeldung beim Kardiologen und in dringenden Fällen von kurzfristigen Terminen am selben Tag.

- **Umfassende und koordinierte Betreuung:** Mehr Beratungszeit insbesondere für chronisch Kranke ermöglicht eine umfassende und ganzheitliche Versorgung der Patienten. Alle an der Behandlung beteiligten Ärzte sind engmaschig vernetzt und nehmen regelmäßig an Fortbildungen teil.
- **Zukunftsfähige Betreuung:** Die Einschreibung für Hausärzte, Kardiologen und Patienten basiert auf Freiwilligkeit. Da der Facharztvertrag eine Ergänzung zur HZV darstellt, ist für Patienten vor Einschreibung die HZV-Teilnahme Voraussetzung.

31.6 Modellhafte Versorgungsansätze: Der Herzpatient im Facharztvertrag

Mitte 2019 nahmen 216 Kardiologen an dem Vertrag teil. Von den 1,65 Mio. HZV-Teilnehmern der AOK Baden-Württemberg sind 42,9 % gleichzeitig im Facharztvertrag eingeschrieben. Erste wissenschaftliche Auswertungen zeigen eine deutlich verbesserte Versorgungssteuerung und -qualität zugunsten des Kardiologie-Vertrags im direkten Vergleich zur herkömmlichen Versorgung.

Es wurden Daten von über 22.000 herzinsuffizienten Patienten für die Jahre 2015 und 2016 untersucht. Davon waren 13.404 Patienten im Kardiologie-Vertrag eingeschrieben. Diese wurden mit 8.776 Patienten verglichen, die im Rahmen der Regelversorgung einen Kardiologen in Anspruch nahmen. Primäre Zielkriterien waren: leitliniengerechte Verordnung der medikamentösen Basistherapie, Grippeimpfungen, Krankenhausaufnahmerate und stationäre Verweildauer. Die Adjustierung für verschiedene Einflussfaktoren erfolgte mittels multipler Regressionsmodelle.

Die Inanspruchnahme von Kardiologen bei Patienten mit Herzinsuffizienz fand dabei im Kardiologie-Vertrag signifikant gezielter statt. Die Überweisungsquote lag bei 99,1 % im Gegensatz zu lediglich zwei Dritteln in der herkömmlichen Versorgung. Dies lässt sich wahrscheinlich auf die verbindliche Versorgungssteuerung zurückführen. Zudem traten weniger Krankenhauseinweisungen auf, und die durchschnittliche Verweildauer war kürzer. Der Modellhochrechnung nach konnten im Kardiologie-Vertrag 1.068 Krankenhausaufenthalte bei herzinsuffizienten Patienten vermieden werden (➤ Abb. 31.1, ➤ Abb. 31.2).

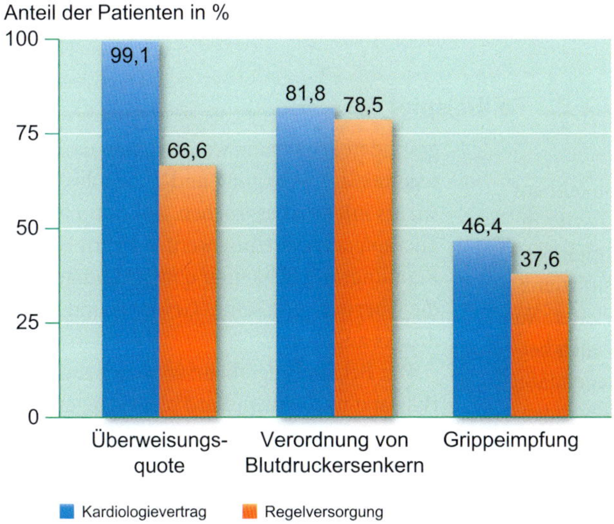

Abb. 31.1 Inanspruchnahme und Versorgungsqualität bei Patienten mit Herzinsuffizienz: Wissenschaftliche Auswertungen für die Jahre 2015 und 2016 zeigen nach Adjustierung für verschiedene Einflussfaktoren einen signifikanten Vorteil für herzinsuffiziente Patienten im Kardiologie-Vertrag bzgl. unterschiedlicher Qualitätsindikatoren. [T1085]

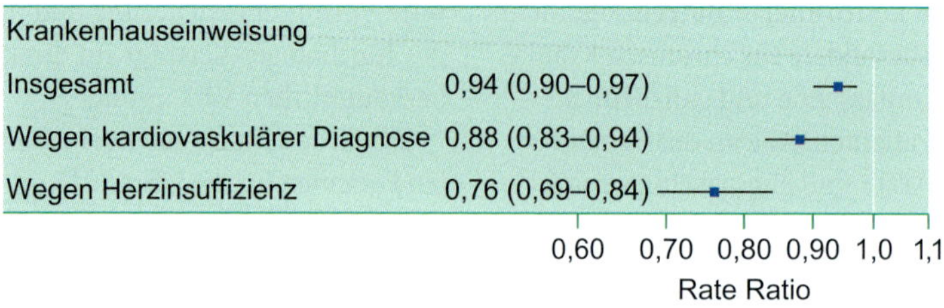

Abb. 31.2 Krankenhauseinweisungen bei Patienten mit Herzinsuffizienz: Wissenschaftliche Auswertungen für die Jahre 2015 und 2016 zeigen deutliche Vorteile zugunsten des Kardiologie-Vertrags hinsichtlich der Krankenhauseinweisungen bei herzinsuffizienten Patienten. Dargestellt sind die adjustierten Rate Ratios (Ratenverhältnisse) mit den jeweiligen 95 %-Konfidenzintervallen. [T1085]

Auch bei den Grippeimpfungen und der Verschreibung von Blutdrucksenkern wurde häufiger leitliniengerecht vorgegangen als in der Regelversorgung.

Während vergleichbar gute Ergebnisse für Patienten mit KHK zu verzeichnen waren, sind Rückschlüsse auf Basis von Routinedaten trotz der Kontrolle potenzieller Störfaktoren nur mit Einschränkungen möglich. Auch kann eine Verzerrung der Resultate durch Selektionseffekte (Selektionsbias) nicht ausgeschlossen werden. Weitere Studien sind erforderlich, um einen Einblick in die zugrunde liegenden Mechanismen zu geben und kausale Zuordnungen zwischen Komponenten des Facharztvertrags und deren Auswirkungen im Kontext gesundheitlicher Versorgung zu postulieren.

Es gibt nur wenige alternative Versorgungsmodelle und -formen im internationalen Diskurs, die insbesondere die interdisziplinäre Zusammenarbeit von Haus- und Fachärzten zu optimieren versuchen. PCMH und ACO kommen als innovative Versorgungsmodelle dem Konzept der HZV mit dem Facharztvertrag nahe. Beide Modelle stärken die hausärztliche Versorgung, während niedergelassene Kardiologen nicht gut einbezogen werden (Farmer et al. 2018). Übersichtsarbeiten zum ACO stimmen weitgehend mit den Auswertungen des Kardiologie-Vertrags überein und zeigen Vorteile der koordinierten Kooperation auf, mit insgesamt verbesserter Versorgungsqualität, geringerer Morbidität und Mortalität sowie einer höheren Patientenzufriedenheit (Falces et al. 2011; Shetty et al. 2019).

Schlussfolgernd kommt dem baden-württembergischen AOK-Facharztvertrag in der kardiologischen Patientenversorgung eine Pionierfunktion zu.

Fallbeispiel

So müsste es laufen

Nach seiner Entlassung aus dem Krankenhaus schreibt Herr H. sich als AOK-Versicherter in den Facharztvertrag ein. Die medikamentöse Therapie seiner chronischen Herzinsuffizienz wurde bereits im Krankenhaus eingeleitet. Nun sind sowohl bei seinem Hausarzt als auch bei einem teilnehmenden Kardiologen regelmäßige Nachkontrollen geplant. Am darauffolgenden Nachmittag bekommt er einen Termin beim Kardiologen. Dieser erläutert ihm eingehend den Befund und das weitere Prozedere. Neben einer gesunden Ernährung werden auch die Themen regelmäßige Bewegung und Abbau des Übergewichts intensiv besprochen. Zur optimalen Therapieunterstützung werden Herrn H. weitere Beratungsmöglichkeiten und Schulungen sowie die Überwachung seines Gewichts und Blutdrucks angeboten.

Der Behandlungsablauf wird zwischen seinem Hausarzt und seinem Kardiologen abgestimmt. So werden Zeit- und Informationsverluste minimiert. Während der Hausarzt das Herz von Herrn H. regelmäßig kontrolliert, unterstützt ihn die

„Versorgungsassistentin in der Hausarztpraxis“ (VERAH) inner- und außerhalb der Praxis. Dabei handelt es sich um eine erfahrene medizinische Fachangestellte, die eine umfassende Patientenbetreuung sicherstellt. Der Kardiologe indes untersucht in bestimmten Abständen mittels Ultraschall, ob sich die Pumpkraft des Herzens verschlechtert. So kann einem – letztlich unnötigen und teuren – Krankenhausaufenthalt frühzeitig vorgebeugt werden.

LITERATUR

Beyer M, Dovey S, Gerlach FM (2003). Fehler in der Allgemeinpraxis – Ergebnisse der internationalen PCISME-Studie in Deutschland. Z Allg Med 79(7): 327–331.

Bodenheimer T, Ghorob A, Willard-Grace R, Grumbach K (2014). The 10 building blocks of high-performing primary care. Ann Fam Med 12(2): 166–171.

Deutsche Herzstiftung (Hrsg.) (2018). Deutscher Herzbericht 2018. Frankfurt / M.; www.herzstiftung.de/herzbericht (letzter Zugriff: 16.1.2020).

Epperly T (2011). The patient-centred medical home in the USA. J Eval Clin Pract 17(2): 373–375.

Falces C, Andrea R, Heras M, Vehi C, Sorribes M, Sanchis L, et al. (2011). Integration between cardiology and primary care: impact on clinical practice. Revista espanola de cardiologia 64(7): 564–571.

Farmer SA, Casale PN, Gillam LD, Rumsfeld JS, Erickson S, Kirschner NM, et al. (2018). Payment reform to enhance collaboration of primary care and cardiology: a review. JAMA Cardiol 3(1): 77–83.

Leppin AL, Gionfriddo MR, Kessler M, Brito JP, Mair FS, Gallacher K, et al. (2014). Preventing 30-day hospital readmissions: a systematic review and meta-analysis of randomized trials. JAMA Intern Med 174(7): 1095–1107.

Shetty VA, Balzer LB, Geissler KH, Chin DL (2019). Association between specialist office visits and health expenditures in accountable care organizations. JAMA Network Open 2(7): e196796.

Starfield B (1992). Primary Care: Concept, Evaluation, and Policy. New York: Oxford University Press.

Statistisches Bundesamt (2019). Häufigste Todesursache 2017; www.destatis.de (letzter Zugriff 23.10.2019).

SVR – Sachverständigenrat zur Begutachtung der Entwicklung im Gesundheitswesen (2018). Bedarfsgerechte Steuerung der Gesundheitsversorgung. Gutachten 2018. Bonn, Berlin; www.svr-gesundheit.de/fileadmin/user_upload/Gutachten/2018/SVR-Gutachten_2018_WEBSEITE.pdf (letzter Zugriff: 16.1.2020).

WHO – World Health Organization (2019). WHO calls for urgent action to reduce patient harm in healthcare; www.who.int/news-room/detail/13-09-2019-who-calls-for-urgent-action-to-reduce-patient-harm-in-healthcare (letzter Zugriff: 16.1.2020).

DANKSAGUNG

Die Evaluation des Facharztvertrages Kardiologie der AOK Baden-Württemberg wurde aus Mitteln des GBA-Innovationsfonds gefördert (Förderkennzeichen 01VSF16003). Weitere Details, Ergebnisse und Informationen zur Evaluation unter www.neueversorgung.de/index.php/evaluation-der-hzv-2.

Wir bedanken uns bei der AOK Baden-Württemberg für die Zurverfügungstellung von Daten für die Evaluation des Facharztvertrages Kardiologie. Besonderer Dank für die Erstellung der Abbildungen gilt Frau Anastasiya Glushan aus dem Institut für Allgemeinmedizin der Goethe-Universität Frankfurt. Außerdem bedanken wir uns herzlich bei Herrn Martin Beyer für seine Unterstützung und die vielfältigen Anregungen.

KAPITEL Erika Baum

32 Osteoporose: Große Behandlungs- und Vorsorgelücken

Fallbeispiel

Fehlversorgung konkret

Eine 72-jährige Frau wird vom Ehemann mit Prellungen und Schürfungen in die Praxis gebracht. Sie war zuvor auf dem Hof gestolpert und gegen die angrenzende hüfthohe Mauer gefallen. Die Untersuchung zeigt keinen Hinweis auf Fraktur (Knochenbruch) oder sonstige gravierende Folgen, die genauere Anamnese ergibt aber eine leichte Gangunsicherheit. Die Patientin war lange nicht in ärztlicher Behandlung. Es wird ein kurzfristiger Check-up-Termin vereinbart, der auch zur Heilungs- und Impfpasskontrolle genutzt werden soll.

Bei diesem Termin zeigen die Verletzungen eine gute Heilungstendenz. Es finden sich ein Diabetes, Polyneuropathie mit 3 / 8 Vibrationsempfinden an den Füßen (also eine Störung der sensiblen Nervenleitung) sowie ein unauffälliger Timed-up-and-go-Test (somit keine Koordinationsstörung oder massive Kraftminderung). Im zusätzlich angeforderten Labor zeigt sich ein Langzeit-Blutzuckerwert (HbA_{1c}) von 7,2 sowie eine leicht erhöhte GGT (Leberwert), die als Hinweis auf eine Fettleber gedeutet wird, allerdings auch zu dem schädlichen Alkoholkonsum der Patientin passt (sie trinkt pro Woche etwa 14 Gläser Rotwein, kein Hinweis auf Alkoholabhängigkeit). Es erfolgt eine Ernährungs- und Bewegungsberatung, und es werden kurzfristige Kontrollen vereinbart.

Im weiteren Verlauf normalisiert sich die GGT, der HbA_{1c} sinkt auf 6,5, und die Patientin ist zufrieden. 6 Monate später stürzt sie erneut und erleidet einen Bruch des Oberarms (subkapitale Humerusfraktur). Wäre das vermeidbar gewesen, wenn die hier vorhandene Diagnose einer Osteoporose früher gestellt worden wäre?

32.1 Stellenwert der Thematik in der Gesundheitsversorgung

32.1.1 Krankheitsdefinition

Die Osteoporose ist eine systemische Skeletterkrankung, die durch eine niedrige Knochenmasse und eine mikroarchitektonische Verschlechterung des Knochengewebes charakterisiert ist, mit einem konsekutiven Anstieg der Knochenfragilität (Brüchigkeit) und der Frakturneigung (➤ Abb. 32.1). Sie ist somit zunächst ein Risikofaktor. Erst wenn Frakturen als Folge der Osteoporose auftreten, liegt eine manifeste Osteoporose und damit eine für den Patienten spürbare Erkrankung vor.

Ab einem T-Wert (T-Score) in der DXA-Messung von – 2,5 und weniger (Messung der Knochendichte mit **D**ual **X**-Ray **A**bsorptiometry, Angabe der Standardabweichung vom Referenzwert der durchschnittlichen Knochendichte junger Frauen) spricht man von Osteoporose, im Bereich – 1,0 bis – 2,5 von Osteopenie. Die DXA ist eine Röntgenuntersuchung mit relativ geringer Strahlenbelastung, die im Bereich der Lendenwirbelsäule (LWS) und der Hüfte durchgeführt wird.

32.1.2 Wie oft kommt Osteoporose vor?

T-Werte < – 2,5 hatten in der EPOS-Studie 15 % der Frauen im Alter von 50–60 Jahren und 45 % der über 70-Jährigen. Bei Männern lauteten die entsprechenden Zahlen 2,4 bzw. 17 % (Scheidt-Nave et al. 1997). Die jährliche Ereignisrate von Oberschenkelhalsfrakturen betrug in Deutschland im Jahr 2004 bei den 50- bis 59-jährigen Frauen 0,05 % und stieg dann bis auf 3,55 % bei den ≥ 90-Jährigen an. Bei den 60- bis

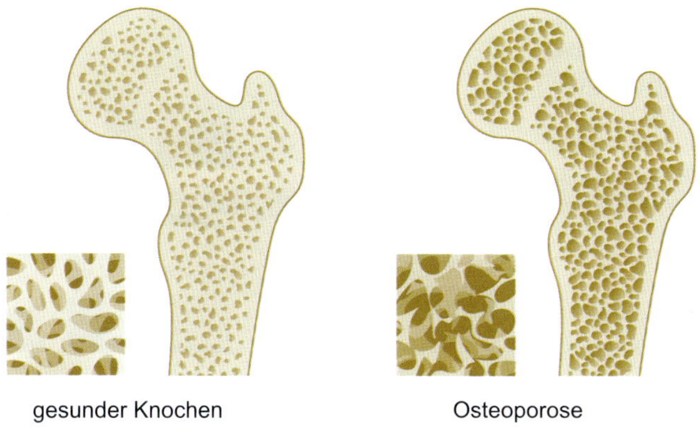

Abb. 32.1 Gesunder und osteoporotisch veränderter Knochen [L231]

64-jährigen Männern lag die Rate bei 0,09 % und erreichte 2,00 % bei den über 90-Jährigen. Oberschenkelhals- sowie Wirbelkörperfrakturen (auch solche, die nur radiologisch entdeckt wurden) ohne schwere Krafteinwirkung (Trauma) sind typische Folgen einer Osteoporose, während bei anderen Frakturen der Anteil von äußerer Krafteinwirkung vs. Knochenqualität oft schwer abschätzbar ist. International werden unmittelbare Beschwerden auslösende (klinisch manifeste) Frakturen von Handgelenk, Oberarm, Wirbel oder Schenkelhals als „major fractures" zusammengefasst. Etwa 20 % der Männer und 51 % der Frauen ab 50 Jahren erleiden eine solche Fraktur im Laufe ihres weiteren Lebens. Insbesondere nach einer osteoporotischen Fraktur besteht ein sehr hohes Risiko für weitere Frakturen. Alte Menschen mit Frakturen haben eine deutlich erhöhte Sterblichkeit, insbesondere im ersten Jahr nach einer hüftnahen Fraktur.

➤ Abb. 32.2 zeigt das Risiko osteoporosetypischer Frakturen im Altersverlauf bei Männern, Frauen sowie bei einem vorausgegangenen Knochenbruch.

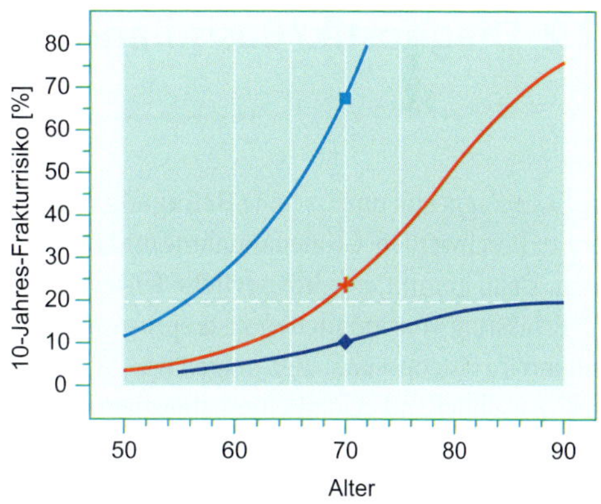

Abb. 32.2 Risiko osteoporosetypischer Frakturen: Werte oberhalb der 50 %-Marke sind extrapoliert und vermutlich zu hoch angesetzt (dunkelblau: Männer; rot: Frauen; hellblau: Frauen nach vorausgegangener Wirbelkörperfraktur) (Quelle: DVO 2006) [L231]

> Insgesamt sind die volkswirtschaftlichen Kosten durch Osteoporose hoch und werden aufgrund der demografischen Entwicklung weiter steigen, wenn keine gute Prävention gelingt.

32.1.3 Individuelles Frakturrisiko

➤ Abb. 32.2 lässt schon eine grobe Einschätzung zu, wie hoch das Risiko für Knochenbrüche ist. Es gibt aber noch weitere Faktoren, die dieses Risiko beeinflussen. Um es genauer zu bestimmen, kann man Tabellen oder auch Risikorechner heranziehen. In Deutschland wird gerade eine solche elektronische Entscheidungshilfe entwickelt. Weitere Informationen zu den Empfehlungen und zur Berechnung finden sich unter www.dv-osteologie.org. International gibt es das FRAX-tool, das aber gewisse Schwächen hat und intransparent ist (www.sheffield.ac.uk/FRAX/tool.aspx?country = 14).

Kurzfristig bestehende Risikofaktoren müssen dabei nicht mitberücksichtigt werden, und bei den anderen sollte man prüfen, ob sie eliminiert werden können.

LEITLINIEN

Die in den deutschsprachigen Ländern breit konsentierte **Leitlinie** des Dachverbandes Osteologie (DVO) zur **Prophylaxe, Diagnostik und Therapie der Osteoporose bei postmenopausalen Frauen und bei Männern** empfiehlt eine Risikoeinschätzung ab etwa 50 Jahren sowie eine Basisdiagnostik (Basisuntersuchung), wenn das Risiko für osteoporosetypische Frakturen in den kommenden 10 Jahren 20 % übersteigt.

Natürlich ist hier eine partizipative (geteilte) Entscheidungsfindung gefragt, und weitere Diagnostik ist nur sinnvoll, wenn die Betreffenden auch bereit sind, eine Behandlung durchzuführen.

32.2 Diagnostik/Basisdiagnostik

Die Basisdiagnostik umfasst eine **Befragung** insbesondere zu Beschwerden, Größenabnahme und Risikofaktoren. Dazu kommt eine **körperliche Untersuchung** zur Erfassung von möglichen Osteoporoseursachen (sekundäre Osteoporose) und -folgen wie „Witwenbuckel". Anschließend erfolgt eine Labordiagnostik zur Erfassung von Grunderkrankungen, die Knochenbrüche auslösen oder den Einsatz verschiedener Medikamente verbieten. Hier wird insbesondere auf den Kalziumstoffwechsel geachtet. Schließlich gehört zur Basisdiagnostik noch die **Knochendichtemessung** mit dem DXA-Verfahren (Messorte: LWS, Schenkelhals und Hüfte; niedrigster Wert zählt; ➤ Abb. 32.3).

LEITLINIEN

Laut **G-BA** ist die DXA-Messung eine Kassenleistung zum Zweck der Optimierung der Therapieentscheidung, wenn aufgrund konkreter anamnestischer und klinischer Befunde […] eine Absicht für eine spezifische medikamentöse Therapie einer Osteoporose besteht. Andere Messverfahren werden nicht empfohlen.

Lange Zeit gab es hier zu wenige Geräte und dann die Weigerung, die DXA-Messung als Kassenleistung zu erbringen, weil die rechtliche Situation unklar und die Vergütung sehr gering war. Dies sollte nach entsprechenden Anpassungen der Rahmenbedingungen aber jetzt nicht mehr gelten.

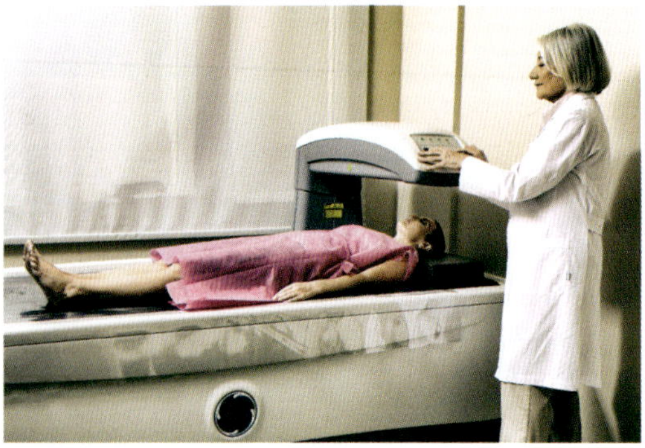

Abb. 32.3 Densitometrie [J787-070]

Das weitere Vorgehen ergibt sich aus den erhobenen Befunden: Optimierung der Behandlung oder gar Abstellen von Risikofaktoren oder Erkrankungen, die das Frakturrisiko erhöhen, weitere Beobachtung, Überweisung zum Spezialisten, wenn dies hilfreich erscheint, oder Einleitung einer speziellen Behandlung (spezifische Therapie).

32.3 Was sollte für eine gute Versorgung konsequent umgesetzt werden?

32.3.1 Beratung I: Basismaßnahmen

Auch ohne Basisdiagnostik oder spezifische Behandlung kann man oft etwas tun, um das Knochenbruchrisiko zu senken. Diese Basismaßnahmen folgen den Prinzipien der gesunden Lebensführung und haben daher auch in anderen Bereichen günstige Effekte. Unser innerer Schweinehund hindert uns aber oft an der Umsetzung.

Generell gilt: Risikofaktoren wirken im Wesentlichen in der Gegenwart. 12–24 Monate nach Beendigung der Exposition (Einwirkung) sind Effekte kaum noch nachweisbar.

Sehr wichtig ist auch die Sturzprophylaxe – also die Vermeidung von Stürzen. Die meisten Frakturen ereignen sich infolge von Stürzen (➤ Box 32.1). Nur Wirbelbrüche treten vielfach auch unter Alltagsbelastungen auf.

32

Box 32.1

Nachgewiesene Risikofaktoren für das Auftreten von Knochenbrüchen

- Sturz- und osteoporosefördernde Medikamente wie Antiepileptika, Antidepressiva, Neuroleptika / Antipsychotika (werden bei neurologischen / psychiatrischen Erkrankungen eingesetzt)
- Sedierende (dämpfende) sowie eine orthostatische Hypotonie (Blutdruckabfall im Stehen) auslösende Medikamente
- Opioide (starke zentral wirkende Schmerzmittel), Glitazone (bei Diabetes einsetzbar), Protonenpumpeninhibitoren (starke Magensäureblocker), Schilddrüsenhormone und Glukokortikoide (kortisonartige Medikamente)

Teilweise besteht eine ausgeprägte Dosisabhängigkeit. Insbesondere bei älteren Menschen sollte daher regelmäßig geprüft werden, ob diese Medikamente noch weiter gegeben werden sollen und wenn ja, in welcher Dosierung.

Auch jeglicher Tabak- und hoher Alkoholkonsum sowie Untergewicht und Mangelsituationen erhöhen das Frakturrisiko.

Empfehlenswert ist regelmäßige **körperliche Aktivität** mit der Zielsetzung, Muskelkraft und Koordination zu fördern. Eine Immobilisation sollte vermieden werden. Sportliche Aktivitäten sollten allerdings dem funktionellen Zustand angemessen und risikobewusst erfolgen. Knochen und Muskulatur passen sich an die aktuellen Belastungen an. Diese bauen bei fehlender Belastung sehr schnell ab aber können auch im hohen Alter bei entsprechender Anforderung wieder gestärkt werden.

Eine 25-Hydroxy-**Vitamin D**-Serumkonzentration unter 20 ng / ml (< 50 nmol / l) ist mit einem mäßig erhöhten Risiko für osteoporosetypische Frakturen verbunden, wobei die Beziehung erst unter 10 ng / ml eindeutig wird. Die Effekte einer Vitamin-D-Gabe auf die Knochendichte sind sehr bescheiden, und die Einnahme von Supplementen (Nahrungsergänzungsmittel) mit Vitamin D und Kalzium verringerte in Studien nicht die Frakturrate bei Menschen außerhalb von Pflegeheimen. Empfohlen wird eine **Kalzium**aufnahme von 1.000 mg / Tag. Gute Kalziumlieferanten sind Milchprodukte und kalziumreiches Mineralwasser. Unter www.gesundheitsinformation.de findet sich ein Kalziumrechner, mit dem man die Kalziumaufnahme recht gut abschätzen kann.

Bei unzureichender Aufnahme von Vitamin D bzw. ungenügender Sonnenlichtexposition (Letztere ist für die körpereigene Vitamin-D-Produktion erforderlich) sollte die Nahrung ergänzt (supplementiert) werden. Empfohlen werden 800–1.000 IE Vitamin D täglich.

Wichtig ist, dass sowohl Vitamin D als auch Kalzium für den Stoffwechsel benötigt werden. Hohe Dosen Vitamin D sind aber eher schädlich und erhöhen evtl. das Sturzrisiko. Eine Laborkosmetik mit Erreichen scheinbar optimaler Vitamin-D-Spiegel bringt nichts. Erst ein Vitamin-D-Mangel, der als Gegenregulation eine Überfunktion der Nebenschilddrüsen auslöst (sekundärer Hyperparathyreoidismus), führt zur Osteomalazie (Knochenerweichung), die immer zuerst ausgeschlossen und behandelt werden muss, bevor man den Einsatz spezifischer Osteoporose-Medikamente erwägt.

32.3.2 Beratung II: spezifische Behandlung

Wenn das aufgrund der Basisdiagnostik einschließlich DXA-Messung ermittelte Risiko für osteoporosetypische Knochenbrüche für die nächsten 10 Jahre > 30 % beträgt und die Knochendichte im T-Wert – 2,0 oder niedriger liegt (bei speziellen Konstellationen auch bis – 1,0), empfiehlt die Leitlinie klar die Einleitung einer Behandlung mit speziell dafür zugelassenen Medikamenten. Bei mehrfachen Wirbelbrüchen oder typischen Schenkelhalsbrüchen kann sogar auf eine Knochendichtemessung verzichtet werden, weil hier in den allermeisten Fällen eine manifeste Osteoporose vorliegt.

Für diese Behandlung der Osteoporose steht eine Reihe von Medikamenten mit sehr guten Wirkungsnachweisen zur Verfügung. **Bisphosphonate** in Tablettenform sind darüber hinaus ausgesprochen kostengünstig. Die verschiedenen Präparate haben verschiedene Wirkprinzipien und werden auf unterschiedlichen Wegen und in unterschiedlichen Zeitabständen (von täglich über wöchentlich bis einmal jährlich) verabreicht. Die am häufigsten eingesetzten Substanzen hemmen vor allem den Knochenabbau. Da der Knochen ständig ab-, an- und umgebaut wird, verlieren sie auch im hohen Alter nicht ihre Wirkung.

Tab. 32.1 Nachgewiesene Wirkung von Medikamenten bei älteren Frauen

Medikament	Applikationsweg	Frakturort		
		Wirbel	Sonstige	Schenkelhals
Alendronat*	p.o.	A	A	A
Basedoxifen	p.o.	A	B	–
Denusomab*	s.c.	A	A	A
Ibandronat	p.o., i.v.	A	B	–
Raloxifen	p.o.	A	–	–
Risedronat*	p.o.	A	A	A
Teriparatid* [1]	s.c.	A	B	–
Zoledronat*	i.v.	A	A	A
Östrogene[2]	p.o.	A	A	A

A = eindeutiger Wirknachweis, B = schwächerer Wirknachweis, – = keine nachgewiesene Wirkung. Bei Männern ist die Datenlage insgesamt unsicherer.
p. o = *per os*/oral (Tablette), s.c. = subkutane Spritze, i.v. = intravenös
* Die gekennzeichneten Substanzen sind auch für Männer und bei glukokortikoidinduzierter Osteoporose zugelassen.
[1] Teriparatid darf höchstens 2 Jahre lang gegeben werden und ist bei vorhandenen Knochentumoren kontraindiziert (Sarkomauslösung im Tierversuch).
[2] Östrogene dürfen zur Osteoporosetherapie nur eingesetzt werden, wenn alternative Substanzen nicht möglich/wirkungslos sind.

In den Studien konnten die Medikamente in aller Regel die Anzahl der Wirbelbrüche im Vergleich zu reiner Basistherapie mindestens halbieren und die Rate der übrigen Knochenbrüche um ein Drittel senken. Solche **erheblichen Behandlungseffekte** sieht man in der Medizin eher selten. ➤ Tab. 32.1 gibt den Zulassungsstatus der Medikamente wieder und wie gut die einzelnen Wirkungen belegt sind.

Jede Behandlung kann auch **unerwünschte Effekte** haben. Bei den Bisphosphonaten (Endung auf -dronat) sind dies vorübergehende Muskelschmerzen und ein grippeähnliches Gefühl (Akute-Phase-Reaktion, häufiger bei i. v. Anwendung) sowie eine Reizung der Speiseröhre (nur bei oraler Zufuhr). Bisphosphonate und Denusomab führen selten zu Kiefernekrosen oder untypischen Oberschenkelbrüchen – insbesondere bei längerer Anwendung. Bei Denusomab beobachten wir außerdem vermehrt Harnwegsinfekte und nach Absetzen ein erhöhtes Knochenbruchrisiko (Rebound), weshalb dann noch mindestens 6 Monate lang Bisphosphonate gegeben werden sollen. Raloxifen (gibt es auch als kostengünstiges Generikum) und Basedoxifen haben teilweise östrogenartige Wirkungen: Sie erhöhen das Thrombose- und Schlaganfallrisiko. Andererseits verringern sie nicht Hitzewallungen, dafür aber das Brustkrebsrisiko. Wenn Frauen wegen Wechseljahrsbeschwerden Östrogene anwenden (außer bei sehr niedriger Dosis), ist keine weitere spezifische Osteoporosebehandlung erforderlich.

Bei der individuellen Auswahl der Medikamente sollen mögliche Neben- und Zusatzwirkungen, Kosten, Einnahmemodalität und Kontraindikationen (Gegenanzeigen) in die Überlegungen einbezogen werden. Bei leitliniengerechter Vorgehensweise und Beachtung der Fachinformationen ist der Nutzen der Behandlung viel höher als die Risiken.

32.3.3 Beratung III: unterstützende (supportive Behandlung)

Auch hier werden die Möglichkeiten unterschiedlich intensiv genutzt. Während nach einer Schenkelhalsfraktur meist eine **Rehabilitation**sbehandlung angeschlossen wird, werden die Möglichkeiten der geriatrischen Rehabilitation (Wiederherstellung bei alterstypischen Problemen) und der Bewegungstherapie oft nicht ausgeschöpft.

Bei der **Schmerzbehandlung** haben wir das Problem unerwünschter Wirkungen:

- Die klassischen Schmerzmittel wie Ibuprofen haben Wechselwirkungen mit Blutverdünnern und Blutdruckmitteln und sollen wegen der Gefahr der Nierenschädigung nicht langfristig täglich genommen werden.
- Zentral wirkende Medikamente erhöhen die Sturzneigung und verschlechtern oft die Gedächtnisfunktion alter Menschen.

In Phasen hoher Schmerzbelastung sollte allerdings eine ausreichende Schmerzbehandlung erfolgen, um überhaupt erst wieder eine bessere Beweglichkeit herstellen zu können.

Weitere Möglichkeiten sind Gehhilfen und Orthesen (stützende Hilfsmittel). Selbsthilfegruppen für Osteoporose unterstützen Betroffene und sind oft sehr hilfreich. Auch diese Möglichkeit sollte häufiger genutzt werden.

32.3.4 Beratung IV: Behandlungsdauer und Kontrollen

Wie in vielen Bereichen der Medizin fehlen uns gute Daten zur langfristigen Vorgehensweise. Die meisten Studien liefen über 3–5 Jahre, was in der Medizin schon recht lange ist. Eine kleinere Studie mit Alendronat dauerte sogar über 10 Jahre.

LEITLINIEN

Die DVO-Leitliniengruppe hat sich auf folgenden **Expertenkonsens** geeinigt:
Eine Reevaluation (Neubewertung) soll bei grenzwertigen Befunden nach 1 Jahr, bei Wegfall von Risikofaktoren nach 2 Jahren und ansonsten nach 3–5 Jahren erfolgen. Dann sollen individuell Vor- und Nachteile der Einleitung, Fortführung oder Beendigung einer spezifischen Therapie gegeneinander abgewogen werden.

Für die meisten Substanzen muss von einem raschen Wirkungsverlust nach Behandlungsende ausgegangen werden. Zoledronat und Alendronat haben aber eine lange Verweildauer am Knochen, sodass hier nachhaltigere Effekte zu erwarten sind. Bei der Mehrzahl unserer Patienten liegt eine **chronische Erkrankung** vor, weshalb eine längerfristige spezifische Behandlung gerechtfertigt ist. Die Basistherapie soll lebenslang eingehalten werden, supportive Maßnahmen je nach aktueller Situation.

Nach Therapieeinleitung kurzfristig, dann mindestens alle 12 Monate sowie immer bei unerwarteten Ereignissen, die durch die Erkrankung oder die Behandlung eingetreten sein könnten, soll das Befinden und die aktuelle Durchführung der Behandlung (Adhärenz) überprüft werden. Eventuell müssen auch Laborwerte und körperliche Befunde überprüft oder weiter abgeklärt werden. Bei Gabe von Bisphosphonaten oder Denusomab ist eine gute zahnärztliche Mitbetreuung und Zahnhygiene dringend anzuraten. Eine erneute Knochendichtemessung ist nicht routinemäßig erforderlich. Bei mehr als einer erneuten Fraktur innerhalb von 3 Jahren soll das Behandlungskonzept kritisch überprüft und ggf. geändert werden.

Geplant ist die Einführung eines Disease-Management-Programms (DMP, existiert z. B. schon lange für Diabetes) für die Osteoporose. Davon darf eine bessere Begleitung und Nachhaltigkeit der Behandlung erwartet werden, weil dann regelmäßig und standardisiert das Befinden und weitere Vorgehen überprüft wird. Dies erfolgt in der Regel in der Hausarztpraxis.

32.4 Wer ist in der Pflicht, um die Unterversorgung zu beseitigen?

- Bei den oralen Bisphosphonaten müssen die Einnahmehinweise genau beachtet werden, weil sie sonst zu Reizungen der Speiseröhre führen können oder nicht ausreichend im Körper aufgenommen werden. Bis zu 65 % aller Patienten, die mit diesen Substanzen behandelt werden, setzen das Medikament innerhalb eines Jahres ab. Mit **guter Einweisung, wöchentlicher Gabe und ggf. Unterstützung durch Pflegepersonen** sollte sich diese Abbruchquote deutlich verringern lassen.
- In Australien erhielten lediglich 28 % der Patienten nach einer osteoporoseverdächtigen Fraktur eine adäquate Diagnostik. In Deutschland fand man 2009 eine Behandlungsquote von 30 %. Inzwischen sind die Verordnungszahlen deutlich gestiegen, aber bei Weitem nicht so hoch, wie

bei leitliniengerechter Vorgehensweise zu erwarten und auch notwendig wäre. Das Problem sind dabei die **unzureichend funktionierenden Schnittstellen** im System. Vielfach wird einfach auch nicht an Osteoporose gedacht, oder die Erkrankung wird aufgrund der Multimorbidität vieler Betroffenen nicht so ernst genommen. Daher ist eine Priorisierung angezeigt.
- Da ein Knochenbruch aber zu einer massiven Einschränkung der Lebensqualität führt und auch hinsichtlich der beobachteten Sterberaten keineswegs ungefährlich ist, sollte man der **Vermeidung von Frakturen eine viel höhere Priorität** als bislang einräumen.
- Nicht zu vergessen ist die Option, eine **spezifische Behandlung** durchzuführen, wenn aufgrund vorausgegangener typischer Knochenbrüche und der Gesamtsituation eine manifeste Osteoporose sehr wahrscheinlich ist und eine DXA-Messung aktuell nicht realisiert werden kann.

32.5 Gibt es Vorbilder bzw. modellhafte Versorgungsansätze?

Modelle der Integrierten Versorgung bei Osteoporose und der *Fracture Liaison Services* (bestimmte Behandlungspfade im Krankenhaus und ambulanten Bereich bei eingetretenem Knochenbruch) sind hier nachweislich nützlich. Auch von der Einführung des DMP Osteoporose erwarten wir uns eine deutliche Verbesserung der Situation.

Insgesamt sollte die DVO-Leitlinie zur Osteoporose mit ihren sehr praxisnahen und durchaus realisierbaren Empfehlungen noch besser verbreitet und dann auch umgesetzt werden.

Fallbeispiel

So müsste es laufen

Nach entsprechender Versorgung des Knochenbruchs wird bei der 72-jährigen Patientin gleich auch eine Osteoporose-Basisdiagnostik durchgeführt. Sie ergibt einen Knochendichtewert von – 3,2 im LWS-Bereich, aber sonst keine neuen Aspekte. Nach Frakturstabilisierung erfolgt eine intensive ambulante Rehabilitationsbehandlung mit den Zielen Mobilisierung, Kraftaufbau und Sturzprophylaxe. Die Patientin erhält nach entsprechender Einweisung Alendronat 1 × / Woche sowie täglich 1.000 IE Vitamin D. Ihre geschätzte Kalziumaufnahme mit der Ernährung beträgt 1.200 mg / Tag, sodass hier eine zusätzliche Supplementierung nicht notwendig erscheint.

Mit der in ➤ Kap. 32.2 beschriebenen Basisdiagnostik und konsequenter Behandlung wäre der Knochenbruch vermutlich vermeidbar gewesen. Wir hatten das verpasst, weil wir uns auf den Diabetes und die Ernährungsberatung einschließlich der Verringerung des kritischen Alkoholkonsums konzentriert hatten – leider kommt so etwas immer wieder und letztlich viel zu häufig vor.

LITERATUR

Bleibler F, Konnopka A, Benzinger P, Rapp K, König HH (2013). The health burden and costs of incident fractures attributable to osteoporosis from 2010 to 2050 in Germany – a demographic simulation model. Osteoporos Int 24(3): 835–847.

Costa AG, Wyman A, Siris ES, Watts NB, Silverman S, Saag KG, et al. (2013). When, where and how osteoporosis-associated fractures occur: an analysis from the Global Longitudinal Study of Osteoporosis in Women (GLOW). PLoS One 8(12): e83306.

Cramer JA, Gold DT, Silverman SL, Lewiecki EM (2007). A systematic review of persistence and compliance with bisphosphonates for osteoporosis. Osteoporos Int 18(8): 1023–1031.

DVO – Dachverband der deutschsprachigen wissenschaftlichen osteologischen Gesellschaften für Osteologie e.V. (2006). Osteoporose-Leitlinie. Langfassung. Stuttgart: Schattauer.

Garnero P, Munoz F, Sornay-Rendu E, Delmas PD (2007). Associations of vitamin D status with bone mineral density, bone turnover, bone loss and fracture risk in healthy postmenopausal women. The OFELY study. Bone 40(3): 716–722.

Ghimire E, Colligan EM, Howell B, Perlroth D, Marrufo G, Rusev E, Packard M (2015). Effects of a community-

based fall management program on Medicare cost savings. Am J Prev Med 49: e109–1016.
Hadji P, Klein S, Gothe H, Häussler B, Kless T, Schmidt T, et al. (2013). The epidemiology of osteoporosis – Bone Evaluation Study (BEST): an analysis of routine health insurance data. Dtsch Arztebl Int 110(4): 52–57.
Hansen KE, Johnson RE, Chambers KR, Johnson MG, Lemon CC, Vo TN, Marvdashti S (2015). Treatment of vitamin d insufficiency in postmenopausal women: a randomized clinical trial. JAMA Intern Med 175(10): 1612–1621. doi:10.1001/jamainternmed.2015.3874.
Melton LJ 3rd, Achenbach SJ, Atkinson EJ, Therneau TM, Amin S (2013). Long-term mortality following fractures at different skeletal sites: a population-based cohort study. Osteoporos Int 24(5): 1689–1696.
Niedhart C, Preising A, Eichhorn C (2013). Signifikante Reduktion von Krankenhauseinweisungen aufgrund Osteoporose-assoziierter Frakturen durch eine intensivierte multimodale Therapie. Ergebnisse der Integrierten Versorgung Osteoporose Nordrhein. Z Orthop Unfall 151: 20–24.
Peasgood T, Herrmann K, Kanis JA, Brazier JE (2009). An updated systematic review of Health State Utility Values for osteoporosis related conditions. Osteoporos Int 20(6): 853–868.
Reid IR, Bolland MJ, Grey A (2014). Effects of vitamin D supplements on bone mineral density: a systematic review and meta-analysis. Lancet 383(9912): 146–155.
Scheidt-Nave C, Banzer D, Abendroth K (1997). Schlussbericht Multizentrische Studie zu Verteilung, Determination und prädiktivem Wert der Knochendichte in der deutschen Bevölkerung. Förderprojekt des Bundesministeriums für Forschung und Technologie. Förderkennzeichen 01KM 9304/0. 1997, S. 1–45.
Serrano AJ, Begona L, Anitua E, Cobos R, Orive G (2013). Systematic review and meta-analysis of the efficacy and safety of alendronate and zoledronate for the treatment of postmenopausal osteoporosis. Gynecol Endocrinol 29(12): 1005–1014.
Tanvetyanon T, Stiff PJ (2006). Management of the adverse effects associated with intravenous bisphosphonates. Ann Oncol 17(6): 897–907.
Yates CJ, Chauchard MA, Liew D, Bucknill A, Wark JD (2015). Bridging the osteoporosis treatment gap: performance and cost-effectiveness of a fracture liaison service. J Clin Densitom 18(2): 150–156.
Zhao JG, Zeng XT, Wang J, Liu L (2017). Association between calcium or vitamin d supplementation and fracture incidence in community-dwelling older adults: a systematic review and meta-analysis. JAMA 318(24): 2466–2482.

INTERNETQUELLEN

Definition: Consensus Development Conference: diagnosis, prophylaxis and treatment of osteoporosis. Am J Med 1993; 94: 646–650.
FRAX-Rechner: www.sheffield.ac.uk/FRAX/tool.jsp?lang = de (letzter Zugriff: 19.4.2020).
Leitlinie Antiresorptiva-assoziierte-Kiefernekrosen: www.awmf.org/uploads/tx_szleitlinien/007-091l_S3_Antiresorptiva-assoziierte-Kiefernekrosen-AR-ONJ_2018-12.pdf (letzter Zugriff: 19.4.2020).
Leitlinie zur Osteoporose und Zusatzmaterial: www.dv-osteologie.org/dvo_leitlinien/dvo-leitlinie-2017 (letzter Zugriff: 19.4.2020).

Andreas Rembert Koczulla, Tessa Schneeberger, Inga Jarosch, Rainer Glöckl und Klaus Kenn

KAPITEL

33 Weit unterschätzt: Nichtmedikamentöse Therapieoptionen bei chronischen Erkrankungen im Erwachsenenalter

Fallbeispiel

Was lief hier schief?

Herr G. (68), COPD-Patient, GOLD IV / D mit rezidivierenden Exazerbationen

Nach der Behandlung der dritten COPD-Exazerbation (AECOPD) in 1 Jahr mit einem 1-wöchigen Krankenhausaufenthalt wurde Herr G. erneut nach 5 Tagen systemischer oraler 40 mg Steroidtherapie und Betalactam-Antibiotikatherapie nach Hause entlassen.

Herr G. konnte zwar von seiner Symptomatik gebessert werden, sodass er aktuell über deutlich weniger Luftnot klagt, weniger Sekret aufweist, das Sekret sich von grünlich nach weißlich verfärbt hat – doch ist sein Gesamtzustand aufgrund der bestehenden Komorbiditäten (vaskulär bedingte Herzinsuffizienz, arterieller Hypertonus, Sarkopenie, Osteoporose, Typ-2-Diabetes) weiterhin erheblich eingeschränkt.

Durch den deutlichen Verlust von Muskelmasse ist er kaum in der Lage, mehr als 1.200 Schritte am Tag zu bewältigen. Nach 6 Wochen nehmen Dyspnoe und Sekretmenge mit grün-gelblicher Verfärbung wieder zu. Es kommt zu akuten pneumologischen Facharztvorstellungen mit einer erneuten Krankenhauseinweisung. Hier zeigen sich bei Aufnahme jetzt erstmals deutlich erhöhte CO_2-Werte. Herr G. wird auf die Intermediate-Care überwiesen und muss zwischenzeitlich über mehrere Tage nichtinvasiv beatmet werden.

Offenbar ist hier eine Menge schiefgelaufen. Aber: Hätten diese einschneidenden Folgewirkungen überhaupt vermieden werden können?

33.1 Stellenwert der Thematik in der Gesundheitsversorgung

Wenn die aktuelle Leitlinie der *Global Initiative for Chronic Obstructive Lung Disease* (GOLD) von 2017 die pneumologische Rehabilitation (PR) als die effektivste therapeutische Maßnahme aufführt, um Dyspnoe zu reduzieren sowie körperliche Leistungsfähigkeit und Lebensqualität zu verbessern (GOLD Report 2017) und darüber hinaus PR als eine der kostengünstigsten Behandlungsmaßnahmen bei COPD gesehen wird (Rochester et al. 2015), so würde man die konsequente Umsetzung solcher Empfehlungen im klinischen Alltag erwarten. Die Verordnungspraxis in Deutschland wie auch international spiegelt dies aber in keiner Weise wider. Hier steht einer überzeugenden, beinahe verpflichtenden Evidenz zugunsten der PR eine ernüchternde Realität gegenüber, die zeigt, dass lediglich ein verschwindend kleiner Anteil von Patienten nach einer COPD-Exazerbation einer PR zugewiesen wird bzw. eine solche antritt. Daten aus der internationalen Literatur beziehen sich dabei fast ausschließlich auf ambulante oder auch häuslich durchgeführte PR-Programme.

Die 2020 aktualisierten GOLD-Empfehlungen zur COPD empfehlen bei COPD-Patienten in den Stadien II – IV (alte Einteilung) bzw. B,C, und D (neue Einteilung) neben Rauchstopp, körperlicher Aktivität, Influenza- und Pneumokokken-Impfung v. a. auch die pneumologische Rehabilitation (GOLD Report 2020).

Die *American Thoracic Society* und die *European Respiratory Society* definieren PR als *„evidenzbasierte, multidisziplinäre und umfassende Behandlung für*

Tab. 33.1 Evidenz für die pneumologische Rehabilitation bei COPD (mod. nach GOLD-Leitlinien 2020; GOLD Report 2020)

Outcome	Evidenzgrad
• Steigerung der Lebensqualität	A
• Gesteigerte allgemeine körperliche Leistungsfähigkeit	A
• Verbesserung von Kraft und Ausdauer der Beinmuskulatur	A
• Verbesserung von Kraft und Ausdauer der Armmuskulatur	A
• Reduktion von Atemnot	A
• Reduktion von Hospitalisationen und Tagen im Krankenhaus	B
• Abnahme COPD-assoziierter Angst und Depression	B

Patienten mit chronischen Erkrankungen der Atmungsorgane, die symptomatisch sind und Einschränkungen bei Alltagstätigkeiten haben" (Spruit et al. 2013; Übers. d. Aut.). Dabei sollte die PR multiprofessionell nach umfassender Diagnostik und Erstellung eines individuellen Therapieplans erfolgen. Das multimodale Therapieprogramm soll aus körperlichem Training, Edukation und Verhaltensschulung bestehen, was zu einer Verbesserung des physischen und psychischen Gesamtzustands der Patienten und letztendlich zu einem anhaltenden gesundheitsförderlichen Verhalten führen soll (Spruit et al. 2013). Eine alleinige Sporttherapie darf nicht fälschlich als PR-Äquivalent gewertet werden.

Die Evidenz insbesondere für PR-Maßnahmen direkt im Anschluss an einen Krankenhausaufenthalt aufgrund einer Exazerbation (Anschlussheilbehandlung) ist auf höchstem Niveau belegt und hat sich als sicher und effektiv erwiesen (➤ Tab. 33.1). Cochrane-Metaanalysen zeigen, dass in dieser Krankheitsphase die Durchführung einer PR die physische Leistungsfähigkeit und Lebensqualität signifikant verbessern kann und relevante positive Auswirkungen auf Rehospitalisierung und Mortalität hat (Puhan et al. 2011, 2016; ➤ Abb. 33.1).

Auf der Basis dieser Evidenz veröffentlichte die Deutsche Gesellschaft für Pneumologie und Beatmungsmedizin im Deutschen Ärzteblatt „Choosing wisely"-Empfehlungen, die als eine von fünf Positivempfehlungen hervorheben, dass jeder COPD-Patient, der wegen einer COPD-Exazerbation stationär eingewiesen wird, anschließend einer PR zugeführt werden sollte (Jany 2016).

Mit nur ca. 4 % aller Patienten, bei denen eine Indikation zur PR besteht, ist die tatsächliche PR-Inanspruchnahme nach Exazerbation völlig unzureichend. Mögliche Ursachen für diese Diskrepanz von positiver Empfehlung und fehlender Umsetzung sollen nachfolgend diskutiert werden. Hierbei spielen ggf. patientenseitig fehlende Erfolgsfantasien, kostenträgerseitig häufig unzureichendes Effizienzverständnis sowie arztseitig mitunter ein therapeutischer Nihilismus eine verhindernde Rolle. Letzterer wird oft durch inhomogene PR-Qualität und -Expertise in Deutschland gespeist.

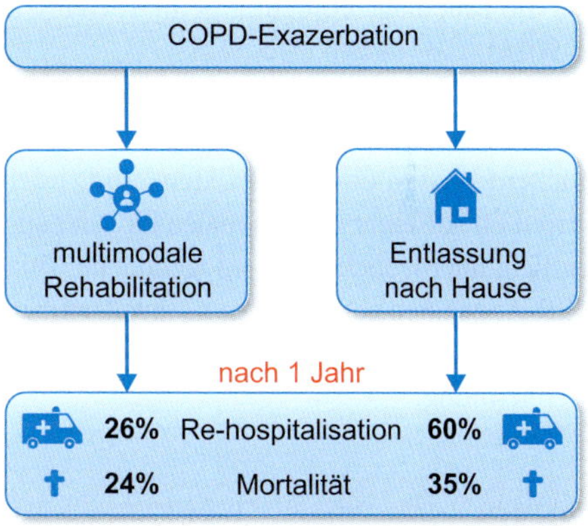

Abb. 33.1 Effekte einer pneumologischen Rehabilitation nach akuter COPD-Exazerbation (Puhan et al. 2016) [P065, P781, P782, P783, P784]

Im Anschluss an eine Ursachenanalyse wird sich der vorliegende Beitrag mit einer Optimierung der Strukturen, Qualitätsstandards und einer zukunftsorientierten, kritisch ausgerichteten Diskussion auseinandersetzen und die Ist-Situation anhand eines typischen Fallbeispiels illustrieren.

33

33.2 Wo liegt das Problem? Pneumologische Rehabilitation im Abseits

Wie das doch recht typische Fallbeispiel zu Beginn des Beitrags zeigt, wird PR oft nicht adäquat verordnet. Vor allem wird nach stationärem Aufenthalt wegen einer akuten COPD-Exazerbation die Verordnung einer notwendigen Anschlussheilbehandlung (AHB) häufig nicht bedacht oder realisiert. Doch gerade in dieser akut bedrohlichen Krankheitsphase wird die Durchführung einer PR bei COPD-Patienten durch die Datenlage eindeutig befürwortet (Puhan et al. 2016).

Die Gründe für die Nichtverordnung einer PR-Maßnahme liegen zum einen häufig in mangelndem ärztlichem Wissen über die Existenz und / oder die positiven Effekte einer multimodalen PR, aber auch in einer nicht unerheblichen Inhomogenität der Qualität von PR-Angeboten sowie einem nachvollziehbar hohen Maß an Resignation im Umfeld von Beantragung bzw. Ablehnung.

Die bislang angebotenen Informationen und Kurse zu PR-Themen haben noch nicht zu einer ausreichenden „Awareness" bzgl. PR geführt, was nicht zuletzt auch durch fehlende Wissensvermittlung im Rahmen von Studium und Weiterbildung mit bedingt sein könnte.

Aber auch auf Patientenseite liegt häufig Unwissenheit über PR vor. Eine Patientenumfrage ergab, dass der häufigste Grund für die Nichtverordnung darin lag, dass sie selbst nicht über die Existenz oder die Zugangswege zu einer PR informiert waren (Rochester et al. 2015). Aber auch wenn dem Patienten eine PR genehmigt wird, so kann es weitere Barrieren für die Teilnahme an einer solchen Maßnahme geben. In der Literatur wird der Prozentsatz der COPD-Patienten, die eine PR trotz Verordnung nicht antreten, mit 8,3–49,6 % angegeben (Keating et al. 2011). Die befragten Patienten glaubten vereinzelt, dass sie keinen Nutzen aus einer PR ziehen würden, und hatten deshalb kein Interesse an einer entsprechenden Verordnung. Weitere häufige Gründe für das Nichtantreten einer PR-Maßnahme, die sich aus Patienteninterviews ergaben (Taylor et al. 2007; Arnold et al. 2006; Harris et al. 2008; Fischer et al. 2007; Young et al. 1999), sind in ➤ Box 33.1 aufgeführt. Hier erscheint es sinnvoll, dass entsprechende Fachgesellschaften, Patientenorganisationen, Kliniken sowie Fach- und Hausärzte die Patienten über Inhalte und Wirkungen einer PR sowie die Zugangswege dazu aufklären.

Box 33.1

Häufigste Gründe aus der Sicht von COPD-Patienten, warum eine verordnete PR nicht angetreten wird

- Unterbrechung der etablierten Routinen (z. B. das Fehlen geschätzter sozialer Aktivitäten, aber auch Arbeitsverpflichtungen oder die Pflege anderer Familienmitglieder)
- Zu lange Anreisewege zur Reha-Einrichtung
- Einfluss des Patientenarztes (Arzt glaubt selbst nicht an den Nutzen einer PR)
- Patienten glauben nicht an den Nutzen einer PR oder glauben, ihre Erkrankung sei schon zu weit fortgeschritten, als dass man noch etwas ändern könne
- Negative Erfahrung mit früheren klinischen Tests oder Forschungsuntersuchungen
- Angst davor, dass körperliche Bewegung die Atemnot verschlimmert

Zudem zeigt die Erfahrung, dass es eine hohe Anzahl von Fällen gibt, bei denen ein Reha-Antrag vom Kostenträger abgelehnt wird. Daten über die Kosten-Nutzen-Effizienz könnten hier helfen, Kostenträger von der Effektivität und Sinnhaftigkeit einer PR zu überzeugen und so die Ablehnungsquoten für wirklich Reha-bedürftige Patienten zu verringern.

33.3 Wie sähe eine gute Versorgung aus?

33.3.1 Awareness für PR-Benefits schaffen

Obwohl die Wirksamkeit einer PR bereits hinreichend belegt ist, gibt es eine Diskrepanz zwischen dem vorhandenen Wissen und der Inanspruchnahme von PR-Maßnahmen.

Patienten erhalten eine PR nur nach Beantragung durch einen Arzt. Dies setzt voraus, dass Ärzte, aber auch andere medizinische Fachkräfte (z. B. Krankenschwester) in Kenntnis des positiven Nutzens die PR als sinnvolle Behandlungsoption ansehen. Die aktuell noch geringe Awareness des medizinischen Sektors wird derzeit als ein wesentlicher Hinderungsgrund in der Patientenzuweisung angenommen (Rochester et al. 2015).

Es besteht also eindeutig ein **Verbesserungsbedarf bei der Wissensvermittlung** über eine PR. Um ein umfassendes Bild über eine PR zu erhalten, sollten folgende Inhalte vermittelt werden (Rochester et al. 2015):

- Wissenschaftliche Rationale
- Evidenzbasierte Benefits
- Komponenten einer PR
- Auswahl und Überweisung geeigneter Patienten
- Durchführung von Patienten-Assessments für die Unterstützung einer messbaren Qualitätsbewertung
- Programmdesign und Angebot im Kontext der lokalen / regionalen Ressourcen
- Rolle der PR im Rahmen der ganzheitlichen Patientenversorgung
- Stellenwert der langfristigen Patientenadhärenz bzgl. gesundheitsfördernden Verhaltens auch nach der PR
- Informationen über Finanzierung und Kostenerstattung durch Kostenträger
- Aktuelle PR-Zugangsproblematik, Teilnahmebarrieren für die Patienten und mögliche Lösungsansätze

Neben der Schaffung eines besseren Bewusstseins des medizinischen Personals für eine PR müssen natürlich vor allem auch die Kostenträger informiert und vom Nutzen einer PR überzeugt werden. Für Patienten mit chronischen Atemwegserkrankungen ist die PR nämlich eine der kosteneffektivsten Behandlungsmöglichkeiten; sie trägt zu einer erheblichen Reduktion von Krankenhausaufenthalten bei und senkt auch den Verbrauch anderer Gesundheitsressourcen, was alles in allem die Krankheitskosten reduziert.

> Die Realität zeigt aber, dass die Wahrnehmung der PR durch die Kostenträger oftmals schwach (Keating et al. 2011) und die Bereitstellung der für die Verfügbarkeit, Kapazität und Effektivität der PR erforderlichen finanziellen Mittel unzureichend ist (Rochester et al. 2015).

Bezugnehmend auf das Fallbeispiel: Dass Herr G. nach seinem Krankenhausaufenthalt wegen einer akut exazerbierten COPD (AECOPD) nicht an eine Reha-Klinik überwiesen wurde, ist leider eher die Regel als die Ausnahme. Wie Jones et al. (2014) nachweisen konnten, wurden nur 90 von 442 wegen einer AECOPD stationär behandelten Patienten nach ihrer Entlassung in eine anschließende PR überwiesen, und lediglich 43 dieser Patienten (9,6 %) erhielten und beendeten eine PR-Maßnahme.

33.3.2 Einheitliche, hohe PR-Qualitätsstandards

Im internationalen Statement der Amerikanischen und der Europäischen Gesellschaft für Pneumologie (ATS / ERS) wurde 2013 die Evidenz für eine optimale PR zusammengefasst (Spruit et al. 2013). Um ein Programm als PR zu qualifizieren, sollten mindestens folgende Komponenten verfügbar sein:

- Strukturiertes und überwachtes Trainingsprogramm für Patienten mit verschiedensten respiratorischen Erkrankungen
- Patientenschulung / Verhaltensprogramm mit der Intention, gesundheitsorientiertes Verhalten zu fördern
- Diagnostik zu Beginn und Outcome-Messungen am Ende des Programms
- Empfehlungen zu Trainingsmöglichkeiten zu Hause sowie zu kontinuierlicher körperlicher Aktivität

Daraus ergeben sich spezifische **Anforderungen an das** eingesetzte **Personal**. Neben einer entsprechenden Ausbildung, die zur kompetenten Anwendung von PR-Maßnahmen qualifiziert, sollte die Bereitschaft vorhanden sein, interdisziplinär zu arbeiten. Für den oftmals multimorbiden Patienten muss mit unterschiedlichen Berufsgruppen, die am Behandlungsprozess beteiligt sind, eine umfassende medikamentöse und nichtmedikamentöse Therapie initiiert bzw. durchgeführt werden.

Die Qualität der PR drückt sich u. a. in ihrem Erfolg aus. Patienten, die den PR-Behandlungsprozess beginnen, sind sehr heterogen und unterscheiden sich in Bezug auf die Art der Erkrankung, das Krankheitsstadium, die resultierenden funktionalen und psychischen Einschränkungen und die vorliegenden

Komorbiditäten. Mittels Eingangsdiagnostik wird der Patient ausreichend charakterisiert, sodass ein individuelles, an seine speziellen Bedürfnisse angepasstes Programm zusammengestellt werden kann. Die standardisierten **Outcome-Messungen** am Ende der PR-Maßnahme sollten mindestens die folgenden Parameter umfassen (Spruit et al. 2013):

- Funktionale körperliche Leistungsfähigkeit
- Atemnot
- Gesundheitsstatus

Weitere wünschenswerte Outcomes:

- Psychologische Komorbiditäten
- Individuelle Patientenerfahrung, um die Benefits in ihrer Multidimensionalität erfassen zu können

Zur Messung dieser Parameter stehen unterschiedliche, krankheitsspezifische Methoden zur Verfügung (Rochester et al. 2014; Singh et al. 2014).

Basierend auf den Standardarbeitsanweisungen, dem Risikomanagement und dem „Critical Incident Reporting“ (CIRS, System zur Meldung von kritischen Zwischenfällen) sollte die Sicherheit des PR-Programms bewertet werden. Programmprozesse und -Outcomes lassen sich durch ein jährliches internes Audit überprüfen.

Um möglichst langfristige Erfolge der PR zu erreichen, richtet sich neben den zeitlich begrenzten Anwendungen während der PR der Fokus auf die **Zeit nach der PR**. Das erlernte Wissen z. B. über körperliche Aktivität soll in den Alltag des Patienten transferiert und dort langfristig angewendet werden.

Um wirksame und weniger wirksame PR-Programme voneinander unterscheiden zu können, gibt es in den USA vonseiten der *American Association of Cardiovascular and Pulmonary Rehabilitation* eine **Zertifizierung** für die (kardiologische) Rehabilitation (AACVPR 2013). Eine solche Zertifizierung macht eine „Qualitätsrehabilitation“ erkennbar und erlaubt die Abgrenzung gegenüber weniger erfolgreichen Maßnahmen, die sich unberechtigterweise als Rehabilitation bezeichnen. Weder international noch national gibt es bislang ein Benchmarking für die PR, sodass Qualitätsunterschiede zwischen einzelnen PR-Programmen für Außenstehende zunächst schwer zu erkennen sind. Auch sind Bezeichnungen wie z. B. „Tele-Rehabilitation“ oder „home-based rehabilitation“ irreführend, da diese Programme nicht alle Merkmale einer evidenzbasierten PR erfüllen.

33

Zu optimalen Rehabilitationsstrukturen gehört somit neben der passenden Qualität auch die geschützte Begrifflichkeit und damit die Kenntlichmachung einer wertigen Rehabilitation.

33.3.3 Forschung sichert die Zukunft der PR

Obwohl die generelle Wirksamkeit von PR für Patienten mit COPD zweifelsfrei gesichert ist, besteht weiterhin in vielen Fragen Forschungs- und Verbesserungsbedarf (Rochester et al. 2015). Während die etablierten Modelle von stationärer und ambulanter PR für einen Großteil der Patienten geeignet sind, müssen alternative Modelle (z. B. Tele-Rehabilitation) gegenüber den bewährten PR- erst noch überzeugende Nachweise Programmen bzgl. ihrer Effektivität, Sicherheit und Kostenentwicklung erbringen.

Spezifische, auch indikationsbezogene PR-Inhalte müssen weiter erforscht werden, um das PR-Outcome zu optimieren – insbesondere auch bei schwer erkrankten Patienten, z. B. Ausdauertraining unter nichtinvasiver Beatmung (Gloeckl et al. 2019). Darüber hinaus müssen Barrieren, die der Realisierung von PR-Maßnahmen im Weg stehen, abgebaut werden, um den krankheitsbedingten Bedürfnissen der Patienten gerecht zu werden (Rochester et al. 2015).

33.4 Modellhafte Versorgungsansätze

Es gibt in den europäischen Gesundheitssystemen eine Reihe von Unterschieden politischer, organisatorischer, struktureller und inhaltlicher Natur. In den Niederlanden z. B ist die PR partiell schon ganz anders, ja besser organisiert (Flintrop 1999; ➤ Box 33.1).

Box 33.1

PR in den Niederlanden

In der PR Einrichtung CIRO+ z. B. durchläuft der Reha-Patient im Vorfeld ein separat vergütetes, umfangreiches Assessment, um seinen gesundheitlichen Ist-Zustand abzubilden und dann festzulegen, ob der Patient einer stationären, ambulanten oder häuslichen Maßnahme bedarf (Spruit et al. 2015). Dieses Routine-Assessment umfasst 3 Tage und erlaubt eine realistische Einschätzung des gegenwärtigen Zustands sowie das Formulieren von individuellen Therapiezielen unter Berücksichtigung persönlicher und medizinischer Probleme. Neben der körperlichen Funktion (z. B. kardiopulmonaler Belastungstest, Lungenfunktionstest etc.) sowie rein pneumologischen Aspekten wird dabei das gesamte Ausmaß von Komorbiditäten erfasst und in die Beurteilung einbezogen, u. a. Körperzusammensetzung, psychosoziale Funktion (z. B. *Hospital Anxiety and Despression Scale*), funktionale Effekte der Erkrankung (z. B. *Canadian Occupational Performance Measure*) und des Gesundheitsstatus (*St. George Respiratory Questionnaire*) (Spruit et al. 2008). Damit steht, was die PR betrifft, der Patient in den Niederlanden viel deutlicher als Mensch im Zentrum der Betrachtung.

Die relativ enge Verbindung zwischen Rehabilitation und Akutmedizin, wie man sie in den Niederlanden kennt, fehlt in Deutschland beinahe gänzlich. Bei uns z. B. orientieren sich die Reha-Kliniken u. a. am Barthel-Index, sodass schwer kranke Patienten typischerweise von der PR ausgeschlossen werden. Dies gilt auch für teilweise beatmete Patienten. Hierfür müssen in Zukunft besondere Versorgungsstrukturen geschaffen bzw. vorgehalten werden.

Selbstverständlich entstehen auch höhere Kosten, wenn qualitativ hochwertige Arbeit geleistet wird, besonders ausgebildetes Personal vonnöten ist, Interdisziplinarität gelebt wird und Patienten intensiv und spezifisch behandelt werden.

Für diese schwer kranken Patienten ist die Brücke zur Akutmedizin essenziell und bildet einen wichtigen Pfeiler im Versorgungskonzept. Für Arzt und Patient bedeutet das ein höheres Sicherheitsprofil, das sich zwar sicherlich nicht flächendeckend ausrollen lässt, jedoch, wo immer möglich, für Deutschland initiiert werden sollte. Diese Anforderungen sind derzeit, u. a. wegen fehlender struktureller Vorgaben des Gesetzgebers hinsichtlich Reha Strukturen und Qualitätsanforderungen, in keiner Weise realisiert.

Ziel sollte es zumindest sein, in einem ersten Schritt besonders gefährdete Patienten (z. B. im COPD-Bereich solche, die häufig exazerbieren) zu identifizieren und ihnen unbedingt eine qualitativ hochwertige, multimodale PR zukommen zu lassen.

Aufgrund von Komorbiditäten wie Sarkopenie, Osteoporose und kardiovaskulären Erkrankungen sind dabei unbedingt multimodale PR-Konzepte anzustreben. Auch die interdisziplinäre Diagnostik wird in Zukunft sicherlich eine immer größere Rolle spielen. Vielerorts fehlen aber die strukturellen Voraussetzungen genauso wie das dafür notwendige Problembewusstsein.

Obwohl seit 2010 ein positives DIMDI-Gutachten (Korczak et al. 2010) zur ambulanten PR vorliegt, ist ein solches Rehabilitationssetting trotz IQWiG-Empfehlung in Deutschland faktisch nicht verfügbar.

> Somit muss unser Gesundheitssystem unbedingt hochwertige ambulante PR-Strukturen schaffen, um hier ein angemessenes Versorgungsangebot zu gewährleisten.

Grundsätzlich gilt es aber sicherzustellen, dass das Angebot einer „pneumologischen Rehabilitation" auch wirklich die geforderten Komponenten einer effektiven PR inkludiert und als qualitätsbasiertes und Outcome-orientiertes System verstanden wird. In den Niederlanden ist dies teilweise schon erfolgreich etabliert (Spruit et al. 2015). Dabei ist eine endgültige Abgrenzung von dem noch immer existenten Begriff „Kur" unverzichtbar, denn nur dann kann sich eine multimodale, multidisziplinäre PR als zentraler Bestandteil eines umfassenden COPD-Behandlungsprozesses beweisen.

33.5 Was muss sich ändern? Wer ist in der Pflicht?

Es geht darum, wie initial beschrieben, das Spektrum von der akutstationären Rehabilitation des kritisch kranken Patienten möglichst auf der Intensivstation bis zum chronisch leicht Erkrankten oder auch zur Prophylaxe des Gesunden aufzuspannen. Hierfür müssen zwingend Konzepte entwickelt werden. Kranke sollten optimal eingestellt werden und motiviert mehr Teilhabe in ihrem Alltagsleben erlangen. Dazu müssen Hybridkonzepte zwischen medikamentöser und nichtmedikamentöser Therapie unter Berücksichtigung der Individualisierung besser verzahnt werden. Dass die Kombination aus beiden Therapien sinnhaft ist und bislang viel zu selten konsequent untersucht wurde, belegen die wenigen vorhandenen Daten (Casaburi et al. 2005; Stringer et al. 2019). In der Konsequenz beinhaltet das natürlich auch, die medikamentöse Therapie während der Rehabilitation anzupassen, da die aktuellen Strukturen in Deutschland von zumindest 21 Tagen hierfür ein gutes Forum bieten. International, so auch in den Niederlanden, findet Rehabilitation meist über längere Phasen von 6–12 Wochen statt. Das entspricht Zeiträumen, in denen ggf. auch die so dringend notwendigen Verhaltensänderungen stattfinden können, die den Lebensstil des Patienten nachhaltig positiv beeinflussen.

> Letztendlich muss eine hochwertige PR valide qualitäts- und ergebnisorientierte Messungen beinhalten und ein breites Angebot von der Prophylaxe bis hin zur Versorgung schwer kranker Patienten beinhalten (Spruit et al. 2015). Nur dann kann sich die multimodale und multidisziplinäre PR als unverzichtbarer Bestandteil des gesamten Behandlungsprozesses etablieren.

Es kann sehr sinnvoll sein, unterschiedliche Versorgungsstufen mit unterschiedlichen Anforderungsprofilen an die PR-Einrichtungen seitens struktureller, personeller und apparativer Anforderungen im Sinne eines abgestuften Versorgungskonzepts für leicht, mittelschwer bzw. schwer erkrankte Patienten zu etablieren. Hier kann man sich an Vorgaben orientieren, die in der Neurologie schon lange etabliert sind. Ein solches von der Erkrankungsintensität gesteuertes Modell muss nicht zu höheren Kosten führen, da der große Teil der nur leicht Erkrankten in Zukunft unter Nutzung moderner Techniken ggf. deutlich preiswerter versorgt werden kann. So könnten für die adäquate Behandlung von komplexer erkrankten Patienten die notwendigen finanziellen Ressourcen bereitgestellt werden.

Hierzu müssen abgestufte Versorgungskonzepte überprüfbar unter Einschluss der Erfassung von Durchführungs- und Ergebnisqualität sowie von „patient reported outcomes" definiert werden.

In der derzeitigen Behandlungsrealität steht die PR im Abseits, was aufgrund der Datenlage, die geradezu zum Handeln verpflichtet, nicht gerechtfertigt ist. Änderungen hin zu einer gezielteren, besseren Versorgung chronisch lungenkranker Patienten sind also dringend geboten.

Fallbeispiel

So hätte es laufen müssen

Nach der 5-tägigen systemischen medikamentösen Therapie hätte Herr G. nicht einfach nach Hause entlassen werden dürfen. Trotz Besserung einzelner Symptome wären wegen der bestehenden Komorbiditäten (vaskulär bedingte Herzinsuffizienz, arterieller Hypertonus, Sarkopenie, Osteoporose, Diabetes mellitus Typ 2) gravierende gesundheitliche Rückschlägen erwartbar gewesen. Herr G. stellt dabei keine Ausnahme dar. Als „häufiger Exazerbierer" hätte Herr G. bereits nach seinem früheren Krankenhausaufenthalt und erst recht danach einer stationären PR zugeführt werden müssen! Das wurde leider versäumt. Dabei hätte das aus körperlichem Training, Edukation und Verhaltensschulung bestehende multimodale Therapieprogramm zu einer deutlichen Verbesserung seines physischen und psychischen Gesamtzustands geführt.

Was folgt aus diesem Fallbeispiel? Alle müssen ihr Verhalten überdenken:
- die **Ärzte**, die noch kein ausreichendes Bewusstsein für solche nichtmedikamentösen Interventionen entwickelt haben;
- die **Kostenträger**, die mitunter noch nicht hinreichend davon überzeugt sind, dass eine PR für Patienten mit chronischen Atemwegserkrankungen nicht nur wirksam und sinnvoll ist, sondern dass sie zu den kosteneffektivsten Behandlungsmöglichkeiten gehört, die Folgekosten für erneute stationäre Aufenthalte erheblich reduzieren können;
- und schließlich die **Patienten** wie Herr G. selbst, die möglicherweise annehmen, dass sie keinen Nutzen aus der Teilnahme an einer aufwendigen und anstrengenden PR ziehen werden und deshalb viel zu häufig gar kein Interesse an einer PR-Verordnung zeigen.

LITERATUR

AACVPR – American;1; Association of Cardiovascular and Pulmonary Rehabilitation (2013). Guidelines for Cardiac Rehabilitation and Secondary Prevention Programs. 5th edn. Champaign, IL: Human Kinetics.

Arnold E, Bruton A, Ellis-Hill C (2006). Adherence to pulmonary rehabilitation: a qualitative study. Respir Med 100(10): 1716–1723.

Casaburi R, Kukafka D, Cooper CB, Witek TJ, Jr., Kesten S (2005). Improvement in exercise tolerance with the combination of tiotropium and pulmonary rehabilitation in patients with COPD. Chest 127(3): 809–817.

Fischer MJ, Scharloo M, Abbink JJ, Thijs-Van A, Rudolphus A, Snoei L, et al. (2007). Participation and drop-out in pulmonary rehabilitation: a qualitative analysis of the patient's perspective. Clin Rehabil 21(3): 212–221.

Flintrop J (1999). Erfolgreiches Vorbild: Rehabilitation in den Niederlanden. Dtsch Arztebl 96(24): A-1630 / B-1400 / C-1303.

Gloeckl R, Andrianopoulos V, Stegemann A, Oversohl J, Schneeberger T, Schoenheit-Kenn U, et al. (2019). High-pressure non-invasive ventilation during exercise in COPD patients with chronic hypercapnic respiratory failure: a randomized, controlled, cross-over trial. Respirology 24(3): 254–261.

GOLD Report (2017). Global Strategy of the diagnosis, management, and prevention of chronic obstructive pulmonary disease; www.goldcopd.org (letzter Zugriff: 4.2.2020).

GOLD Report (2020). Global Strategy for Prevention, Diagnosis and Management of COPD. 2020; https://goldcopd.org/wp-content/uploads/2019/11/GOLD-2020-REPORT-ver1.0wms.pdf (letzter Zugriff: 4.2.2020).

Harris D, Hayter M, Allender S (2008). Improving the uptake of pulmonary rehabilitation in patients with COPD: qualitative study of experiences and attitudes. Br J Gen Pract 58(555): 703–710.

Jany B (2016). Klug entscheiden in der Pneumologie. Dtsch Arztebl 113(19): A-930 / B-788 / C-72.

Jones SE, Green SA, Clark AL, Dickson MJ, Nolan AM, Moloney C, et al. (2014). Pulmonary rehabilitation following hospitalisation for acute exacerbation of COPD: referrals, uptake and adherence. Thorax 69(2): 181–182.

Keating A, Lee A, Holland AE (2011). What prevents people with chronic obstructive pulmonary disease from attending pulmonary rehabilitation? A systematic review. Chron Respir Dis 8(2): 89–99.

Korczak D, Huber B, Steinhauser G, Dietl M (2010). Versorgungssituation und Wirksamkeit der ambulanten im Vergleich mit der stationären pneumologischen Rehabilitation; https://portal.dimdi.de/de/hta/hta_berichte/hta279_bericht_de.pdf (letzter Zugriff: 4.2.2020).

Puhan MA, Gimeno-Santos E, Scharplatz M, Troosters T, Walters EH, Steurer J (2011). Pulmonary rehabilitation following exacerbations of chronic obstructive pulmonary disease. Cochrane Database Syst Rev 10: CD005305.

Puhan MA, Gimeno-Santos E, Cates CJ, Troosters T (2016). Pulmonary rehabilitation following exacerbations of chronic obstructive pulmonary disease. Cochrane Database Syst Rev 12: CD005305.

Rochester CL, Fairburn C, Crouch RH (2014). Pulmonary rehabilitation for respiratory disorders other than chronic obstructive pulmonary disease. Clin Chest Med 35(2): 369–389.

Rochester CL, Vogiatzis I, Holland AE, Lareau SC, Marciniuk DD, Puhan MA, et al. (2015). An Official American Thoracic Society / European Respiratory Society Policy Statement: Enhancing implementation, use, and delivery of pulmonary rehabilitation. Am J Respir Crit Care Med 192(11): 1373–1386.

Singh SJ, Puhan MA, Andrianopoulos V, Hernandes NA, Mitchell KE, Hill CJ, et al. (2014). An official systematic review of the European Respiratory Society / American Thoracic Society: measurement properties of field walking tests in chronic respiratory disease. Eur Respir J 44(6): 1447–1478.

Spruit MA, Vanderhoven-Augustin I, Janssen PP, Wouters EF (2008). Integration of pulmonary rehabilitation in COPD. Lancet 371(9606): 12–3.

Spruit MA, Singh SJ, Garvey C, ZuWallack R, Nici L, Rochester C, et al. (2013). An official American Thoracic Society / European Respiratory Society statement: key concepts and advances in pulmonary rehabilitation. Am J Respir Crit Care Med 188(8): e13–64.

Spruit MA, Augustin IM, Vanfleteren LE, Janssen DJ, Gaffron S, Pennings HJ, et al. (2015). Differential response to pulmonary rehabilitation in COPD: multidimensional profiling. Eur Respir J 46(6): 1625–1635.

Stringer W, Porszasz J, von Plato M, Khosrovi-Eghbal A, Zopey M, Cao M, et al. (2019). A randomized trial to determine the effect of glycopyrrolate / formoterol on exercise tolerance in COPD: influence of dynamic hyperinflation and dead space ventilation. Eur Respir J 54: OA259.

Taylor R, Dawson S, Roberts N, Sridhar M, Partridge MR (2007). Why do patients decline to take part in a research project involving pulmonary rehabilitation? Respir Med 101(9): 1942–1946.

Young P, Dewse M, Fergusson W, Kolbe J (1999). Respiratory rehabilitation in chronic obstructive pulmonary disease: predictors of nonadherence. Eur Respir J 13(4): 855–859.

KAPITEL

34 Über- / Fehlbehandlung des Diabetes mellitus Typ 1 im Krankenhaus – getriggert durch DRG-System

Andreas Fritsche

Fallbeispiel

Beispiel einer Patientin mit Typ-1-Diabetes

Donnerstag Die 68-jährige Frau S. mit einem seit 40 Jahren bestehenden Typ-1-Diabetes und bekannter Hypoglykämiewahrnehmungsstörung wird mit dem Rettungsdienst und in Begleitung des Ehemannes abends in die Notaufnahme eines Krankenhauses der Maximalversorgung gebracht. Herr S. berichtet, seine Frau habe in den beiden zurückliegenden Tagen dreimal „Synkopen" erlitten, dabei sei sie erstmals vor 2 Tagen im Sitzen plötzlich bewusstlos geworden mit Zuckungen des Körpers. Einnässen oder Zungenbiss habe er nicht beobachtet. Die Reorientierung mit Wortfindungsstörungen sei nach der Bewusstlosigkeit verzögert erfolgt. Ein erneutes Ereignis habe sich am folgenden Tag zweimal wiederholt. Die Patientin wird über Nacht in der Notaufnahme überwacht, ohne besondere Vorkommnisse.

Freitag Am Tag darauf wird aufgrund der Verdachtsdiagnose „Synkopen" eine neurologische Ursache vermutet und Frau S. zur weiteren Überwachung auf die neurologische Intensivstation „Stroke Unit" verlegt. Sie weist zu diesem Zeitpunkt keine neurologischen Symptome auf. Auf der Stroke Unit werden ein Schlaganfall und eine Lungenembolie abgeklärt, ein Epilepsieleiden wird klinisch für unwahrscheinlich gehalten. Es werden eine Schädel- / Hirn-Computertomografie, eine kranielle Gefäß-Computertomografie (Angio-CT) mit Kontrastmittelgabe zur Darstellung der Durchgängigkeit der Hirngefäße, eine CT des Brustraums mit der Fragestellung Lungenembolie sowie eine Echokardiografie durchgeführt. Alle Untersuchungen sind unauffällig. Frau S. wird nach Ausschluss akuter neurologischer Erkrankungen zur weiteren kardialen Abklärung auf die Chest Pain Unit verlegt und weiter mit ihrer Basal- / Bolus-Insulintherapie behandelt, die sie sich selbst injiziert.

Samstag Nach 24 Stunden in der Chest Pain Unit entscheiden die Kardiologen, dass aufgrund eines erhöhten kardiovaskulären Risikos bei Vorliegen eines Typ-1-Diabetes eine weitere kardiologische Abklärung erforderlich sei. Zur Klärung des Vorliegens einer koronaren Herzerkrankung und der Notwendigkeit eines Herzschrittmachers oder Defibrillators werden eine Herzkatheteruntersuchung (Koronarangiografie) und eine telemetrische Überwachung angeordnet; dazu wird die Patientin auf eine kardiologische Station verlegt.

Sonntag Am Sonntagabend erleidet Frau S. eine Hypoglykämie (= Unterzuckerung) mit einem Blutzuckerwert von 54 mg / dl. Kurz zuvor hatte sie nochmals Insulin gespritzt, sodass um 3 Uhr nachts erneut eine schwere Hypoglykämie mit einem Blutzucker von 36 mg / dl auftritt, die mit Apfelsaft und Traubenzucker behandelt wird. Nach Angaben des Dienstarztes hatte die Patientin keinerlei Symptome einer Hypoglykämie (➤ Abb. 34.1).

Montag Aufgrund der nächtlichen Hypoglykämie wird ein diabetologisches Konsil angefordert, das noch am selben Tag erfolgt. Hierbei wird eine Hypoglykämiewahrnehmungsstörung festgestellt. Die zur Aufnahme führenden „Synkopen" werden als rezidivierende Hypoglykämien ohne Warnsymptome bei Hypoglykämiewahrnehmungsstörung gedeutet. Der Diabetologe schlägt die Übernahme auf eine Diabetes-Spezialstation vor und passt, da der Blutzucker inzwischen auf

393 mg / dl gestiegen ist, den Insulinplan an. Beim Ehemann fragt er an, ob während der „initialen Synkopen“ eine Blutzuckermessung dokumentiert sei. Dieser zeigt ein Smartphone, auf das die subkutan kontinuierlich gemessenen Glukosewerte übertragen werden. Dort sind keine Werte zu sehen; stattdessen wird angegeben, dass das Gerät defekt sei. Während der ganzen telemetrischen Beobachtungszeit ist der Herzschlag normal ohne Rhythmusstörungen. Auch eine farbkodierte Doppler-Sonografie der Beinvenen ergibt einen unauffälligen Befund.

Dienstag Eine Koronarangiografie zeigt unauffällige Herzkranzgefäße ohne Verengungen.

Mittwoch Frau S. wird von der kardiologischen Station nach Hause entlassen. Nach 14 Tagen wird sie erneut ins Krankenhaus einbestellt, wo ein Event-Recorder subkutan in das Gewebe im Brustkorb implantiert wird. Ein solches Gerät kann bis zu 3 Jahre den Herzrhythmus eines Patienten beobachten und pathologische Ereignisse wie höhergradige Rhythmusstörungen erkennen. Kann man hier von Fehl- und Überversorgung sprechen?

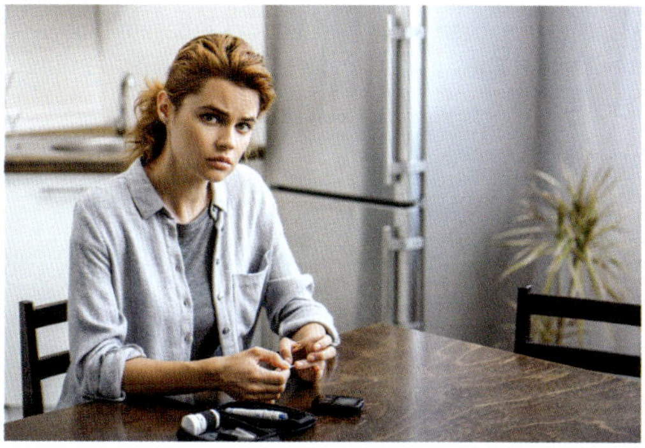

Abb. 34.1 Diabetespatientin bei der Blutzuckermessung zur Anpassung der Insulindosierung [J787]

34.1 Stellenwert des „Diabetes im Krankenhaus“

Häufig führen die mit Diabetes assoziierten Komplikationen zur stationären Aufnahme. Meist wird dann die Komplikation als Hauptdiagnose und der Diabetes selbst als Nebendiagnose erfasst. Zudem spielt es eine Rolle, dass ein Diabetes als Hauptdiagnose im deutschen DRG-System oftmals nicht kostendeckend ist, sodass ein Diabetes im Krankenhaus meistens nur als Nebendiagnose codiert wird. Die Zahl der Patienten mit Nebendiagnosen im Krankenhaus ist ca. 14-mal höher als die der Hauptdiagnosen (im Jahr 2018 2.615.000 mit Nebendiagnose vs. 185.000 mit Hauptdiagnose), wie Auswertungen des Wig2 Instituts für die Deutsche Diabetes Gesellschaft anhand der Kalkulationsdaten von 65 Mio. GKV-Versicherten ergeben haben.

Da nur die Hauptdiagnosen Diabetes im Krankenhaus erfasst werden (RKI 2019), sieht es so aus, als lägen kaum Diabetespatienten im Krankenhaus, was fälschlicherweise als Argument dafür verwendet wird, dass diese Erkrankung ausschließlich ambulant zu behandeln sei.

Tatsächlich ist etwa jeder vierte Krankenhauspatient ein Diabetespatient (Kufeldt et al. 2018). Einige davon wussten bei der Klinikaufnahme nicht, dass bei ihnen ein bislang unentdeckter Diabetes vorlag.

34.2 Zustandsbeschreibung – Was läuft hier schief?

Als **Neben**diagnose wird ein Diabetes im Krankenhaus häufig als **neben**sächlich angesehen und nicht berücksichtigt oder, wenn nicht bekannt, sogar übersehen.

Für diese Patienten könnte dann z. B. eine Kortisontherapie, ein Infekt oder eine Operation schwerwiegende Folgen haben. Der Blutzucker kann dekompensieren und der Patient in ein diabetisches Koma fallen. Das Klinikpersonal kann oft Zusammenhänge zwischen den primär zur Aufnahme führenden Beschwerden und einem bestehenden Diabetes nicht nachvollziehen. Es besteht mangelndes Wissen über die neuen Entwicklungen in der Diabetologie (Insulinpumpen, kontinuierliche Gewebezuckermessung, neue Antidiabetika). Eine potenziell tödliche Gefahr birgt das irrtümliche Absetzen von Insulin bei Patienten mit Typ-1-Diabetes durch die Fehlannahme, es handele sich um einen Typ-2-Diabetes. Diabetespatienten im Krankenhaus haben mehr Komplikationen und liegen länger im Krankenhaus als Patienten ohne Diabetes (Kufeldt et al. 2018).

34.3 Ursachenanalyse: Wo liegen die Probleme?

Es besteht eine gefährliche Unterversorgung mit Diabetologen in Krankenhäusern. 84 % aller Krankenhäuser sind nicht auf Diabetes spezialisiert (Fritsche 2017), die Zahl der Lehrstühle und Fachabteilungen mit Diabetes geht zurück (Fritsche 2017; Destatis 2018).

Zwar hat jeder Zehnte in Deutschland Diabetes, es gibt aber an den Universitäten kaum Lehrstühle für Diabetologie, mit der Folge, dass das Krankheitsbild in der Ausbildung von Medizinern nicht ausreichend vorkommt und kaum klinische Forschung stattfindet.

Der Diabetes mellitus ist eine chronisch progressive, meist unheilbare Erkrankung mit potenziell tödlichen Akut- und Langzeitkomplikationen. Hypoglykämien als Komplikation werden unterschätzt und oftmals auch mit „Hungergefühlen" gleichgesetzt. Die Diabetes-Krankheit in ihrer Komplexität wird häufig nicht ausreichend gewürdigt und behandelt.

Getriggert durch das DRG-System, das Prozeduren (u. a. Herzkatheter, Angiografien, Event-Recorder, Amputationen) höher vergütet, werden Komplikationen bei Diabetespatienten im Sinne von Reparaturmedizin behandelt.

Aufgrund des prozedurenreichen Aufenthalts entstand eine günstige Erlössituation für das Krankenhaus. Wäre Frau S. stattdessen von Anfang an in eine diabetologische Fachabteilung verlegt worden, wo man unter Verzicht auf die o. g. Prozeduren die Ursachen der Blutzuckerdekompensation beseitigt und die Patientin entsprechend behandelt hätte, wäre eine deutlich niedrigere (geschätzt 3- bis 5-mal niedrigere) DRG-Erlössituation für das Krankenhaus entstanden.

Das Deutsche Institut für Medizinische Dokumentation und Information (DIMDI) und der Verband der Medizincontroller (FOKA) haben folgende Sichtweise:

„Eine Hypoglycämie ist nicht als Komplikation des Diabetes mellitus im Sinne des Kodes E1.7* oder der DKR[1] als multiple Komplikationen zu verstehen."*

Wenn also die Hypoglykämiebehandlung nicht adäquat vergütet wird, besteht im Einzelfall die Gefahr, dass sie auch nicht das Interesse erfährt, das dringend für eine umfassende Befunderhebung erforderlich ist. Es werden stattdessen aus Unkenntnis Verdachtsdiagnosen gestellt, die den Patienten unnötig belasten und zudem eine nicht weiterführende Diagnostik- und Kostenspirale in Gang setzen.

> Insgesamt führt die beschriebene Fehlwahrnehmung zu einer gefährlichen Unterschätzung des Problems Diabetes im Krankenhaus, in der Öffentlichkeit und in der Gesundheitspolitik.

34.4 Was sich ändern muss

1. Sprechende Medizin muss im DRG-System besser vergütet werden.
2. Der Diabetologe und Allgemeininternist als Generalist (Stoffwechsel, Gefäße, Niere, Augen, Nerven) muss im Krankenhaussystem etabliert werden; die zunehmende Spezialisierung in Chest Pain Units, Stroke Units oder Krebszentren greift bei multimorbiden allgemeininternistischen Patienten zu kurz.
3. Die transsektorale Versorgung an den Schnittstellen ambulanter / stationärer Behandlung von Diabetespatienten muss verbessert werden. Hier gilt es Lücken zwischen der ambulanten diabetologischen Versorgung von Diabetespatienten bei stationären Aufenthalten zu schließen.
4. Es müssen mehr universitäre Diabetesabteilungen und mehr diabetologische Fachabteilungen in Krankenhäusern etabliert werden.
5. Das Konsiliarwesen für Diabetes muss in kleineren Krankenhäusern ausgebaut werden, durchaus auch mit Methoden der Telemedizin.

Die Punkte 3 bis 5 sind z. B. durch ein dreistufiges Modell für stationäre ärztliche diabetologische Ver-

[1] Deutsche Kodierrichtlinien

sorgung anzugehen. Dies könnte folgendermaßen aussehen:

A) **Krankenhäuser mit weniger als 200 Betten:** *angestellter Diabetologe oder Kooperation mit niedergelassenem Diabetologen* (Verbesserung transsektoraler Versorgung)

B) **Krankenhäuser mit 200–400 Betten:** *angestellter Diabetologe*

C) **Kinderkliniken und Krankenhäuser der Maximalversorgung:** *eigenständige diabetologische Abteilung*

Dies gilt insbesondere dann, wenn das Haus über folgende Abteilungen verfügt:

- Interventionelle Kardiologie / Chest Pain Unit / Angiologie
- Neurologie / Stroke Unit
- Pankreaschirurgie
- Bariatrische Chirurgie
- Herzchirurgie
- Transplantationschirurgie
- Psychiatrieabteilung

34.5 Wie sieht ein modellhafter Versorgungsansatz aus?

- Das Krankenhaus ist zur qualifizierten Diabetesbehandlung zertifiziert.
- Bei Aufnahme ins Krankenhaus erfolgt ein Screening auf Diabetes.
- Das Pflegepersonal kennt sich mit Diabetes mellitus aus.
- Das ärztliche Personal nimmt Diabetes als Erkrankung und nicht als Risikofaktor für eine Herz-Kreislauf-Erkrankung wahr.
- Insulintherapiepläne werden vom Arzt individuell ausgestellt und angepasst; allgemeingültige Insulinpläne sind obsolet.
- Der Patient wird auf Vorhandensein eines diabetischen Fußsyndroms untersucht und ggf. behandelt.
- Vor Einleitung einer Steroidtherapie wird abgeklärt, ob ein Diabetes vorliegt und wie dieser unter Steroidgabe dann zu behandeln ist.
- Die Besonderheiten der Diabetestherapie bei Nierenschwäche sind bekannt.
- Ein hyperglykämisches Koma oder eine Hypoglykämie werden als solche erkannt und adäquat behandelt.
- Im Idealfall wird eine Diabetesberatung von Fachpersonal durchgeführt, das auch Erfahrungen im Umgang mit der modernen Diabetestechnologie (Pumpen, CGM) hat.

Fallbeispiel

So hätte es idealerweise laufen können

Bei Frau S. lag tatsächlich eine gravierende Fehl- und Überbehandlung vor. Letztendlich wurde **das zugrunde liegende Problem, die Hypoglykämie, überhaupt nicht behandelt, und zusätzlich kam es noch zu einer schweren Hypoglykämie. Ferner wurde die Patientin** mit unnötigen Untersuchungen belastet und potenziell **gefährdet,** da diese auch Komplikationen zur Folge haben können (Koronarangiografie, Angio-CT).

In einem Krankenhaus der Maximalversorgung wird Frau S. als langjährige Typ-1-Diabetes-Patientin mit Hypoglykämiewahrnehmungsstörung auf der Diabetes-Spezialstation aufgenommen, wo sie primär von einem Diabetologen behandelt wird, der mit hoher Wahrscheinlichkeit die in diesem Falle richtigen Schlussfolgerungen (Hypoglykämie) zieht und unverzüglich die nötige Therapie einleitet: Umstellung der Insulintherapie, Erhöhung des HbA_{1c}-Ziels, Vermeidung von Blutzuckerwerten < 80 mg / dl, Kontrolle der Spritzstellen, Überprüfung der Fähigkeit zur Blut- und Gewebszuckermessung etc.

Im Rahmen von Gesprächen mit der Patientin und deren Ehemann wird geklärt, warum es in der ambulanten Therapie zu den o. g. schweren Unterzuckerungen kam. Zusammen mit der Diabetesberatung wird daraufhin die Therapie neu adjustiert. Ferner wird im Rahmen ihres Aufenthalts in der Diabetesfachabteilung geklärt, warum die Aufzeichnungen der kontinuierlichen Glukosemessung nicht funktionierten, welche Rolle der Ehemann in der Betreuung seiner Frau spielt und ob ggf. die Einschaltung eines Sozialdienstes erforderlich ist.

LITERATUR

Fritsche A (2017). Diabetes mellitus in der Klinik: Mehr Strukturen schaffen. Dtsch Arztebl 114(41): 16.

Kufeldt J, Kovarova M, Adolph M, Staiger H, Bamberg M, Häring HU, Fritsche A, Peter A (2018). Prevalence and distribution of diabetes mellitus in a maximum care hospital: urgent need for HbA_{1c} screening. Exp Clin Endocrinol Diabetes 126: 123–129.

INTERNETQUELLEN

Destatis – Statistisches Bundesamt (2017). Gesundheit. Grunddaten der Vorsorge- oder Rehabilitationseinrichtungen 2016; Fachserie 12 Reihe 6.1.2; www.destatis.de/DE/Themen/Gesellschaft-Umwelt/Gesundheit/Vorsorgeeinrichtungen-Rehabilitationseinrichtungen/_inhalt.html#sprg234252 (letzter Zugriff: 15.2.2020).

Destatis – Statistisches Bundesamt (2018). Gesundheit. Grunddaten der Krankenhäuser 2017. Fachserie 12 Reihe 6.1.1; www.destatis.de/DE/Themen/Gesellschaft-Umwelt/Gesundheit/Krankenhaeuser/_inhalt.html#sprg234206 (letzter Zugriff: 15.2.2020).

RKI – Robert Koch-Institut. Diabetes Surveillance 2019; https://diabsurv.rki.de/Webs/Diabsurv/DE/startseite/startseite-node.html (letzter Zugriff: 15.2.2020).

KAPITEL 35

Christopher J. Schwarzbach und Armin J. Grau

Schlaganfallnachsorge: Aufklärung und Prävention lassen arg zu wünschen übrig

Fallbeispiel

Aus der akutstationären und ambulanten Schlaganfallversorgung

Auf der Arbeit bemerken Kollegen, dass der 57-jährige Herr S. plötzlich abwesend erscheint. Er antwortet nicht mehr auf Fragen und kippt nach rechts. Gerade eben habe man sich noch unterhalten. Die Kollegen verstehen sofort, dass Herr S. wohl gerade einen Schlaganfall erleidet und rufen den Rettungsdienst, der den Patienten ins nächste große Krankenhaus der Stadt bringt. Bei der neurologischen Untersuchung stellt sich heraus, dass Herr S. die rechte Körperhälfte tatsächlich nicht mehr bewegen kann und unter einer schweren Sprachstörung leidet. Bei der notfallmäßigen Computertomografie (CT) des Gehirns wird ein frischer Gefäßverschluss einer linken Hirnarterie festgestellt. Zum Glück wurde Herr S. direkt nach Beginn der Beschwerden ins Krankenhaus gebracht. Es folgt eine notfallmäßige gerinnselauflösende Therapie: eine intravenöse Thrombolyse und ergänzend eine Wiedereröffnung des Gefäßes durch ein spezielles Katheterverfahren. Nach dem Eingriff geht es Herrn S. schon viel besser, aber er hat weiterhin eine leichte Lähmung der rechten Körperhälfte, Wortfindungsstörungen und Probleme damit, komplexere Sachverhalte sprachlich auszudrücken. Im Rahmen der nachfolgenden 1-wöchigen stationären Behandlung wird ein Vorhofflimmern, eine Herzrhythmusstörung, festgestellt. Die Ärzte verordnen ein Antikoagulans zur Gerinnungshemmung, um weitere Schlaganfälle zu verhindern. Nebenbefundlich zeigt sich ein bisher unbehandelter Bluthochdruck, sodass eine blutdrucksenkende und überdies auch eine lipidsenkende Therapie mit Statinen begonnen werden.

Nach Entlassung aus der Reha-Klinik einige Wochen später hat sich der Zustand des Patienten bis auf verbliebene leichtere Sprachstörungen und Probleme mit der Motorik der rechten Hand weiter gebessert. Er geht zu seinem Hausarzt, der ihn zunächst für weitere 2 Wochen krankschreibt und ihm das Antikoagulans und die Blutdruckmedikation rezeptiert. Zudem verschreibt er ihm Ergotherapie und Logopädie. Jedoch findet Herr S. eigenständig zunächst keinen Ergotherapeuten und Logopäden zur Fortführung der empfohlenen ambulanten Therapie. Nach 2 Wochen geht er wieder arbeiten, aber es läuft nicht so richtig. Herr S. hat Konzentrationsstörungen und macht viele Fehler. Er ist zudem reizbarer als sonst: Das Verhältnis zu seiner Ehefrau leidet. Im Verlauf fühlt sich Herr S. zusehends niedergeschlagen und antriebslos. Er leidet unter Schlafstörungen. Erneut konsultiert er seinen Hausarzt, will aber nicht zu einem Psychiater. Herr S. vernachlässigt die Kontrolle seiner Blutdruckwerte und nimmt die verordnete Medikation auch nur noch unregelmäßig ein. Eines Morgens nach dem Aufstehen findet seine Frau ihn noch auf dem Sofa sitzend. Er scheint diesmal die linke Seite weniger zu bewegen. Erneut wird er ins Krankenhaus gebracht, wo das notfallmäßige Schädel-MRT einen neuen Schlaganfall zeigt. Diesmal ist es aber für eine Akuttherapie leider schon zu spät, sodass Herr S. sich nicht mehr im gleichen Maße von diesem zweiten Schlaganfall erholen kann und zukünftig auf häusliche Pflege angewiesen sein wird.

35.1 Stellenwert der Thematik in der Gesundheitsversorgung

35.1.1 Schlaganfall in Deutschland

Rund 1,8 Mio. Menschen im Alter über 18 Jahren leben in Deutschland mit den Folgen eines Schlaganfalls. Deshalb stellt die Schlaganfallnachsorge eine bedeutende gesundheitspolitische Herausforderung dar. Die Akutversorgung des Schlaganfalls hat in den vergangenen Jahren große Fortschritte gemacht und mit der Versorgung auf spezialisierten stationären Behandlungseinheiten, sogenannten Stroke Units, der systemischen Thrombolyse und zuletzt den spezialisierten Katheterverfahren zahlreiche neue Behandlungsmöglichkeiten eröffnet. Eine umfassende und fachgerechte Behandlung des Schlaganfalls wird heute von mehr als 500 Stroke Units nahezu flächendeckend in Deutschland sichergestellt; mehr als 300 dieser Stroke Units sind von der zuständigen Fachgesellschaft, der Deutschen Schlaganfall-Gesellschaft (DSG) zertifiziert. Entsprechend werden heute mehr als 80 % aller Schlaganfallpatienten auf Stroke Units behandelt. Hinzu kommen ein breites Angebot und ein guter Zugang zu Angeboten der stationären Rehabilitation.

Ungeachtet dessen wurde dem dritten Standbein der Schlaganfallversorgung, der ambulanten Schlaganfallnachsorge, bislang weniger Aufmerksamkeit gewidmet. Dabei hat bereits 2004 die Weltgesundheitsorganisation die dringende Notwendigkeit der Etablierung einer umfassenden Schlaganfallnachsorge hervorgehoben, um den vielfältigen Bedürfnissen von Schlaganfallpatienten, Betreuern und Angehörigen gerecht zu werden (WHO 2004).

35.1.2 Wie häufig kommen Schlaganfälle vor?

Gemäß Diagnosedaten des Statistischen Bundesamtes wurden 2016 in Deutschland 258.480 Patienten aufgrund eines sogenannten ischämischen Schlaganfalls – also eines Schlaganfalls infolge einer Durchblutungsstörung des Gehirns – stationär behandelt. Hinzu kommen ca. 110.000 Patienten mit rasch vorübergehenden Symptomen eines Schlaganfalls, sogenannten transitorischen ischämischen Attacken (TIAs), und ca. 35.000 Patienten mit einer Hirnblutung (Destatis 2017). Rund 25 % aller Schlaganfälle gehen auf ein zweites Ereignis (sogenanntes Schlaganfallrezidiv) zurück und sind damit durch sekundärprophylaktische Maßnahmen prinzipiell vermeidbar (Heuschmann et al. 2010). Dies bedeutet häufig zusätzliches Leid für die Betroffenen, da gerade Schlaganfallrezidive mit einer schlechteren Prognose und einer vermehrten Abhängigkeit im Alltag verbunden sind. Aber auch gesundheitsökonomisch sind solche Rezidivereignisse mit hohen und zugleich vermeidbaren Kosten verbunden. So entstanden im Jahr 2015 allein durch zerebrovaskuläre Erkrankungen Krankheitskosten in Höhe von 4,7 Mrd. Euro (Destatis 2019). Gerade innerhalb der ersten 90 Tage nach dem Schlaganfall zeigt sich eine hohe Rezidivrate von 3,4–5,6 % in Deutschland. Hinzu kommen ca. 10 % der Patienten, die aufgrund anderer Komplikationen im gleichen Zeitraum erneut stationär behandelt werden müssen.

35.1.3 Wie werden Schlaganfallpatienten versorgt?

Bis zu 90 % aller Schlaganfallpatienten konsultieren in den ersten 3 Monaten nach Entlassung aus dem Krankenhaus ihren Hausarzt. Nur knapp jeder fünfte Schlaganfallpatient konsultiert einen Neurologen und nur jeder zehnte einen Kardiologen (AQUA-Institut 2015).

> Die Schlaganfallnachsorge liegt in Deutschland weitgehend in der Hand des Hausarztes.

Die aktuellen Versorgungsstrukturen werden dabei der hohen Komplexität und den Anforderungen dieser Herausforderung nur bedingt gerecht, wie die im Vergleich zu Best-Practice-Modellen hohen Rezidivraten zeigen. Daher gilt es zum Wohle des Patienten eine engere Zusammenarbeit zwischen Hausärzten, Neurologen und anderen Fachärzten im Rahmen der ambulanten Schlaganfallnachsorge sowie verbesserte Versorgungsstrukturen zu etablieren.

Denn Versorgungsdefizite bestehen sowohl bei der Einstellung von Gefäßrisikofaktoren, der Diagnose und Behandlung von Komplikationen als auch im Rahmen einer angemessenen Heil- und Hilfsmittelversorgung bei der ambulanten Schlaganfallnachsorge

Gerade der fachgerechten Behandlung von Gefäßrisikofaktoren wie auch der Sicherstellung der korrekten Medikamenteneinnahme kommt bei der Vorbeugung von Rezidivschlaganfällen eine besondere Bedeutung zu. **Rund 80 % der ischämischen Schlaganfälle sind durch Gefäßrisikofaktoren** erklärbar, z. B.:

- Bluthochdruck (arterielle Hypertonie)
- Diabetes mellitus
- Fettstoffwechselstörungen (Hyperlipidämien)
- Rauchen
- Übergewicht
- Bewegungsmangel
- Ungesunde Ernährung und erhöhter Alkoholkonsum (Masuhr und Busch 2012)

Besonders dem Bluthochdruck kommt dabei eine große Bedeutung zu. Bis zu 90 % aller Schlaganfallpatienten weisen eine arterielle Hypertonie auf, die somit den wichtigsten Risikofaktor im Zusammenhang mit dem ischämischen Schlaganfall darstellt (O'Donnell et al. 2010). Rund 20–25 % der Schlaganfallpatienten leiden unter einem Diabetes mellitus (Zuckerkrankheit); ca. 17 % betreiben einen schädlichen Tabakkonsum.

35.2 Wo liegt das Problem?

Obwohl die Bedeutung und Verbreitung dieser Gefäßrisikofaktoren bei der Entstehung des ischämischen Schlaganfalls wohl bekannt sind und nationale wie internationale Leitlinien klare Empfehlungen zur Therapie geben, zeigen Studien zur Schlaganfallnachsorge in Deutschland eine häufig nur unzureichende Einstellung dieser Risikofaktoren im Rahmen der Schlaganfallnachsorge. So erreichten in einer aktuellen randomisierten Studie zur Schlaganfallnachsorge in Deutschland, der INSPiRE-TMS-Studie, nur 42 % der Teilnehmer im Rahmen einer Therapie innerhalb der allgemein üblichen Versorgungsstrukturen die empfohlenen Blutdruckzielwerte, nur 54 % die angestrebten LDL-Cholesterin-Werte und lediglich 19 % die empfohlenen Vorgaben zur körperlichen Aktivität (Ahmadi et al. 2020). Vorangehende Beobachtungsstudien ergaben außerhalb entsprechender Studienbedingungen noch schlechtere Zielerreichungsraten.

Als weiterem wichtigem Risikofaktor des ischämischen Schlaganfalls kommt auch der **zuverlässigen Diagnose von Vorhofflimmern und der angemessenen Therapie mit Antikoagulanzien eine besondere Bedeutung** zu. Dennoch erhielten auch hier nur 75 % der Teilnehmer der INSPiRE-TMS-Studie im Rahmen der allgemein üblichen Versorgungsstrukturen nach 1 Jahr eine wirksame Antikoagulation (Ahmadi et al. 2020).

Neben der Behandlung von Gefäßrisikofaktoren wird die Behandlung des Schlaganfalls vor allem durch nachfolgende Komplikationen geprägt.

Viele dieser Komplikationen entstehen erst nach dem Krankenhaus- bzw. Reha-Aufenthalt und stellen somit eine spezifische Herausforderung der ambulanten Schlaganfallnachsorge dar.

Die Häufigkeit des Auftretens dieser Komplikationen und gleichzeitig die Vielzahl der zu berücksichtigenden Krankheitsbilder sind ein wesentlicher Aspekt der Komplexität dieser Aufgabe. Fast ein Drittel aller Patienten leidet im ersten Jahr nach einem Schlaganfall unter **Depressionen** und ein Fünftel unter **Angststörungen.** Bereits etwas älteren Daten zufolge sind nur 30 % der Patienten mit einer Post-Stroke-Depression angemessen medikamentös therapiert (Nolte et al. 2006). Ebenfalls häufig unterschätzt wird die Bedeutung kognitiver Störungen nach einem Schlaganfall. So ist das Risiko, an einer **Demenz** zu erkranken, innerhalb des ersten Jahres nach dem Schlaganfall um das 9-Fache erhöht. Weitere wichtige Komplikationen bzw. Folgeprobleme umfassen u. a.:

- **Stürze**
- **Fatigue-Syndrom**
- **Epileptische Anfälle**
- **Spastizität**
- **Schmerzen und Inkontinenz**
- **Gestörte Interaktion mit Angehörigen**
- **Dauerhafte Arbeitsunfähigkeit**

Gerade den häufig unterschätzten sozialmedizinischen Aspekten kommt dabei bzgl. der Lebensqualität eine besondere Bedeutung zu. Zur Vermeidung, Detektion und Therapie der Komplikationen sind ein strukturiertes Vorgehen und eine interdisziplinäre Zusammenarbeit, am besten in einem multidisziplinären und sektorenübergreifenden Behandlungsnetzwerk, in der Schlaganfallnachsorge erforderlich. Gerade durch eine adäquate Schlaganfallnachsorge kann dabei die Inzidenz von Spätkomplikationen durchaus gesenkt werden. In jedem Fall sind eine rechtzeitige Behandlung und Diagnose von wichtiger prognostischer Bedeutung.

Der ischämische Schlaganfall sollte als komplexe chronische Erkrankung aufgefasst und auch als solche behandelt werden.

Bewegungs- und Sprachstörungen, aber auch komplexere neurokognitive Defizite stellen ein typisches Beschwerdebild des Schlaganfalls dar und bedürfen häufig auch nach der Entlassung aus der stationären Rehabilitation einer spezifischen, ausreichenden und zeitgerechten Heil- und Hilfsmittelversorgung. Ungeachtet dessen wurde für gesetzlich Versicherte bereits im Jahr 2007 eine durchschnittliche Zeitspanne von 40 Tagen bis zur – zu späten – Aufnahme einer ambulanten Logopädie oder Physiotherapie nach Entlassung aus der stationären Behandlung berichtet (Deitermann et al. 2007). Zudem erhält weniger als die Hälfte aller Schlaganfallpatienten innerhalb eines Jahres nach Schlaganfall eine Heilmittelversorgung (AQUA-Institut 2015).

35.3 Welche Ursachen sind für die Defizite verantwortlich?

Obwohl der Nutzen eines strukturierten ambulanten Nachsorgeprogramms im Kontext der koronaren Herzkrankheit (KHK) bereits gut belegt und ein entsprechendes Disease-Management-Programm (DMP) langjährig etabliert ist, fehlen flächendeckende strukturierte Behandlungsangebote im Rahmen der Schlaganfallnachsorge. Zwar entstanden im letzten Jahrzehnt zahlreiche Schlaganfallnachsorge-Projekte im Rahmen der Integrierten Versorgung (IV) nach § 140 SGB V in Deutschland, und neurologische Schwerpunktpraxen für Schlaganfallpatienten wurden modellhaft diskutiert, entsprechende Versorgungsangebote jedoch nicht dauerhaft oder flächendeckend etabliert.

Die bestehenden Defizite umfassen die hinreichende Information von Patienten und Angehörigen, die Umsetzung ambulanter rehabilitativer Maßnahmen, die Versorgung mit Heil- und Hilfsmitteln sowie die Sekundärprophylaxe (AQUA-Institut 2015). Als häufig wiederkehrendes Hindernis zur Sicherstellung der ambulanten Versorgungsqualität muss die starke Fragmentierung des deutschen Gesundheitssystems mit **schwer überwindlichen Sektorengrenzen zwischen ambulanter und stationärer Versorgung** benannt werden. Der hiermit verbundene Informationsverlust fällt aufgrund der Komplexität des Krankheitsbildes besonders ins Gewicht. Die Komplexität der Schlaganfallnachsorge bedarf überdies einer engen Integrierung verschiedenster medizinischer Fachrichtungen und Therapieangebote. Daher sind auch die **unzureichende Vernetzung der verschiedenen Akteure der ambulanten Schlaganfallnachsorge** und entsprechende Hindernisse beim Zugang zu notwendigen Therapieangeboten als Ursache bestehender Versorgungsdefizite hervorzuheben. In diesem Sinne sind besonders das Fehlen entsprechender Behandlungsnetzwerke und eine häufig unzureichende interdisziplinäre Abstimmung zu beklagen.

Die spezifischen Herausforderungen der Schlaganfallnachsorge bedürfen einer engen fächer- und sektorenübergreifenden Zusammenarbeit.

35.4 Was muss sich hin zu einer guten Nachsorge ändern?

Die Herausforderungen der ambulanten Schlaganfallnachsorge verlangen nach einer engen Zusammenarbeit zwischen ambulanter und stationärer Versorgung, aber auch nach einer stärkeren Vernetzung der einzelnen Akteure der ambulanten Schlaganfallnachsorge (Leistungskriterien ➤ Box 35.1).

Box 35.1

Leistungskriterien für eine gute ambulante Schlaganfallnachsorge

1. Strukturiertes und evidenzbasiertes Vorgehen mit regelmäßigen Nachuntersuchungsterminen und gezielter Erfassung möglicher Komplikationen (z. B. Screening auf Depressionen und Angstzustände, kognitiven Abbau oder Sturzneigung)
2. Sektorenübergreifende und multidisziplinäre Vernetzung
3. Leitliniengerechte Therapie kardiovaskulärer Risikofaktoren und Sicherstellung der Medikamentenadhärenz, soweit möglich
4. Festlegung von Behandlungszielen zusammen mit dem Patienten und seinen Angehörigen und Überprüfung der Zielerreichung
5. Hinreichende Prävention, zuverlässige und rechtzeitige Diagnose sowie angemessene Therapie von Sekundärkomplikationen
6. Zeitgerechte, ausreichende und zweckmäßige, zugleich aber auch wirtschaftliche Bereitstellung von Heil- und Hilfsmitteln

➤ Abb. 35.1 gibt eine beispielhafte Übersicht über die Zusammensetzung eines Behandlungsnetzwerks zur strukturierten ambulanten Schlaganfallnachsorge. **Neue Versorgungsformen können dabei auf den etablierten Strukturen der hausärztlichen Versorgung aufbauen.** Ein wichtiges ergänzendes Element stellt ein strukturiertes Case- und Care-Management zur Integration der Akteure der Schlaganfallnachsorge dar. Sogenannte Schlaganfalllotsen aus den Herkunftsberufen Pflege, Soziale Arbeit und medizinische Therapien oder ärztliche Schlaganfallkoordinatoren sollen dabei den Patienten begleiten und das Versorgungsangebot koordinieren. Sie stehen im Mittelpunkt eines interdisziplinären Behandlungsnetzwerks aus Fachärzten und Therapeuten sowie weiteren ambulanten Therapie- und Unterstützungsangeboten.

35.5 Modelhafte Versorgungsansätze

35.5.1 Disease-Management-Programme (DMPs)

Seit 2003 besteht ein DMP für KHK-Patienten, das als modellhafter Versorgungsansatz für die Nachsorge bei Gefäßerkrankungen gelten kann. Auch die Schlaganfallnachsorge könnte im Rahmen eines DMP organisiert werden (AQUA-Institut 2015).

35.5.2 Versorgungsforschungsprojekte des Innovationsfonds

Daneben präsentieren aber auch aktuelle Versorgungsforschungsstudien, die im Rahmen des **Innovationsfonds des Gemeinsamen Bundesausschusses (G-BA)** gefördert werden, innovative Konzepte zur Verbesserung der ambulanten Schlaganfallnachsorge:

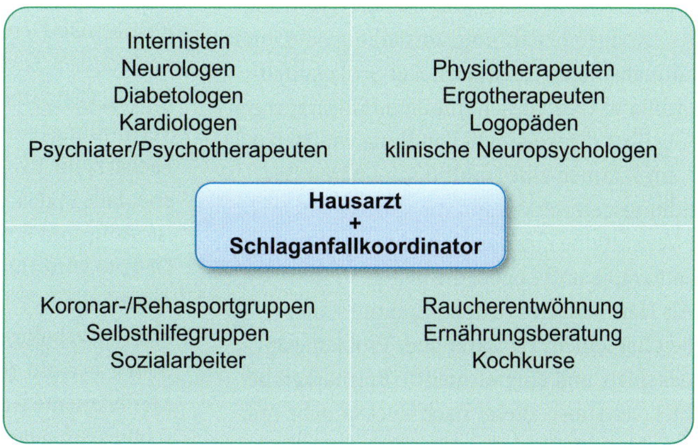

Abb. 35.1 Strukturierung der ambulanten Schlaganfallnachsorge [P719, L231]

35

- Das **STROKE-OWL-Projekt** verfolgt unter Leitung der Stiftung Deutsche Schlaganfallhilfe einen auf Case- und Care-Management zentrierten Ansatz zur Integration der Akteure der Schlaganfallnachsorge durch einen Schlaganfalllotsen aus den Herkunftsberufen Pflege, Soziale Arbeit oder medizinische Therapien.
- Ein weiteres Projekt des Innovationsfonds zur **Strukturierten ambulanten Schlaganfallnachsorge (SANO)** greift diesen sektoren- und berufsgruppenübergreifenden Netzwerkgedanken sowie den Case- und Care-Management-Ansatz auf. Es stellt dabei jedoch die enge Zusammenarbeit zwischen Hausärzten und einem geschulten Team aus ärztlichen sowie nichtärztlichen Mitarbeitern der Schlaganfallklinik (sogenannte Schlaganfallkoordinatoren) in das Zentrum des Behandlungsnetzwerks (Eichner et al. 2020). Im Rahmen dessen soll die unverzichtbare Kompetenz in der ambulanten Versorgung von Hausärzten mit der fachlichen Expertise der Schlaganfallklinik verbunden werden.

35.5.3 Neue Perspektiven auch für die ambulante Schlaganfallnachsorge

Falls sich Aspekte der laufenden Versorgungsforschungsstudien zur Schlaganfallnachsorge als wirksam erweisen, ergibt sich die Perspektive für die Übertragung von entsprechenden Leistungen in die Regelversorgung. Hierbei bleiben sowohl die Etablierung eines DMP als auch die Rückkehr zum Konzept der integrierten sektorenübergreifenden Versorgung oder eine analoge Versorgung durch Schwerpunktpraxen denkbar. Neue Versorgungsformen werden auf jeden Fall auf den etablierten Strukturen der ambulanten Versorgung aufbauen und dabei die Kompetenzen der gegenwärtigen Leistungsträger der ambulanten Versorgung eng einbeziehen.

Fallbeispiel

So hätte die Schlaganfallnachsorge laufen müssen

Bereits bei Entlassung aus der Akutklinik erhält Herr S. einen ersten Nachsorgetermin bei einem Team, das aus einem spezialisierten Facharzt für Neurologie als regionalem Schlaganfallkoordinator und einer Pflegekraft („Stroke Nurse") besteht. Zu diesem Termin liegt der Entlassbrief der Reha-Klinik vor. Bei diesem Nachsorgetermin wird die Einstellung der Risikofaktoren analysiert, und gemeinsam mit dem Patienten werden Behandlungsziele bzgl. der körperlichen Aktivität, einer etwaigen Ernährungsumstellung oder einer Nikotinabstinenz vereinbart. Der Schlaganfallkoordinator tauscht sich mit dem Hausarzt regelmäßig über die weitere Behandlung von Herrn S. aus. Im Rahmen eines multidisziplinären Behandlungsnetzwerks kann die „Stroke Nurse" bei der Vermittlung einer zeitgerechten ambulanten Ergotherapie und Logopädie helfen.

Als Herr S. nach Wiederaufnahme seiner Arbeit bei seinem Hausarzt über Probleme am Arbeitsplatz und eine vermehrte Reizbarkeit berichtet, vereinbart dieser nach Rücksprache mit dem Schlaganfallkoordinator einen vorzeitigen Wiedervorstellungstermin. Bereits die Ergebnisse einer Depressionsskala, welche die „Stroke Nurse" bei dem Patienten anwendet, lassen eine Post-Stroke-Depression erkennen. Seine Ehefrau beklagt zudem die unregelmäßige Medikamenteneinnahme ihres Mannes. Der Schlaganfallkoordinator erörtert mit Herrn S. die Bedeutung einer zuverlässigen Medikamenteneinnahme im Rahmen eines Gesprächs nach den Prinzipien des Motivational Interviewing und wird dies auch im Rahmen der folgenden Termine tun. Der Schlaganfallkoordinator bestätigt die Diagnose einer Post-Stroke-Depression und verschreibt Herrn S. nach dessen Zustimmung ein Antidepressivum (SSRI). Gleichzeitig erfolgt die Überweisung und Vermittlung eines zeitnahen Termins bei einem Facharzt für Psychiatrie und Psychotherapie, der ebenfalls in das Behandlungsnetzwerk integriert ist. Aufgrund der beklagten neurokognitiven Defizite wird Herrn S. zuletzt noch eine ambulante neurokognitive Therapie bei einem klinischen Neuropsychologen vermittelt. Die Beschwerden bilden sich gut zurück. Herr S. nimmt sogar seine Medikamente weiter regelmäßig ein. Ein Jahr nach seinem Schlaganfall zeigt sich Herr S. beschwerdefrei und ist uneingeschränkt arbeitsfähig.

LITERATUR

Ahmadi M, Laumeier I, Ihl T, et al. (2020). A support programme for secondary prevention in patients with transient ischaemic attack and minor stroke (INSPiRE-TMS): an open-label, randomised controlled trial. Lancet Neurol 19(1): 49–60.

AQUA – Institut für angewandte Qualitätssicherung im Gesundheitswesen gGmbH (2015). Versorgungsqualität bei Schlaganfall – Konzeptskizze für ein Qualitätssicherungsverfahren. Göttingen; www.aqua-institut.de/projekte/schlaganfall/ (letzter Zugriff: 17.4.2020).

Deitermann B, Kemper C, Glaeske G (2007). Auswertungsergebnisse der GEK Heil- und Hilfsmitteldaten aus den Jahren 2005 und 2006. In: GEK-Heil- und Hilfsmittel-Report 2007 – Schriftenreihe zur Gesundheitsanalyse. Bremen: Asgard.

Destatis – Statistisches Bundesamt (2017). Gesundheit – Diagnosedaten der Patienten und Patientinnen in Krankenhäusern (einschl. Sterbe- und Stundenfälle). Fachserie 12, Reihe 6.2.1; www.destatis.de/DE/Themen/Gesellschaft-Umwelt/Gesundheit/Krankenhaeuser/Publikationen/Downloads-Krankenhaeuser/diagnosedaten-krankenhaus-2120621167004.pdf (letzter Zugriff 17.4.2020).

Destatis – Statistisches Bundesamt (2019). Kapitel 4 Gesundheit. In: Statistisches Jahrbuch 2019; www.destatis.de/DE/Themen/Querschnitt/Jahrbuch/jb-gesundheit.html (letzter Zugriff 17.4.2020).

Eichner FA, Schwarzbach CJ, Keller M, et al. (2020). Trial design and pilot phase results of a cluster-randomized intervention trial to improve stroke care after hospital discharge – the structured ambulatory post-stroke care program (SANO). Eur Stroke J March 12; DOI: 10.1177/2396987320910596.

Heuschmann P, Busse O, Wagner M, et al. (2010). Schlaganfallhäufigkeit und Versorgung von Schlaganfallpatienten in Deutschland. Akt Neurol 37: 333–340.

Masuhr F, Busch MA (2012). Primär- und Sekundärprävention des Schlaganfalls. Internist (Berl) 53(12): 1496504.

Nolte CH, Müller-Nordhorn J, Jungehülsing GJ, et al. (2006). Zwei einfache Fragen zur Diagnose der Post-Schlaganfall Depression. Fortschr Neurol Psychiatr 74: 251–256.

O'Donnell MJ, Xavier D, Liu L, et al. (2010). Risk factors for ischaemic and intracerebral haemorrhagic stroke in 22 countries (the INTERSTROKE study): a case-control study. Lancet 376: 112–323.

WHO – Weltgesundheitsorganisation (2004). The Global Burden of Disease – 2004 Update; www.who.int/healthinfo/global_burden_disease/2004_report_update/en/index.html (letzter Zugriff 17.4.2020).

KAPITEL 36

Hanns-Georg Klein

Wie wir das Potenzial der Humangenetik für die Diagnostik und die personalisierte Medizin besser nutzen können

Fallbeispiel

In unserer humangenetischen Sprechstunde wurde ein 14-jähriges Mädchen mit unauffälliger Familienanamnese vorgestellt. Das Mädchen war das dritte Kind gesunder, nicht verwandter Eltern und litt unter einer allgemeinen und sprachlichen Entwicklungsstörung im Bereich einer Intelligenzminderung. Weiterhin bestanden Verhaltensauffälligkeiten (Trotz, Eigenwilligkeit, Selbstverletzung), Kleinwuchs (vor Wachstumshormonbehandlung) sowie Tendenzen zu Makrozephalie und Adipositas. Die Eltern berichteten auch über Weitsichtigkeit (4,5 dpt), Infektanfälligkeit, Dysphagie („Spucken“ als Säugling) sowie einen stark aufgeblähten Bauch in den letzten beiden Jahren.

Um eine Diagnose zu erhalten, hatte die Familie bereits über mehrere Jahre verschiedene Ärzte konsultiert und eine umfangreiche Diagnostik, u. a. Stoffwechselanalysen, Chromosomenanalyse, Array-CGH, FISH-Analysen auf diverse Mikrodeletionssyndrome (u. a. Prader-Willi, Angelman, Rubinstein-Taybi) oder Einzelgenuntersuchungen (z. B. *SRCAP*-Gen) mit negativem Ergebnis durchführen lassen. Funktionsdiagnostik wie ein Elektroenzephalogramm war ebenfalls unauffällig, lediglich eine MRT-Untersuchung ergab Hinweise auf eine Hirnatrophie und erweiterte kortikale Liquorräume. Die Gesamtkosten beliefen sich bis dahin auf mehr als 15.000 Euro.

Trotz umfangreicher diagnostischer Tests konnte damit allerdings keine Diagnose gestellt werden.

36.1 Stellenwert in der Gesundheitsversorgung

36.1.1 Entwicklung der Humangenetik hin zu einem Querschnittsfach

Die Humangenetik ist – in ihrer modernen Form – ein relativ junges Fach, das in Deutschland aus den Wirren und Verirrungen des frühen 20. Jahrhunderts und der menschenverachtenden Eugenik der nationalsozialistischen Diktatur erst nach dem Zweiten Weltkrieg entstanden ist. Einer der wichtigsten Mitbegründer der modernen Humangenetik in Deutschland war Prof. Dr. Friedrich Vogel (1925–2006), der 1945 zum Direktor des Humangenetischen Instituts der Universität Heidelberg berufen wurde. In seiner Enzyklopädie der Medizingeschichte beschreibt Hans-Peter Kröner die Humangenetik wie folgt:

> *„Die Humangenetik ist ein Teilgebiet der Genetik, das sich speziell mit dem Erbgut des Menschen beschäftigt. Als eine interdisziplinäre Wissenschaft verknüpft sie medizinische Diagnostik, Therapie und Prävention von Erbkrankheiten mit molekularbiologischer Methodik und Forschung zur Orthologie und Pathologie der menschlichen Vererbung.“*
>
> Kröner (2005: 635)

Zum Leistungsbild der Humangenetik gehören heute:
- Genetische Beratung und klinische Genetik
- Humangenetische Diagnostik (Analyse des menschlichen Erbgutes)
- Forschung & Lehre

- Ausbildung von Fachärzten und Fachhumangenetikern entsprechend den Inhalten der Weiterbildungsordnung

Der Facharzt für Humangenetik wurde erst Ende der 1990er-Jahre zunächst ohne Facharztprüfung eingeführt. Es folgte 2004 die Verabschiedung eines umfangreichen Katalogs, dessen Erfüllung heute Voraussetzung für die Zulassung zur Prüfung ist. Traditionell pflegt die Humangenetik enge Beziehung zur Kinderheilkunde, da viele genetisch bedingte Erkrankungen sich bereits im Kindesalter manifestieren, aber auch zur klinischen Onkologie im Rahmen der Abklärung von hereditären Tumorsyndromen sowie zur Neurologie (genetisch bedingte Störungen des zentralen Nervensystems oder des muskuloskelettalen Systems).

Neuere klinische Schwerpunkte, in denen die Humangenetik für eine Untergruppe von Patienten wichtige Informationen hinsichtlich der Therapieoptionen liefern kann, sind die Kardiologie, die Nephrologie, die Pulmologie, die Hämatologie, die Endokrinologie, die Reproduktionsmedizin und die Pharmakologie. Die moderne Humangenetik hat sich demnach wie kaum eine andere Disziplin in kurzer Zeit zu einem echten Querschnittsfach entwickelt.

36.1.2 Gigantische Datenmengen sind eine große Herausforderung

Seit dem vorläufigen Abschluss des Humanen Genomprojekts im Jahr 2000 haben die technischen Entwicklungen in der Molekularbiologie eine beispiellos rasante Entwicklung hinter sich, wodurch es heute möglich ist, des gesamte menschliche Erbgut in nur wenigen Tagen zu vergleichsweise geringen Kosten zu analysieren (Klein und Rost 2015; www.genome.gov 2019). Die derzeit größte Herausforderung liegt darin, die gigantischen Datenmengen, die heute in einem mittelgroßen humangenetischen Labor erzeugt werden, richtig zu interpretieren. Das erfordert den Abgleich mit strukturiertem, möglichst standardisiert abgelegtem Wissen hinsichtlich Phänotyp, Morphologie, Biochemie, Funktionstests und Bildgebung – mit anderen Worten: einer vollintegrierten genomischen Diagnostik. Leider existieren die erforderlichen Vernetzungsstrukturen derzeit nur rudimentär, was z. T. an althergebrachtem Schubladendenken, aber auch an dem niedrigen Digitalisierungsgrad der Medizin liegt. Dem aus wissenschaftlicher Sicht wünschenswerten freien Austausch von Patientendaten steht eben auch der Schutz der Privatsphäre und der sensibelsten Daten überhaupt – der persönlichen genetischen Information – entgegen (www.gesetze-im-internet.de/gendg). Gleichwohl könnte man durch den Einsatz von „Wissensmanagement“ und „Künstlicher Intelligenz“ gerade im Bereich „seltene Erkrankungen“ bzw. „komplexe Syndrome“ mit und ohne kindliche Entwicklungsverzögerung mit Sicherheit rascher zu einer Diagnose und damit auch zu einer gezielten Behandlungsstrategie gelangen (Dincer et al. 2018).

Eine Vielzahl von unspezifischen Symptomen ist in der Syndromologie keine Seltenheit und verursacht häufig eine jahrelange, kostspielige diagnostische Odyssee.

Nicht wenige Fälle zeigen diskretere Symptome und bleiben bis ins Erwachsenenalter ungeklärt. In manchen tragischen Fällen führt eine falsche oder zu spät gestellte Diagnose zu irreversiblen Schäden (z. B. bei Stoffwechseldefekten).

Zwar gibt es seit Ende der 1990er-Jahre bundesweit ein erweitertes Neugeborenenscreening auf die wichtigsten angeborenen Stoffwechselstörungen und Endokrinopathien wie z. B. Phenylketonurie oder Hypothyreose, aber die meisten genetischen Syndrome werden durch das Neugeborenenscreening nicht erfasst.

36.1.3 Seltene Erkrankungen stehen stärker im Fokus

Der **Stellenwert** der humangenetischen Diagnostik in der Gesundheitsversorgung ist in den vergangenen 20 Jahren kontinuierlich gestiegen. Diese auch als „postgenomisch“ bezeichnete Phase hat enorm von den technologischen Entwicklungen, vor allem im Bereich der DNA-Sequenzierung und der Oligonukleotid-Array-Verfahren profitiert (Klein und Rost 2015). Das Thema „Seltene Erkrankungen“ ist zudem durch zahlreiche Initiativen der EU, aber auch auf nationaler Ebene einer breiten Öffentlichkeit zugänglich gemacht worden (www.eurordis.org).

In Deutschland wurde 2010 das Nationale Aktionsbündnis für Menschen mit Seltenen Erkrankungen (NAMSE) ins Leben gerufen (www.namse.de). In einer gemeinsamen Erklärung des Bundesministeriums für Gesundheit (BMG), des Bundesministeriums für Bildung und Forschung (BMBF) und der ACHSE e. V. (Allianz Chronischer Seltener Erkrankungen) zusammen mit 25 Bündnispartnern aus Spitzen- und Dachverbänden im Gesundheitswesen wurde ein Aktionsplan für Seltene Erkrankungen erarbeitet. Grundlage hierfür sollten bereits bestehende Strukturen und deren Einbettung in europäische Initiativen sein.

Durch die verbesserten diagnostischen Möglichkeiten und das bessere Verständnis der Pathologien haben die Betroffenen der etwa 8.000 seltenen Erkrankungen in den vergangenen 10 Jahren von einer gestiegenen Aufmerksamkeit aufseiten von Politik, Wissenschaft und Medien profitiert. Inzwischen werden auch zahlreiche innovative Therapiekonzepte entwickelt, mit dem ein Teil der Patienten mit zuvor unheilbaren Erkrankungen behandelt werden kann. Ein Beispiel ist die Behandlung der angeborenen schweren Muskelerkrankung, der Duchenne-Muskeldystrophie, durch ein Medikament, das sog. Nonsense-Mutationen, die ein korrektes Ablesen des *DMD*-Gens behindern, überwinden kann. Voraussetzung für die Wirksamkeit des Medikaments ist jedoch die genaue Kenntnis des genetischen „Fehlers", wodurch die humangenetische Diagnostik zur zwingend notwendigen „Begleitdiagnostik" („companion diagnostic") aufsteigt (www.ptcbio.com). Dieser Trend wird sich im Zuge der Entwicklung von personalisierten Therapien in den kommenden Jahren noch erheblich verstärken und neben den seltenen Erkrankungen vor allem neuartige Krebstherapien erst möglich bzw. finanzierbar machen (s. auch Precision Medicine Initiative; obamawhitehouse.archives.gov / precision-medicine).

36.2 Wo liegt das Problem? Was läuft falsch?

Bei all den öffentlichen Initiativen und der medialen Aufmerksamkeit, welche die seltenen Erkrankungen inzwischen erfahren, wird häufig zu erwähnen vergessen, wo etwa drei Viertel dieser Patienten vorstellig und diagnostiziert werden: im Wesentlichen bei niedergelassenen Vertragsärzten. Während die Hochschulen z. T. großzügig mit finanziellen Mitteln versorgt werden, um entsprechende Kompetenzen aufzubauen, leidet der vertragsärztliche Bereich (die niedergelassenen Ärzte) unter dem schwerfälligen System der Einführung von neuen Verfahren durch den Gemeinsamen Bundesausschuss (G-BA), d. h. der Vergütung dieser Verfahren als Regelleistung. So dauerte es z. B. fast 2 Jahre, bis die molekulargenetische Begleitdiagnostik für PARP-Inhibitoren (neue, hochwirksame Medikamente zur Behandlung von Brust- und Eierstockkrebs) entsprechend den Zulassungskriterien in den EBM-Katalog als Regelleistung aufgenommen wurde. Dies steht im Widerspruch zum Sozialgesetzbuch (SGB) V, das zeitgleich die Aufnahme von Pflichttests für die Verordnung von zugelassenen Medikamenten in die Regelversorgung vorschreibt, sodass man in diesem Zusammenhang auch von Systemversagen sprechen könnte.

Eine weitere Fehlentwicklung ist die willkürliche Zuordnung von bestimmten Diagnostikleistungen zum akademischen Bereich. Zwei besonders eklatante Beispiele sind das Deutsche Brustkrebskonsortium (genetische Diagnostik von hereditärem Brust- und Eierstockkrebs; www.konsortium-familiaerer-brustkrebs.de) und das „Translate NAMSE"-Projekt (genetische Diagnostik von frühkindlicher Entwicklungsverzögerung mittels Exomanalysen; innovationsfonds.g-ba.de). Hierdurch versuchen bestimmte Interessengruppen Leistungen, die im ambulanten Sektor mindestens genauso gut, wenn nicht sogar mit besserem Service erbracht werden können, aus politischen und finanziellen Gründen dem klassischen Versorgungsbereich vorzuenthalten. An diesen Beispielen zeigt sich, dass Partikularinteressen z. T. über die Interessen einer optimalen Patientenversorgung gestellt werden.

Ähnliches gilt für die verschiedenen Sektoren und Facharztbereiche untereinander. Ein gutes Beispiel hierfür ist die Analyse von *zellfreier* DNA aus Blut, die von der Pathologie frühzeitig als potenziell wichtige Analytik erkannt und deswegen mit dem Begriff „Liquid Biopsy" markiert wurde. Da die Analyse *zellfreier* DNA derzeit vor allem im Zusammenhang mit nichtinvasiven Pränataltests (NIPT; Page-Christiaens und Klein 2018) oder mit Tumorerkrankungen steht, hat die Pathologie zumindest das Thema „Tumordiagnostik" für sich reserviert (Sun et al. 2015). Aber auch die Humangenetik erhebt Anspruch auf diese Analytik, da es sich um die Diagnostik von menschlichem Erbgut handelt. Last but not least fühlt sich die Laboratoriumsmedizin in erster Linie für diese Diagnostik zuständig (die in dieser Fachgruppe als „Liquid Profiling" bezeichnet wird), da das Untersuchungsmaterial Blut ist, also klassischerweise in die Laboratoriumsmedizin „gehört". Übrigens haben die „Liquids" bislang nur sehr begrenzt Einzug in die Regelversorgung gehalten, was auch an den Kompetenzstreitigkeiten unter den Fachgesellschaften und Berufsverbänden liegen kann.

> An diesen wenigen Beispielen tritt zutage, dass Innovationen aus den verschiedensten Gründen ausgebremst werden können: Interessenkonflikte der Leistungserbringer, aber auch die prinzipielle Angst der Versicherer vor einer unkontrollierten Kostenexplosion, die Geschäftsmodelle der Diagnostika-Industrie, die großen, z.T. als Aktiengesellschaft firmierenden Diagnostikanbieter und die Versuche der Politik, es sich möglichst mit keinem der Akteure zu verderben, da hinter den Interessen- und Lobbyverbänden wichtige Wählergruppen stehen.

Nicht umsonst ist der Gesundheitssektor derjenige Bereich in Europa, der am weitesten von einer EU-weiten Harmonisierung entfernt ist.

36.3 Was muss sich ändern? Was brauchen wir?

Die Entscheidungsprozesse bei der Einführung von innovativen labordiagnostischen Untersuchungsverfahren sind trotz verschiedener Versuche des Gesetzgebers, z. B. in Form des Gesetzes zur Stärkung des Wettbewerbs in der gesetzlichen Krankenversicherung (GKV-WSG 2007) nach wie vor sehr schwerfällig. Das hängt zum einen mit dem (wichtigen) Verbraucher- / Patientenschutz vor nutzlosen oder ungenauen Tests zusammen, wodurch neue Testverfahren nicht nur Qualitätskriterien erfüllen, sondern auch einer Risikoanalyse unterzogen werden müssen (www.euivdr.com). Die Kostenträger verlangen zunehmend – ähnlich wie bei der Zulassung neuer Arzneimittel – auch Evidenz für den Patientennutzen („positive klinische Endpunkte"). Darüber hinaus müssen die Spitzenverbände stets auch das in der gesetzlichen Krankenversicherung zur Verfügung stehende Budget im Auge behalten: Jeder neue Test verursacht Kosten, die an anderer Stelle wieder eingespart werden müssen.

An dieser Vorgehensweise kann und sollte auch nicht grundsätzlich gerüttelt werden, denn alle wollen eine sichere und finanzierbare Laboranalytik. Aber man könnte einen Teil der Budgets (z. B. 5–10 %) für innovative Verfahren zur Verfügung stellen, über deren Vergütung dann rascher und unbürokratischer entschieden wird. Dies hat sich z. B. im Bereich Medikamentenentwicklung bei seltenen Erkrankungen durch den „Orphan Drug Act" bewährt, wodurch weniger strenge Regeln für die Zulassung von neuen Medikamenten gelten (www.euivdr.com). Gleiches sollte auch für die Bereiche der Labordiagnostik gelten, in denen der wissenschaftliche Fortschritt so rasant ist, dass die Translation in die Patientenversorgung nicht auf eine jahrelange Zulassungsbürokratie warten kann. Daher wäre eine „Fast Track"-Schiene bei der Aufnahme von Innovationen in die diagnostische Regelversorgung zu befürworten, über die ein Expertengremium entscheidet.

36.4 Wer ist dabei konkret in der Pflicht?

Um eine raschere Adaptation von innovativer Labordiagnostik in die Regelversorgung zu erreichen, ist ein Zusammenwirken von mehreren Akteuren im Gesundheitswesen erforderlich. Zunächst müssten die gesetzlichen Grundlagen verbessert werden, um labordiagnostische Innovationen auch im ambulanten Bereich zu ermöglichen. Das wichtigste gesetzliche Regelwerk, in dem medizinische Leistungen und deren Vergütung geregelt sind, ist das SGB V. § 87 (Bundesmantelvertrag) definiert das System der Regelleistungen und legt Orientierungswerte für die Vergütung fest. In § 92 ff. werden die Gremien bestimmt, die über die Einführung neuer Regelleistungen entscheiden (hier der G-BA). Es gibt Bemühungen, durch einen Innovationsausschuss mehr Raum für neue Versorgungsformen zu schaffen, aber die bürokratischen Hürden sind hoch, insbesondere für den niedergelassenen Bereich.

Die Kassenärztlichen Vereinigungen (KVen) verfügen ebenfalls über Fördermittel, die jedoch aufgrund der Ausschreibungskriterien für innovative Labordiagnostik kaum in Anspruch genommen werden können. Ein weiteres Hindernis sind die medizinischen Fachgesellschaften und Berufsverbände selbst, die als Interessenvertretung ihres jeweiligen Fachgebiets vor allem die wirtschaftlichen Interessen ihrer Mitglieder im Blick haben. Es ist daher äußerst schwierig, im Dickicht der unterschiedlichen Interessen (öffentliches Gesundheitswesen, gesetzliche und private Krankenkassen, stationärer und ambulanter Bereich, medizinische Fachgesellschaften und Berufsverbände, Hersteller und Industrieverbände etc.) einzelne Verantwortlichkeiten zu identifizieren, um die Situation zu verbessern.

Die wichtigsten Maßnahmen aus ärztlicher Sicht wären eine bessere Kommunikation, die Schaffung von transsektoralen und interdisziplinären Expertengruppen und ein konzertiertes, proaktives Herangehen an neue diagnostische Verfahren.

Fallbeispiel

So müsste es laufen

Wir kommen zu unserem anfangs erwähnten Fallbeispiel zurück: Wie bereits beschrieben, spielt die exakte Erfassung des klinischen Phänotyps bei der Diagnostik von komplexen und seltenen Krankheitsbildern eine wichtige Rolle. Nur so war es dann auch möglich, im Fallbeispiel das extrem seltene und klinisch heterogene Helsmoortel-Van der Aa-Syndrom zu diagnostizieren. Wie sind wir letztlich dahin gekommen?

Wir führten eine Exom-Trioanalyse durch, bei der alle etwa 20.000 proteinkodierenden Gene in dem betroffenen Mädchen (Indexpatientin) und seinen Eltern mittels *Next Generation Sequencing* sequenziert wurden. Diese umfassende Form der Diagnostik von unklaren Krankheitsbildern ist technologisch erst seit einigen Jahren möglich, aber derzeit noch nicht Bestandteil der Regelversorgung (www.kbv.de/html/online-ebm.php). Das Ergebnis war eine pathogene *De-novo*-Mutation in heterozygoter Form (c.[2188C > T]; p.Arg730*, *ADNP*) bei autosomal-dominantem Erbgang. Beim *ADNP*-Gen (Activity-Dependent Neuroprotector Homeobox) handelt es sich um einen Transkriptionsfaktor, der essenziell für die Hirnentwicklung ist. Zu diesem Zeitpunkt waren weltweit nur wenige Fälle mit Mutationen in diesem Gen als Helsmoortel-Van der Aa-Syndrom (OMIM ID: 615873) beschrieben worden. Charakteristisch für dieses Krankheitsbild ist die phänotypische Heterogenität, d. h. die Vielzahl von unterschiedlichsten Manifestationen (Helsmoortel et al. 2014). Gerade bei komplexen Krankheitsbildern wäre es sinnvoll, wenn durch eine systematische Abfrage international klar definierter Phänotypmerkmale entsprechend der „Human Phenotype Ontology" (HPO) der Fokus auf die primär auszuwertenden Gene gelenkt würde (Köhler et al. 2014). Eine nach klaren Regeln strukturierte Dokumentation des klinischen Phänotyps ist von immenser Bedeutung für eine effiziente humangenetische Dateninterpretation und Diagnostik. Leider wird selbst in den Schwerpunktambulanzen immer noch zu wenig Wert auf gründliche klinische Informationen gelegt, geschweige denn, dass diese dann auch an das diagnostische Labor übermittelt werden. Auch die Fotodokumentation des Gesichts frontal und von der Seite kann den Prozess bis zur richtigen Diagnose durch Nutzung von künstlicher Intelligenz erheblich vereinfachen (www.face2gene.com; Claes et al. 2018).

Unser Haus hat im Rahmen der Bayerischen Digitalisierungsoffensive Fördermittel für ein Datenintegrationsprojekt erhalten (**M**ultiple **I**ntegration and **D**ata **A**nnotation **S**tudy, kurz MIDAS; Dincer et al. 2018), das zum Ziel hat, nicht nur Phänotypdaten, sondern auch biochemische, bildgebende, mikromorphologische und funktionelle Daten mit großen genetischen Datensätzen in Beziehung zu setzen. Hierdurch hofft man Korrelationen herstellen zu können, die sich auf den ersten Blick nicht unmittelbar erschließen. Wie MIDAS funktioniert, konnten wir eindrücklich an einem zweiten Fall des extrem seltenen und klinisch heterogenen Helsmoortel-Van der Aa-Syndroms zeigen. In unserer Sprechstunde wurde wenige Wochen nach dem Indexfall des 14-jährigen Mädchens ein weiteres Kind mit unklarer Entwicklungsverzögerung vorgestellt, das ein ganz anderes klinisches Spektrum zeigte als der Indexfall. Die phänotypischen Merkmale wurden exakt erfasst und in den MIDAS-Algorithmus eingegeben, der daraufhin die Analyse des *ADNP*-Gens empfahl. Die gezielte Analyse dieses Gens ergab eine kausative Mutation, sodass die Diagnose Helsmoortel-Van der Aa-Syndrom mit minimalem Aufwand und bereits nach wenigen Tagen gestellt werden konnte.

Dieses Beispiel zeigt, dass durch die Verknüpfung verschiedener informationeller Ebenen im Sinne einer **integrierten Diagnostik** die Humangenetik tatsächlich erhebliches Potenzial besitzt, die personalisierte Medizin voranzutreiben. Um dieses Potenzial ausschöpfen zu können, müssen allerdings die Vernetzungsstrukturen weiter verbessert werden.

LITERATUR

Claes P, Roosenboom J, White JD, et al. (2018). Genome-wide mapping of global-to-local genetic effects on human facial shape. Nat Genet 50: 414–423.

Dincer Y, Schulz J, Wilson S, Marschall C, Cohen MY, Mall V, et al. (2018). Multiple Integration and Data Annotation Study (MIDAS): improving next-generation sequencing data analysis by genotype-phenotype correlations. J Lab Med 42(1-2): 1–8.

GKV-WSG (2007). Gesetz zur Stärkung des Wettbewerbs in der gesetzlichen Krankenversicherung (GKV-Wettbewerbsstärkungsgesetz. Bundesgesetzblatt Jg. 2007; Teil I Nr. 11. Bonn: 30. März 2007; www.bundesanzeiger-verlag.de (letzter Zugriff: 6.5.2020).

Helsmoortel C, Vulto-van Silfhout AT, Coe BP, et al. (2014). SWI / SNF-related autism syndrome caused by de novo mutations in ADNP. Nat Genet 46(4): 380–384.

Klein H-G, Rost I (2015). Moderne genetische Analysemethoden – Grundlagen für eine genetisch basierte Prävention. Bundesgesundheitsbl 58: 113–120.

Köhler S, Doelken SC, Mungall CJ, et al. (2014). The Human Phenotype Ontology project: linking molecular biology and disease through phenotype data. Nucleic Acids Res 42: D966-974.

Kröner H-P (2005). Humangenetik. In: Gerabek WE, Haage BD, Keil G, Wegner W (Hrsg.). Enzyklopädie Medizingeschichte. Berlin / New York: de Gruyter, S. 635–641.

Page-Christiaens L, Klein HG (2018). Non-invasive Prenatal Testing. Applied Genomics in Prenatal Screening and Diagnosis. Cambridge, MA: Elsevier Academic Press.

Sun K, Jiang P, Chan KC, Wong J, Cheng YK, Liang RH, et al (2015). Plasma DNA tissue mapping by genome-wide methylation sequencing for noninvasive prenatal, cancer, and transplantation assessments. Proc Natl Acad Sci USA 112: E5503 – E5512.

INTERNETQUELLEN

https://innovationsfonds.g-ba.de/projekte/neue-versorgungsformen/translate-namse-verbesserung-der-versorgung-von-menschen-mit-seltenen-erkrankungen-durch-umsetzung-von-im-nationalen-aktionsplan-namse-konsentierten-massnahmen.78.

https://obamawhitehouse.archives.gov/precision-medicine.

www.euivdr.com/.

www.eurordis.org/.

www.fda.gov/industry/designating-orphan-product-drugs-and-biological-products/orphan-drug-act-relevant-excerpts.

www.genome.gov/sites/default/files/inline-images/Sequencing_Cost_per_Genome_Feb2019.png.

www.gesetze-im-internet.de/gendg/.

www.kbv.de/html/online-ebm.php.

www.konsortium-familiaerer-brustkrebs.de/das-konsortium/.

www.namse.de/.

www.ptcbio.com/our-pipeline/areas-of-interest/ataluren/.

KAPITEL

37

Bernhard Stier

Unzureichende Jungengesundheit: Warum Jungs eine qualifiziertere Jungenmedizin brauchen

Fallbeispiele

Fehlversorgung konkret

Fall 1: Malte (15)

Malte durchleidet einen 3-tägigen Krankenhausaufenthalt wegen unklarer Bauchschmerzen. Entlassungsdiagnose: Gastroenteritis / Ausschluss einer Appendizitis.

Aufgrund seiner fortschreitenden Beschwerden erfolgt am Folgetag eine Vorstellung in der Praxis. Dort findet sich bei der Untersuchung eine annähernd faustgroße, rechtseitige rötlich und livide gefärbte, erheblich schmerzhafte Skrotalschwellung.

Fall 2: Noah (7)

Noah kommt zur Vorsorgeuntersuchung U10 (Erstkontakt). Der Junge ist zirkumzidiert und hat rechts und links im Leistenbereich ältere Narben. Die Hoden liegen beide im oberen Skrotalfach. Die Mutter erzählt, dass Noah im Alter von 4 Jahren an den Hoden operiert wurde. Nach Auskunft des damals operierenden Urologen habe seinerzeit ein primärer Hodenhochstand beidseits vorgelegen (kein Gleithoden). Da eine initial durchgeführte Hormontherapie ohne Erfolg blieb, sei daraufhin eine Orchidopexie (operative Verlagerung der Hoden in den Hodensack) beidseits erfolgt. Bei dieser Gelegenheit sei auch gleich die Vorhaut entfernt (zirkumzidiert) worden. Miktionsprobleme hätten zu diesem Zeitpunkt nicht bestanden.

Beides sind leider keine Einzelfälle, sondern nur die Spitze des Eisbergs, der da heißt: „Mangelhafte medizinische Betreuung und Versorgung von Jungen und jungen Männern". Aus den Fallbeispielen ergeben sich folgende Fragen:

- Was haben die beiden Fälle gemeinsam?
- Was ist hier schiefgelaufen, und wie lässt sich die jungenmedizinische Versorgung zukünftig verbessern?

37.1 Stellenwert der Jungen- und Männergesundheit: ein historischer Exkurs

Wir wissen sehr gut, was mit den Mädchen ist, aber wissen wir auch, wie es den Jungs geht? Seit ca. einem Jahrzehnt rückt das männliche Geschlecht stärker in den Fokus des Gesundheitsdiskurses (Bardehle und Stiehler 2010). Aber *„erst seit kurzem gelten Jungen innerhalb des Gesundheitsdiskurses als Problemgruppe. Das war früher ganz anders: Jungen galten generell eher als stark und gesund – Mädchen als schwach oder gar kränklich"* (Dinges 2010: 97). Zum Mann zu werden bedeutete eine doppelte Entwicklungsaufgabe. Er musste der zugeschriebenen kräftigen und selbstbeherrschten Körperlichkeit und der Vernünftigkeit gerecht werden (Dinges 2010). Individuelle Gesundheit war kein Thema. Erst langsam setzt sich die Erkenntnis durch, dass Jungen und Männer gesundheitlich nicht das starke Geschlecht sind, für das sie immer gehalten wurden.

Bis in die 1960er-Jahre galt auch Zärtlichkeit zwischen Vätern und Söhnen als verpönt (Rosenbaum 1992). Auch heute noch wird in der Erziehung und im Alltag von Jungen ein höheres Maß an Toleranz gegenüber widerfahrender Gewalt als selbstverständlich vorausgesetzt (Jungnitz 2007; Baier et al. 2009; Schlack et al. 2013). Seit Mitte des letzten Jahrhunderts werden weibliche Jugendliche ab der Pubertät häufiger dem Arzt (bzw. Frauenarzt) vorgestellt. Männliche Jugendliche wissen hingegen nicht so richtig, wohin sie sich überhaupt medizinisch wenden können. Ist der Pädiater, der Hausarzt der Eltern oder der Urologe zuständig? Schon 1972 wurde auf Initiative von Marlene Heinz in der damaligen DDR die Arbeitsgemeinschaft Kinder- und Jugendgynäkologie unter dem Dach der Gesellschaft für Gynäkologie und Geburtshilfe gegründet (www.kindergynaekologie.de / wir-ueber-uns / historie/). Dahinter stand die Erkenntnis, dass Mädchen keine Frauen und erst recht keine Jungen sind, sondern einer eigenen medizinischen Versorgung bedürfen. Und die Jungen? Gibt es für sie eine adäquate medizinische Instanz – einen Jungenmediziner, der sich mit ihren spezifischen Problemen auskennt?

Bis in die Gegenwart sind Gesundheitsempfehlungen der Bundeszentrale für gesundheitliche Aufklärung (BZgA) – einer Fachbehörde im Geschäftsbereich des Bundesministeriums für Gesundheit – insgesamt immer noch seltener an Jungen als an Mädchen gerichtet. Auch beim Bundesministerium für Familie, Senioren, Frauen und Jugend kommt bezeichnenderweise das männliche Geschlecht in der Namensgebung bislang nicht vor.

Die Vernachlässigung des Themas Jungen- und Männergesundheit steht im deutlichen Gegensatz zur Thematisierung von Mädchen- und Frauengesundheit.

Ein Blick ins Internet offenbart, dass Jungenmedizin und Jungengesundheit noch lange nicht in der allgemeinen (Er-)Kenntnis angekommen sind. Auch bei den Betroffenen selbst konnte eine Evaluierung des Wissensstandes „Jungengesundheit“ an sieben Gymnasien in NRW einen Nachholbedarf zum Thema Jungengesundheit aufzeigen (Grundl et al. 2018).

37.2 Was lief hier schief?

37.2.1 Wie gesund lebt „Mann“?

Hinter den obigen Fallschilderungen verbirgt sich ein deutlicher medizinischer Wissens- und Versorgungsnotstand, der im Wesentlichen von der Einstellung der Jungen zu Gesundheit und Gesundheitsthemen einerseits und dem Wissen des versorgenden medizinischen Personals andererseits beeinflusst ist. Beides zusammen weist auf mangelhafte medizinische und gesundheitliche Versorgungsstrukturen hin.

Während vor Pubertätseintritt die Jungen wie die Mädchen meist in elterlicher Begleitung zu Vorsorgen und bei Erkrankungen in die Praxis kommen (ähnliche Fallzahlen Mädchen / Jungen), brechen die Arztbesuche in und nach der Pubertät bei Jungen insgesamt ein (Rattay et al. 2014; Seeling et al. 2018). Statistisch scheinen also die Jungen seltener eine medizinische Betreuung zu benötigen. Sind sie also doch gesünder als gedacht?

37.2.2 Einflussfaktoren

Folgendes spielt bei der Interpretation eine Rolle:

- Für Jungen ist Krankheit mit Weiblichkeit verbunden. Zumeist haben sich die Mütter darum gekümmert. In der Phase der Geschlechtsidentifikation ist Krankheit eher mit Peinlichkeit behaftet. Gesundheit ist für Jungen primär selbstverständlich. Das Bild von Männlichkeit verträgt sich nicht mit Krankheit. So ergibt sich eine Verzerrung der Gesundheitsdaten durch geschlechterstereotype Selbstdarstellung (Kolip 2002; Kolip und Hurrelmann 2016).
- Eltern sind im Hinblick auf Erkrankungen und Verletzungen bei ihren Töchtern wesentlich sensibler als bei ihren Söhnen. Auf medizinische Hilfe wird weniger Wert gelegt.
- Für Mädchen gibt es im Bereich Gesundheit bessere Versorgungs- und Betreuungsstrukturen. Jungen wissen oft nicht, wohin sie sich wenden sollen (insbesondere in und nach der Pubertät), besonders bei den Genitalbereich betreffenden medizinischen Fragen. Vorsorge- und Angebote rund um die Gesundheit erreichen Jungen weniger.
- Der Forschungs- und Wissensstand bzgl. Gesundheitsproblemen bei Jungen ist ungenügend. Zudem fehlt weitgehend die Perspektive auf psychische und soziale Gesundheit.
- Andererseits kann das Geschlecht „Junge“ aber auch fälschlich die Diagnosehäufigkeit beeinflussen, wie z. B. bei der (Fehl-)Diagnose ADHS gezeigt werden konnte (Bruchmüller 2012).

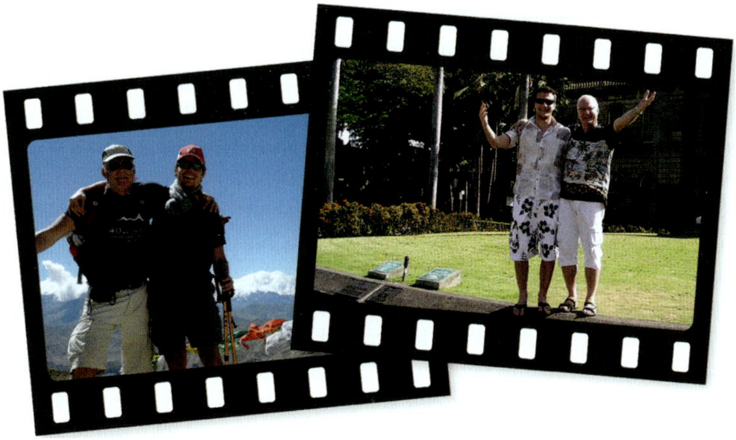

Abb. 37.1 Vater und Söhne – ein die Beziehung prägendes Erlebnis [P720]

Zudem spielen auch **geschlechtsspezifische Einflussfaktoren** eine bislang unterschätzte Rolle.

Der Begriff „Männlichkeit (Maskulinität)" beschreibt die Summe der Eigenschaften, die für den Mann als charakteristisch gelten. Er ist ein kulturell-ideologisches Konstrukt und steht in einem Spannungsverhältnis zum gelebten „Mannsein".

Besonders Jungen aus niedrigeren sozialen Schichten drücken ihre Maskulinität über ihren Körper aus (Böhnisch 2004). Für sie ist ihr Körper oft das einzige Kapital, das sie haben. Häufig führt die damit verbundene Idolisierung männlicher Dominanz gleichzeitig zur Abwertung des Weiblichen (auch als hegemoniale Männlichkeit bezeichnet). Insbesondere für Jungen, die im Elternhaus mit einem rigiden Genderverständnis aufwachsen, sind die Befolgung von Regeln und eine Gleichbehandlung mit Mädchen u. U. schwer zu akzeptieren (Straßburg 2018). Maskulines Dominanz- und Abgrenzungsverhalten wird zum Selbstwertstabilisator.

Das soziale Geschehen innerhalb der Klasse und insbesondere der männlichen Peergroup bestimmt für Jungen maßgeblich auch den Schulalltag, in dem die Orientierung an Männlichkeitsnormen eine wichtige Rolle spielt. Leider geht diese Orientierung teilweise mit Desinteresse für Unterrichtsstoff oder geringerer Motivation einher. Die Angst, als „Streber" zu gelten, führt zu weniger schulischem Engagement und geringerer Leistung, als zu erwarten wäre (Bildungsforschung 2008). Die Folge ist ein männlich konnotiertes Bildungsgefälle.

Familie

Das Elternhaus spielt eine große Rolle bzgl. der Vermittlung von Normen, Grundhaltungen und Verhaltensweisen, auch im Hinblick auf das Thema Gesundheit (Stronski 2018). Eltern beeinflussen diese durch direkte und indirekte Kommunikation mit ihren Kindern. Jungen brauchen männliche Identifikationsfiguren: Sind diese real nicht verfügbar, geht es zur Not auch virtuell. Die Spieleindustrie macht aus dieser Notlage ein Milliardengeschäft.

Die Vater-Sohn-Kommunikation hat, im Bereich Gesundheit, neben dem vorgelebten Umgang mit der Thematik, eine herausragende Bedeutung (➤ Abb. 37.1). Zusätzlich spielen der Einfluss elterlicher Stereotype, geschlechtsspezifische Einstellungen, häusliche Arbeitsteilung und die erlebte Familienstruktur ebenso eine Rolle wie auch die Haltung und Einstellung als Mutter bzw. Vater. Gerade in sozioökonomisch benachteiligten Familien mit häufig eher autoritären Kommunikationsstrukturen, mit traditioneller Männlichkeit und Abwertung des Weiblichen besteht wenig Platz zum Aushandeln von Geschlechterrollen. Dies ist eine fatale Konstellation für die beginnende psychosexuelle Entwicklung von Jungen in der Pubertät (Stich 2005).

Peers: die „Wir"-Gruppe

Die vielfältigen Wettbewerbsspiele in der männlichen Peergroup haben im Prozess der männlichen Sozialisation den Charakter einer „Strukturübung". Darin wird ein wesentliches Merkmal von Männlichkeit eingeübt: **Wettbewerbsorientierung** (Meuser 2005, 2006). Bereit zu sein, sich dem Wettbewerb zu stellen, sich gern mit anderen Männern zu messen – dies kennzeichnet immer noch in hohem Maße erfolgreiche Männer.

Die Peergroup eröffnet Jungen einerseits neue Erfahrungs- und Handlungsspielräume, andererseits schränkt sie ein u. U. breiteres Verhaltenspotenzial ein. So kann die Präferenz für einen geschlechtsuntypischen Beruf, z. B. im Erziehungs- und Pflegebereich, mit einem Ansehens- bzw. „Männlichkeitsverlust" in der Peergroup verbunden sein (Cremers 2012).

In der Peergroup gelebte Normen von Männlichkeit fordern **riskantes Verhalten** heraus (z. B. Alkohol-, Drogenkonsum, ungeschützter Sex). Gegenseitige Demonstration von Männlichkeit erfolgt auch über „sexuelle Eroberung" von Mädchen. Dies wird erst recht problematisch, wenn der „Verstoß" gegen diese Normen mit Ausschluss aus der Gruppe bzw. Mobbing sanktioniert wird (Amin et al. 2018).

Das Feedback der Peers hat auch einen großen Einfluss auf das **Körperbild.** Wie man aussieht, wie man sich gibt, wie man sich bewegt etc. zeigt, wo und dass man dazugehört (Winter und Neubauer 2005). Freundschaftsbeziehungen unter Jungen helfen andererseits bei der **Konturierung der männlichen Identität.**

Entscheidend ist dabei, gemeinsam Erfahrungen zu machen. Ablehnung durch Gleichaltrige hat langfristige Auswirkungen. Zahlreiche Studien belegen, dass schlechte Peerbeziehungen zu den stabilen Prädiktoren von Psychopathologie im Erwachsenenalter zählen (Seiffge-Krenke und Seiffge 2005).

Schule

Die Schule ist die Bühne gelebter Männlichkeit, täglicher Schauplatz von „Sehen und Gesehenwerden". Diskriminierungserfahrungen in der Schule verstärken nicht selten die Hinwendung zur Demonstration hegemonialer Männlichkeit und führen ggf. zu einer Art „aggressiver Kapitulation" (King 2005).

In einer Klassenkonstellation, die nach wie vor mehr durch Alters- denn Entwicklungsähnlichkeiten geprägt ist, muss es in der frühen und mittleren Adoleszenzphase zwangsläufig zu Leistungsungleichheiten kommen. Jungen sind durch den späteren Pubertätseintritt und die andere Reifungsgestaltung dabei mental benachteiligt. Diese Benachteiligung wird durch ein Bildungssystem verstärkt, das in seiner Struktur den Eigenschaften früher Männlichkeitsentwicklung zuwiderläuft. Für Jungen ist es im Hinblick auf ihre männliche Sozialisation schlichtweg wenig attraktiv, gute Noten zu produzieren. Cool sind eher Rückzug und „stiller" Protest. Die Kompensation schlechterer schulischer Leistungen kann über sportliche Aktivitäten erfolgen. Besonders den „Macho"-Jungen mit hegemonialer Männlichkeitsvorstellung in der frühen Adoleszenz (Phoenix und Frosh 2005) oder denen, die darin verhaftet bleiben, hilft es, sich besser zu fühlen, wenn sie in der Schule versagen, da das positive Bewerten schulischer Leistungen als „mädchenhaft" apostrophiert wird: „Boys play sport, girls like to talk" (Seiffge-Krenke und Krenke 2005: 270).

37.3 Wo liegen die Probleme?

37.3.1 Wesentliche jungengesundheitliche Problembereiche

Spezifische jungenmedizinische Erkrankungen

Ein Blick in das Manual Jungenmedizin (Stier 2017) offenbart eine große Anzahl jungenspezifischer Erkrankungen von der Balanoposthitis bis zur Varikozele. Dabei beschränkt sich das Manual bewusst auf die in der täglichen Praxis relevanten Themen. Obwohl keine Seltenheit, kann in vielen Bereichen von einer situations- bzw. leitliniengerechten Behandlung (noch) nicht durchgängig die Rede sein (Hrivatakis 2014).

Spätestens ab der Pubertät finden sich deutlich weniger kompetente medizinische Ansprechpartner für Jungen. Dadurch kommt es zu verzögerter Diagnostik, Verschleppung der Erkrankung, unnötigen Komplikationen und sogar irreversiblen Schäden (➤ Kap. 37.7). Mangelnde Expertise bei gleichzeitig mangelhafter Versorgungsstruktur sind nach wie vor wesentliche Probleme der Jungenmedizin.

Psychische Auffälligkeiten bei Jungen und jungen Männern

„Spezifische psychische Störungen bei Kindern und Jugendlichen verursachen erhebliche Krankheitskosten“ (Klipker et al. 2018: 37). Diese Untersuchung zeigt, dass Jungen mit 19,1 % eine signifikant höhere Prävalenz psychischer Erkrankungen aufweisen als Mädchen (14,5 %). Dies trifft insbesondere für die Altersgruppe der 3- bis 14-Jährigen zu (ebd., S. 39). Die Diagnosehäufigkeit wird auch durch das externalisierende Verhalten von Jungen beeinflusst.

Kinder aus Familien mit niedrigem sozioökonomischem Status zeigen signifikant häufiger psychische Auffälligkeiten. Besonders Jungen leiden aber verstärkt unter schlechteren sozioökonomischen Lebensbedingungen. Verstrickung von jugendpubertärer und sozialer Hilflosigkeit äußert sich nicht selten in überhöhter Männlichkeit. Dies ist ein Indiz dafür, dass der Faktor „soziale Benachteiligung“ wesentlich auslösend für übersteigerte Männlichkeitsvorstellungen ist (Böhnisch 2004: 167), die wiederum zu gesteigertem Risikoverhalten bis hin zur Delinquenz, aber auch zu Depressionen führen können (s. u.).

37.3.2 Domänen des Risikoverhaltens männlicher Jugendlicher

Domänen und Schauplätze männlichen Risikoverhaltens sind die Einnahme von Anabolika (mehr als doppelt so häufig wie bei Mädchen), Konsum von Alkohol und illegalen Drogen, riskantes Sexualverhalten, Mutproben und gesundheitsgefährdende Hobbys, riskantes Verhalten im Straßenverkehr (oftmals unter Alkohol- und / oder Drogeneinfluss), um nur einige Bereiche zu nennen (Statistisches Bundesamt 2015; Saß et al. 2014; Woller et al. 2014; Fachtagung Doping und Körperbilder 2014; Orth 2016; Bode und Heßling 2015; Matthiesen 2008). Die größte Risikobereitschaft fällt dabei in die Phase der mittleren Adoleszenz mit verstärktem Experimentierverhalten bei gleichzeitig geschwächter Gefühls- und Verhaltenskontrolle, die bei Jungen stärker ausgeprägt ist als bei Mädchen (Steinberg 2005). Zu wenig wird daran gedacht, dass gesteigertes Experimentier- oder Risikoverhalten wie auch selbstverletzendes Verhalten bei Jungen auch eine **Depression** maskieren kann (Neubauer und Winter 2010), die gerade bei Jungen und jungen Männern mit einer deutlich erhöhten Suizidrate einhergeht. Depressionen sind nach wie vor bei Jungen und jungen Männern zu wenig im diagnostischen Fokus.

> Die Suche nach männlicher Identität und vorgelebte „Männlichkeit" führt zu einem stärkeren externalisierenden Verhalten.

Jungen nutzen das Internet vorwiegend für Computerspiele und weniger für die tägliche Kommunikation (Orth 2017). Männliche Jugendliche haben zwangsläufig ein erhöhtes Risiko für **Computerspielsucht** (Dreier et al. 2013).

Besonders gefährdet sind männliche Jugendliche in Kraft- oder bestimmten Teamsportarten. Der „männlich“ geformte Körper wird zur zentralen Ressource der Herstellung und Darstellung von Männlichkeit (Winter und Neubauer 2019). Damit geht ein erhöhtes Risiko für die Entwicklung einer **Essstörung** bei Jungen und Männern einher. Obwohl insgesamt eine Zunahme von Essstörungen bei Jungen und Männern festzustellen ist, wird dieses Krankheitsbild immer noch weiblich konnotiert gesehen (Waschescio 2019).

37.3.3 Jungen und Sexualität

Sexualität ist eine wesentliche Bühne für gelebte Männlichkeit (im Sinne von Potenz). Das Internet ist voll von Fragen und Ratschlägen rund um dieses Thema, und nicht zuletzt lebt auch die Pornoindustrie davon. Beim Umgang mit Pornografie besteht ein starker geschlechtsspezifischer Unterschied (Hajok 2016):

- Jungen haben früher und zielgerichteter Kontakt mit Pornos als Mädchen.
- Pornoerfahrungen gelten gerade in männlichen Peergroups als üblich / normal.
- Sexuelle Erregung / Masturbation und Wissensgewinn / Lernen sind die zentralen Nutzungsmotive.
- Jungen haben einen eher befürwortenden Umgang mit Pornos.
- Jungen präferieren mit sexuellen Reizen spielende Frauen, Beischlafszenen und die Verführung des Mannes.

- Jungen fühlen sich von Pornografie eher „angemacht“ als Mädchen.

Mit der Pubertät ist Sexualität bei den meisten Jungen – unabhängig von sexueller Orientierung, sexuellen Vorlieben, Praktiken, Sehnsüchten usw. – ein wesentliches Moment ihrer alltäglichen geschlechtlichen Praxis und ihres männlichen Selbstbildes. Dabei sind sich Mädchen und Jungen in einer heterosexuellen Beziehung einig: Für das Gelingen sexueller Interaktion ist der Junge zuständig.

Anders als Mädchen werden Jungen aber von der medizinischen Sexualinformation und -beratung nur in geringem Umfang erreicht. Ärzte sind für Jungen keine bedeutsamen Vertrauenspersonen zu Themen der Sexualität, obwohl andererseits durchaus der Wunsch nach einer solchen Vertrauensperson besteht (Bode und Heßling 2015).

Das nach wie vor gängige Bild vom Mann als Versorger und Beschützer bei gleichzeitiger Sozialisation in Peergroups mit vorherrschend heterosexuellen Eroberungsvorstellungen und rigiden Gendernormen (z. B. definiert sich Mannsein über sexuelle Potenz und Arbeit / Beruf / Finanzkraft) führt dazu, dass sexuelle Aufklärung sowie Themen rund um Verhütung und reproduktive Gesundheit als „Weiberkram“ angesehen werden. Ethnokulturelle Studien verweisen darauf, dass reproduktive Sexualität ein zentrales Moment von Männlichkeitsvorstellungen und -ideologien darstellt.

Die WHO sieht die Förderung der sexuellen und reproduktiven Gesundheit bei allen Jugendlichen und jungen Erwachsenen als ein wichtiges Entwicklungsziel bis 2030. Dabei stellt sie fest, dass mehr Aufmerksamkeit für die bislang unerfüllten diesbezüglichen Belange der männlichen Jugendlichen und männlichen jungen Erwachsenen die gesundheitliche Situation von Männern und Frauen insgesamt verbessern würde. Zudem haben männliche Jugendliche und männliche junge Erwachsene bei Frauen und Kindern großen Einfluss auf deren Gesundheitsverhalten und dessen Förderung (SAHM 2018).

> Soziale Stellung und Interaktionen haben dabei wesentlichen Einfluss auf die geschlechtsbezogene Entwicklung der männlichen Identität und auch auf die Entdeckung und Aneignung genitaler Sexualität.

37.3.4 Jungen als Opfer

Ein bislang noch wenig thematisierter Problembereich betrifft Jungen als Opfer körperlicher, nicht selten auch sexualisierter Gewalt. Obwohl Jungen (und Männer) insgesamt häufiger Opfer von körperlicher Gewalt werden als Mädchen und Frauen, sind die Gewaltopfererfahrungen von Jungen und Männern in der Gesellschaft wenig präsent (Baier et al. 2009; Schlack et al. 2013). Aggression und Gewalt scheinen immer noch fast automatisch männlich konnotiert zu sein. „Wir haben zu lange weggeschaut“ ist nicht nur im Hinblick auf den Missbrauchsskandal der katholischen Kirche zutreffend. Auch dort waren die meisten Opfer Jungen, oft jünger als 13 Jahre.

37.4 Was Jungen brauchen und was sich ändern muss: Neue Wege für Jungs

1. Für die Konzeption von Präventionsmaßnahmen ist es zunächst sehr wichtig, die Bedeutung von gesundheitlichem Risikoverhalten für die Konstruktion von Männlichkeit (und Weiblichkeit) ernst zu nehmen und das Geschlecht als zentrale Variable bei der Entwicklung von Präventionsangeboten in den Vordergrund zu rücken (Kolip 2002).
2. Um Jungen ein Leben jenseits von Geschlechterklischees und begrenzenden Männlichkeitsnormen zu ermöglichen, müssen stereotype Rollenbilder aufgebrochen, das verfügbare Rollenrepertoire erweitert und eigene Männlichkeitsvorstellungen gefördert werden. Dabei kann es keinesfalls um eine „Entmännlichung“ gehen. Vielmehr sollten die Ressourcen und das Potenzial der Jungen stärker genutzt werden, um gesundheitsförderliches, selbstfürsorgliches und sozial kompetentes Verhalten zu fördern.
3. Jungenmedizinische Tätigkeit bedarf der entsprechenden Expertise. Ausreichende Fortbildungsmöglichkeiten bestehen inzwischen in Wort und Schrift. Gleichzeitig gilt es die gesundheitlichen Versorgungsstrukturen flächendeckend zu verbessern. Eine Gleichgewichtung der Geschlechter ist bei Informationsmaterialien anzustreben. Die

Forschung sollte bei entsprechenden Themen grundsätzlich gendergerecht erfolgen. Dazu ist es dringend erforderlich, endlich durchgängig bei allen Studien eine nach Geschlechtern differenzierte Datenanalyse und entsprechende Betrachtungsweise festzuschreiben.

4. Jungenmedizinische Tätigkeit geht aber über das rein Medizinische hinaus: Das Jungenbezogene der Gesundheit entsteht einerseits durch Männlichkeitsbilder oder durch die körperlichen Spezifika des männlichen Genitales und durch Wirkungen des Testosterons, insbesondere ab der Adoleszenz. Bei der Jungengesundheit kann es nicht nur um Pathogenese, Probleme und Defizite gehen; eine gleichermaßen salutogenetische Perspektive ist unerlässlich. In der jungenmedizinischen Praxis gilt es mit „individualisiertem Blick" das Wesen des Jungen zu erfassen, die „Hidden Agenda" seiner Konsultation zu erkennen (Winter 2015).
5. Grundsätzlich sollte im jungenmedizinischen Fokus stehen:
   - Jungen assoziieren mit hoher Selbstverständlichkeit „männlich" mit „gesund" (Winter und Neubauer 2004). Bilder von Männlichkeit können in diesen Zusammenhängen zu gesundheitsförderlichem (z. B. sportlichem) Handeln motivieren.
   - Die Risikokompetenz zu stärken und angemessen zu beraten bedeutet (Winter 2015), die Fähigkeit von Jungen zu beurteilen, Risiken zu suchen, zu finden oder zu entwickeln, diese Risiken angemessen einzuschätzen, sie durchzustehen und erfolgreich zu bewältigen oder auch adäquate Schutzmaßnahmen zu ergreifen.
   - Kontakt mit Botschaften und Rollenmodellen, die eine gendergerechtere Interaktion mit Mädchen unterstützen, besonders im Hinblick auf Genderstereotypien, Einstellungen zu Sexualität und Sexualverhalten
   - Sich der eigenen Jungen- und Männerbilder klar zu werden und Ärzte nicht nur als Ärzte, sondern auch als Männer (bzw. Ärztinnen auch als Frauen) zu sehen.
   - Im Sinne von Genderkompetenz und Crosswork[1] müssen gerade auch Ärztinnen ihren Umgang mit Jungen und deren sexueller Entwicklung (selbst-)kritisch in den Blick nehmen.
   - Kontakt zu Schulen und Vereinen / Jugendzentren → Netzwerk jungengesundheitlicher Versorgung.
   - Zu jeder Vorsorgeuntersuchung gehört eine Medienanamnese. Ferner sollten die Eltern und später auch die Jugendlichen schon frühzeitig in Medienkompetenz geschult werden; siehe z. B.:
     - www.kjm-online.de/themen/jugendmedienschutz/
     - www.medienkompetenzportal-nrw.de/grundlagen/begriffsbestimmung.html
     - www.medienkompetenzportal-nrw.de/grundlagen/handlungsfelder/schule.html

[1] Crosswork meint üblicherweise die pädagogische Arbeit mit dem Gegengeschlecht, also Männer mit Mädchen und Frauen mit Jungen.

37.5 Wer ist dabei konkret in der Pflicht?

1. **Politiker:** Die Bedürfnisse und Notwendigkeiten der Begleitung, Beratung und Betreuung von Jungen zu vernachlässigen hat nicht nur für sie selbst, sondern auch für die Gesellschaft erhebliche – auch ökonomische – Konsequenzen. Dabei besteht dringender Handlungsbedarf im Bereich Familie / Peers, Bildung und Gesundheit ausgehend von den für die Themenbereiche zuständigen Bundesministerien (Näheres s. Stier 2019a, b). Sie sollten u. a. auch dafür sorgen, dass ein freier Zugang zu Kondomen ermöglicht, die Bewusstheit bzgl. STDs (inkl. Wissen über das Risiko von HIV- (AIDS), HPV- und Chlamydieninfektionen) gefördert / gestärkt und Informationen über Impfungen und andere Schutzmöglichkeiten zugänglich gemacht werden (Näheres s. Positionspapier der SAHM 2018 und Stier 2019c). Die Thematik „Jungen als Opfer von Gewalt oder von sexualisierter Gewalt" muss stärker fokussiert werden. Nicht selten sind die Opfer von heute die Täter von morgen. Erheblicher Forschungs- und Informationsbedarf besteht u. a. auch zum Thema Depression und Essstörungen.

2. **Ärzte:** Da Jungen medizinische Beratung ohnehin weniger in Anspruch nehmen als Mädchen, sollte jede Gesundheitsberatung zum Gespräch über Verhütung genutzt werden. Hierzu gehört auch die Information zu Impfungen (z. B. Hepatitis B, HPV). Ebenso wichtig ist es, Jungen stärker in die Verantwortung bzgl. der Übertragung von Geschlechtskrankheiten einzubinden (z. B. schützen Kondome nur unvollständig vor Chlamydien!). Bei der Beratung zur Kontrazeption muss ebenfalls stärker auf Jungen fokussiert werden. Mädchen sollten, wenn irgend möglich, ihren Freund zum Gespräch über Verhütung mitbringen und so in die Verhütungsplanung einbinden. Dies fördert die kommunikative Kompetenz zum Thema gerade bei Jungen (Stichwort: Vaterschaftsverhütung) (Society for Adolescent Health and Medicine Statement 2018). Zudem müssen Ärzten endlich ausreichend fachliche, räumliche und zeitliche Möglichkeiten eingeräumt werden, um über Fragen und Zweifel auch ausführlich genug sprechen zu können.
3. **Informationsanbieter:** Mehr gendergerechte jungenspezifische Informationen und Aufklärung über sexuelle und reproduktive Gesundheit und Gesundheit überhaupt anbieten.
4. **Initiatoren von Modellprojekten:** mehr geschlechter- und lebensweltdifferenzierte Ansätze (Calmbach et al. 2013). Homo- und Transphobie ist bei Jungen wesentlich stärker ausgeprägt als bei Mädchen. Hier besteht großer Beratungs- und auch Betreuungsbedarf. Sowohl in der Klinik als auch in der Praxis gibt es gute Möglichkeiten, die Reflexion und Auseinandersetzung mit der sexuellen Orientierung anzustoßen und zu vertiefen. Benötigt werden zudem mehr jungenspezifische Schulungen und explizite zielgerichtete Forschungsprojekte.

37.6 Ausblick

Wo immer sich die Gelegenheit bietet, sollten Ärztinnen und Ärzte ihr Wissen und ihre Erfahrungen in Politik, Gemeinde und Schule einbringen. Doch wie kann man stärker partizipieren oder sogar Projekte selbst organisieren?

- Möglich ist das z. B. mithilfe von Jugendgesundheitstagen (z. B. www.frankfurt-live.com/-sbquoalles-fit-aktionstage-zur-jugend-gesundheit-lsquo-111468.html). So lassen sich Brücken zwischen der Lebensrealität von Jungen und gesundheitsfördernden Angeboten schlagen.
- Auch Foto- und Kunstprojekte (z. B. Graffiti, www.wetterauer-zeitung.de/wetterau/butzbach-ort848698/bahnunterfuehrung-soll-welt-erstrahlen-12146768.html) ermöglichen eine Eigenreflexion von Jungen und bieten gleichzeitig ein gutes Betätigungsfeld für Aufmerksamkeit und Diskussion.

Fallbeispiele

So könnte bzw. müsste es laufen

Fall 1: Malte (15)

Die Ultraschalluntersuchung zeigt eine ältere Hodentorsion rechts mit starken regressiven Veränderungen. Der Hoden konnte nicht erhalten werden und wurde operativ entfernt.

Dieses Beispiel zeigt auf traurige Art und Weise, dass zu einer guten Anamnese auch das Wissen gehört, dass Jungen das eigentliche Problem selten direkt ansprechen. Vielmehr verbirgt sich häufig hinter unklaren „psychosomatischen Beschwerden“ (Bauch-, Rücken-, Leistenschmerzen etc.) eine „Hidden Agenda“ – in diesem Fall die Hodentorsion. Den Genitalbereich in der körperlichen Untersuchung nicht zu berücksichtigen ist daher ein absoluter Kunstfehler. Wäre diese Untersuchung erfolgt, hätte der Hoden gerettet werden können.

Fall 2: Noah (7)

Bei Noah lag im Alter von 4 Jahren ein primärer Hodenhochstand vor. Dieser hätte – leitliniengerecht – bis zum 1. Geburtstag operiert werden müssen. Je länger der Hoden beim primären Hodenhochstand in atypischer Position verweilt, desto größer ist das spätere Entartungsrisiko. Alle Jungen mit Z. n. OP eines primären Hodenhochstands sollten zudem später (ab der Pubertät) in der Hodenselbstuntersuchung eingewiesen werden (Stier 2010). Eine Hormontherapie ist nach dem 1. Geburtstag nicht mehr indiziert. Es kommt nur noch ein operatives Vorgehen infrage.

Für die Beschneidung (Zirkumzision) bestand keine medizinische Indikation. Über 96 % der Jungen haben im Säuglings- und Kleinkindalter eine „physiologische Phimose" (Vorhautenge) ohne klinische Relevanz, solange die Miktion nicht gestört ist. Selbst eine häufig vorkommende Ballonierung (Auftreibung) der Vorhaut beim Wasserlassen ist kein Grund für einen Eingriff, solange sich diese nach wenigen Sekunden durch einen guten Harnstrahl entlastet. Außerdem sollte vor einer Beschneidung eine konservative Therapie mit einer Kortisonsalbe erfolgen (erst ab der Pubertät erforderlich), die das Problem in ca. 70 % der Fälle beheben kann. Primäre Phimosen sind sehr selten (≈ 2 %). Dabei ist ursächlich auch an einen Lichen sclerosus zu denken. Auch hier wurde dem Patienten irreversibler Schaden zugefügt.

Jungenmedizinische Expertise im Verband mit guten Versorgungsstrukturen hätten bei diesen nicht ungewöhnlichen Erkrankungen von Malte und Noah und weit darüber hinaus dauerhaften Schaden verhindern können.

LITERATUR

Amin A, Kågesten A, Adebayo E, Chandra-Mouli V (2018). Addressing gender socialization and masculinity norms among adolescent boys: policy and programmatic implications. J Adolesc Health 62: 3–55.

Baier D, Pfeiffer CH, Simonson J, Rabold S (2009). Jugendliche in Deutschland als Opfer und Täter von Gewalt. Erster Forschungsbericht zum gemeinsamen Forschungsprojekt des Bundesministeriums des Innern und des KFN. Forschungsbericht Nr. 107, Kriminologisches Forschungsinstitut Niedersachsen e.V.

Bardehle D, Stiehler M (Hrsg.). (2010). Erster Deutscher Männergesundheitsbericht – Ein Pilotbericht. München: Zuckschwerdt.

Bildungsforschung (2008). Bildungs(miss)erfolge von Jungen und Berufswahlverhalten bei Jungen / männlichen Jugendlichen. Bundesministerium für Bildung und Forschung (BMBF) Referat Chancengerechtigkeit in Bildung und Forschung 11055. Autor: Budde J, Martin-Luther-Universität Halle Wittenberg, Zentrum für Schul- und Bildungsforschung.

Bode H, Heßling A (2015). Jugendsexualität 2015. Die Perspektive der 14- bis 25-Jährigen. Ergebnisse einer aktuellen Repräsentativen Wiederholungsbefragung. Köln: Bundeszentrale für gesundheitliche Aufklärung.

Böhnisch L (2004). Männliche Sozialisation. Eine Einführung. Weinheim: Juventa.

Bruchmüller K, Schneider S (2012). Fehldiagnose Aufmerksamkeitsdefizit- und Hyperaktivitätssyndrom? Empirische Befunde zur Frage der Überdiagnostizierung. Psychotherapeut 57: 77–89.

Calmbach M, Debus K, Borchard I (2013). Geschlechtsbezogene Differenzen und Gemeinsamkeiten unter Jugendlichen verschiedener Lebenswelten. In: Jungen und ihre Lebenswelten – Vielfalt als Chance und Herausforderung. Bericht des Beirats Jungenpolitik. Berlin: Bundesministerium für Familie, Senioren, Frauen und Jugend – Referat Öffentlichkeitsarbeit.

Cremers M (2012). Boys'Day – Jungen-Zukunftstag. Neue Wege in der Berufsorientierung und im Lebensverlauf von Jungen; www.jugendhilfeportal.de / material / boys-day-jungen-zukunftstag-neue-wege-in-der-berufsorientierung-und-im-lebensverlauf-von-jungen / (letzter Zugriff: 12.1.2020).

Dinges M (2010a). Die Gesundheit von Jungen und männlichen Jugendlichen in historischer Perspektive (1780–2010). MedGG 29: 97–121.

Dinges M (2010b). Männlichkeit und Gesundheit: Aktuelle Debatte und historische Perspektiven. In: Bardehle D, Stiehler M (Hrsg.). Erster Deutscher Männergesundheitsbericht – Ein Pilotbericht. München: Zuckschwerdt.

Dreier M, Duven E, Müller KW, Beutel ME, Behrens P, Holtz S, Wölfling K (2013). Studie über das Internetsuchtverhalten von europäischen Jugendlichen; www.unimedizin-mainz.de/fileadmin/kliniken/verhalten/Dokumente/EU_NET_ADB_Broschuere_final.pdf (letzter Zugriff: 12.1.2020).

Fachtagung Doping und Körperbilder (2014). Zurschaustellung, Vermessung, Optimierung jugendlicher Körper im digitalen Zeitalter. Dokumentation Stadt Frankfurt am Main Drogenreferat. In Kooperation mit: Arbeitskreis Jugend, Drogen und Suchtprävention, 22. Mai 2014.

Grundl S, Kranz J, Rosellen J, Steffens C, Steffens J (2018). Wissenserhebung zum Thema Jungengesundheit – zwischen Geschlechterkluft und Nachholbedarf. Urologe 57(10): 1222–1229.

Hajok D (2016). Alles Porno? Umgang Jugendlicher mit sexualitätsbezogenen Medieninhalten. Arbeitsgemeinschaft Kindheit, Jugend und neue Medien (AKJM); www.juma-sachsen.de/files/2016/12/PPT_Umgang_Jugendlicher_mit_sexualisierten_Medieninhalten_2016-12-06_End_Clear.pdf (letzter Zugriff: 12.1.2020).

Hrivatakis G, Astfalk W, Schmidt A, Hartwig A, Kugler T, Heim T, et al. (2014). Operationszeitpunkt bei Hodenhochstand: Retrospektive multizentrische Auswertung. Dtsch Arztebl Int 111 (39): 649–657.

King V (2005). Bildungskarrieren und Männlichkeitsentwürfe bei Adoleszenten aus Migrantenfamilien. In: King V, Flaake K (Hrsg.). Männliche Adoleszenz. Sozialisation und Bildungsprozesse zwischen Kindheit und Erwachsenensein. Frankfurt/M.: Campus.

Klipker K, Baumgarten F, Göbel K, Lampert T, Hölling H (2018). Psychische Auffälligkeiten bei Kindern und Jugendlichen in Deutschland – Querschnittergebnisse aus KiGGS Welle 2 und Trends. Journal of Health Monitoring 3(3): 37–45.

Kolip P (2002). Geschlechtsspezifisches Risikoverhalten im Jugendalter. Empirische Befunde und theoretische Erklärungsansätze. Bundesgesundheitsbl - Gesundheitsforsch -Gesundheitsschutz 45: 885–888.

Kolip P, Hurrelmann K (Hrsg.) (2016). Handbuch Geschlecht und Gesundheit. Männer und Frauen im Vergleich. Bern: Hogrefe.

Jungnitz L, Lenz HJ, Puchert R, Puhe H, Walter W (Hrsg.) (2007). Gewalt gegen Männer. Personelle Gewaltwiderfahrnisse von Männern in Deutschland. Opladen: Budrich.

Matthiesen S (2008). Wenn Verhütung scheitert – Qualitative und quantitative Analysen zu Verhütungspannen bei Jugendlichen Ergebnisse eines Pro Familia Forschungsprojekts. Z Sexualforsch 21: 1–25.

Meuser M (2005). Strukturübungen. Peergroups, Risikohandeln und die Aneignung des männlichen Geschlechtshabitus. In: King V, Flaake K (Hrsg.). Männliche Adoleszenz. Sozialisation und Bildungsprozesse zwischen Kindheit und Erwachsenensein. Frankfurt/M.: Campus, S. 309–323.

Meuser M (2006). Riskante Praktiken. Zur Aneignung von Männlichkeit in den ernsten Spielen des Wettbewerbs. In: Bilden H und Dausien B (Hrsg.) Sozialisation und Geschlecht. Theoretische und methodische Aspekte. Opladen: Budrich, S. 163–178.

Neubauer G, Winter R (2010). Jungengesundheit in Deutschland. In: Bardehle D, Stiehler M (Hrsg.). Erster Deutscher Männergesundheitsbericht. München: Zuckschwerdt, S. 30–71.

Orth B (2016). Die Drogenaffinität Jugendlicher in der Bundesrepublik Deutschland 2015. Rauchen, Alkoholkonsum und Konsum illegaler Drogen: aktuelle Verbreitung und Trends. BZgA-Forschungsbericht. Köln: Bundeszentrale für gesundheitliche Aufklärung.

Orth B (2017). Die Drogenaffinität Jugendlicher in der Bundesrepublik Deutschland 2015. Teilband Computerspiele und Internet. BZgA-Forschungsbericht. Köln: Bundeszentrale für gesundheitliche Aufklärung.

Phoenix A, Frosh S (2005). „Hegemoniale Männlichkeit" – Männlichkeitsvorstellungen und -ideale in der Adoleszenz. Londoner Schüler zum Thema Identität. In: King V, Flaake K (Hrsg.). Männliche Adoleszenz. Sozialisation und Bildungsprozesse zwischen Kindheit und Erwachsenensein. Frankfurt/M.: Campus, S. 19–35.

Rattay P, Starker A, Domanska O, Butschalowsky H, Gutsche J, Kamtsiuris P (2014). Trends in der Inanspruchnahme ambulant-ärztlicher Leistungen im Kindes- und Jugendalter. Ergebnisse der KiGGS-Studie – Ein Vergleich von Basiserhebung und erster Folgebefragung (KiGGSWelle 1). Bundesgesundheitsbl 57: 878–891.

Rosenbaum H (1992). Proletarische Familien. Arbeiterfamilien und Arbeiterväter im frühen 20. Jahrhundert zwischen traditioneller, sozialdemokratischer und kleinbürgerlicher Orientierung. Frankfurt/M.: Suhrkamp.

SAHM – Society for Adolescent Health and Medicine (2018). Advocating for adolescent and young adult male sexual and reproductive health: a position statement from the Society for Adolescent Health and Medicine. J Adolesc Health 63: 657–661.

Saß AC, Poethko-Müller C, A. Rommel A (2014). Das Unfallgeschehen im Kindes- und Jugendalter – Aktuelle Prävalenzen, Determinanten und Zeitvergleich. Ergebnisse der KiGGS-Studie – Erste Folgebefragung (KiGGS Welle 1). Bundesgesundheitsbl 57: 789–797.

Schlack R, Rüdel J, Karger A, Hölling H (2013). Körperliche und psychische Gewalterfahrung in der deutschen Erwachsenenbevölkerung. Bundesgesundheitsbl 56: 755–764.

Seeling S, Prütz F, Gutsche J (2018). Inanspruchnahme pädiatrischer und allgemeinmedizinischer Leistungen durch Kinder und Jugendliche in Deutschland – Querschnittergebnisse aus KiGGS Welle 2 und Trends. Journal of Health Monitoring 3(4): 57–67.
Seiffge-Krenke I, Seiffge JM. „Boys play sport …?" Die Bedeutung von Freundschaftsbeziehungen für männliche Jugendliche. In: King V, Flaake K (Hrsg.). Männliche Adoleszenz. Sozialisation und Bildungsprozesse zwischen Kindheit und Erwachsenensein. Frankfurt/M.: Campus, S. 267–285.

Statistisches Bundesamt (2015). Unfälle von Frauen und Männern 2014. Verkehrsunfälle – Unfälle von Frauen und Männern im Straßenverkehr. Wiesbaden: Statistisches Bundesamt.

Steinberg I (2005). Cognitive and affective development in adolescence. Trends Cogn Sci 9(2): 69–74.

Stich J (2005). Annäherungen an sexuelle Beziehungen. Empirische Befunde zu Erfahrungs- und Lernprozessen von Jungen. In: King V, Flaake K (Hrsg.). Männliche Adoleszenz. Sozialisation und Bildungsprozesse zwischen Kindheit und Erwachsenensein. Frankfurt/M.: Campus, S. 163–181.

Stier B (2010). Flyer „Achte auf Deine Nüsse" – Informationen für Jungen zur Selbstuntersuchung. BVKJ e.V.; www.kinderaerzte-im-netz.de/mediathek/broschueren-und-informationsflyer/(letzter Zugriff: 12.1.2020).

Stier B (2014). Offen gestanden … Das männliche Genitale. Leitfaden für Ärztinnen und Ärzte für die (Vorsorge-) Untersuchung und Beratung von Eltern und Patienten.

BVKJ e.V.; www.kinderaerzte-im-netz.de/mediathek/broschueren-und-informationsflyer/(letzter Zugriff: 12.1.2020).
Stier B (2017). Manual Jungenmedizin – Orientierungshilfe für Pädiater, Hausärzte und Urologen. Wiesbaden: Springer.
Stier B (2019a). Pubertät und Adoleszenz – „Zeit des Erwachens der Männlichkeit". Monatsschr Kinderheilkd 167: 1130–1141.
Stier B (2019b). Was Jungen brauchen – Förderung einer gesunden Entwicklung bei Jungen Pädiater und Pädiaterinnen in der Verantwortung. Pädiatr Prax 92: 1–30.
Stier B (2019c). Sexuelle und reproduktive Gesundheit männlicher Jugendlicher und junger Männer – Kernpunkte des Positionspapiers der SAHM 2018. Kinder- und Jugendarzt 2/2019.
Stier B, Lichtenheldt M (2013). Broschüre „Mann, oh Mann" – Das geht unter die Gürtellinie! Informationen für Jungen und ihre Eltern um die Intaktheit des Penis zu bewahren und Krankheiten vorzubeugen. BVKJ e.V.; www.kinderaerzte-im-netz.de/mediathek/broschueren-und-informationsflyer/(letzter Zugriff: 12.1.2020).
Stier B, Winter R (2013). Jungen und Gesundheit. Ein interdisziplinäres Handbuch für Medizin, Psychologie und Pädagogik. Stuttgart: Kohlhammer.
Straßburg HM (2018). Bindung und Resilienz und ihre Förderung durch den Kinderarzt. Monatsschr Kinderheilkd 166: 700–707.
Stronski S (2018). Körperbild bei Mädchen und Jungen in der Pubertät. In: Stier B, Weissenrieder N, Schwab KO (Hrsg.). Jugendmedizin. 2. A. Heidelberg: Springer, S. 25–29.
Waschescio U (2019). Essstörungen bei Jungen und Männern aus psychotherapeutischer Sicht. In: Landesfachstelle Essstörungen NRW (Hrsg.). Essstörungen bei Jungen und Männern; www.landesfachstelle-essstoerungen-nrw.de (letzter Zugriff: 12.1.2020).
Winter R (2015). More Risk! Mehr Mann? Risikokompetenz bei Jungen fördern. Deutsche Jugend 9: 367-373; 10: 436–442.
Winter R, Neubauer G (2005). Körper, Männlichkeit und Sexualität. Männliche Jugendliche machen „ihre" Adoleszenz. In: King V, Flaake K (Hrsg.). Männliche Adoleszenz. Sozialisation und Bildungsprozesse zwischen Kindheit und Erwachsenensein. Frankfurt/M.: Campus, S. 207–226.
Winter R, Neubauer G (2019). Körper und Geschlecht bei Jungen und Männern – eine sozialwissenschaftliche Betrachtung. In: Landesfachstelle Essstörungen NRW (Hrsg.). Essstörungen bei Jungen und Männern; www.landesfachstelle-essstoerungen-nrw.de.
Woller T, Ellsäßer G, Bühligen U (2014). Sportverletzungen im Kindes- und Jugendalter. Daten der europäischen Injury Database (IDB) für die Unfallprävention. Dtsch Z Sportmed 65: 242–247.

KAPITEL **38**

Uwe Büsching

Kopfschmerzen im Kindes- und Jugendalter: Musterbeispiel für fehlendes Versorgungsmanagement in der Psychosomatik

Fallbeispiel

Was lief hier schief?

Ein 14-jähriges Mädchen kommt zur Nachsorge. Sie war wegen starker Kopfschmerzen 4 Tage stationär in der Klinik für Kinder und Jugendliche gewesen. In diesen Tagen wurde ein EEG und ein MRT gemacht und Blut abgenommen. Da am Entlassungstag die Ergebnisse noch nicht vollständig vorlagen, wurde der Entlassungsbrief in der Praxis abgewartet und dann ein Termin vereinbart. Bei der Jugendgesundheitsuntersuchung J1 war die Gymnasiastin gesund gewesen. Sie hatte angegeben, manchmal unter Kopfschmerzen zu leiden. Bei dieser Untersuchung wollte sie zu Beginn nicht, dass wir die Mutter ins Wartezimmer bitten. Dann wollte sie nicht über die Kopfschmerzen sprechen. Einen angebotenen weiteren Termin nahm sie auch nicht wahr. Diese Kopfschmerzen bestehen demnach schon sehr lange, eine akute hirnorganische Erkrankung ist sehr unwahrscheinlich. Sofern sich die Kopfschmerzen nun in Intensität und Qualität geändert haben sollten, so wäre bei der Vorgeschichte eher eine Mischform von Spannungskopfschmerz und Migräne anzunehmen. Bei den Ergebnissen zur J1 gibt es bei der Patientin keine Hinweise für Grunderkrankungen. Die große Bedrohung für den Klinikarzt besteht darin, einen Tumor zu übersehen. Aber sind ein MRT, eine teure Labordiagnostik und ein 4-tägiger klinischer Aufenthalt tatsächlich notwendig gewesen, oder wäre all das – mit einer genauen Anamnese und den Befunden der körperlichen Untersuchung in einer Kinder- und Jugendarztpraxis vermeidbar gewesen?

38.1 Wie häufig kommt das vor?

Kopfschmerzen gehören zu den häufigsten Schmerzen und zu den häufigsten Vorstellungsgründen in der hausärztlichen Praxis (Primärversorger, Allgemein-, Kinder- und Jugendmedizin). Kopfschmerztabletten sind ein wichtiges freiverkäufliches Produkt in Apotheken. Die Häufigkeitsangaben von Kopfschmerzen variieren stark, je nach Auswahl der Befragten, Altersstruktur und Geschlecht; in ➤ Box 38.1 sind unterschiedliche Angaben aus der Literatur zu Annäherungsdaten zusammengestellt. Selbst die Trennung von primären und sekundären Kopfschmerzen (95 zu 5 %) fällt anders aus, wenn man die Vorstellungsanlässe in der ambulanten Praxis oder in Kliniken betrachtet. Auch das Geschlechterverhältnis ist nicht immer gleich: Frauen erkranken z. B. öfter an Migräne als Männer, dagegen ist der Clusterkopfschmerz bei Männern häufiger.

So fatal sekundäre Kopfschmerzen auch sein mögen, die primären Formen „Spannungskopfschmerz" und „Migräne" mit ihren jeweiligen Unterformen machen über 90 % der Fälle aus (➤ Box 38.1).

Box 38.1

Häufigkeit von Kopfschmerzen

Lebensprävalenz: 75 %

- Primäre Kopfschmerzen: ca. 95 %
  - Spannungskopfschmerz: > 30 %
  - Migräne: 10–15 %

- Mischtyp Migräne / Spannungskopfschmerz: 20–30 %
- Clusterkopfschmerz: 1 %
- Sekundäre Kopfschmerzen: ca. 5 % (➢ Box 38.2)

38.2 Stellenwert des Themas in der Gesundheitsversorgung

Der direkte Weg in die Klinik ist selten begründet, der Arztbesuch aber in folgenden Fällen gerechtfertigt (DMKG 2020):

1. Wenn Beschwerden regelmäßig auftreten, nicht gut auf Schmerzmittel ansprechen oder Attacken immer häufiger vorkommen.
2. Wenn Schmerzmittel häufiger als 2 × / Woche genommen werden (wichtig für Eltern).
3. Weitere Alarmsignale, die einen Arztbesuch rechtfertigen: Fieber, neurologische Ausfallsymptome, Wesensänderungen, erstmals neu aufgetretene Kopfschmerzen. Kopfschmerzen sind sogar ein Notfall, wenn sie schlagartig innerhalb von Sekunden ihr Maximum erreichen, bei begleitender Nackensteife, hohem Fieber, epileptischen Anfällen oder akuten neurologischen Ausfallsymptomen (z. B. Lähmungen), um schnell behandeln zu können.

Primärversorger (Allgemein-, Kinder- und Jugendmedizin) entscheiden dann, welche Fachärzte (z. B. Neurologen, Augenärzte, Schmerztherapeuten) hinzugezogen werden.

Sekundäre Kopfschmerzen (➢ Box 38.2) sind der Auslöser umfangreicher medizinischer Untersuchungen. Diese nicht zu erkennen, kann für Patienten fatale Folgen haben. Ganz offensichtliche Ursachen aus der Anamnese können weitere Diagnostik notwendig machen, aber nicht jeder Kopfschmerz nach einem Fahrradsturz muss umgehend durch ein MRT abgeklärt werden. Eine genaue Anamnese (Arznei-, Substanzmittel, Schadstoffe) erklärt manchmal auch beim zweiten oder dritten Gespräch die Ursache. Das wichtigste Instrument zur Abgrenzung von sekundären zu primären Kopfschmerzen ist eine ausführliche Anamnese, gefolgt von einer gründlichen internistischen und neurologischen Untersuchung. Ganz schwierig wird es, wenn Gründe für einen sekundären Kopfschmerz vorliegen, die nicht regelhaft durch Anamnese und Untersuchung sicher zu erfassen sind. Hier gibt es zwei Handlungsempfehlungen:

1. Je heftiger kurzfristig bestehender Kopfschmerz ist, desto eher gehört er zu den gefürchteten Hirntumoren.
2. Für die Erkennung von Ursachen sekundärer Kopfschmerzen gibt es eine Reihe von Warnhinweisen (sogenannte Red Flags), die geprüft werden müssen (➢ Box 38.3).

Box 38.2
Sekundäre Kopfschmerzen*

Genaue internistisch-neurologische Untersuchung:
- Kopf- und / oder HWS-Trauma
- Internistische Erkrankungen
  - Gefäßstörungen im Bereich Kopf / Hals
  - Herz- und Blutdruckerkrankungen
- Erkrankungen des Schädels (Hals, Augen, Ohren, Nase, Nebenhöhlen, Zähne, Mund, andere Schädel- oder Gesichtsstrukturen)
  - Kiefer- und Zahnprobleme
- Haltungsschäden
- Fehlsichtigkeit (Überweisung, auch zur Funduskopie!)

Genaue Anamnese (Medikamente, Substanzmittel, Schadstoffe):
- Infekte der oberen Luftwege, Sinusitis
- Medikamente (Hormonpräparate, Antihistaminika, Psychopharmaka, Blutdruck-, Schmerzmittel …)
- Substanz- oder Entzugserscheinungen (Drogen, Nikotin, Alkohol …)
- Brain Freeze (Eiscremekopfschmerz)
- Histaminunverträglichkeit
- Umweltchemikalien (Lösungsmittel, Kohlenmonoxid …)

Nicht regelhaft sicher durch Anamnese und Untersuchung erkennbare Ursachen:
- Tumor / Krebserkrankung / Epilepsie
- Infektion, intrakranielle Störung
- Neuralgien
- Störung der Homöostase
- Psychische Störungen

* Vom Autor modifiziert nach DMGK (2020)

Box 38.3

Red Flags für den Verdacht auf sekundäre Kopfschmerzen*

- Kontinuierlich länger als 4 Wochen
- Patient jünger als 5 Jahre, Makrozephalus, Physiotherapie als Hinweis auf Entwicklungsverzögerungen
- Neuer Kopfschmerz seit weniger als 8 Wochen
- Nächtliche Kopfschmerzen mit Aufwachen, morgens beim Aufwachen
- Starke okzipitale Kopfschmerzen
- Jedes auffällige neurologische Symptom inkl. Funduskopie
- Leistungsabfall
- Anhaltende Besorgnis der Eltern
- Schlechte Kooperation, Verständigungsprobleme, Wesensveränderungen
- Morgendliches Nüchternerbrechen
- Lagewechsel, Husten als Verstärker der Kopfschmerzen
- Gesichtsfeldeinschränkungen, Stauungspapille
- Plötzliche Veränderung bekannter Kopfschmerzen
- Fieber, Entzündungszeichen im Labor

* Paul Vossschulte, Seminare zur Psychosomatik, überlassene Unterlagen, siehe auch bei International Headache Society (IHS)

38.3 Wo liegt das Problem? Was fehlt?

Diese Unsicherheit beim Ausschluss eines sekundären Kopfschmerzes führt bei viel zu vielen Vorstellungsanlässen zu einer Überdiagnostik (→ Fallbeispiel). Die gründliche internistische und neurologische Untersuchung, die ausführliche und ggf. auf mehrere Sitzungen aufgeteilte Anamnese brauchen Erfahrung und Zeit. Beides fehlt im Alltag. Der Patient und seine Eltern fühlen sich vom erfahrenen Allgemein- oder Kinder- und Jugendarzt vertröstet, oder der Arzt nimmt sich nicht ausreichend Zeit. Vielleicht ist dann die Familie über die zögerliche Vorgehensweise verärgert, hat sicher auch gehört, dass andernorts in der Klinik, aber auch bei anderen Niedergelassenen viel schneller, d. h. für den Betroffenen auch gründlicher, also mit aufwendigen bildgebenden Verfahren nach der Ursache gesucht wird. Manche Entscheidungen fällt der erfahrene Allgemein- oder Kinder- und Jugendarzt auch intuitiv. Ob dann das Erfragen der Red Flags für den Patienten und seine Eltern überhaupt erkennbar war und ob diese Fragen vollständig waren, bleibt offen. Irgendwie ist die Familie deshalb unzufrieden.

38.3.1 Problemfeld somatoforme Störungen

Diese Situation ist in der Versorgung von Patienten im Rahmen der psychosomatischen Grundversorgung immer wieder anzutreffen. Um die daraus entstehende Problemlage klarer zu charakterisieren, muss die generelle Patient-Arzt-Interaktion analysiert werden. Am Beginn steht die akute Beschwerdeepisode, die zur Arztkonsultation führt. Der Arzt erklärt dem Patienten und seinen Eltern, dass keine organische Grunderkrankung vorliegt. Wenn der Arzt „Stress“ als Erklärungskonzept benennt und dann auch noch „Hausaufgaben“ im Sinne eines Tagebuchs zu den Kopfschmerzen über Wochen fordert, könnte die Familie frustriert sein. Ganz besonders dann, wenn die Eltern überzeugt sind, dass der Jugendliche organisch krank sei und die Kopfschmerzen auch nur heilbar seien, wenn die organische Ursache gefunden würde. Eltern und Patienten fühlen sich nicht ernst genommen. Der Arzt realisiert die Ablehnung, ist sich seiner Diagnose aber sicher. Er erlebt den fehlenden Konsens zur Störungsgenese, ihm fehlt aber die Zeit und vielleicht auch die Qualifikation für eine erfolgreiche Gesprächsführung. So bleibt die Hoffnung auf die Einsicht der Familie.

Vor Einführung des Internets kam es häufig zu einer weiteren Konsultation wegen einer erneuten Beschwerde, hier Kopfschmerzen. Ein Tagebuch wurde selbstverständlich nicht geführt, aber es wurde erneut eine eingehendere Differenzialdiagnostik verlangt. Der Arzt wollte nicht wegen der Gefahr eines Regresses, sondern aus fachlicher Überzeugung keine weiteren Untersuchungen, es kam daher oft zum Arztwechsel. In der heutigen Zeit zieht der Patient auch noch Dr. Google zu Rate, Erst- oder Zweitmeinung ist dabei unwesentlich; jedenfalls wird der eher typische Verlauf mit zwei Konsultationen seltener. An dieser

Stelle sei dann doch die Diagnoseverschlüsselung **somatoforme Störungen** nach ICD-10 zitiert:

„Das Charakteristikum ist die wiederholte Darbietung körperlicher Symptome in Verbindung mit hartnäckigen Forderungen nach medizinischen Untersuchungen trotz wiederholter negativer Ergebnisse und Versicherung der Ärzte, dass die Symptome nicht körperlich begründbar sind. Wenn somatische Störungen vorhanden sind, erklären sie nicht die Art und das Ausmaß der Symptome, das Leiden und die innerliche Beteiligung des Patienten."

Heute müsste in die Definition auch die Internetrecherche einbezogen werden.

38.3.2 Zu großer Einfluss von Dr. Google

Dies bedeutet im medizinischen Versorgungssystem eine diagnostische und therapeutische Herausforderung, handelt es sich doch um „medizinisch unerklärte Körpersymptome". Aus psychiatrischer Sicht werden bei somatoformen Störungen primäre psychische Störungen angenommen, die nur teilweise den definierten funktionellen Körpersyndromen der klinisch-somatischen Medizin entsprechen.

> Der biopsychosoziale Krankheitsbegriff, also Krankheit als ein Ergebnis multifaktoriellen Geschehens, ist der klinisch-somatischen Medizin oft fremd. Viele Kolleginnen und Kollegen können wohl den Begriff definieren, in der alltäglichen Arbeit findet dieses (Um-)Denken aber nicht statt.

Bekannt ist der Stolz jener, wenn sie eine seltene, aber eben organische Ursache für ein Beschwerdebild gefunden haben. In der primärärztlichen Versorgung hat sich auch durch die jahrelange Erfahrung ein ganzheitliches, eben nicht rein biologisches Verständnis von Krankheit gefestigt. Es wäre von Interesse, ob die Abkehr von der reinen Somatik anteilig die Entscheidung für die primärärztliche Arbeit fördert.

Diese unterschiedliche Herangehensweise der Ärzte und die „Do it yourself"-Medizin des Patienten mit Unterstützung des Internets verunsichern. In dieser Situation wäre es in der überwiegenden Zahl der Fälle dringend geboten, den Patienten kompetent zu führen. Aber bei Dr. Google liest er, welche bedrohlichen Gründe für Kopfschmerzen vorliegen könnten, und es herrscht Angst.

38.3.3 Zu wenig Zeit für sehr komplexe Diagnostik

Der Konflikt für den Primärarzt besteht in der Entscheidung zwischen Eigenleistungen und Überweisung zur Abklärung von Kopfschmerzen. Die Überweisung – gewünscht sind Labor, MRT, EEG – bleibt ohne Nachteile bzgl. seines Honorars, weil die Wirtschaftlichkeit von Überweisungen nicht geprüft wird. Andererseits wird er mit der Überweisung, insbesondere in eine Klinik, sehr hohe Kosten verursachen. Der Patient wird es ihm danken und trotz somatoformer Erkrankung wiederkommen. Die Krankenkasse wird sich auch nicht einschalten, denn es liegt kein offensichtliches Abweichen von der Norm vor. Auf der anderen Seite bleibt diese „diagnostische Abklärung" fragwürdig, und es ist zu befürchten, dass die wahren Ursachen nicht gefunden werden. Demnach ist die „diagnostische Abklärung" auch nicht zielführend. Das Ergebnis der Diagnostik: EEG, MRT und Labor sind unauffällig, also stellen die Kopfschmerzen keine Bedrohung des Lebens dar. Aber ist damit der Fall beendet? Nein, denn Schmerzsyndrome können z. B. auch Frühzeichen einer Depression sein: Arbeitsunfähigkeit, Klinikaufenthalte, Pharmakotherapie – sie stehen bei vermeintlichem Ende der Diagnostik nicht zur Diskussion. Spannungskopfschmerzen bleiben, werden schlimmer und haben viele und für viele Folgen. Sollte jedoch der behandelnde Primärarzt diese Konsequenzen mit in seine Überlegungen einbeziehen, dann müsste er zum einen viel zeitaufwendiger mit dem Patienten sprechen. Eine Befundmitteilung ist eben etwas anderes als kognitive Gesprächsführung. Zum anderen könnte er deutlich weniger Patienten pro Quartal behandeln. Dies aber ist doppelter Honorarverzicht: Weniger Patienten bedeuten weniger Regelleistungsvolumen, und qualifizierte ärztliche Gespräche haben in der ambulanten Medizin einen schlechteren Stundenlohn als Handwerker.

Die qualifizierte Gesprächsführung lernt der Arzt i. d. R. nicht während seiner Facharztausbildung. Die Qualifikation zur Psychosomatischen Grundversorgung mit nachfolgender budgetierter Abrechnungsmöglichkeit erhält der Arzt aber erst, nachdem er neben seinem Beruf zusätzlich 80 Stunden Weiterbildung in diesem Bereich nachweist. Doch die schlechte Honorierung der Psychosomatischen Grundversorgung (16,20 Euro für vollendete 15 min bei ca. 60 Euro Praxiskosten pro Stunde) bietet auch hier kaum Anreize.

38.4 Was muss sich ändern? Was brauchen wir?

Wie in vielen Fällen in unserem Gesundheitssystem wird der Primärversorger – leider zunehmend – übergangen, oft aber auch wohl deswegen, weil er sich bei Schmerzen mit Blick auf den EBM nicht die notwendige Zeit zum Erlernen von Anamnesetechniken und zur Anamnese selbst nimmt und dies z. B. in Balint-Gruppen reflektiert.

Es fehlt an vorgegebenen Strukturen, und es fehlt an Entscheidungen, das Honorar entsprechend den ärztlichen Leistungen und dem aktuellen Wissensstand zu verteilen. Im Falle der primären Kopfschmerzen müssten Stress, Ängste, beginnende Depression bei Primärversorgern eruiert und begleitet werden. Je nach Bedarf wird dann über diagnostische und therapeutische Mitbehandlung entschieden.

Wie aber könnten die Diagnose und Behandlung verlaufen, wenn nicht Eltern oder Patienten die Entscheidungshoheit haben und der Primärarzt nicht mehr nach Honorargesichtspunkten, sondern nach aktuellem Stand der Wissenschaft handeln könnte? Dann könnte der Kopfschmerzpatient – oder stellvertretend seine Eltern – die Sicht des gründlich diagnostizierenden Arztes übernehmen. Die Familie könnte nachvollziehen, dass alle Red Flags überprüft wurden und zutreffen oder eben nicht. Eine intensive Recherche im World Wide Web wird zwar auch dann nicht zu verhindern sein. Jedoch kennt die Familie nun alle nicht vorhandenen Symptome von primären Kopfschmerzen und kann letztlich auch im Internet keine organische Ursache ausfindig machen. Nun könnte die weitere Behandlung nach den standardisierten Regeln für psychosomatische Störungen – vorwiegend im ambulanten Bereich und damit auch deutlich kostengünstiger – beginnen.

38.5 Gibt es Vorbilder oder modellhafte Versorgungsansätze?

Wie sehen die im Idealfall aus, und was ist dabei hilfreich? Formale Behandlungsziele und allgemeine Behandlungsprinzipien bestehen für alle psychosomatischen Störungen, insbesondere aus psychoedukativen, kognitiv-behavioralen sowie psychodynamischen Therapien.

38.5.1 Optimal: Das Kopfschmerztagebuch

Diese Therapien lassen sich gut aus einem Kopfschmerztagebuch ableiten. Dazu ist es erforderlich, dass die Familie auch tatsächlich das Kopfschmerztagebuch über mindestens 6 Wochen führt und der betreuende Arzt das Tagebuch danach mit dem Patienten bespricht. Kopfschmerztagebücher sind sehr umfangreich, sollen alle Tagesabläufe erfassen, aber auch die Lokalisation und die Qualität der Kopfschmerzen beschreiben (➤ Box 38.4).

Box 38.4

Spannungskopfschmerz oder Migräne?

1. Wo treten die Kopfschmerzen auf?
2. Empfinden Sie die Kopfschmerzen als dumpf drückend oder als pulsierend?
3. Sehen Sie häufig Lichtblitze, Flimmern oder Flecken vor Ihren Augen, bevor die Kopfschmerzen einsetzen?
4. Wie verändern sich die Kopfschmerzen, wenn Sie sich körperlich anstrengen?
5. Werden die Kopfschmerzen von anderen Symptomen wie Lichtempfindlichkeit, Lärmempfindlichkeit oder Übelkeit begleitet?

Gründe für Stress müssen identifiziert werden, um daraus dysfunktionale Muster der Patienten, mangelnde Emotionsregulation oder mangelnde Problemlösestrategien zu erkennen. Aber Stress als Ursache wird bei allen primären Kopfschmerzformen angetroffen. Auch Familiarität ist kein Hinweis auf Migräne. Dennoch können Spannungskopfschmerzen recht leicht von Migräne unterschieden werden. Andererseits gibt es viele Patienten, die unter beiden Formen leiden, und auch dies lässt sich aus dem Tagebuch erkennen (> Box 38.5).

Box 38.5

Beratungseffekte des Kopfschmerztagebuchs

1. Informationen für Eltern zur Art der Kopfschmerzen des Kindes, zu Stressminderung, Vermeidung und Verhalten
2. Erlernen spezieller Schmerzbewältigungsstrategien wie z. B. Aufmerksamkeitsumlenkung
3. Motivation zum Selbsterlernen der progressiven Muskelentspannung nach Jacobson
4. Behandlungsziele:
   - Spannungskopfschmerz: 1 × / 2 Wochen ohne Schulausfall,
   - Migräne: 1 Anfall / Monat medikamentös gut beherrscht

Spannungskopfschmerzen sind dumpf, drückend, bisweilen ziehend. Sie betreffen oft den gesamten Kopf (Helmkopfschmerz), aber Stirn und Nacken am stärksten. Sie dauern unbehandelt von ½ Stunde bis zu 1 Woche. Eingeschränkte körperliche Aktivität verschlimmert den Spannungskopfschmerz nicht, der normale Tagesablauf wird eingeschränkt. Die **Migräne** („hemicrania"; bei zwei Drittel der Betroffenen einseitiger Kopfschmerz) ist ein pochend-pulsierender Schmerz, wie ein Gewitter im Kopf, wie ein Presslufthammer. Migräne wird begleitet von starker Lärm- und Lichtempfindlichkeit oder Übelkeit mit Erbrechen, seltener von Müdigkeit, Heißhunger und Konzentrationsstörungen. Die ersten Beschwerden treten oft Stunden oder Tage vorher auf, was als *Aura* bezeichnet wird. Aktivität verschlimmert die Migräne, und der normale Tagesablauf wird massiv eingeschränkt.

Interessanterweise führt das Kopfschmerztagebuch zu einer weitreichenden kognitiven Selbsteinschätzung des Patienten, wobei es sicher gerade bei Jugendlichen von Vorteil ist, wenn Selbsteinsicht vor ärztlichen Ratschlägen kommt.

Diese Selbsteinsicht kann dann kommen, wenn man über das eigene defizitäre Verhalten Buch führt, z. B.: viel Sitzen, (Schul-)Arbeiten in falscher Körperhaltung, bei schlechtem Licht, aber auch zu wenig Schlaf, zu viel Nikotin und Alkohol.

Es ist verständlich, dass Jugendliche nicht über solche Erkenntnisse reden wollen, da sie ja zunächst einmal ihre subjektive Lebensqualität einschränken würden. Das Kopfschmerztagebuch führt wohl auch deswegen bei mindestens der Hälfte der Patienten zu einer Verringerung des Schmerzmittelbedarfs. Es ist davon auszugehen, dass dann auch psychopharmakologische und rehabilitative Maßnahmen eingespart werden. Mit dem Kopfschmerztagebuch lassen sich zudem die primären Kopfschmerzformen (Zuordnung Spannungskopfschmerz / Migräne) differenzieren und die Stress-Vulnerabilitäts-Sichtweise im Sinne des Erkennens eines Zusammenhangs zwischen Stress- bzw. Reizsituationen und körperlichen Reaktionen erklären.

38.5.2 Patienten engmaschiger betreuen

Den Benefit bei diesem Vorgehen haben der Patient und vor allem die Sozialversicherungsträger. Der Kinder- und Jugendarzt müsste hierbei aber viel an Betreuung und Beratung investieren. Leider wird zu selten so vorgegangen. Um dies zu ändern, müsste das System geändert werden, so wie bei anderen Behandlungskonzepten bereits geschehen. Die Steuerung von Leistungen im ambulanten Bereich unterliegt einfachen Gesetzmäßigkeiten: Wird das Honorar für eine Leistung erhöht oder gar eine neue und lohnende EBM-Ziffer eingeführt, so steigert dies die Leistungserbringung. Zur Vermeidung oftmals überflüssiger MRT-Diagnostik und Folgeerkrankungen sollten auch die Verpflichtung zum Führen eines Tagebuchs (Kopfschmerzen, Einnässen, Bauchschmerzen etc.), die Motivation zur Wiedervorstellung (Überprüfung der Richtigkeit der Konzepte) und die Auswertung honoriert werden. Der Gemeinsame Bundesausschuss (G-BA) hat im Januar 2020 auf 19 Seiten die 20. Änderung der DMP-Anforderungen-Richtlinie für Typ-1- und Typ-2-Diabetes (DMP-A-RL) vorgestellt. Die Behandlung nach dem aktuellen Stand der medizinischen Wissenschaft listet Diagnosekriterien, Behandlungsverfahren und Prävention von Folgeerkrankungen (Änderungen des Lebensstils) auf. Evidenzbasierte Leitlinien oder Empfehlungen nach der jeweils besten verfügbaren Evidenz müssen berücksichtigt werden, ebenso der jeweilige Versorgungssektor (SGB V). Zu den Anforderungen gehören weiterhin qualitätssichernde Maßnahmen, Teilnahmevoraussetzungen der Patienten, Schulungen und deren Evaluation.

Während die Diabetes-Richtlinien mehrfach überarbeitet wurden, fehlen analoge Richtlinien vom G-BA für Schmerzen / Kopfschmerzen, ausgenommen chronische Rückenschmerzen. Das muss sich gerade für solche Leistungen, die einen Nachweis auf qualifizierende Fortbildungen voraussetzen (Kurs psychosomatische Grundversorgung) und häufig erst dann eine fundierte Behandlung in Gang setzen, rasch ändern!

Fallbeispiel

So müsste es laufen

Die große Bedrohung für den Klinikarzt bestand darin, einen Tumor zu übersehen. Dennoch hätte mit der dem Jugendarzt bekannten Vorgeschichte bei dem 14-jährigen Mädchen tatsächlich nicht an der gesamten Diagnostikspirale gedreht werden müssen. Doch Patienteneltern insistieren in diesen Fällen allzu häufig auf eine solche aufwendige Abklärung, vorzugsweise auch am Wochenende, um so den Pädiater zu umgehen und direkt eine Klinik aufsuchen zu können. Patienten und ihre Eltern wollen dabei ihre Annahme bestätigen lassen, dass die Schmerzen eine organische Ursache haben. Vielen fällt es schwer zu akzeptieren, dass Schmerzen als alleiniges Symptom ohne weitere neurologische Befunde oder anamnestische Angaben wie Schlafbedürfnis, Leistungsabfall, Erbrechen nicht organisch zu begründen sind.

Wenn die jungen Patienten oder ihre Eltern einem Gesprächsangebot vonseiten des niedergelassenen Arztes ausweichen oder es sogar ablehnen, bedeutet dies häufig, dass keine akute Bedrohung vorliegt. Wenn alles auf Spannungskopfschmerzen oder Migräne hinweist, aber bei der Familie massive Ängste bestehen, so ist eine weitergehende Diagnostik nicht indiziert, zumal z. B. ein MRT auch sicher nicht dem Wirtschaftlichkeitsgebot (§ 12 SGB V) entspricht.

Bei Fortbestand des Tumorverdachts ist allerdings eine Funduskopie (neurologische Anamnese und Befunderhebung) unerlässlich. Diese kann allerdings auch binnen Stunden im ambulanten Bereich erbracht werden und muss nicht die Aufgabe einer Klinik sein. Falls sich der Verdacht auf einen sekundären Kopfschmerz dann erhärtet, ist Eile geboten, und die 14-jährige Patientin hätte dann tatsächlich unverzüglich eingewiesen werden müssen.

LITERATUR

Heinen F (2013). Headaches in childhood and adolescence. Neuropediatrics 44(1): 1–2.

Hinz B (2015). Therapie von Kopfschmerzen in der Selbstmedikation. Med Monatsschr Pharm; 38: 429–431.

Vosschulte P (2016). Kopfschmerzen. In: Bode H, Büsching U, Kohns U (Hrsg.). Psychosomatische Grundversorgung in der Pädiatrie. Stuttgart: Thieme, S. 125 ff.

Wilne S, Koller K, Collier J, et al. (2010). The diagnosis of brain tumours in children: a guideline to assist healthcare professionals in the assessment of children who may have a brain tumour. Arch Dis Child 95: 534–539.

Zernikov B (Hrsg.) (2009). Schmerztherapie bei Kindern, Jugendlichen und jungen Erwachsenen. 4. A. Berlin, Heidelberg: Springer.

INTERNETQUELLEN

DGN – Deutsche Gesellschaft für Neurologie (2015). S1-Leitlinie Therapie des episodischen und chronischen Kopfschmerzes vom Spannungstypund anderer chronischer täglicher Kopfschmerzen. AWMF-Registernummer 030-077; Stand: 28.10.2014; www.dgn.org/leitlinien/3019-ll-56-ll-therapie-des-episodischen-und-chronischen-kopfschmerzes-vom-spannungstyp (letzter Zugriff: 16.4.2020).

DGN – Deutsche Gesellschaft für Neurologie (2018). S1-Leitlinie Kopfschmerz bei Übergebrauch von Schmerz- oder Migränemitteln. AWMF-Registernummer 030-131; Stand: 13.5.2018; www.awmf.org/leitlinien/detail/ll/030-131.html (letzter Zugriff: 16.4.2020).

DGN – Deutsche Gesellschaft für Neurologie (2018). S1-Leitlinie Therapie der Migräneattacke und Prophylaxe der Migräne. AWMF-Registernummer 030-057; Stand: 31.1.2018; www.awmf.org/leitlinien/detail/ll/030-057.html (letzter Zugriff: 16.4.2020).

DMKG – Deutsche Migräne- und Kopfschmerzgesellschaft (2008). S2k-Leitlinie Therapie idiopathischer Kopfschmerzen im Kindes- und Jugendalter. AWMF-Registernummer 062-004; Stand Juni 2009; www.awmf.org/uploads/tx_szleitlinien/062-004l_S2k_Therapie_idiopathischer_Kopfschmerzen_im_Kindes-_und_Jugendalter.pdf (letzter Zugriff: 16.4.2020).

DMKG – Deutsche Migräne- und Kopfschmerzgesellschaft (2020): www.dmkg.de.

G-BA – Gemeinsamer Bundesausschuss (2020). DMP-Anforderungen-Richtlinie: Änderung Anlage 7 (DMP Diabetes mellitus Typ 1) und Anlage 8 (DMP Diabetes mellitus Typ 1 und Typ 2 -Dokumentation); Beschluss vom 16.1.2020; www.g-ba.de/beschluesse/4142/ (letzter Zugriff: 16.4.2020).

KAPITEL

39 Aus dem Blickfeld: Versorgung von Kindern mit psychisch erkrankten Eltern

Hanna Christiansen und Jean Lillian Paul

Fallbeispiel

Totos Mutter leidet unter starken Stimmungsschwankungen. Es gibt Zeiten, da kommt sie nicht aus dem Bett, kann sich zu nichts aufraffen und zieht sich zurück. Sie weint viel und kann durch nichts aus dieser Stimmung herausgeholt werden. Zu anderen Zeiten ist sie das komplette Gegenteil: fröhlich, gesprächig, zu tausend Unternehmungen bereit. Diese Stimmungsschwankungen belasten Toto und ihren Vater, aber sie wissen nicht, wie sie damit umgehen oder was sie machen können, um dies zu ändern. Wenn Toto und ihr Vater die Mutter darauf ansprechen, wird sie aggressiv und will in Ruhe gelassen werden.

Aktuell ist die Mutter in einer Hochphase und wie schon häufig zuvor ausgegangen; den letzten Abend hat sie ausgiebig gefeiert und ist erst zurückgekommen, als Toto schon längst im Bett war. Jetzt schläft die Mutter im Wohnzimmer auf dem Sofa. Wie immer haben Toto und ihr Vater ein Katerfrühstück für sie vorbereitet. Aber um 14 Uhr schläft sie noch immer tief und fest. Toto und ihr Vater lassen die Mutter weiterschlafen; um 16 Uhr ist sie immer noch nicht wach. Das kommt ihnen komisch vor. Sie versuchen sie zu wecken, rütteln an ihr, aber sie wacht nicht auf. Totos Vater ruft daraufhin die Rettungssanitäter, die die Mutter im Wohnzimmer reanimieren. Zusammen mit Totos Vater wird sie anschließend mit Blaulicht ins Krankenhaus gefahren. Toto bleibt allein zu Hause zurück.

39.1 Stellenwert der Thematik in der Gesundheitsversorgung

Nach nationaler Schätzung leben in Deutschland ca. 25 % der Kinder und Jugendlichen mit einem psychisch erkrankten Elternteil zusammen. Diese Schätzung entspricht internationalen Daten (Maybery und Reupert 2018). Rund 15 % der betroffenen Kinder in Deutschland sind jünger als 3 Jahre, d. h., etwa 500.000 bis 600.000 Säuglinge und Kleinkinder sind von den psychischen Erkrankungen ihrer Eltern betroffen. Allerdings liegen für Deutschland keine präzisen Daten vor (Schneider 2019), sodass die Prävalenzzahlen je nach Studie z. T. sehr stark schwanken (9–61 %) (Mattejat und Remschmidt 2008). Dies verdeutlicht, dass in der klinischen Praxis bei der Behandlung erwachsener Patienten mit psychischen Erkrankungen bislang nicht regelhaft nach Kindern gefragt wird: Dies ist ein zentrales **Identifikationsproblem**.

Die elterlichen Erkrankungen gehen mit einer Vielzahl von Entwicklungsrisiken für die Kinder einher. So zeigten in einer Studie, welche die Basisdokumentationsdaten von drei großen psychosomatischen Fachklinken auswertete, 15–38 % der Kinder psychisch erkrankter Eltern bereits selbst psychische Auffälligkeiten (Christiansen 2012). Insbesondere die ersten 3 Lebensjahre sind relevant, da sich in dieser Zeit Störungen langfristig massiv auswirken können. Insgesamt entwickeln nach internationalen Studien zwischen 41 und 77 % der Kinder von Eltern mit psychischen Erkrankungen im Verlauf ihres Lebens schwere psychische Störungen (Hosman et al. 2009; Kerstem-Alvarez et al. 2011). Im Vergleich zur Gesamtbevölkerung ist das Risiko, psychisch zu erkranken, für diese Kinder je nach Störung der Eltern bis zu 8-fach erhöht (Hosman et al. 2009). Dies zeigt sich bereits im Kindes- und Jugendalter: 48,3 % der Patienten in kinder- und jugendpsychiatrischer Behandlung haben ein Elternteil mit einer schweren psychischen Störung (Mattejat und Remschmidt 2008).

Weitere Risikofaktoren dieser Kinder sind eine erhöhte Kindersterblichkeit, unsichere Bindungsmuster, Entwicklungsverzögerungen und -störungen sowie eine insgesamt schlechtere schulische Leistung und Anpassung.

Die fehlende Identifikation der Kinder geht also mit einem **Präventionsproblem** einher: Die Kinder der psychisch erkrankten Eltern werden nicht erkannt, sodass ihnen keine präventive Unterstützung zuteilwird, die zu einer Unterbrechung der transgenerationalen Transmission psychischer Störungen beitragen könnte.

39

39.2 Ursachenanalyse: Wo liegen die Probleme?

Unsere Erfahrungen zeigen, dass sich die Fachkräfte der Erwachsenenversorgung oftmals überfordert und hilflos fühlen, wenn sie nach den Kindern ihrer Patienten fragen sollen. Hinzu kommen zeitlicher Druck und beruflicher Stress, die zu einer möglichen Abwehrhaltung beitragen. Damit dies keine Barriere für eine verbesserte Versorgung darstellt, braucht es eine Vernetzung der verschiedenen beteiligten Fachdisziplinen (Erwachsenenversorgung, Einrichtungen der Kinder- und Jugendlichenversorgung wie auch der Kinder- und Jugendhilfe). Bislang fehlen solche Strukturen bundesweit.

In dem von der Ludwig-Boltzmann-Gesellschaft geförderten österreichischen Projekt wird aktuell in der Modellregion Tirol geprüft, wie solche Versorgungsstrukturen regelhaft aufgebaut werden können, um insgesamt zu einer verbesserten Identifikation und präventiven Intervention beitragen zu können („The Village": http://village.lbg.ac.at/).

Erste Analysen zeigen, dass von den verschiedenen Behandlern oftmals der Wunsch nach einer zentralen Anlaufstelle geäußert wird, in der eine Vernetzung von Hilfen erfolgen kann. Das würde die Hürde, nach den Kindern zu fragen, verringern, da dann nach erfolgter Identifikation nur ein Anruf nötig wäre, um weitere Hilfen zu aktivieren.

39.3 Was sich ändern muss

Auf S. 22 des Koalitionsvertrages von CDU, CSU und SPD aus dem Jahr 2017 steht:

„Wir wollen die Situation von Kindern psychisch kranker Eltern verbessern. Die Schnittstellenprobleme bei ihrer Unterstützung werden wir mit dem Ziel einer besseren Kooperation und Koordination der unterschiedlichen Hilfesysteme beseitigen."

Dieses Ziel ernst nehmend, gibt es die nachfolgend erläuterten Handlungsbedarfe.

39.3.1 Die Identifikation der Kinder von Eltern mit psychischen Erkrankungen verbessern

Die Einrichtungen der Erwachsenenversorgung müssen regelhaft fragen, ob die Patienten Kinder haben und wenn ja, wer die Kinder versorgt und wie es ihnen geht. Zudem sollten in einem Screening mögliche Belastungen der Kinder, aber auch vorhandene Ressourcen abgefragt werden. Dabei sind die Kinder selbst zu berücksichtigen, d. h., sie müssen mit ihrer Stimme Gehör finden, damit wirklich ihre Bedürfnisse befriedigt werden können. Beispielhaft haben dies Schweden, Finnland und Norwegen umgesetzt:

- Finnland und Schweden haben auf nationaler Ebene ein evidenzbasiertes Familieninterventionsprogramm implementiert (Beardslee und Röhrle 2009). Kinder psychisch erkrankter Eltern in diesen Ländern haben das Recht, dass ihre Bedürfnisse hinsichtlich Aufklärung über die elterliche Erkrankung und nach Unterstützung angemessen befriedigt werden (Pihkala et al. 2011).
- Dieses Recht ist auch Grundlage eines norwegischen Gesetzes aus dem Jahr 2010, wonach in Einrichtungen der Erwachsenenversorgung die Kinder angemessen mitversorgt werden müssen (Pihkala et al. 2011). Eine solche gesetzliche Grundlage verpflichtet zum einen die Einrichtungen der Erwachsenenversorgung, nach den Kindern zu fragen und entsprechende Angebote vorzuhalten, zum anderen schärft sich auf diese

Weise der Blick für die betroffenen Kinder: Mögliche Bedürfnisse können so frühzeitig erkannt und befriedigt werden, um so zu einer guten Entwicklung der Kinder beizutragen.

Zur Verbesserung einer solchen Identifikation muss Wissen über die Auswirkungen elterlicher psychischer Erkrankungen in die Ausbildungscurricula für Psychotherapeuten und Psychiater integriert werden, und zwar sowohl im Schwerpunkt Erwachsenentherapie als auch in der Kinder- und Jugendlichentherapie.

So gibt es z. B. die Möglichkeit, bei Psychotherapieanträgen auch familiäre Belastungen zu berücksichtigen und Einheiten zur Förderung des elterlichen Erziehungsverhaltens mit zu beantragen. Dies ist kaum bekannt und wird entsprechend kaum genutzt.

Aber auch andere Berufsgruppen sind hier relevant, wie z. B. Pädiater, Hausärzte, Hebammen, Sozialarbeiter, pädagogische Fachkräfte, Krankenpflegepersonal, Erzieher, Pfarrer, Lehrkräfte und Juristen, die im Rahmen ihrer beruflichen Tätigkeiten mit betroffenen Familien in Kontakt kommen.

39.3.2 Prävention: Vernetzte Versorgung vorantreiben

Ein Überforderungserleben auf Fachkräfteebene muss reduziert und eine strukturierte Vernetzung gefördert werden. Voraussetzung für eine solche Vernetzung und kollaborative Versorgung durch die verschiedenen Hilfesysteme ist, dass eine solche Unterstützung niedrigschwellig und sehr zeitnah erfolgt, sodass eine bundesweite Lösung regional umgesetzt werden muss, um auch die bereits vorhandenen regionalen Strukturen bestmöglich und kapazitätsbildend nutzen zu können. Dabei ist zu berücksichtigen, dass nicht alle Kinder von Eltern mit einer psychischen Erkrankung erkranken, d. h., es muss Angebote geben, die zum Erhalt der Gesundheit und Lebensqualität beitragen, unabhängig von einer eigenen Erkrankung oder Auffälligkeiten (selektive und indizierte Angebote).

So werden z. B. in den USA bei den Säuglingsuntersuchungen im ersten Lebensjahr des Kindes systematisch die Eltern hinsichtlich möglicher postpartaler Depressionssymptome gescreent (Earls et al. 2019), da Studien zeigen, dass bis zu 25 % der Mütter und 7 % der Väter von postpartaler Depression betroffen sind und diese auch bis zu 1 Jahr *post partum* auftreten kann (Anding et al. 2016).

Da die Säuglingsuntersuchungen sehr gewissenhaft von Eltern wahrgenommen werden, ist ein solcher Screeningansatz der Eltern ideal, da er niedrigschwellig und wenig stigmatisierend in die pädiatrische Regelversorgung integriert werden kann.

In Deutschland wurde in Bayern, Hessen und Baden-Württemberg sogar ein System installiert, das diese U-Untersuchungen verpflichtend macht; die Eltern werden von den Krankenkassen diesbezüglich vor den Terminen angeschrieben (Hessisches Ministerium für Soziales und Integration). Durch die pädiatrische Überweisung an das Versorgungssystem für Erwachsene kann auf diese Weise das vernetzte Arbeiten zwischen den Disziplinen gestärkt werden.

39.3.3 Forschung intensivieren und Leitlinien etablieren

Insgesamt ist unser fachliches Wissen zur transgenerationalen Transmission psychischer Störungen noch gering, ebenso unser Wissen zu protektiven Faktoren, die langfristig vor einer Erkrankung schützen können. Da psychische Erkrankungen mit knapp 50 % zu den häufigsten Erkrankungen unserer Zeit gehören (Wittchen et al. 2011), ist ein besseres Verständnis eine zentrale Aufgabe für eine verbesserte Prävention, die langfristig die Rate psychischer Störungen insgesamt reduzieren kann. 75 % der Patienten mit psychischen Störungen erkranken vor dem 24. Lebensjahr, ein Drittel davon vor dem 14. Lebensjahr. Erkrankungen im Kindes- und Jugendalter sind „Red Flags" für den Verlauf und eine Chronifizierung der Störung, sodass psychische Störungen generell als Störungen des Kindes- und Jugendalters angesehen werden können. Gelingt es uns, im Kindes- und Jugendalter effektiv und präventiv zu intervenieren, können wir damit langfristig zu einer besseren Gesundheit und zu höherem psychischem Wohlbefinden der Gesellschaft beitragen.

Wir dürfen nicht warten, bis die Kinder selbst erkranken. Dafür müssen Konzepte zur Prävention weiterentwickelt und wissenschaftlich überprüft werden, um sie dann flächendeckend implementieren zu können.

Im Sinne der „open innovation science" ist außerdem die Bevölkerung aktiv einzubeziehen, um zum einen eine größere Wirkung und Verbreitung zu erzielen und zum anderen die Bedürfnisse aller beteiligten Gruppen (Kinder, Eltern, Familien, Fachkräfte, Wissenschaftler) berücksichtigen zu können (z. B. über Crowd Sourcing der Wünsche und Bedürfnisse betroffener Familien, aber auch der Fachkräfte). Nur so kann die Forschung zu einer nachhaltigen und strukturbildenden verbesserten Versorgung beitragen.

Diese neuen Erkenntnisse müssen wie auch das bestehende Wissen in Leitlinien zur Identifikation und Behandlung von Familien mit psychischen Erkrankungen gebündelt werden, damit die verschiedenen beteiligten Fachdisziplinen einen Leitfaden zur Verfügung haben, an dem sie ihre Behandlungen ausrichten können.

39.3.4 Politischer Handlungsdruck: Forderungen an die Bundesregierung

Auch auf ministerieller Ebene fordern wir eine Vernetzung. Wie die obigen Ausführungen gezeigt haben, sind verschiedene Berufsgruppen mit dem Thema konfrontiert, sodass auch die Beteiligung der entsprechenden Ministerien notwendig ist.

- Konkret wünschen wir uns eine Zusammenarbeit und **Vernetzung mit den Ministerien** für Familie und Soziales, dem Gesundheits- und Justizministerium sowie dem Ministerium für Bildung und Forschung.
- Auf Bundesebene ist z. B. ein bedarfsgerechter **Ausbau stationärer und teilstationärer Eltern-Kind-Behandlungsplätze** (bisher nur 21 %) wie auch **ambulanter multimodaler Hilfen** erforderlich. Ein solcher Ausbau darf nicht durch Umwidmung bestehender Behandlungsplätze erfolgen, da so die desolate Situation nur fortgeschrieben würde.
- Die oftmals bestehende Altersbegrenzung (Kinder nur bis zum Alter von 2–3 Jahren) in stationären Einrichtungen sollte aufgehoben werden, bei gleichzeitiger Berücksichtigung, dass die soziale Einbindung in Kitas, Kindergarten und Schule ein wesentlicher Schutzfaktor ist. Dafür müssen flexible Modelle entwickelt werden, die nicht nur ein „Rooming-in" ermöglichen, sondern **stationär-ambulante Mischmodelle**, welche die Störung der Interaktion auf Eltern- und Kindebene in den Fokus nehmen, eine effektive Prävention ermöglichen und nicht nur Leistungen für Kinder mit bereits bestehenden Erkrankungen vorsehen.

Dies haben über die Sozialpsychiatrieversorgung z. B. die AOK in Bayern wie auch die TKK bereits umgesetzt, die beide bis zu 10 Sitzungen für Familien mit einer chronischen Erkrankung (psychisch oder physisch) vorsehen, sodass die Kinder unterstützt werden können, ohne pathologisiert zu werden.

39.4 Gibt es modellhafte Versorgungsansätze?

An den identifizierten Problembereichen Identifikation, Prävention und Forschung zur Transmission setzen die beiden Forschungsprojekte „The Village" und COMPARE an. Diese werden im Folgenden vorgestellt, und politischer Handlungsbedarf in diesen Bereichen wird abgeleitet.

39.4.1 The Village: How to raise the village to raise the child

Das von der österreichischen Ludwig Boltzmann Gesellschaft geförderte interdisziplinäre Forschungsprojekt „The Village" soll in der Modellregion Tirol die Identifikation und kooperative Versorgung von Kindern mit psychisch erkrankten Eltern (Kipsy) verbessern helfen (Christiansen et al. 2019a). Durch dieses Projekt sollen Unterstützungsmöglichkeiten entwickelt und implementiert werden, die sich an der Sichtweise und an den Bedürfnissen der betroffenen Kinder und Jugendlichen orientieren – mit dem Ziel, ein besseres Verständnis für ihre Wünsche und Bedürfnisse zu entwickeln (Kinder im Fokus). So soll „die Stimme der Kinder" berücksichtigt werden. Gemeinsam mit

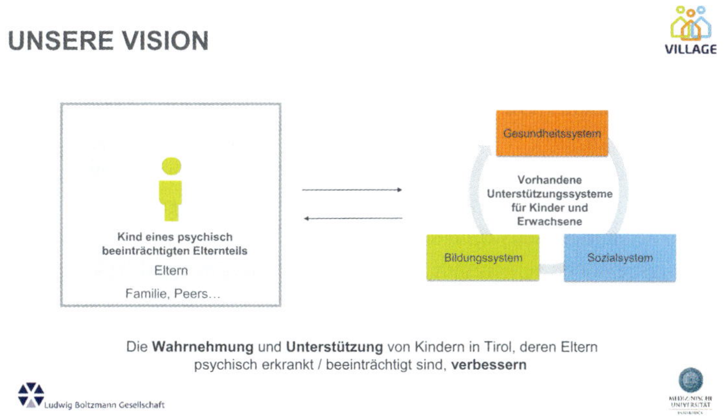

Abb. 39.1 Kollaborative Versorgungsvision des „Village"-Projekts [P721]

lokalen Stakeholdern, Fachkräften aus dem Gesundheits-, Sozial- und Bildungsbereich sowie Eltern mit einer psychischen Erkrankung werden in einem kollaborativen Prozess spezifische Identifikations- und Versorgungsprogramme entwickelt. Unterstützt wird das Projekt von „Experten durch Erfahrung", d. h. jungen Erwachsenen, die mit einem psychisch erkrankten Elternteil aufgewachsen sind.

Bei der Entwicklung, Umsetzung und langfristigen Implementierung des Projekts erfolgt eine Begleitung durch diese Expertengruppen. Das „Dorf" (The Village) soll darin gestärkt werden, Kindern und Jugendlichen psychisch erkrankter Eltern, die mit besonderen Herausforderungen konfrontiert sind, eine verbesserte Versorgung bieten zu können. Dieses Modellprojekt wird derzeit (Dezember 2019) erfolgreich umgesetzt. Für Deutschland sollte geprüft werden, ob Modellregionen identifiziert werden könnten, die ein zweites „Village" werden könnten, insbesondere da nun alle Trainingsmaterialien etc. manualisiert vorliegen (https://village.lbg.ac.at/). Das Projekt wurde z. B. im Ausschuss für Angelegenheiten der psychiatrischen Krankenversorgung Sachsen-Anhalt (2019) vorgestellt und Sachsen-Anhalt als mögliche Modellregion in Deutschland diskutiert.

Ziele

Das Projekt „The Village" zielt darauf, die Entwicklung und das Wohlbefinden von Kindern psychisch kranker Eltern zu verbessern. Dazu wird ein kollaborativer Entwicklungs-, Implementations- und Evaluationsansatz gewählt. Im österreichischen Bundesland Tirol sollen in den Jahren 2018–2022 kindzentrierte Netzwerke zur (sozialen) Unterstützung aufgebaut werden. Unsere Vision ist es, die Kinder und Jugendlichen ins Zentrum einer kooperativen Versorgung zu stellen, um so im Sinne der Prävention die Belastung der Kinder und Jugendlichen zu reduzieren und ihre Lebensqualität und ihr Wohlbefinden zu fördern (➤ Abb. 39.1).

Methode

Das Projekt besteht aus sechs Teilprojekten:

1. **„Child Voice" – „Stimme des Kindes":** In diesem Projekt stehen die Kinder mit ihren Wünschen und Bedürfnissen im Zentrum.
2. **„Scoping"** fokussiert die bestehenden evidenzbasierten Ansätze und den aktuellen Stand zur kooperativen Versorgung in Österreich, um bewährte Ansätze / Interventionskomponenten, aber auch Barrieren und Versorgungslücken zu identifizieren.
3. **Umsetzung und Machbarkeit:** Über systematische Literaturübersichten sowie Befragungen relevanter Akteurinnen und Akteure soll das Wissen zusammengestellt werden zu: a) der aktuellen Versorgungspraxis sowie möglichen Versorgungslücken von Kindern mit psychisch erkrankten Eltern, insbesondere mit Blick auf die Identifikation betroffener Familien, wobei auch hier die Kinder ins Zentrum gestellt werden; b) die (unbefriedigten) Wünsche und Bedürfnisse

der Kinder; c) was wirkt für wen und wann, aktive Wirkmechanismen, die Kosteneffektivität und relevante Kontextfaktoren.

4. Die **Implementation** verfolgt drei Ziele:
   a) die *Entwicklung von Praxisansätzen,* mit denen einerseits professionelle Fachkräfte gefährdete Kinder früh erkennen können und mit denen andererseits Unterstützung durch Bezugspersonen gemeinsam mit professionellen Hilfsangeboten über Sektorgrenzen hinweg koordiniert und auf den individuellen Bedarf abgestimmt wird;
   b) die *Erstellung von Trainingsmaterial* für die Implementierung der Praxisansätze in Tirol und
   c) die *Definition zentraler Indikatoren für die Evaluation der Praxisansätze* im Rahmen dieses Arbeitspakets. Die Entwicklung der Praxisansätze sowie der Evaluationsindikatoren erfolgt in einem partizipatorischen Prozess, in den Interessensvertreter – insbesondere auch Betroffene – kontinuierlich eingebunden werden.
5. **Evaluation:** formative (relevante Fragen: möglich, angemessen, akzeptabel?), Prozess- (geplante Intervention), (Kosten-)Effektivität und Einschätzung der Wirkung der Evaluation erfolgen mit einem „realistischen" Ansatz, d. h., die Kontextfaktoren, Mechanismen und Veränderungsergebnisse werden berücksichtigt.
6. **Dissemination:** fokussiert die Verbreitung der Ergebnisse in der Öffentlichkeit. Dazu wird eng mit relevanten Stakeholdern, Wissenschaftlern, aber insbesondere auch den betroffenen Familien und Kindern zusammengearbeitet.

39.4.2 COMPARE: Children of Mentally Ill Parents At Risk Evaluation

Die Ziele von COMPARE sind:

- Überprüfung der Effektivität einer Prävention zur transgenerationalen Transmission psychischer Störungen
- Identifikation spezifischer Transmissionsmechanismen von den Eltern auf die Kinder, d. h. Prüfung einzelner Mechanismen (z. B. Emotionsregulation)
- Überprüfung des Gesamtmodells der transgenerationalen Transmission psychischer Störungen auf der Grundlage der zu gewinnenden Daten

Zur Erreichung dieser Projektziele gibt es eine zentrale klinische Studie (COMPARE-family), in der vier Teilprojekte angesiedelt sind. Die klinische Studie besteht aus der Durchführung und Evaluation einer präventiven Intervention für Kinder psychisch erkrankter Eltern (Stracke et al. 2019). Dafür sollen insgesamt 634 Eltern und ihre Kinder vor und nach einer elterlichen Psychotherapie untersucht werden, um die Effekte der elterlichen Therapie auf die Kinder zu prüfen. Die Hälfte der Eltern erhält zudem ein Elterntraining (Triple-P), um mögliche zusätzliche Effekte eines solchen Trainings festzustellen (Christiansen et al. 2019b).

Zur Hypothese, dass elterliche psychische Störungen einen Risikoprozess auslösen, der in der Folge zu Störungen bei den Kindern führt (Auslösehypothese), gibt es verschiedene Studien (Garber und Cole 2010). Die elterliche Behandlung ist mit positiven Effekten auf die Kinder verbunden (Wachstumshypothese) (Schneider et al. 2013), wenngleich insgesamt nur wenige solcher Studien vorliegen (van Sandvoort et al. 2015); d. h., komorbide elterliche Störungen werden vernachlässigt, und das mögliche Spektrum der transgenerationalen Transmission wird nicht erfasst.

Hinsichtlich der Hypothese, dass eine Verbesserung der elterlichen Erziehungsfertigkeiten mit positiven Effekten für Kinder psychisch erkrankter Eltern assoziiert ist (Erziehungshypothese), gibt es bislang keine direkten Studien. Allerdings zeigen Studien, dass psychisch erkrankte Eltern über insgesamt geringere Erziehungsfertigkeiten verfügen (van Loon et al. 2014); und positive Erziehungsfertigkeiten haben sich als signifikanter Mediator für die kindliche Entwicklung erwiesen.

Im Rahmen der Regelversorgung sollte der Ansatz von COMPARE verfolgt werden, dass alle erwachsenen psychisch erkrankten Personen im Versorgungssystem nach Kindern und, ähnlich wie in Schweden und Finnland, nach deren Interessen und Bedürfnissen gefragt wird. Zudem sollten Screeningverfahren zum Einsatz kommen, die eine mögliche Psychopathologie der Kinder erfassen, um schnell intervenieren zu können, aber auch, um Wissen über Transmissionspfade zu erlangen.

39

Um Aufschluss darüber zu erhalten, wie die Transmission der Störungsrisiken von den Eltern auf die Kinder erfolgt, werden in COMPARE vier Teilprojekte in Zusammenhang mit der klinischen Studie durchgeführt.

COMPARE-emotion

Dieses Teilprojekt untersucht Emotionsverarbeitung und -regulation bei Eltern und Kindern. Fokussiert werden Emotionswahrnehmung, Perspektivenübernahme und die affektive Erregung. Schwierigkeiten bei der Emotionswahrnehmung und -verarbeitung sind mit verschiedenen psychischen Störungen assoziiert und stellen somit einen transdiagnostischen Ansatz dar (Kret und Ploeger 2015). Emotionsregulation umfasst alle Prozesse, die Personen durchführen, um ihre Emotionen zu steuern (Eisenberg und Spinrad 2004) (➤ Abb. 39.2).

COMPARE-interaction

Dieses Teilprojekt fokussiert die Interaktion zwischen Eltern und Kindern. Speziell wird der Einfluss mütterlicher Angst und Depression auf die Kinder in der postpartalen Phase in Zusammenhang mit der Stressreaktivität der Säuglinge untersucht. Effekte der mütterlichen Erkrankung auf die sozioemotionale und kognitive Entwicklung der Kinder werden im Vergleich zu einer gesunden Kontrollgruppe untersucht (Kingston und Tough 2014).

COMPARE-work

Unsere Arbeitsbedingungen sind ein zentraler Einflussfaktor in unserem Leben. Sie beeinflussen unsere Identität, bieten soziale Unterstützung und Anerkennung und helfen dabei, kollektive Ziele zu erreichen. Negative Arbeitsbedingungen können demzufolge mit negativen gesundheitlichen Effekten in

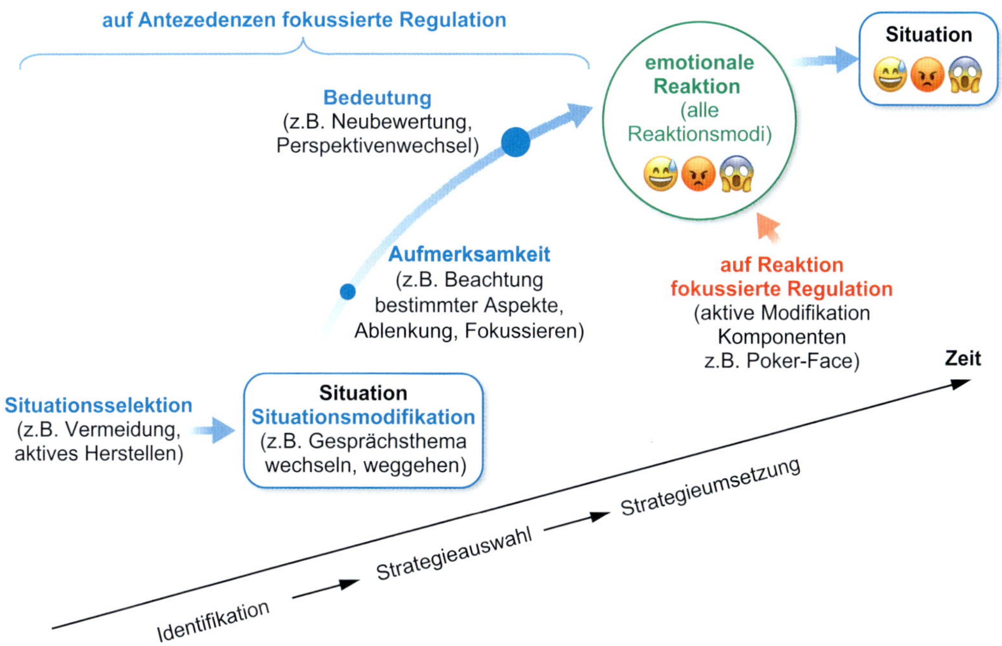

Abb. 39.2 Vereinfachtes, erweitertes Prozessmodell der Emotion und Emotionsregulation nach Gross (2015) [P721]

Zusammenhang gebracht werden, und diese können sich auf unsere privaten und familiären Beziehungen auswirken. Wenn Eltern z. B. aufgrund ihrer Arbeitsbedingungen emotional ausgelaugt sind, haben sie am Abend weniger Ressourcen für ihre Kinder zur Verfügung, um z. B. positive Eltern-Kind-Zeit zu verbringen oder auch bei den Schularbeiten zu helfen. Dies kann sich ungünstig auf den schulischen Erfolg der Kinder auswirken (Spill-over-Effekt der Eltern auf die Kinder) (Amstad et al. 2011). Ziel von COMPARE-work ist es zu prüfen, ob psychisch erkrankte Eltern im Vergleich zu gesunden Eltern schwierigere Arbeitsbedingungen haben (z. B. höheren Zeitdruck, weniger soziale Unterstützung, schlechtere Karrieremöglichkeiten). Außer zu Spill-over-Effekten kann es auch zu Crossover-Effekten kommen – dabei werden Stress und Belastungen zwischen Individuen „ausgetauscht", d. h., die elterliche Belastung wirkt z. B. auf das Kind, und die Belastungen des Kindes wirken wieder auf die Eltern zurück. So kann es zu einer negativen Spirale kommen, die insgesamt den familiären Stress und damit die Anfälligkeit für psychische Erkrankungen erhöht.

COMPARE-school

Dieses Teilprojekt untersucht die psychosoziale Anpassung, schulische Leistungen und subjektives Wohlbefinden bei den Kindern von Eltern mit psychischen Erkrankungen. Die Mehrzahl der Studien untersucht bislang die psychische Gesundheit bzw. Psychopathologie der Kinder bei gleichzeitiger Vernachlässigung anderer relevanter Lebensbereiche wie z. B. Schule (Pearson et al. 2016). In COMPARE-school soll eine gesunde schulische Stichprobe mit den Kindern aus COMPARE-family verglichen werden, um herauszufinden, wie sich mögliche Belastungen, aber auch Ressourcen aus anderen Lebensbereichen auf die Kinder auswirken und zur möglichen Transmission der elterlichen Störung beitragen.

Fallbeispiel

So müsste es laufen

Die Rettungssanitäter, die Totos Mutter reanimieren, wurden zuvor im Umgang mit Kindern geschult und fühlen sich wohl in der Kommunikation mit Kindern. Nachdem die Mutter stabilisiert ist, fragt ein Sanitäter, zu wem Toto gehen könne, während der Vater mit der Mutter ins Krankenhaus fährt. Der Sanitäter verspricht Toto anzurufen, sobald ihre Mutter im Krankenhaus ist und mehr über ihren Zustand bekannt ist, um dann mit Toto einen Besuchstermin zu vereinbaren. Der Sanitäter begleitet Toto zu ihrer Freundin. Unterwegs ruft er im Zentrum für vernetzte Versorgung (➤ Box 39.1) an und berichtet, dass Toto bei einer Freundin ist und eine professionelle Fachkraft mit ihr Kontakt aufnehmen solle, um Totos Bedürfnisse und Fragen in Bezug auf die Mutter mit Toto bearbeiten zu können. Toto ist bei ihrer Freundin sehr unruhig und besorgt und ist froh, als sich der Sanitäter wie versprochen meldet und ihr berichtet, dass ihre Mutter gut versorgt sei. Der Vater werde Toto später abholen, damit sie ihre Mutter im Krankenhaus besuchen könne. Am gleichen Tag meldet sich auch die Vernetzungsfachkraft und macht mit Toto einen Termin aus, um mit ihr in Ruhe zu besprechen, wie es Toto geht, was für Sorgen sie in Bezug auf ihre Mutter hat und was sie sich an Unterstützung wünscht.

Box 39.1

Kriterien einer guten und vernetzten Praxis

1. In der klinischen Praxis der Erwachsenenversorgung wird regelhaft nach Kindern gefragt. Eltern, die wegen einer psychischen Erkrankung behandelt werden, erhalten zudem einen Screeningfragebogen, der mögliche Belastungen der Kinder erfasst.
2. In der pädiatrischen Regelversorgung werden die Eltern insbesondere in der Postpartalzeit (bis zu 1 Jahr *post partum)* auf Belastungen, insbesondere Depression gescreent (z. B. mit der *Edinburgh Postnatal Depression Scale:* www.mutter-kind-behandlung.de/downloads/fragebogen_EPDS.pdf)
3. In der klinischen Praxis der Versorgung von Kindern und Jugendlichen wird regelhaft ein Screening zu Belastungen der Eltern durchgeführt. Studien zeigen, dass bis zu 50 % der Eltern von Kindern mit psychischen Störungen selbst erkrankt sind, sodass eine Behandlung des gesamten familiären Systems notwendig ist.
4. Zentral organisiert werden regionale Versorgungs- und Vernetzungszentren eingerichtet, in denen die Behandler aus Punkt 1–3 anrufen können, damit eine vernetzte Versorgung organisiert und unterstützt wird. Dabei werden die relevanten Lebenswelten der Familie berücksichtigt (Kita, Schule, Arbeitsplatz, soziales Unterstützungssystem etc.). Diese Zentren bündeln die verschiedenen Hilfeangebote für betroffene Familien und nehmen Kontakt zu den Familien auf.
5. Die Versorgungszentren werden wissenschaftlich begleitet, indem z. B. die Informationen zu den Belastungen und Ressourcen der Eltern und Kinder systematisch ausgewertet werden. Darüber können Register angelegt werden, deren Datenanalysen dann weiteren Aufschluss über Transmissionsmechanismen und so auch Interventionsmöglichkeiten liefern.
6. Die Befunde aus der Praxis und Forschung werden in Leitlinien zur Versorgung von Familien mit psychischen Erkrankungen gebündelt. Diese Leitlinien werden als verpflichtende Richtlinie in die Krankenversorgung aufgenommen.
7. Alle gesetzlichen Krankenkassen bieten wie die AOK Bayern oder die TKK die Möglichkeit, Termine mit Familien durchzuführen, in denen ein Elternteil chronisch erkrankt ist, und vergüten diese. So können Familien Hilfe erhalten, ohne dass die Kinder erst selbst erkrankt sein müssen. Das Programm „Let's Talk" von William Beardslee hat sich z. B. als Präventionsprogramm bewährt und kann innerhalb von 8–10 Sitzungen durchgeführt werden (Beardslee und Röhrle 2009).
8. Die Wünsche und Bedürfnisse der betroffenen Eltern und Kinder / Jugendlichen stehen im Vordergrund. In Zusammenarbeit mit den Familien und Fachkräften wird erarbeitet, welche Wünsche an die Versorgung bestehen, um so die Akzeptanz der Hilfen und darüber die Inanspruchnahme zu erhöhen. Nur so kann langfristig präventiv eine Verringerung der Erkrankungsrate erzielt werden.

LITERATUR

Amstad FT, Meier LL, Fasel U, Elfering A, Semmer NK (2011). A meta-analysis of work-family conflict and various outcomes with a special emphasis on cross-domain versus matching-domain relations. J Occup Health Psychol 16(2): 151–169.

Anding JE, Röhrle B, Grieshop M, Schücking B, Christiansen H (2016). Couple comorbidity and correlates of postnatal depressive symptoms in mothers and fathers in the first two weeks following delivery. J Affect Disord 190: 300–309.

Ausschuss für Angelegenheiten der psychiatrischen Krankenversorgung Sachsen-Anhalt (2019). 26. Bericht Mai 2018-April 2019. Halle.

Beardslee WR, Röhrle B (2009). Hoffnung, Sinn und Kontinuität. Tübingen: dgvt, S. 198.

Christiansen H (2012). Prävalenz Kinder psychisch kranker Eltern. Vortrag auf der Jahrestagung der Deutschen Gesellschaft für Psychologie (DGPs). Bielefeld.

Christiansen H, Bauer A, Fatima B, Goodyear M, Lund IO, Zechmeister-Koss I, et al. (2019a). Improving identification and child-focused collaborative care for children of parents with a mental illness in Tyrol, Austria. Front Psychiatry 10: 233.

Christiansen H, Reck C, Zietlow A-L, Otto K, Steinmayr R, Wirthwein L, et al. (2019b). Children of Mentally Ill Parents at Risk Evaluation (COMPARE). Front Psychiatry 10: 128.

Earls MF, Yogman MW, Mattson G, Rafferty J (2019). Incorporating recognition and management of perinatal depression into pediatric practice. Pediatrics 143(1): pii: e20183259.

Eisenberg N, Spinrad TL (2004). Emotion-related regulation. Child Dev 75(2): 334–339.

Garber J, Cole DA (2010). Intergenerational transmission of depression: a launch and grow model of change across adolescence. Dev Psychopathol 22(4): 819–830.

Hessisches Ministerium für Soziales und Integration. Kindervorsorgeuntersuchungen, https://soziales.hessen.de/gesundheit/kinder-und-jugendgesundheit/kindervorsorgeuntersuchungen (letzter Zugriff: 8.5.2020).

Hosman CMH, van Doesum KTM, van Santvoort F (2009). Prevention of emotional problems and psychiatric risks in children of parents with a mental illness in the Netherlands: I. The scientific basis to a comprehensive approach. Australian e-Journal for the Advancement of Mental Health 8(3): 250–263.

Kersten-Alvarez LE, Hosman CMH, Riksen-Walraven JM, van Doesum KTM, Hoefnagels C (2011). Which preventive interventions effectively enhance depressed mothers' sensitivity? Infant Ment Health J 32(3): 362–376.

Kingston D, Tough S (2014). Prenatal and postnatal maternal mental health and school-age child development. Matern Child Health J 18(7): 1728–1741.

Kret ME, Ploeger A. Emotion processing deficits. Neurosci Biobehav Rev 2015; 52: 153–171.

Mattejat F, Remschmidt H (2008). The children of mentally ill parents. Dtsch Arztebl Int 105: 413–418.

Maybery D, Reupert AE (2018). The number of parents who are patients attending adult psychiatric services. Curr Opin Psychiatry 31: 358–362.

Pearson RM, Bornstein MH, Cordero M, Scerif G, Mahedy L, Evans J, et al. (2016). Maternal perinatal mental health and offspring academic achievement at age 16. J Child Psychol Psychiatry 57(4): 491–501.

Pihkala HI, Sandlund M, Cederström A (2011). Children in Beeardslee's family intervention: relieved by understanding of parental mental illness. Int J Soc Psychiatry (58): 623–628.

Schneider S (2019). Kinder psychisch kranker Eltern. In: Schneider S, Margraf J (Hrsg.). Lehrbuch der Verhaltenstherapie. Bd. 3. Berlin, Heidelberg: Springer, S. 887–900.

Schneider S, In-Albon T, Nuendel B, Margraf J (2013). Parental panic treatment reduces children's long-term psychopathology: a prospective longitudinal study. Psychother Psychosom 82(5): 346–348.

Stracke M, Gilbert K, Kieser M, Klose C, Krisam J, Ebert DD, et al. (2019). COMPARE Family (Children of Mentally Ill Parents at Risk Evaluation). Front Psychiatry 10: 281.

van Loon LM, van de Ven MO, van Doesum KT, Witteman CL, Hosman CM (2014). The relation between parental mental illness and adolescent mental health. J Child Fam Stud 23(7): 1201–1214.

van Santvoort F, Hosman CM, Janssens JM, van Doesum KT, Reupert A, van Loon LM (2015). The impact of various parental mental disorders on children's diagnoses: a systematic review. Clin Child Fam Psychol Rev 18(4): 281–299.

Wittchen HU, Jacobi F, Rehm J, Gustavsson A, Svensson M, Jönsson B, et al. (2011). The size and burden of mental disorders and other disorders of the brain in Europe 2010. Eur Neuropsychopharmacol 21(9): 655–679.

Register